의 학 유 전 학

의 학 유 전 학

Ian D. Young
Department of Clinical Genetics, Leicester Royal Infirmary, Leicester, UK

대표 역자 이정주

역자 오문유 진동규 황혜진 김미정

월 드 사 이 언 스
WORLD SCIENCE www.worldscience.co.kr

의학유전학

인쇄 | 2009년 2월 01일
발행 | 2009년 2월 10일
역자 | 이정주 오문유 진동규 황혜진 김미정
발행인 | 박선진
발행처 | 도서출판 월드사이언스
주소 | 서울특별시 서초구 방배동 864-31호 3층
등록일자 | 1987년 12월 14일
등록번호 | 3-136
TEL | (02)581-5811~3
FAX | (02)521-6418
E-mail | worldscience@hanmail.net
URL | http://www.worldscience.co.kr

정가 | 18,000원
ISBN | 978-89-5881-130-5

이 도서의 국립중앙도서관 출판시도서목록(CIP)은 e-CIP 홈페이지
(http:/www.nl.go.kr/cip.php)에서 이용하실 수 있습니다.
(CIP 제어번호 : CIP2009000336)

저자 머리말

임상유전학의 발전적 충격은 확산되어 의과대학생을 위한 교재의 발간이 필요하게 되었다. 교재의 대부분은 훌륭했다. 새로운 개념과 발견의 설명은 점점 복잡해지고, 옛날의 상황보다 모두 내용이 길고 더욱 정성들여 집필하였다. 그런데 유전학 시험의 전날 저녁에 속 태우는 학생들을 위해서 보조식 논문집으로 편집된 짧고, 길잡이 식으로 출판된 책이 많은 것은 당연했다. 내용이 포괄적이고 건전하며, 임상적으로 타당한 의학과 교과목을 위해서 요구되는 적정한 분량의 교재가 필요했다. 그래서 이 교재를 준비해야 되겠다는 생각이 들었다. 여기에는 American Society of Human Genetics Information and Education Committee와 영국에 있는 Medical Genetics and British Society of Human Genetics의 Joint Committee에서 추천된 기본 지식과 임상적 핵심숙련을 연마할 수 있게 편찬했다. 이것은 학생들이 시험에 통과하도록 고안되어 있다. 더욱 탁월한 특색을 살려서 학생들의 흥미와 관심을 유지시키도록 편집했다.

시종일관하게 강조한 내용은 임상적 관련의 사고가 뒤 따르는 기초 원리의 설명에 두었다. 각 장의 내용은 논리적, 단계적 소개로부터 의학적 응용에 더욱 초점을 둔 인간유전학의 주제와 개념에 이르기 까지 적절히 조절하였다.

뒷 장에는 초보적이고 임상의학적 방향으로 유도했고, 임상적 지식과 의과대학생의 숙련과 탁월성을 준비하도록 디자인했다. 의학유전학의 교육에 포함될 내용을 위해서 미국과 영국의 인류유전학회의 핵심교과안, 추천내용을 부록에 포함시켰다. 또한 다른 의도는 각 장에 관련된 사건의 간단한 재음미에 독자의 흥미를 자극하고 유지시켰다. 임상적이거나 사회적으로 관련된 삽화, 예를 들면 아브라함 링컨과 같은 역사적으로 유명한 사진, 또는 Dolly 양과 같은 사회적 명성과 관련된 내용을 넣었다. 자주 등장하는 참고내용에는 유전적 이상으로 생기는 의학적 질병을 넣었다. 특별한 질병에 대해 더 공부하기를 원하는 학생은 NIH(www3.ncbi.nlm.nih.gov/entrez/query.fcgi?db=OMIM)에 의해서 유지되는 유전질환에 관한 온라인 데이터베이스, IMIM에 준비된 질병 참고 번호를 이용할 수 있다. 마지막으로 교재가 학생들의 요구에 가능한 한 예민하고 확실하게 하기 위해서 각 장에는 세계적인 시험관이 좋아하는 문제들로 끝을 맺었다.

애처롭게도 출판사는 출판자금의 회수가 어려울 것 같으나 본 교재를 이용한 모든 분이 훌륭하다고 인정하면 그 문제는 희망을 찾을 것이다.

끝으로 저자는 용기를 주시고, 삽화를 준비해 주시고, 원고의 교정을 해 주신 모든 분들께 깊이 감사드립니다. 그럼에도 착오가 있다면 이는 전적으로 저자의 책임 입니다. Catherine Barnes와 Georgia Pinteau, 유능한 비서 Mrs.Diane Castledine에게 특별한 감사를 드립니다.

2004년 7월

Ian Young

옮긴이 소개

대표 역자 이정주

서울대학교 문리과대학 생물학과 졸업
서울대학교 대학원 이학박사
현재: 서울대학교 생명과학부 명예교수
가천의과학대학교 생명과학부 초빙교수

오문유

제주대학교 수의학과 졸업
서울대학교 대학원 이학박사
현재: 제주대학교 생물학과 명예교수

진동규

서울대학교 의과대학 졸업
서울대학교 대학원 의학박사
현재: 성균관대학교 의과대학 교수
서울 삼성의료원 소아과 전문의

황혜진

이화여자대학교 생물학과 졸업
이화여자대학교 대학원 이학박사
현재: 이화여자대학교, 가톨릭대학교 시간강사
e-mail : hzhwang@freechal.com

김미정

성균관대학교 약학대학 약학과 졸업
성균관대학교 대학원 약학박사
현재: 성균관대학교 약학과 연구교수
e-mail : mjkim@skku.edu

역자 머리말

Dr. Paul Berg이 1980년 Novel 화학상 수상연설에서 "앞으로 명의(名醫)는 유전자 해부를 잘하는 의사이여야 한다."라는 뜻을 말했다. 20세기의 의학은 감염질환에 의한 인명의 희생을 줄이는데 성공적 발전을 하였다. 그러나 중화학 공업이 발전하여 우리의 생활환경(생태계)이 급변하면서 유전성(선천성) 질환은 증가하였다. 인간의 전염성 질환 사망률은 급감했는데, 유전성 질병 사망률은 증가하는 추세를 보이고 있다.

중화학 공업의 발전은 신물질의 양산으로 인간의 편리한 생활은 이루어 놓았으나 그러한 물질 중에는 건강에 해로운 것도 많았고, 특히 돌연변이 유발원(mutagens)이나 발암원(carcinogenes) 같은 물질도 다량 생산되었다. 여기에 심각한 문제가 있다.

21세기의 분자유전학은 순수한 학문적 영역과 의학, 농학, 약학 분야에 이르기까지 다양한 응용분야에서 첨단적 연구가 이루어지고 있다.

과거에 유전병은 치료가 거의 불가능하다고 생각되 왔으나 오늘날 유전자 치료(Gene Therapy) 기술이 날로 발전하고 있다. 그것은 Berg 박사가 지적한 대로 유전자 해부의 발전에 의한 명의가 출현한다는 의미를 나타낸 것 이라고 생각된다. 그래서 현재 의학 교육 분야에서도 유전학에 많은 관심을 갖고 있다. 그러나 의학유전학에 관한 한국어판 교재가 없어서 안타깝던 차에 월드사이언스사에서 번역판 교재를 출판하게 되어 역자들은 감사의 뜻을 전하고 싶다.

본 교재를 발간하는데 참여하신 교수는 생명과학 분야의 인류유전학 전공 교수(3명)와 의과대학 교수 및 약학대학 교수께서 고루 참여하시어 보다 충실하게 집필하려고 노력하였다. 그러나 처음으로 출판하는 교재이기에 의학적 내용의 표현에 부적절한 면이 있을 것으로 생각되며 그 점은 앞으로 판을 거듭하면서 수정, 보완 할 것을 약속합니다.

본 교재를 출판하기로 결정한 월드사이언스 박선진 사장님과 편집부 여러분의 수고에 거듭 감사 드립니다.

2008년 12월

강화도 선두리에서

대표 역자 **이정주**

차례

1장

유전자 구조와 기능

장의 소목차

인간의 신체는 약 75조(75×10^{12})개의 세포들을 포함하고 있으며, 그들 대부분은 핵막과 세포질에 의해 둘러싸여 있는 핵을 갖고 있다. 각 핵 내부에 들어 있는 46개의 염색체들은 **염색질**(chromatin)로 구성된다. 이것은 아주 긴 **데옥시리보핵산**(deoxyribonucleic acid, DNA) 가닥이 히스톤(histone)이라고 알려져 있는 구조 단백질 주위를 감고 있는 것이다. 염색체의 구조와 세포분열시 염색체들은 어떻게 행동하는지에 관해서는 다음 장에 소개되어 있다. 이 장에서는 DNA의 구조와 복제, 그리고 염색체 세트에 존재하는 약 35,000개의 유전자들이 어떻게 단백질로 발현되는지에 대해 알아보도록 하자.

DNA와 이중나선

핵산(nucleic acid)은 당과 인산기가 교대로 반복되어 연결되어 있으며 질소를 포함하고 있는 염기는 당으로부터 돌출되어 있는 뉴클레오티드 사슬로 구성된다(그림 1.1). DNA의 당 분자는 2-데옥시리보오스(2-deoxyribose)이고, **리보핵산**(ribonucleic acid, RNA)의 당 분자는 리보오스(ribose)이다. DNA는 4가지 형태의 염기를 포함하고 있는데, 아데닌(Adenine, A)과 구아닌(Guanine, G)은 퓨린 염기이고, 시토신(Cytosine, C)과 티민(Thymine, T)은 피리미딘 염기이다. RNA에도 동일한 염기들이 존재하지만 피리미딘 염기인 티민 대신 우라실(Uracil, U)이 교체된다(표 1.1). 퓨린들은 2개의 고리 구조를 포함하는 반면 피리미딘 염기들을 하나의 고리로 구성되어 있다.

이들 유기분자 고리 내에 존재하는 탄소들은 시계방향으로 번호가 매겨진다. 핵산 사슬의 한 쪽 끝에서는 인산기가 당 분자 부분의 5번째 탄소에 부착되어 있다. 이 방향을 5′ (five prime 이라고 발음) 말단이라고 부른다. 다른 한 쪽 끝에는 인산기가 당 분자의 3번 탄소에 부착되어 있고 이것을 3′

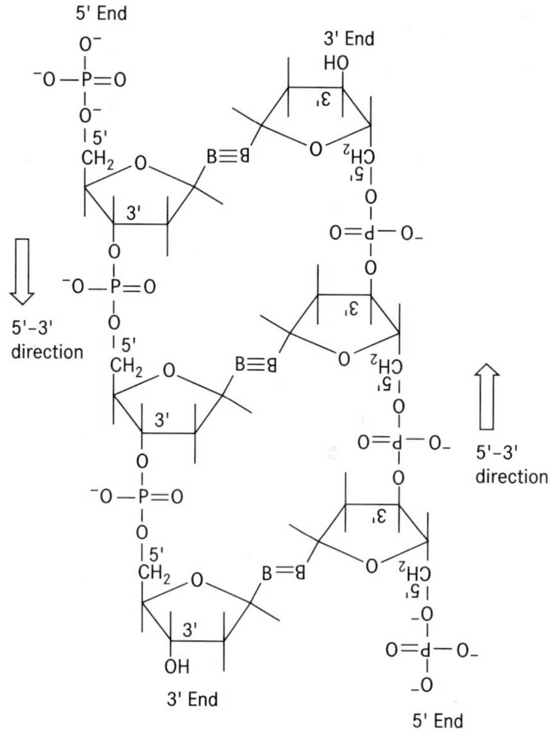

그림 1.1 DNA의 역평행한 두 사슬. B=염기. [Elliott WH의 허락을 얻어 발췌함. Elliott DC(2001) *Biochemistry and molecular biology* 2nd edn. Oxford University Press, Oxford 인용.]

표 1.1 DNA와 RNA에서의 염기쌍 형성

	퓨린(Purines)		피리미딘(Pyrimidines)
DNA			
	Adenine (A)	—	Thymine (T)
	Guanine (G)	—	Cytosine (C)
RNA			
	Adenine (A)	—	Uracil (U)
	Guanine (G)	—	Cytosine (C)

(three prime 이라고 발음) 말단이라고 한다. 핵산 서열을 설명할 때는 보통 5′ 에서 3′ 방향으로 하므로, 5번 탄소에 붙은 인산기를 시작으로 하여 3번 탄소에 결합하고 있는 수산기로 끝나게 된다(그림 1.1).

1953년에 왓슨(Watson)과 크릭(Crick)(BOX 1.1)은 두 가닥의 DNA가 질소를 포함하고 있는 염기들 사이에서 수소결합을 형성함으로써 나선을 형성한다고 주장했다(그림 1.2). 구아닌은 항상 시토신과 짝을 이루고(G-C쌍), 아데닌은 항상 티민과 짝을 이루는데(A-T쌍), RNA에서는 아데닌이 우라실과 수소결합을 한다(A-U쌍)는 것이다. 이렇게 짝이 형성된

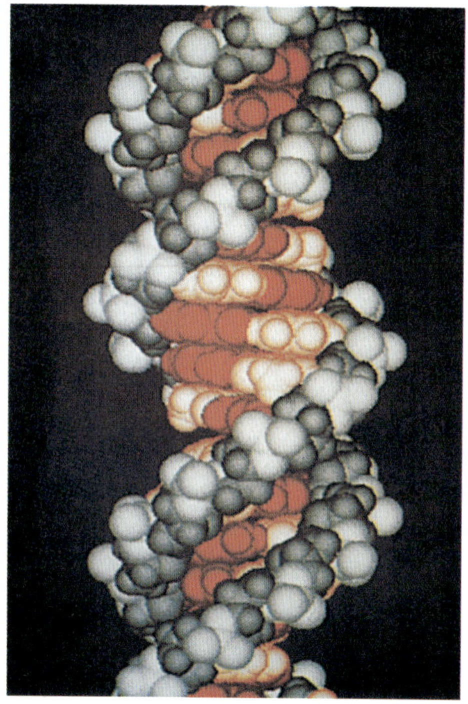

그림 1.2 DNA의 두 가닥이 어떻게 이중나선을 형성하는지에 대한 모형. [Lewin B (2000) *Genes VII*. Oxford University Press, New York 인용.]

가닥들은 **상보적**(complementary)이라고 설명된다. 한 가닥은 5′ 에서 3방향으로, 다른 한 가닥은 3′ 에서 5′ 방향으로 놓이게 된다. 따라서 한 쪽의 가닥이 5′ -TAGCTG-3′ 로 읽힌다면 상보적인 가닥은 3′ -ATCGAC-5′ 로 읽힐 것이다. 따라서 이들 두 가닥은 서로 **역평행**(antiparallel)하다고 언급된다.

C와 G, 그리고 A와 T처럼 상보적인 염기짝들을 **염기쌍**(base pair, bp)이라고 하며, 1000 bp는 **1 킬로염기쌍**(kilobase, kb)이고, 1000킬로 염기쌍은 **1 메가염기쌍**(megabase, Mb)과 같다는 것을 기억하도록 하자. 인간의 유전체는 2세트의 23개 염색체들로 구성되며, 각 세트는 3.2×10^9 염기쌍으로 이루어진다. 같은 가닥 내의 인접한 두 염기들을 표시할 때는 CpG 혹은 ApG 등과 같이 중간에 p로 표시되는 인산기를 포함시켜서 상보적인 염기쌍을 나타내는 것과 구분하여 나타내도록 한다는 것에 주의하라.

요점

유전자들은 DNA로 구성되며, 이것은 2개의 역평행한 가닥들이 상보적인 질소 포함 염기들 사이의 수소결합으로 엮여 이중 나선을 형성하고 있다. 구아닌은 항상 시토신과 짝을 이루며 아데닌은 항상 티민과 결합하게 된다.

BOX 1.1 역사적 출판물: DNA의 구조

DNA의 구조 발견이 생물학의 역사상 가장 독창적이고 생산적인 순간을 나타낸다고 하는데는 일반적 동의가 이루어진다. 수년 동안 유전자가 단백질이 아니라 DNA로 이루어졌으며 아데닌, 시토신, 구아닌과 티민을 포함하고 있다는 사실이 알려져 있었다. 뉴클레오티드 염기가 바깥쪽으로 향하고 있는 3중나선을 비롯하여 여러 다양한 구조들이 제안되었다. 그러나, 제시된 어떤 모형도 관찰된 DNA의 물리적 특성 모두를 만족시키지는 못했다.

1953년 한 권의 네이쳐지에 이중나선 구조를 지지하는 세 편의 논문들이 출현했다. 이중 두 편은, 하나가 모리스 윌킨스(Maurice Wilkins)와 동료들에 의해, 다른 하나가 로잘린드 프랭클린(Rosalind Franklin)과 레이몬드 고슬링(Raymond Gosling)에 의해 발표된 것으로, X-선 결정학 연구에 기초한 인상적인 증거를 제시하고 있었다. 세 번째 논문은 제임스 왓슨(James Watson)과 프랜시스 크릭(Francis Crick)이 DNA가 2개의 나선사슬들로 이루어졌음을 간결하게 제시한 것으로, 각 나선들은 상보적인 퓨린과 피리미딘 염기들 간의 수소결합으로 서로 붙들려 있으며 염기들은 인산-당 골격으로부터 안쪽을 향하여 자리를 잡고 있다는 내용을 다룬 것이다. 이들은, DNA의 가장 그럴듯한 3차원 구조는 아데닌과 티민, 그리고 시토신과 구아닌 사이의 배타적 결합이 관여할 것임에 주목했다. 또한 그들은 자신들이 제시한 구조가 '유전물질의 가능한 복제 기작을 제시한다'고 겸손하게 주장했다. 이 원고의 메시지는 인쇄면 한 쪽에 다 차지도 않았고 프란시스 크릭의 부인이 그린 단순한 이중나선 그림 하나가 전부였다. 요즘과 달리 그 논문은 동료 과학자들의 평가를 받은 것이 아니었으며 저자 순서도 동전던지기로 결정되었다.

그들의 업적을 인정하여 왓슨과 크릭, 그리고 윌킨스에게 1962년에 노벨 의학상이 주어졌다. 로잘린드 프랭클린의 기여는 정당한 인정을 받지 못했다고 주장하는 여러 의견들이 있다. 왓슨과 크릭은 발표 전에 그녀의 뛰어난 DNA X-선 사진을 본 적이 있으며, 이것이 그들의 명석하고 독창적인 이중나선 모형을 이끌어내도록 했던 것이다. 그녀가 노벨 수상자의 지위에 올랐어야한다는 논쟁은 아직도 풀리지 않고 있다. 노벨상 규칙에 따르면, 공동수상은 3인까지로 하며 사후 수여는 하지 않는다. 슬프게도 프랭클린은 왓슨과 크릭, 그리고 윌킨스가 정당하게 그들의 공로를 인정받기 4년 전인 1958년 37살의 나이로 사망했다.

참고문헌

Watson JD, Crick FHC (1953) A structure for deoxyribose nucleic acid. *Nature*, **171**, 737-738.

Wilkins MHF, Stokes AR, Wilson HR (1953) Molecular structure of deoxypentose nucleic acid. *Nature*, **171**, 738-740.

Franklin RE, Gosling RG (1953) Molecular configuration in sodium thymonucleate. *Nature*, **171**, 740-742.

Maddox B (2002) *Rosalind Franklin. The dark lady of DNA.* HarperCollins, London.

DNA 복제

왓슨과 크릭은 DNA의 상보적인 구조가 세포주기(p. 32)의 S기에 일어나는 DNA합성을 위한 그럴듯한 기작과 일치함에 주목했다. 복제되고 있는 지역, 즉 DNA 복제 분기(DNA fork)라고 알려져 있는 부분에서는 헬리케이즈(helicase)라고 일려진 효소가 DNA나선을 풀리게 한다(헬리케이즈 효소에서의 유전적 결함은 블룸 증후군(Bloom syndrome)으로 알려진 염색체 절단 질환을 일으킨다−p. 66). 분리된 원래의 부모 가닥들은 DNA중합효소(DNA polymerase)에 의해 상보적인 딸 가닥들을 합성하는데 주형으로 사용된다. 중합효소는 알맞은 상보적 염기들을 새 가닥으로 통합시킨다(그림 1.2).

복제는 새로운 뉴클레오티드들이 3′ 말단에 부착되면서 5′ 에서 3′ 방향으로 진행된다. 선도가닥(*leading strand*)이라고 알려져 있는 한 가닥은 복제 분기가 이동하는 방향으로 지속적으로 합성된다(그림 1.3). 지체가닥(*lagging strand*)이라고 불리는 다른 한 쪽 가닥은 100~1000 뉴클레오티드 단위로 합성되는데, 이들을 **오카자키 절편**(Okazaki fragment)들이라고 한다. 이들 단편들의 합성은 RNA 시발체(primer, 프라이머)를 사용하여 개시된다. 그리고 단편들은 리가아제(ligase)라는 효소에 의해 연결된다. DNA가닥들이 합성되는 방법에서의 차이점 때문에, 이 과정은 **반-불연속적**(semi-discontinuous)이라고 설명된다.

DNA 합성이 완료되면, 각 염색체(chromosome)들은 2개의 염색분체(chromatid)들로 나뉜다(p. 26). 이들 염색분체 각각은 한 가닥의 부모 DNA가닥과 새롭게 생긴 상보적인 딸 DNA 가닥으로 이루어져 있다. 각 딸세포에 한 쪽 부모 가닥이 계속 유지되는 복제의 방식은 **반-보존적**(semi-conservative)이라고 설명된다.

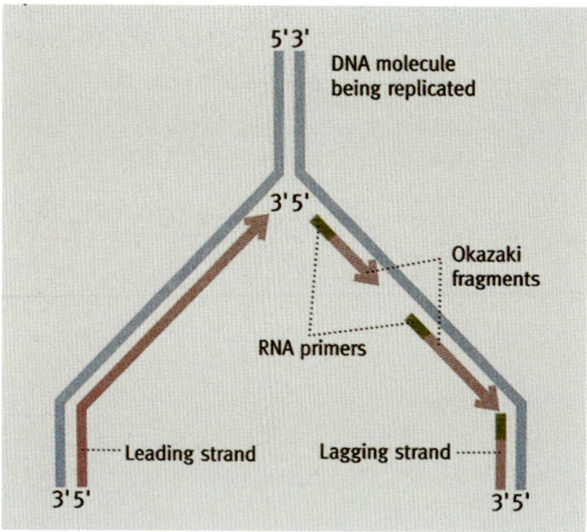

그림 1.3 DNA 복제 중의 가닥 합성을 나타내는 도식. 선도가닥은 복제분기가 이동함에 따라 지속적으로 합성된다. 즉 이 그림에서는 위쪽으로 진행된다. [Elliott WH의 허락을 얻어 발췌함: Elliott DC(2001) *Biochemistry and molecular biology*, 2nd edn. Oxford University Press, Oxford 인용.]

표 1.2 반복성 DNA 서열들의 예

미세부수체 (Microsatellites)	짧은 직렬 반복 서열들. 단일 서열 반복체(single sequence repeats)들로도 알려져 있음. 뉴클레오티드 2개나 3개 혹은 4개로 된 반복적 서열들을 다수 포함함.
소부수체 (Minisatellites)	직렬 반복 변수(variable number tandem repeats, VNTR)라고도 알려져 있음. 여러 사본의 10~100 bp짜리 핵심 서열로 이루어짐.
SINES	짧은 산재 핵 요소들(Short interspersed nuclear elements). 100~400 bp 정도의 길이. 가장 잘 알려진 것은 Alu 반복서열임(본문 참조).
LINES	긴 산재 핵 요소들(Long interspersed nuclear element). 길이는 1~6kb에 이름. 세 가지 LINE 패밀리들이 전 유전체의 20% 이상을 구성함.
부수체 DNA (Satellite DNA)	5~171bp로 된 커다란 직렬 반복 서열들로 구성됨. α-와 β-부수체 DNA는 동원체의 기능을 유지한다.
트리플렛 반복서열(Triplet repeats)	보통 CGG, CAG, 혹은 CTG로 이루어진 세 염기 쌍이 직렬로 반복됨. 반복 횟수가 증가(확장)하면 표현촉진(anticipation)을 보이는 질병을 유발(p 81).

인간 유전체의 내용

각 염색체 세트는 약 3.2 × 10^9 bp로 구성된다. 이들 중 10% 미만이 단백질을 암호화한다. 대략 유전체의 50%정도가 여러 가지 형태의 반복성 DNA로 구성되는데, 이들은 유전체 전체에 널리 퍼져 있다(표 1.2). 이들은 염색체의 구조 유지에 주요 역할을 할 것으로 생각된다.

이들 여러 가지 형태의 비암호성 '쓰레기(junk)' DNA의 존재는 많은 임상적 응용을 위해 개발되어 왔다. **다형성 미세부수체**(*polymorphic* microsatellite)들은 인간 유전체에 대한 최초의 유전적 지도 작성의 기초가 되었다. 이들은 유전자 추적을 위한 연관 분석에 사용된다(p. 91). **미소부수체**(Minisatellite)들은 최초의 유전적 지문 연구의 바탕이 되었다(p. 142). α와 β 부수체 DNA에 대한 FISH 탐침자들은 산전진단 시 이수성 검사를 위한 특정 염색체 동원체를 추적하는 데 이용된다(p. 29).

SINES과 LINES으로 구성되는 산재서열들(표 1.2)은 **트랜스포존**(trasnposon)이라고도 알려져 있는 전이인자들(transposable element)이다. 이들은 전체 유전체의 35~45%를 차지한다. 트랜스포존들은 원래 유전체 내에서 이동할 수 있는 능력을 가지고 있었지만 많은 것들이 돌연변이의 결과로 이러한 능력을 잃어버렸다. 가장 흔한 형태의 산재서열은 *Alu* 반복서열들로 알려진 것으로, 인간 유전체에서 약 백만 개의 사본으로 존재하며 평균 약 3 kb 마다 출현한다. 이들은 280~300 bp 길이로 170번째 뉴클레오티드 자리에 *Alu I* 이라는 효소에 의해 잘릴 수 있는 부위를 가진다(따라서 이 서열은 *Alu* 반복서열로 불린다). 유전체 내에서의 *Alu* 반복서열이 자주 나타나기 때문에, 감수분열 I에서의 불균등교차가 일어날 가능성이 있고, 이때 염색체들은 잘못 배열되어 결실이나 중복(p. 12)을 만들게 된다. 한 예로, 저밀도 지질단백질 수용체(low-density lipoprotein receptor, *LDLR*) 유전자에서 나타나는 결실 단절 지점 대부분이 *Alu* 반복서열에서 발생하며 결과적으로 가족성 고콜레스테롤혈증(familial hypercholestrolaemia, p. 213)을 일으킨다.

전형적인 인간유전자의 구조

인간유전체 사업(Human Genome Project)(BOX 2.1)으로 인간 유전체가 30,000~35,000개의 핵 내 유전자를 가지고 있음이 밝혀졌다. 이것은 평균 크기의 염색체가 1300~1500개의 유전자를 가지고 있음을 시사하는 것이다. 인간의 유전자들은 크기가 매우 다양해서 β-글로빈 유전자나 인슐린 유전자가 1 kb 정도인데 반해 뒤센 근이영양증(Duchenne muscular dystrophy)의 원인유전자인 디스트로핀은 2.5 Mb에 이른다(p. 109).

거의 모든 유전자들은 **엑손**(exon)이라고 알려진 발현되는(expressed) 암호화 서열과, 발현되지 않는 개재(intervening) 서열인 **인트론**(intron)이라는 부분을 포함한다(그림 1.4). 인트론들은 핵 내부에서 pre-mRNA라고도 알려져 있는 1차

BOX 1.2 유명한 사례: 인간유전체 사업

인간 유전체 사업(The Human Genome Project, HGP)은 1990년 미국의 국립보건원과 에너지국에 의해 시작되었다. 1차 목표는 2005년까지 인간 유전체를 서열화하고 지도를 만드는 것이었다. 2차 목표는 새로운 지도작성 기술과 서열화 기법을 개발하고 다섯 가지 다른 생물들(세균, 효모, 선충, 초파리, 그리고 쥐)의 유전체를 서열화하는 것이었다. 총 30억 미국달러의 예산중 5%가 성공적 결과물의 사회적 영향력에 관한 연구에 지원됨으로써 그 사업의 윤리적이며 법적인 측면에 대한 대중의 커다란 관심을 반영하고 있다.

캐나다, 중국, 프랑스, 독일, 일본, 그리고 영국 등 다른 국가들의 유전체 사업과의 협조를 통해, 그리고 상업적 경쟁자(셀레라)의 후반 개입으로 인해 가속화되어 사업의 성공은 예상치를 뛰어넘었다. HGP의 지원으로, 1990년대 중반에 이르러 인간 유전체에 대한 종합적인 유전적(연관) 지도와 물리적 지도가 개발되었다. 이러한 결과들은 위치지정 클로닝(p. 98)에 의해 질병 유전자를 찾으려는 노력을 더욱 가속화시켰다. 1996년까지 효모와 세균의 유전체가 서열화되었고 이제 관심은 3.2×10^9 염기들로 이루어진 인간의 유전체를 서열화하려는 시도들로 쏠리게 되었다.

채택된 전략은 인간의 DNA를 일단 100,000~200,000 bp로 자르고 이것을 세균인공염색체(BAC)에 클론화시켜 세균으로 삽입하는 것이었다. 2만개의 BAC 클론들이 순서가 정해지고 각 클론들을 다시 더 작은 2000 bp 단편으로 잘라 서열화하기에 앞서 지도작성이 행해졌다. 각 BAC 클론들에 대한 서열은 작은 단편들의 서열화를 통해 그 조각들을 모음으로써 결정되었고 전체 유전체의 초안 서열이 종합되었다. 이것은 2001년 네이쳐지에 발표되었고, 같은 주에 사립회사인 셀레라(Celera)는 자신들의 초안 서열을 사이언스지에 발표했다.

초안 서열에 대한 분석으로 인간 유전체가 대략 3만~4만개의 암호화 유전자를 가지고 있음이 밝혀졌다. 이것은 선충이 가진 18,500개의 유전자나 겨자과 식물이 가진 28,000개의 유전자 수와 비교하면 매우 기대에 못 미치는 숫자였다. 인간의 복잡성은 이제(유전자 수에 의한 것이 아니라) 다른 생물에서 발견되는 것 보다 훨씬 더 정교한 단백질 세트에 의해 이루어지는 것으로 생각된다. 가장 최근의 추산은 인간의 암호화 유전자의 총 수는 2003년에 완료된 마지막 유전체 서열에 근거하면 약 3만개 정도라고 한다.

인간 유전체 서열화의 완료에 이르기까지 여러 논란이 있었다. 공적 지원을 받는 컨소시엄 내부 실험실들끼리의 경쟁은 특허권에 대한 논쟁으로 빛을 잃었고, 사립 회사가 인간 유전자의 구조와 같은 공적인 자원에 대해 소유권을 행사할 수 있는 것인지에 대한 논쟁이 있었다(BOX 10.2). 이러한 논쟁들은 아직도 풀리지 않고 남아 있다. 분명한 것은 성공적인 서열화 작업이 인간 생물학에서의 주요한 이정표가 되었으며, 이것은 인간의 질병에 대한 감수성과 유전적으로 표적화된 치료를 개발하는 데 커다란 이득을 줄 것이라는 점이다.

참고문헌

International Human Genome Sequencing Consortium (2001) Initial sequencing and analysis of the human genome. *Nature*, **409**, 860-921.

Venter JC, Adams MD, Myers EW *et al.* (2001) The sequence of the human genome. Science, **291**, 1304-1351.

웹 사이트

The US National Human Genome Research Institute: http://www.nhgri.nih.gov/

The UK Human Genome Mapping Resource Centre: http://www/hgmp.mrc.ac.uk/GenomeWeb/

RNA로 전사되지만 세포질에 존재하는 성숙한 mRNA에는 인트론이 잘려 나가 존재하지 않는다. 인간 유전자들의 엑손 수는 평균 9개 정도지만(따라서 평균 인트론 수는 8개), 변이가 매우 커서 디스트로핀 유전자의 경우 79개의 엑손을 포함하고 β-글로빈 유전자는 단 3개의 엑손만을 가진다. 인간 유전자에서 엑손의 평균 크기는 145 bp이다.

엑손과 인트론 외에도, 각 유전자는 인접한 (5′) 상류의 조절성 프로모터 영역을 비롯하여 인핸서(enhancer, 증폭자)와 사일런서(silencer) 및 좌위 조절성 영역 등, 기타 조절 서열들을 포함하고 있다. 프로모터 부분은 TATA 상자, CG 상자, CAAT상자 등과 같은 특수 서열들을 포함하는데, 이들은 전사인자(transcription factor)들에 결합부위를 제공한다. 인핸서와 사일런서 서열들도 비슷한 목적으로 사용되지만 이들은 종종 암호화 서열들로부터 상당히 떨어져서 존재한다.

처음 엑손과 마지막 엑손은 비번역부위(*untranslated region*), 즉 각기 5′ UTR과 3′ UTR이라고 알려진 부위를 포함한다. 5′ UTR은 전사 개시부위로부터 전사가 시작될 부위를 나타내는 개시 코돈까지를 표시한다. 3′ UTR은 번역 종결을 알리는 신호인 종결코돈에서부터 폴리(A)꼬리(*poly A tail*)라고 알려진 아데노신 서열 부위를 암호화하는 뉴클레오티드까지를 포함한다.

> **요점**
>
> 대부분의 유전자들은 여러 개의 엑손들을 포함하는데, 이들은 발현되는 서열로서 인트론이라고 알려진 개재 서열에 의해 나뉘어 있다. 인트론들은 성숙한 mRNA에서는 잘려 나간다.

전사와 번역

핵의 DNA는 폴리펩티드 제조를 위한 청사진을 포함하고 있다. DNA와 그 단백질 산물을 연결시키는 과정은 매우 복잡하다. 간단히 하기 위해 이 과정은 보통 전사와 번역이라는 두 단계로 이루어지는 것으로 고려된다. **전사**(transcription)는 DNA가 RNA로 전환되는 과정을 포함한다. **번역**(translation)은 핵 외부에서 RNA 주형으로부터 폴리펩티드 사슬을 합성하는 것을 뜻한다.

전사의 조절

전사는 전사인자라고 알려진 단백질들이 프로모터와 기타 상류 조절 영역, 즉 인핸서들 같은 부위에 결합했을 때 시작된다. 전사는 α-글로빈이나 β-글로빈(p. 155) 같이 선택된 유전자들에서는, 상류의 좌위 조절 영역(locus control region, LCR)에서의 활성에 의해 더 자동적으로 시작될 수도 있다. 해당 전사인자들은 류신 지퍼(leucine zipper)나 아연 핑거(zinc finger)처럼 특수한 구조적 도메인을 포함하는데, 이들은 **염색질재편성**(chromatin remodelling) 과정을 통해 이중나선이 표면 굴곡 쪽으로 노출되면 그 조절 영역에 결합하게 된다. 이 과정은 **뉴클레오좀**(nucleosome)(p. 25)이라고 알려진 기본적인 DNA 포장단백질의 구조 변화를 수반하는데, 결과적으로 이전에는 감춰져 있던 DNA 가닥들이 펼쳐지게 된다.

염색질 구조의 변화가 유전자 발현에 중요한 역할을 담당하고 있다는 증거가 점차 많아지고 있다. 염색질은 두 가지 형태로 존재하는데, **진정염색질**(euchromatin)과 **이질염색질**(heterochromatin)로서, 진정염색질이 느슨하게 포장되어 있는 반면 이질염색질은 단단하게 응축되어 있다. 진정염색질은 전사적으로 활성 상태이며 세포주기 중 S 기의 초기에 복제된다(p. 32). 이질염색질은 전사적으로 불활성 상태이고 세포주기의 S기 후기에야 복제된다.

진정염색질에서 활발하게 전사되는 유전자들은 접히지 않은 염색질 고리(loop)나 '영역(domain)'에 뭉쳐서(clustered) 나타난다. β-글로빈 유전자 뭉치의 좌위 조절 영역은 적혈구 전구체 내에서 염색질 펼침을 개시함으로써 작용한다. 이 영역은 β-글로빈이 합성되지 않는 다른 세포에서는 단단하게 접혀진 채로 남아있다.

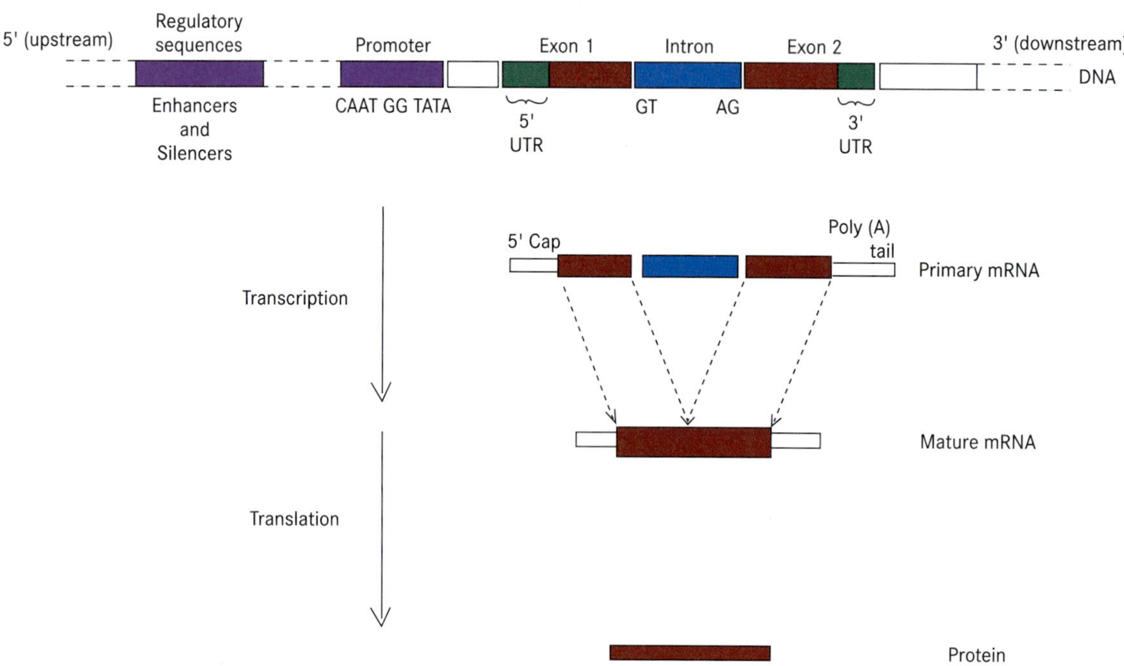

그림 1.4 전형적인 유전자의 구조와 전사 및 번역 과정에서 일어나는 변화.

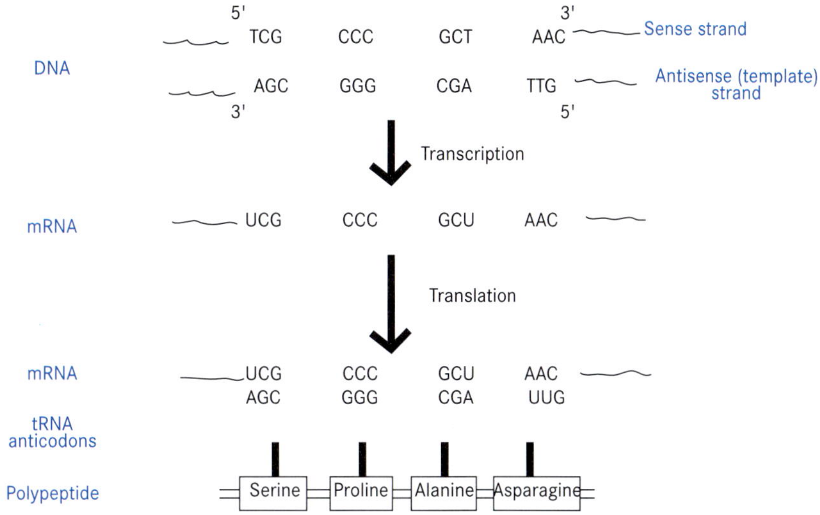

그림 1.5 DNA 센스 가닥의 정보가 어떻게 폴리펩티드 사슬로 전달되는지에 대한 도해. 분명히 하기 위해 4개의 코돈 사이에 짧은 간격을 두었다.

전사: DNA에서 mRNA로

전사는 전사개시 부위에서 시작되며, RNA중합효소(RNA polymerase)에 의해 5′ 에서 3′ 방향으로 단일 가닥의 전령 RNA(messenger RNA, mRNA)가 합성되는 과정을 포함한다(그림 1.5). 이러한 5′ 에서 3′ 방향은 암호화(coding) 혹은 '센스(sense)' 가닥으로 불린다. 이러한 합성시 주형으로 사용된 DNA는 비암호화(non-coding) 혹은 '안티 센스(antisense)' 가닥이다. 이 가닥이 3′ 에서 5′ 쪽으로 전사되는 것이다. 결과적으로 우라실이 티민을 대체한 것만 빼면 DNA의 센스 가닥과 아주 똑같은, mRNA 사본으로 구성된 1차 RNA 전사체가 합성된다.

그 다음, 1차 전사체는 세포질로 이동하기 위해 성숙한 mRNA로 가공된다. 가공(processing) 과정은 비암호성 인트론을 잘라내고, 보호성 5′ 구아닌 뉴클레오티드로 5′ 캡(5′ cap)을 형성하며, 3′ 말단에 폴리 A꼬리를 만들기 위해 아데닌 잔기들을 첨가하는 것을 포함한다.

인트론을 잘라내는 과정에는 인트론 경계의 시작과 끝을 알리는 GT와 AG의 두 뉴클레오티드를 인식하는 과정이 필요하다. 이들은 각각 스플라이스 공여 자리(*splice donor* site)와 스플라이스 수용 자리(*splice acceptor* site)라고 알려져 있다. 이러한 두 뉴클레오티드가 포함된 돌연변이, 소위 스플라이스 자리 돌연변이(*splice-site mutation*)는 단백질 구조와 기능에 심각한 영향을 미칠 수 있다.

번역: mRNA에서 단백질로

mRNA는 핵막을 통과하여 세포질의 리보솜으로 도달하고 여기에서 폴리펩티드 사슬 합성을 위한 주형으로 작용하게 된다. 리보솜들은 폴리펩티드 합성을 매개하는 리보솜 RNA(ribosomal RNA, rRNA)와 단백질 복합체로 구성된다. 이것은 리보솜 표면에서 운반 RNA(transfer RNA, tRNA)에 mRNA가 결합함으로써 이루어진다. 각 tRNA는 **안티코돈**(anticodon)이라 불리는 세 뉴클레오티드 염기들을 포함하며 이들은 **코돈**(codon)이라고 알려진 mRNA상의 세 염기들과 상보적이다. 각 코돈은 하나의 아미노산을 지정한다. 따라서 각 tRNA는 주형인 mRNA의 각 코돈 위치에 맞게 특정한 아미노산 잔기를 실어나르며, 결과적으로 폴리펩티드 사슬의 순차적인 합성이 이루어진다.

'퇴화' 유전자 암호(유전자 암호의 중복성)

하나의 코돈은 특정 아미노산을 암호화하는 세 염기들로 이루어진다. 4종류의 염기들이 존재하기 때문에, $4 \times 4 \times 4 = 64$ 가지의 암호가 가능하다. 이들이 바로 유전암호들이다(그림 1.6). 64개의 코돈들이 존재하는데 반해 아미노산은 단 20개뿐이므로, 암호는 특이성이 결여되었다는 의미로 퇴화되었다(*degenerated*)고 설명되고는 하는데, 즉 여러 가지의 서로 다른 코돈들이 동일한 아미노산을 지정하게 된다는 뜻이다(하나의 아미노산에 대한 유전자 암호는 여러 개 있다). 번역은 항상 메티오닌(methionine)에 대한 코돈(AUG)에서 시작되며, 이 아미노산은 종종 폴리펩티드 합성이 완료되기 전에 제거된다. 이 코돈을 개시 코돈(*initiator codon*)이라 하며, mRNA의 번역틀(reading frame)을 결정한다(p. 11). 세 가지 조합의 코돈들(UAA, UAG, UGA)이 중지 코돈(*stop codon*)을 지정하며, 이들은 넌센스 코돈(*nonsense codon*) 혹은 종결 코돈(*termination codon*)이라고도 알려져 있다. 이들은 번역의 끝을 알린다.

단백질의 편재(localization)

어떤 단백질의 최종 목적지는 각 폴리펩티드 사슬의 짧은 서

SECOND BASE

FIRST BASE	U	C	A	G
U	UUU, UUC: Phe UUA, UUG: Leu	UCU, UCC, UCA, UCG: Ser	UAU, UAC: Tyr UAA, UAG: Stop	UGU, UGC: Cys UGA: Stop UGG: Trp
C	CUU, CUC, CUA, CUG: Leu	CCU, CCC, CCA, CCG: Pro	CAU, CAC: His CAA, CAG: Gln	CGU, CGC, CGA, CGG: Arg
A	AUU, AUC, AUA: Ile AUG: Met	ACU, ACC, ACA, ACG: Thr	AAU, AAC: Asn AAA, AAG: Lys	AGU, AGC: Ser AGA, AGG: Arg
G	GUU, GUC, GUA, GUG: Val	GCU, GCC, GCA, GCG: Ala	GAU, GAC: Asp GAA, GAG: Glu	GGU, GGC, GGA, GGG: Gly

Ala - alanine
Arg - arginine
Asn - asparagine
Asp - aspartic acid
Cys - cysteine
Gln - glycine
Glu - glutamine
Gly - glutamic acid
His - histidine
Ile - isoleucine
Leu - leucine
Lys - lysine
Met - methionine
Phe - phenylalanine
Pro - proline
Ser - serine
Thr - threonine
Trp - tryptophan
Tyr - tyrosine
Val - valine

그림 1.6 유전 암호(genetic code). AGA, AGG, AUA, 그리고 UGA는 미토콘드리아 DNA에서는 다르게 해석된다. 미토콘드리아에서는 AGA와 AGG가 중지신호이고 AUA는 메티오닌을, UGA는 트립토판을 암호화한다.

열에 의해 결정된다. 20~30개의 특수한 신호 펩티드(*signal peptide*)가 신호 인식 입자에 결합되면 이들은 곧 소포체의 수용체에 붙게 된다. 이로써 신호펩티드가 번역되는 폴리펩티드 사슬의 나머지 부분과 함께 소포체의 내강 안으로 들어온다. 그런 후에 신호펩티드는 신호펩티드 절단 효소(signal peptidase)에 의해 잘린다. 운반 중지(*stop transfer*)나 운반 개시(*start transfer*)로 알려져 있는 다른 신호서열들은 세포막을 통한 폴리펩티드의 이동을 방해하거나 촉진한다. 리소좀이나 페록시좀과 같은 세포 내부의 소기관이 목적지인 단백질들은 표적 서열의 첨가에 의한 변형을 필요로 하며 표적화 신호 수용체(targeting signal receptor)에 의해 이동된다. 상당 부분의 리소좀 혹은 페록시좀 대사 질환은 이러한 표적화 체계에서 나타나는 오류 때문에 발생한다(p. 214).

번역 후 변형

단백질을 각 목적지로 보내기 위한 표적 서열의 첨가는 어떻게 새로 합성된 폴리펩티드 사슬이 변형될 수 있는지를 설명하는 번역 후 변형(post-translational modification), 혹은 번역 후 수식이라고 알려진 과정의 한 예가 된다. 또 다른 예로는 이황 결합(di-sulphide bond)의 형성, 수송 폴리펩티드의 절단 및 수산화(hydroxylation)나 인산화(phosphorylation) 등을 들 수 있다.

이황 결합의 형성은 단백질의 접힘이나 단백질의 3차 구조 형성을 위해 매우 중요하다. 일례로, *FGFR3*에서의 돌연변이는 근접한 세포 수용체들 사이의 추가적인 이황 결합을 만들어 치사성 이형성증(thanatophoric dysplasia)이라고 알려진 치명적인 상태에 빠지게 한다(p. 172). 성숙한 콜라겐을 형성하기 위한 프로콜라겐에서의 수송 펩티드 분리 실패는 제7형의 엘러스-단로스 증후군(Ehlers-Danlos syndrome type VII; MIM 225410 — 'MIM'은 'OMIM'의 질병 번호를 말한다. 서문 참조)이라고 알려져 있는 심각한 관절 과운동성 조건이 나타나게 한다. 라이신과 프롤린에서의 수산화기 첨가 과정

(hydroxylation)은 유전 암호에 없는 아미노산인 하이드록시라이신과 하이드록시프롤린이 합성되는 데 필수적이다. 라이신 수산화효소(lysine hydroxylase)의 결핍은 또 다른 과운동성 증후군(Ehlers-Danlos type VI – MIM 225400)을 일으키며, 이것은 눈의 취약성과 관련이 있다. 인산화과정(phosphorylation)은 신호전달의 주요 사건이며 9장에서 논의될 것이다.

요점

DNA는 mRNA를 생산하는 전사 과정과 단백질을 만드는 번역 과정을 통해 해독된다. 단백질들은 표적 서열의 첨가나 수송 폴리펩티드들의 절단에 의한 번역 후 변형과정을 거칠 수 있다.

돌연변이와 그 결과

전사와 번역 과정에서의 실수들이 어떻게 임상적 문제들을 야기할 수 있는지는 이미 언급했다. 이 절에서는 여러 가지 돌연변이들과 그에 의한 임상적 결과들을 살펴보고자 한다.

돌연변이(mutation)란 모세포에서 딸세포로 전달될 수 있는 유전체 DNA에서의 구조적 변화라고 정의될 수 있다. 돌연변이가 수정에 관계된 생식세포에 존재하여 수태를 통해 한 개인의 모든 세포에 존재하게 되는 경우 그 돌연변이는 **생식세포계열**(germline)로 설명된다. 이와 달리, 돌연변이가 수태 후에 발생하여 체세포들의 일부분에만 존재하게 되는 경우에는 **체세포성**(somatic)이라고 한다.

돌연변이의 구조적 분류

유전체에서의 구조적 변화는 다음 장에서 논의될 내용인 염색체 전체나 일부가 관여된 것과, 유전체 DNA의 작은 분절이 관계된 것으로 분류할 수 있다. 여기서는 두 번째 그룹에 대해 몇 가지 제목들을 붙여 논의하도록 하자.

점돌연변이

점돌연변이(point mutation)는 단일 뉴클레오티드 변화를 포함하는 것으로 **뉴클레오티드 치환**(substitution)으로 언급되기도 한다. 퓨린의 퓨린으로의 치환(A가 G로, 혹은 G가 A로)이나 피리미딘에서 피리미딘으로의 치환(C가 T로, 혹은 T가 C로)은 **염기 전이**(transition)라고 한다. 퓨린이 피리미딘으로 바뀌었거나 혹은 그 반대로 변환된 치환은 **염기 전환**(transversion)이라고 한다. 인간에서 가장 흔하게 관찰되는 돌연변이는 CpG 두 뉴클레오티드 쌍이 TpG로 염기전이를 일으키는 것이다. 이것은 여성의 생식계에서보다 남성의 생식계에서 훨씬 자주 일어나는데 아마도 난자형성과정에서보다 정자형성과정에서 더 많은 세포분열이 일어나며 따라서 DNA 복사 시 실수가 일어날 확률이 더 높기 때문인 것으로 생각된다.

단백질 산물에 미치는 영향에 따라, 뉴클레오티드 치환은 침묵(silence), 오역(missense), 무의미(nonsense), 조절(regulatory), 그리고 RNA 공정과정 돌연변이 등으로 세분화될 수 있다.

- *침묵 돌연변이(silence mutation).* 이것은 유전암호의 퇴화성(degeneracy) 때문에 번역되는 아미노산을 바꾸지 않는 돌연변이들을 말한다. 예를 들어 발린(valine)은 네 가지 서로 다른 코돈들인 GUU, GUA, GUC, 그리고 GUG에 의해 번역되므로(표 1.6), 세 번째 뉴클레오티드에서는 어떠한 치환이라도 침묵돌연변이가 된다.
- *오역 돌연변이(missense mutation).* **오역**(missense) 돌연변이는 아미노산을 다른 것으로 바꾸는 치환이다. 보존적(conservative) 오역 치환은 단백질 기능에 아무런 영향을 미치지 않지만, 비-보존적(*non-conservative*) 오역 돌연변이는 단백질 산물의 기능을 바꾸어 종종 해로운 형태의 영향을 미친다. 겸상 적혈구 질환(sickle cell disease)(p. 156)을 일으키는 흔한 돌연변이는 A가 T로 바뀐 염기전환이 관여된 것으로 글루탐산을 발린으로 치환시킨다. 인간에서 알려진 모든 병인성 돌연변이들의 45~50%가 오역돌연변이에 의한 것이다(표 1.3).
- *무의미 돌연변이(nonsense mutation).* **무의미**(nonsense) 돌연변이는 중지 코돈(UAA, UAG, 혹은 UGA)이 생겨서 번역이 조기에 끝나게 되는 것이다. 무의미 돌연변이는 조기

표 1.3 인간에서 알려진 병인성 돌연변이들의 스펙트럼

돌연변이의 형태	Proportion of total (비율 %)
점 돌연변이들	
Missense	47
Nonsense	11
Splice-site	10
Regulatory	1
결실과 삽입	
Gross deletions	5
Small deletions	16
Gross insertions and duplications	1
Small insertions	6
기타 재배열	3

Data obtained from the Human Gene Mutation Database (www.hgmd.org). Stenson PD, Ball EV, Mort M *et al.* (2003) The human gene mutation database (HGMD): 2003 update. *Hum Mutat*, **21**, 577-581.

종결 돌연변이(*premature termination mutation*)라고도 하며 알려진 모든 병인성 돌연변이의 약 11%를 차지한다(표 1.3). 이들은 보통 무의미 매개성 mRNA 분해(*nonsense mediated mRNA decay*)라고 알려진 과정에 의해 번역 전에 mRNA 산물이 빠르게 파괴되는 현상을 일으킨다.

◆ *조절 돌연변이(Regulatory mutation).* 조절 돌연변이는 프로모터나 인핸서, 사일런서, 혹은 좌위 조절 영역들 같은 기타 다른 조절 서열들이 관계된 돌연변이이다. 이들은 전사 돌연변이(transcription mutation)라고도 알려져 있다. 그러한 돌연변이 대부분은 mRNA 생산을 감소시키지만, 유전성 태아혈색소 지속증(hereditary persistence of fetal haemoglobin)에서처럼 일부는 전사 수준을 올릴 수도 있다(p. 162).

◆ *RNA 가공 돌연변이(RNA processing mutation).* 이들은 정상적인 RNA 스플라이싱을 변형시키거나 정상적인 5′ 캡핑 혹은 3′ 폴리아데닐화를 방해함으로써 1차 RNA전사체가 mRNA를 형성하게 되는 가공 과정에 영향을 미친다. 소위 스플라이스 자리 돌연변이들은 보통 각 인트론들의 시작부위와 끝 부분을 나타내는 GT와 AG의 두 뉴클레오티드 중 하나에서 발생한다. 그 결과 엑손을 빠트리게 된다. 또 다른 결과로는, 돌연변이에 의해 정상적이라면 숨어

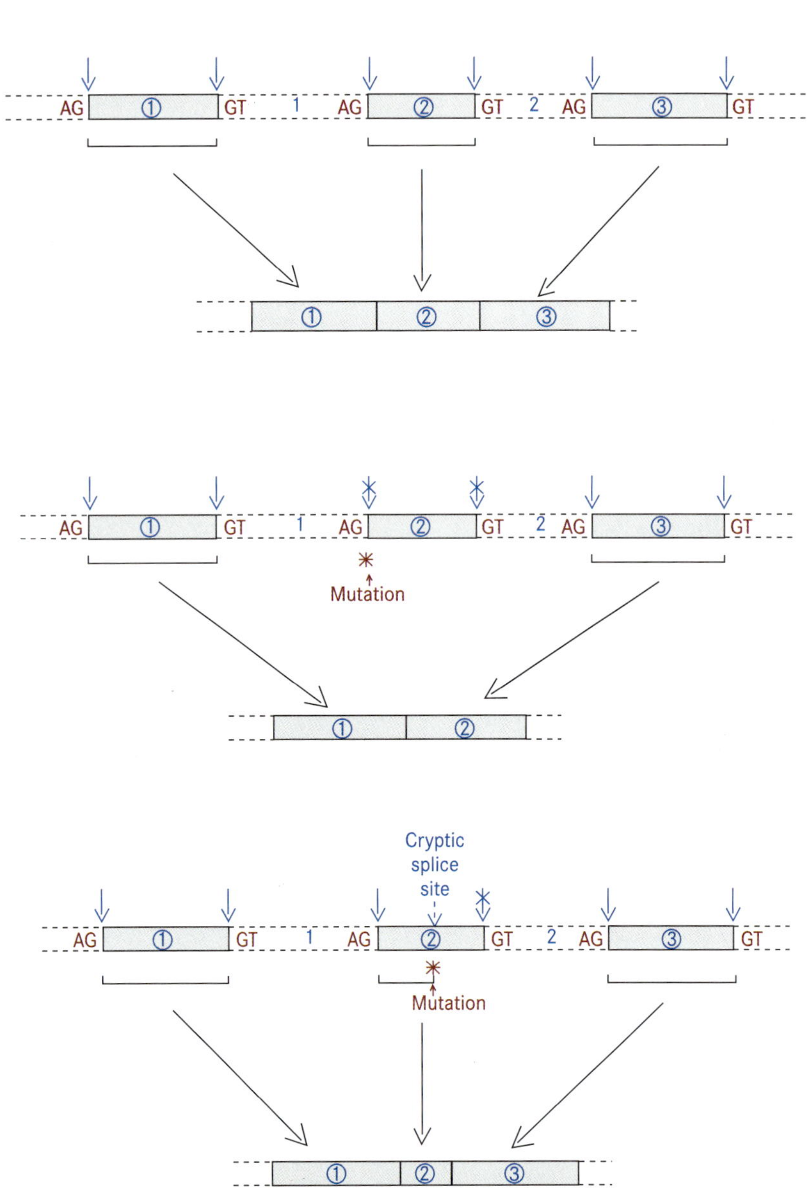

그림 1.7 스플라이스 자리 돌연변이들이 어떻게 비정상적인 RNA 가공을 일으키는지에 대한 도해. 정상적인 스플라이스 자리는 푸른색으로 나타내었다. A는 정상 가공을 보여주고, B는 1번 인트론의 AG 스플라이스 수용 자리에서 생긴 돌연변이 때문에 2번 엑손이 빠져 나가는 공정을 보여준다. C는 2번 엑손에 잠재적 스플라이스 자리가 생겨 그 엑손의 3′ 영역이 소실되는 결과를 보여주고 있다.

있어야 할 잠재성(cryptic) 스플라이스 자리가 활성화되어 엑손 일부가 없어지도록 하는 것이다(그림 1.7). 스플라이스 자리 돌연변이들은 여러 종류의 β-탈라세미아(β-thalassaemia)를 일으키는 원인들이다(p. 161).

결실과 삽입

중복을 포함하여 결실과 삽입은 그 크기에 따라 세분화될 수 있다.

작은 결실과 삽입

이들은 몇 개의 뉴클레오티드를 잃거나(**결실**; deletion) 얻는(**삽입**; insertion) 과정이 관여된 것으로 아마도 DNA 복제에서의 미끄러짐(*slippage*) 결과로 발생할 것으로 생각된다(그림 1.8). 이것은 인접하여 존재하는 동일한 서열 때문에 엇갈림이 발생하여 상보적인 가닥들 사이에 잘못된 짝짓기가 형성되기 때문에 발생한다.

만약 엑손 내부에서 결실되거나 삽입된 뉴클레오티드가 3의 배수가 아니라면, 코돈들의 순서, 즉 **번역틀**(reading frame)이 망가진다. 이러한 상황을 **틀-이동**(frame-shift)이라고 하며 보통 짧은(중단되어 끝이 잘린) 단백질 산물(truncated protein)이 만들어진다. 번역틀을 파괴하지 않는 틀맞춤(*in-frame*) 삽입이나 결실은 덜 심각한 영향을 미치는 경향이 있다. 서유럽에서 발견되는 가장 흔한 틀맞춤 결실(in-frame deletion)은 ΔF508 결실로, 이 집단의 모든 낭포성 섬유증(cystic fibrosis) 돌연변이의 약 70%를 차지한다(p. 107).

알려진 모든 돌연변이들의 약 22%는 작은 결실이나 삽입에 의한 것이다.

큰 결실과 삽입

이들은 약 20 bp에서 10 Mb 범위에서 발생하는 것으로 그 이상의 규모일 때는 광학현미경 하에서 관찰될 수 있으므로 염색체 이상으로 분류한다(2장). 알려진 병인성 돌연변이의 약

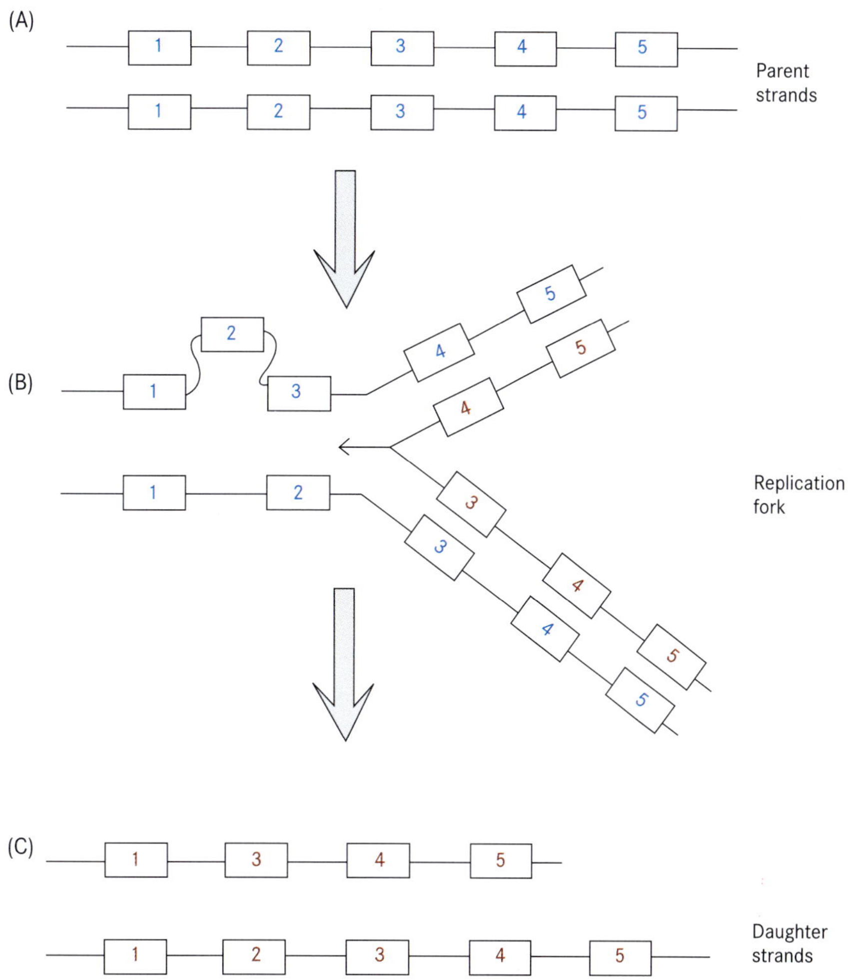

그림 1.8 DNA 복제시에 가닥들의 미끄러짐에 의한 잘못된 짝짓기 현상('slippage')이 어떻게 결실을 일으킬 수 있는지를 보여주는 도식. (B)의 부모가닥에서 튀어나온 부분은 결실을 일으킨다. 딸 가닥에서의 튀어나옴은 삽입을 유발할 것이다.

5~6%가 큰 결실이나 삽입에 의해 발생한다. 대부분의 큰 결실이나 삽입은 두 상동 서열 사이의 불균등 교차에 의한 것이다. 작은 수의 삽입들은 레트로트랜스포지션(retrotransposition)에 의한 것이다.

불균등교차 (unequal crossing-over)

매우 유사성을 나타내는 인접 서열들로 인해 잘못 배열된 상동염색체들 사이의 교차는 한 쪽 염색분체에는 결실을 만들고 다른 한 쪽에는 중복을 만든다(그림 1.9). 이것은 헤모글로빈의 레포레(Lepore)와 안티-레포레(Lepore)(p. 155) 형성의 기작이며 대부분의 α-탈라세미아 돌연변이를 만드는 원인이기도 하다(p. 159). 이것은 또한 대부분의 염색체 미세결실 증후군(chromosome microdeletion syndrome, p. 63)과 여러 사례의 뒤센 근이영양증 및 베커형 근위축증(DMD와 BMD, p. 109)에서의 원인으로도 생각된다. DMD를 가진 소년의 약 2/3는 X 염색체 상의 디스트로핀 유전자에 커다란 틀-이동 돌연변이를 가지고 있거나 혹은 중복을 갖고 있다. 틀-맞춤 결실은 BMD에서 훨씬 완화된 형태의 임상적 특징을 나타낸다.

레트로트랜스포지션(retrotransposition)

드물긴 하지만, 소수의 큰 삽입들은 SINES와 LINES 같은 전이인자들로 구성되어 있으며 이들은 유전체의 불활성지역으로부터 다른 어느 곳의 엑손 내부로 삽입될 수 있음이 밝혀졌다. *Alu* 반복서열들은 일부 사례의 1형 신경섬유종(neurofibromatosis type I, p. 198)의 원인으로 규명되었다. 불완전한 LINE 서열(표 1.2)이 A형 혈우병을 가진 환자들에서 발견되기도 했다.

불안정성 세뉴클레오티드('triplet') 횟수의 증가

이 특이한 형태의 돌연변이는 사람에서 취약 X 증후군(fragile X syndrome)이라고 알려진 조건에서 처음 발견되었다(p. 112). 이 돌연변이는 세뉴클레오티드 반복 수의 증가로 발생하며, 아마도 서열 미끄러짐(slippage) 현상의 결과인 것으로

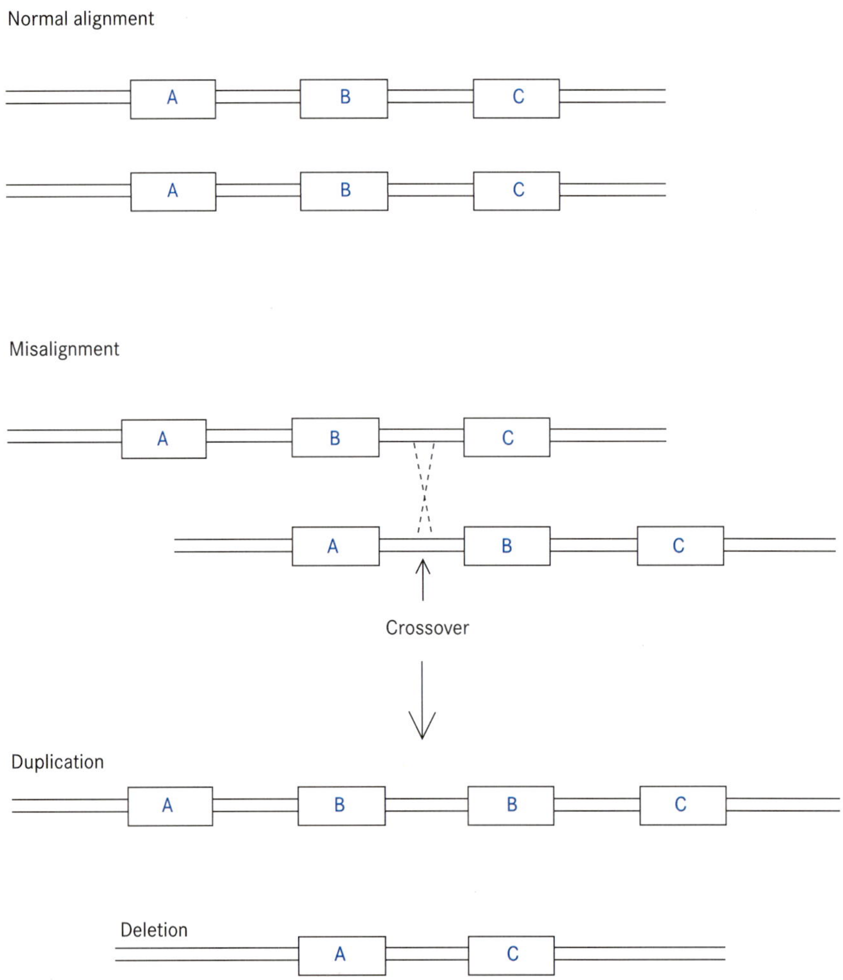

그림 1.9 '불균등교차'를 일으킨 잘못된 배열이 어떻게 결실과 중복을 일으키는지에 대한 도식.

보인다(그림 1.8). 이 돌연변이가 임계 크기에 도달하면 그것이 위치한 자리의 유전자 발현을 억누르거나(취약 X 증후군에서 처럼), 헌팅턴 질환에서처럼 비정상적이고 독성을 나타내는 단백질을 만드는 결과를 나타낸다(p. 105). 세 뉴클레오티드의 반복 서열은 약 30 가지 질병의 원인으로 밝혀져 있으며, 대부분이 매우 드물고 중추신경계에 영향을 미친다. 좀 더 흔한 형태의 세 뉴클레오티드 반복성 질환들을 표 1.4에 정리하였다. 세 뉴클레오티드 반복서열의 팽창으로 인한 다른 조건들로는 1, 2, 3, 6, 7, 8, 10, 그리고 12형의 척수-소뇌성 운동실조증(spinocerebellar ataxia)과 케네디 병(Kennedy disease, MIM 313200), 그리고 아주 드문 형태의 진행성 간대성근경련(myoclonic epilepsy, MIM 254800) 등이 있다.

불안정(unstable)하거나 역동적(*dynamic*)이라 설명되는 세 뉴클레오티드 반복 팽창은 세대를 거듭할수록 더 심한 질환을 일으킨다. 이것은 4장에서의 예상현상(anticipation,표현촉진)에 관한 절에서 더 깊게 논의될 것이다.

돌연변이의 기능적 분류

의학유전학은 인간 돌연변이들의 기능적 결과에 관심을 갖는다. 인간 돌연변이들의 분자적 병인을 고려할 때는 세 가지 기능적 효과가 인정된다.

기능 상실(loss of function)

정상 산물의 활성이나 양이 감소하는 결과를 이끄는 돌연변이는 **기능상실**(loss of function) 효과를 갖는 것으로 언급된다. 오역돌연변이가 아닌 대부분의 돌연변이들은 기능 상실 효과를 가져온다.

기능상실 돌연변이들은 우성 혹은 열성 유전과 연관될 수 있다. 대부분의 선천성 대사질환(11장)들은 이형접합자(보인자) 상태에서 해를 끼치지 않는, 즉 정상 기능을 위해 50%의 정상 효소 활성이 보통 충분하다는 것을 시사하는 상태의 기능상실 돌연변이에 의해 발생한다. 따라서 이러한 조건들은 상염색체성 열성 유전을 나타낸다(p. 73). 그러나 포르피리아(porphyria, p. 217)같은 소수의 선천성 질환에서는, 50%의 효소활성 감소는 해로운 효과를 나타내며 따라서 유전은 상염색체성 우성(p. 71)이 된다. 이러한 상황에서는 기능 상실효과를 **반불충분성**(haploinsufficiency)으로 말하기도 한다.

기능 획득(gain of function)

유전자 산물의 활성이나 양을 증가시키는 돌연변이는 **기능획득**(gain of function) 효과를 보이는 것으로 설명된다. 이들은 기능상실 돌연변이들 보다는 흔치 않다. 이 책에서는 두 가지 예가 고려될 것인데, 헌팅턴 질환과 연골발육부전증(achondroplasia)/치사성 이형성증(thanatophoric dysplasia)이다. 헌팅턴 질환(p. 105)에서는, 돌연변이 단백질이 신경독성 효과를 가지는 세포내 응집물을 형성한다. 연골발육부전증과 치사성 이형성증(p. 172)에서는 *FGFR3*에서의 돌연변이가 세포 수용체 활성을 증가시켜 각 질병에서 뼈 성장을 약하게, 혹은 매우 심각하게 저해하게 된다. 기능획득 효과를 발휘하는 돌연변이들은 보통 우성 유전현상을 보이는 조건들을 유발한다.

아주 드물게, 돌연변이가 완전히 새로운 활성을 가지는 유전자 산물을 만들 때는 다른 형태의 기능획득 효과가 나타날 수도 있다. 이것은 암에 기여하는 후천적인 체세포성 돌연변이들에서 나타난다. 이들 돌연변이들은 종종 전좌의 결과(p. 190)로 인해 새로운 **키메라유전자**(chimeric gene)가 형성되는 과정이 관여한다.

우성 방해 효과

돌연변이 대립유전자의 산물이 정상 대립유전자의 산물을 방해하여 결과적으로 전체적인 부작용이 나타나게 되면, 그 돌연변이는 **우성 방해효과**(dominant negative effect)를 발휘한다. 우성 방해효과는 일반적으로 어떤 단백질 산물이 여러 개의 요소들로 이루어질 때, 즉 다합체성(*multimeric*)일 때 나타나는데, 돌연변이 단백질이 최종 산물의 기능을 파괴하게 된다.

표 1.4 세뉴클레오티드 반복 서열 확장에 의해 유발되는 질병들

Disorder	MIM	Inheritance	Repeat	Number of repeats: Normal	Mutable or premutation	Full mutation
Huntington's disease	143100	Autosomal dominant	CAG	10–25	26–35	36–120
Myotonic dystrophy	160900	Autosomal dominant	CTG	5–37	50–80 (mildly affected)	80–2000
Friedreich ataxia	229300	Autosomal recessive	GAA	6–34	36–100	100–1700
Fragile X syndrome	309550	X-linked	CGG	6–54	55–200	200–1000

많은 트리플렛 반복 질환들에서 중간 정도의 반복서열 크기는 약한 표현형적 특징이나 완전 돌연변이로 크기가 증가하도록 하는 감수성을 나타내도록 함에 주목하라.

파골증(brittle bone disease)이라고도 알려져 있는 골형성부전증(Osteogenesis imperfecta, MIM 166200)은 반불충분성(haploinsufficiency)이나 우성 방해효과로부터 기인할 수 있는 조건의 예가 된다. 골형성부전증은 *COL1A1*과 *COL1A2*의 두 유전자 중 하나에서 생긴 돌연변이로 발생하는데 이 유전자들은 삼합체로 연합하여 1형 콜라겐을 형성하는 사슬을 암호화한다(그림 1.10). 돌연변이 사슬의 합성에 실패하는 돌연변이들, 즉 반불충분성을 나타내는 돌연변이들은 심하지 않은 형태의 골형성부전증을 일으키며 콜라겐 양이 감소되어 있으나 정상적인 구조를 보인다. 돌연변이 사슬을 만들도록 하는 돌연변이는 그림 1.11에서와 같이 성숙한 콜라겐 삼합체에 사슬을 통합시켜 우성 방해효과를 발휘함으로써 더 심한 형태의 질병이 나타나도록 한다.

요점

돌연변이들은 유전자에서의 구조적 변화나 그들의 기능적 효과에 기초하여 분류될 수 있다. 여기에는 기능상실, 기능획득, 혹은 우성 방해효과로 인한 다합체성 단백질 산물의 파괴 등이 포함될 수 있다.

진단을 위한 분자 검사들

의학도들은 일반적인 분자적 분석 기술과 어떻게 이들이 진단 유전자 검사에 사용될 수 있는지에 대한 실용적 지식을 가지고 있어야 한다. DNA에서의 돌연변이 검사를 위한 진단 실험법의 개발은 1975년으로 거슬러 올라가는데 당시에 서던은 현재 **서던 블롯팅**(Southern blotting)이라고 불리는 방법을 기술했다. 이것은 DNA 조각을 나일론 필터에 이동시켜 상보적인 DNA나 RNA 서열과 혼성화시킬 수 있도록 한

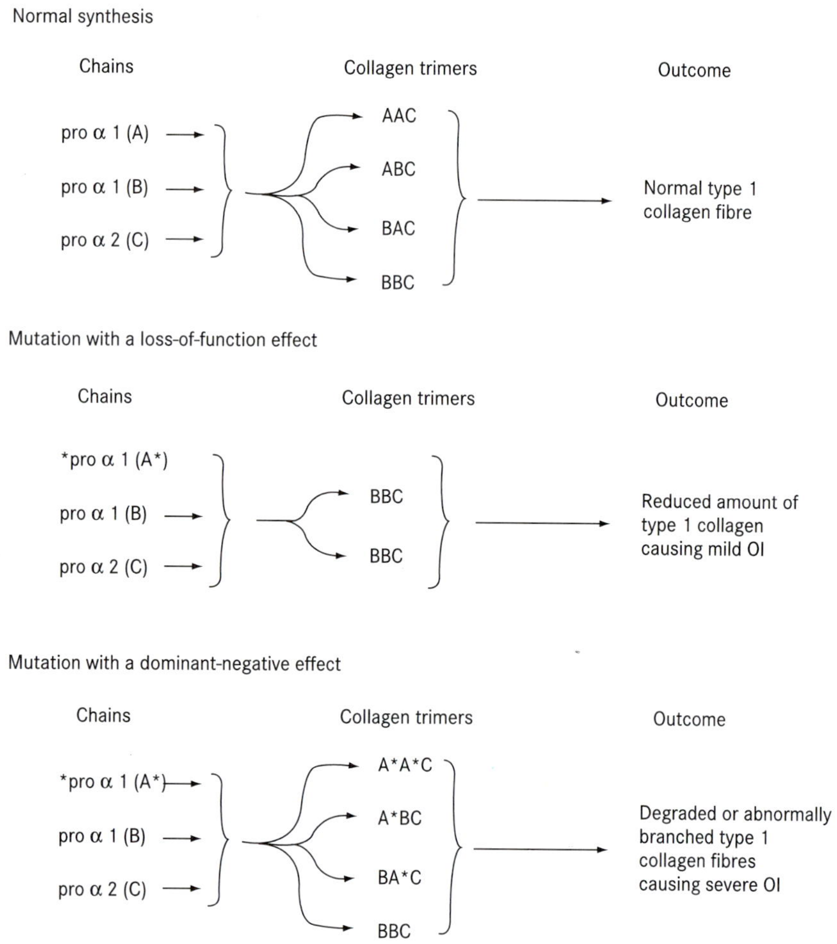

그림 1.10 골형성부전증에서 서로 다른 돌연변이의 기작을 나타내는 도식. 정상 형태의 1형 콜라겐 분자는 2개의 pro 1 사슬과 하나의 pro 2 사슬로 이루어지는 삼합체이다. 돌연변이 pro 1 사슬이 콜라겐 삼합체에 통합되면(우성 방해 효과) 사슬이 합성되지 않는 돌연변이(반불충분성 혹은 기능상실 효과) 보다 더 심각한 결과를 초래한다. [Suri M, Young ID (2004) *Genetics for pediatricians*. Remedica, London.] 인용.

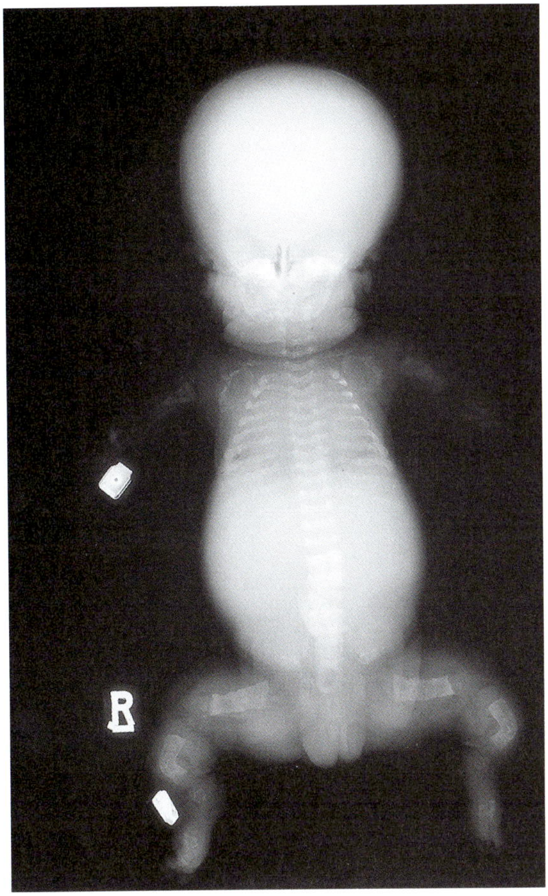

그림 1.11 우성 방해효과를 나타내는 돌연변이에 의해 심각한 골형성부전증을 앓고 있는 아기에서 긴뼈들의 비정상적 설계와 다수의 골절을 보여주는 방사선 사진.

것이다. 10년 후에 **중합효소연쇄반응**(polymerase chain reaction, PCR)으로 알려진 DNA 증폭 기술이 개발되었고, 곧이어 겸상적혈구 빈혈증을 일으키는 돌연변이를 위한 빠르고 예민한 검사를 제공하는데 사용되었다(p. 156).

서던 블롯팅과 PCR은 대부분의 DNA분석법에 기초되는 두 가지 표준 방법이다. 요즘은 여기에 더하여 몇 가지 새로운 기술들이 돌연변이가 의심되는 유전자를 검사하는 진단 실험에 일반적으로 사용되고 있다.

서던 블롯팅

서던 블롯팅은 유전자 내의 커다란 결실이나 삽입, 그리고 커다란 세 뉴클레오티드 반복 서열의 증가 등을 추적하는데 사용될 수 있다. 과거에는 연관분석(linkage analysis)에서 보조적으로 사용되기도 했었다.

기초원리는 그림 1.12에 설명되어 있다. 환자로부터 얻은 DNA를 **제한 효소**(restriction enzyme)를 사용하여 단편화 시킨 후 화학적으로, 혹은 열에 의해 변성시킨다. 제한 핵산분해효소(restriction endonuclease)로도 알려져 있는 제한 효소들은 세균(bacteria)에서 기원한 것으로 특정한 제한 부위에서 DNA를 자른다. 이렇게 해서 얻어진 DNA 절편들은 작은 절편이 더 빨리 양극 쪽으로 이동하는 전기영동 젤 상에서 분리된다. 이 젤은 더 이상의 분석에 사용되기에는 너무 물렁하기 때문에 DNA 절편들은 이제 필터라고 알려져 있는 나일론 막으로 묻혀져 옮겨진 후 자외선에 의해 영구히 그 자리에 고정된다.

다음 단계는 **탐침자**(probe)가 사용되는 단계로, 탐침자는 비오틴이 첨가되거나 방사성 ^{32}P를 사용하여 표지(*labelled*)함으로써 변형된다. 탐침자는 조사될 유전자에 상보적인 짧은 이중가닥 DNA 절편이다. 단일 가닥이 되도록 변성시킨 후에 표지된 탐침자는 나일론 필터에 첨가되어 상보적인 서열에 혼성화되도록 조작된다. 탐침자가 혼성화된 DNA 절편 혹은 띠(*band*)는 자동 방사법(autoradiography)으로 규명할 수 있다. 만일 환자의 유전자에 커다란 결실이 있었다면 탐침자는 정상보다는 작은 밴드에 혼성화될 것이다. 만일 환자의 유전자가 삽입이나 세뉴클레오티드 반복 팽창 부위를 가지고 있었다면 탐침자는 정상보다 훨씬 큰 밴드에 혼성화되어 나타날 것이다(그림 1.13).

만약 정상적으로는 제한 효소에 의해 잘리는 제한 부위에 돌연변이가 있었다면, 혼성화 결과는 탐침자가 다른 조각에 달라붙는 것으로 나타나게 된다. 질병 유전자와 강하게 연관되어 있는 제한 부위들의 존재나 부재는 보인자 추적이나 예견 검사(predictive testing) 혹은 산전 진단(prenatal diagnosis)을 위한 임상 유전학에서의 연관 표식자로 사용될 수 있는 다형성 형태[**제한 단편 길이 다형성**(restriction fragment length polymorphism, RFLP)]의 예가 된다(p. 91).

이미 지적한대로, '서던'은 이 기술을 개발한 과학자의 이름이긴 하지만 과학계에서는 또 다른 분석법들에 연속적으로 '노던(Northern)'이니 '웨스턴(Western)'이니 하는 이름을 붙여 사용한다.

- **노던 블롯팅**(northern blotting)은 DNA가 아니라 조직의 mRNA가 젤 상에서 분리된다는 것을 제외하면 서던과 거의 동일하다. 필터로 옮겨진 후 mRNA는 cDNA 탐침자와 혼성화된다. 혼성화가 성공적이면 그 mRNA는 해당 조직에서 발현되었다는 것을 시사한다. 젤을 잘 조사하면 mRNA의 크기도 알 수 있다. 혼성화 신호의 세기는 유전자가 발현된 양을 시사한다.

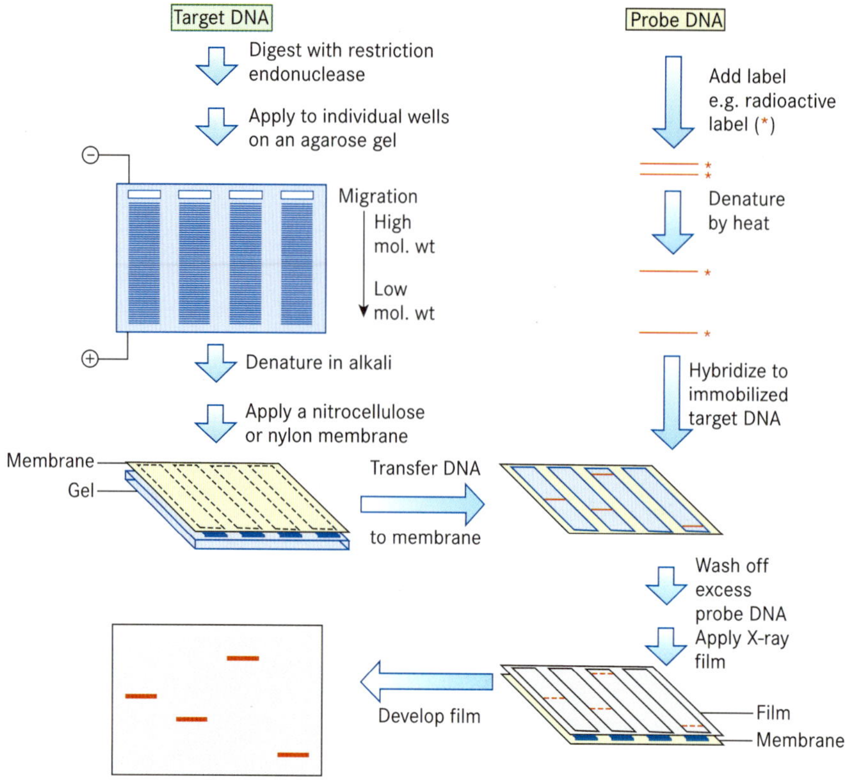

그림 1.12 서던 블롯 혼성화의 기본 원리. [Strachan T, Read AP(2004) *Human molecular genetics 3*. Garland Science, London 인용.]

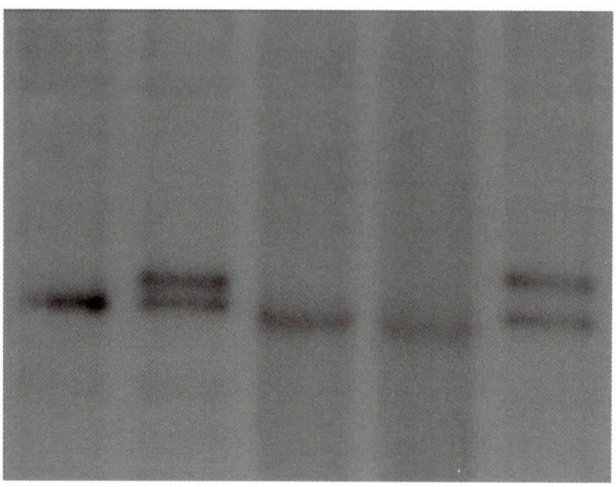

그림 1.13 헌팅턴 질환을 일으키는 유전자에서 확장이 일어났음을 보여주는 서던 블롯. 1, 3 및 4번 레인은 2개의 정상 대립유전자를 나타낸다. 2번 레인은 하나의 정상 대립유전자와 약간 늘어난 반복회수 36의 대립인자를 보여준다. 5번 레인은 정상 대립인자 하나와 완전히 늘어난 반복회수 48의 대립인자가 나타나 있다(헌팅턴 질환을 일으키는 확장에 대해서는 표 5.3을 참고할 것). [Dr. Judith Hudson, Department of Molecular Genetics, Leicester Royal Infirmary, Leicester 인용.]

◆ **웨스턴 블롯팅**(Western blotting)은 조직에서 추출된 단백질들이 젤 상에서 크기별로 분리된 후 막에 옮겨짐으로써 발현된 단백질을 분석하는 데 사용되는 기술이다. 관심 단백질은 특수 염색이나 항체를 이용하여 찾아낼 수 있다.

중합효소 연쇄반응(PCR)

이 기술은 아주 소량의 짧은 DNA 서열을 수백만 배로 증폭시켜 돌연변이 분석에 사용할 수 있도록 한다. 기본 원리는 DNA를 기하급수적으로 증폭하기 위하여 변성, 시발체(primer)의 복원, 그리고 주형 복제를 여러 번 반복하는 것이다(그림 1.14).

각 순환(cycle)은 가열하여 DNA를 변성시킴으로써 단일 가닥의 DNA를 만드는 것으로 시작된다. 15~30개의 뉴클레오티드 길이로 이루어진 2개의 짧은 올리고뉴클레오티드들을 시발체로 하여 이들과 상보적인 단일 가닥 DNA가 함께 냉각된다. 열-저항성 효소인 *Taq*-중합효소는 주형을 따라 시발체 뒤 쪽에서부터 새로운 DNA 가닥을 합성하기 시작한다. 이로써 하나의 순환주기가 완성된다. 이러한 순환주기는

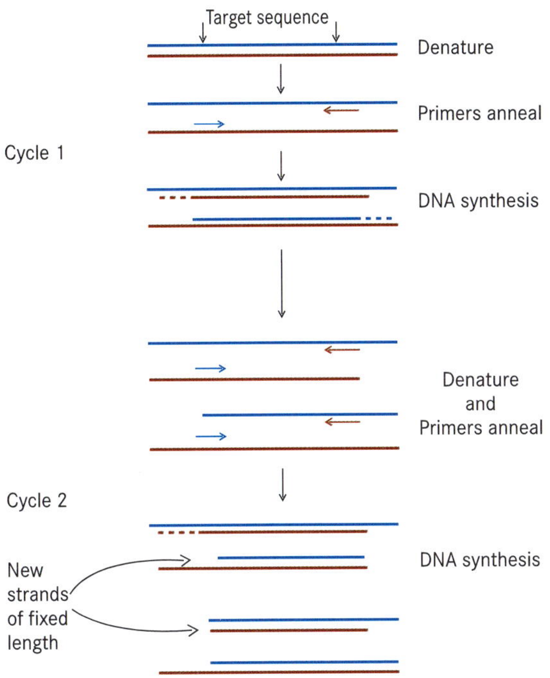

그림 1.14 PCR의 단순 도해. 두 번째 순환 주기 후에는, 표적 서열을 포함한 일정한 길이의 새로운 두 가닥이 합성된다. 세 번째 순환 주기가 끝나면 그런 가닥이 6개 생길 것이고 그 후로 숫자는 기하급수적으로 증가할 것이다.

자동으로 반복된다. 20~30번 정도 순환주기가 반복되고 나면 표적 서열은 백만 배 이상으로 증폭될 것이다.

PCR은 서던 블롯팅에 비해 여러 가지 장점을 가진다(표 1.5). 특별히 소량의 DNA만을 필요로 하며, 적어도 7일 정도나 걸리는 서던 블롯팅과는 대조적으로 하루 내에 과정이 완료될 수 있다. 기술적으로도 PCR은 서던 블롯팅보다 쉬우며 방사성 물질도 사용할 필요가 없다. 그러나 중요한 단점은 PCR이 커다란 삽입이나 세 염기 반복서열 팽창 등을 포함하고 있는 큰 대립인자들을 증폭하는 데는 사용될 수 없다는 것이다. 헌팅턴 질병(p. 105)을 일으키는 작은 크기의 세 뉴클레오티드 반복 팽창은 PCR에 기반한 방법으로 검사될 수 있다(그림 1.15). 그러나 취약 X 증후군(p. 112)을 일으키는 것과 같은 커다란 확장은 서던 블롯팅에 의해서만 확인될 수 있다.

요점

대부분의 실험실 분자 분석 서비스는 PCR이나 서던 블롯팅에 근거하고 있다. PCR은 소량의 DNA만 필요하며 빠르게 결과를 얻을 수 있다는 장점이 있다. 서던 블롯팅은 커다란 재배열을 추적할 수 있으며 유전자좌에 대한 정확한 지식을 요구하지 않는다는 장점을 가진다.

PCR에 기초한 돌연변이 추적법들

일단 증폭된 DNA의 적당한 시료들이 얻어지면, 그 산물은 젤에 올려져 전기영동 됨으로써 분리되고 곧이어 에티디움 브로마이드(ethidium bromide)로 염색된 후 자외선 하에서 관찰함으로써 조사될 수 있다. 일반적인 ΔF508 낭포성 섬유증 돌연변이(p. 108)처럼 작은 결실을 포함하고 있는 경우에는, 상응하는 정상 대립인자들의 산물보다 더 작은 산물로 나타난

표 1.5 중합효소 연쇄반응과 서던 블롯팅법의 장점과 단점

	중합효소 연쇄반응(PCR)	서던 블롯팅
장점	아주 소량의 DNA만 필요함	결실, 삽입, 그리고 커다란 확장 등과 같은 커다란 재배열들을 추적할 수 있음
	방사능 처리 과정이 필요 없음	정확한 유전자 위치에 대한 지식이 필요치 않음
	신속함(<24시간)	
	자동화되어 기술적 필요성이 적음	
단점	짧은 서열들만 증폭 가능	수 μg의 DNA가 필요함
	따라서 1kb 이상의 결실이나 삽입을 추적하는데는 사용할 수 없음	7일~14일 가량이 걸림
	오염 확률이 높음	제한부위가 생성되거나 사라지지 않는한 점돌연변이를 추적할 수는 없음
	옆의 DNA서열을 반드시 알아야 함	

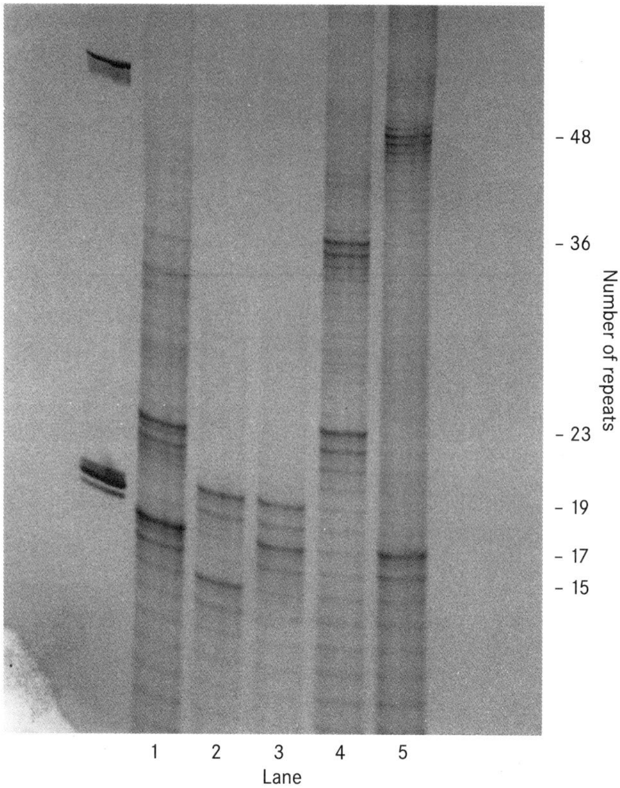

그림 1.15 헌팅턴 질환을 일으키는 유전자에 대한 PCR 분석은 15에서 48회의 반복에 걸친 확장을 보여준다. [Dr Judith Hudson, Department of Molecular Genetics, Leicester Royal Infirmary, Leicester 인용.]

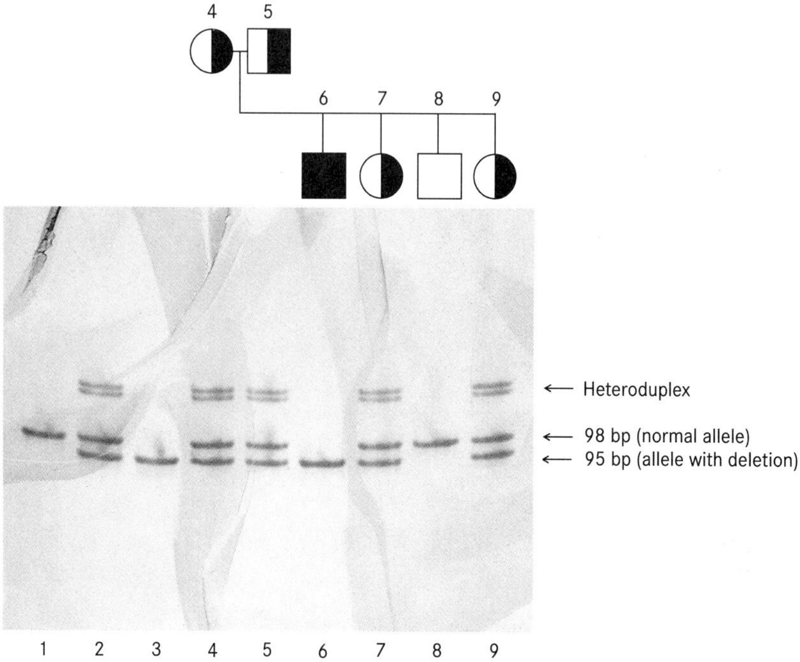

그림 1.16 낭포성 섬유증을 일으키는 흔한 형태의 3bp 결실(ΔF508)에 대한 PCR 분석. 이 분석은 이형접합자에서 이형 2중체를 추적할 수 있다. [Dr Judith Hudson, Department of Molecular Genetics, Leicester Royal Infirmary, Leicester 인용.]

다(그림 1.16). 비슷하게, 크기가 작은 삽입이나 세 뉴클레오티드 반복 팽창이 있는 경우에는 정상 대립인자보다 큰 산물이 얻어질 것이다. 만약 겸상세포 돌연변이에서처럼(p. 157) 돌연변이가 제한 부위를 바꾼다는 것을 알고 있다면, 증폭된 산물들을 적당한 제한 효소로 처리한 후 젤에 올려 분석할 수 있다.

PCR은 다중 PCR(*multiplex PCR*)이라고 알려진 기술을 사용하여 한 유전자 내의 엑손 하나 이상을 증폭하도록 변형될 수도 있다. 이것은 하나의 반응 용액 내에서 특정 엑손들에 특이적인 여러 쌍의 시발체(primer)를 사용하는 것이다. 시발체들은 서로 다른 길이의 산물들을 증폭시킬 수 있도록 고안되어 증폭된 유전자 산물들은 젤 상에서 분리될 때 다르게 이동하게 된다. 다중 PCR은 뒤센 근이영양증(p. 111)을 가진 소년에서 결실을 찾을 때 특히 유용한 것으로 드러났다. 다중 PCR의 변형 형태인 증폭불응 돌연변이 시스템(*amplification refractory mutation system*, ARMS) 다중 PCR은 한 번의 반응에서 여러 공통적 돌연변이들을 가진 유전자를 검사하는데 사용될 수 있다. 이 방법에서는, 한 시발체는 공통적인 보존 서열에 상보적이고, 다른 쪽 시발체는 그 유전자의 공통적인 돌연변이를 포함하고 있는 짧은 서열에 상보적인 여러 쌍의 시발체를 사용한다. ARMS 다중PCR은 일반인 집단과 환자 집단에서 공통 형태의 낭포성섬유증 돌연변이(p. 107)를 검사하는데 사용되었다.

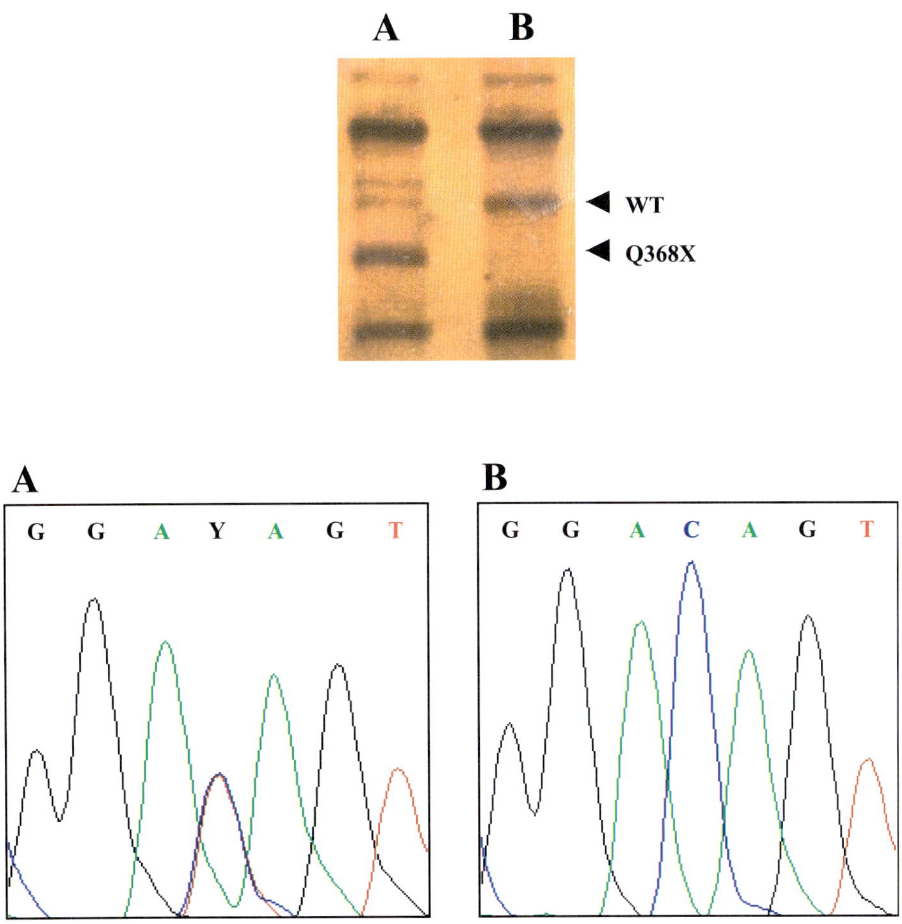

그림 1.17 원발성 개방각 녹내장(primary open angle glaucoma) 환자에서 GLC1A 유전자에 대해 SSCP로 분석한 것. 이 사진은 흔한 이형접합성 Q368X 돌연변이(lane A)를 설명한 것으로, 이 돌연변이는 조기 종결 코돈의 삽입 때문에 GLC1A 단백질의 말단이 없어지게 한다. B 레인은 동형접합성 야생형(WT = 정상) 유전자형일 것으로 생각되는 밴드를 보여준다. 직접적인 서열화 분석은 이 돌연변이가 C → T 치환이었음을 확인할 수 있도록 한다(아래 패널에서 Y는 C와 T를 모두 가진 이형접합성을 표시한다.) [Mrs Laura Baumber, Department of Genetics, Leicester University, Leicester 인용.]

PCR- 기초한 돌연변이 검사법들

대부분의 단일-유전자 질환들은 뚜렷한 돌연변이 **이질성**(heterogeneity)을 나타내므로 같은 유전자 내에서의 여러 서로 다른 돌연변이들이 질병을 일으킬 수 있음을 알 수 있다. 예를 들어, 낭포성섬유증에서도 1,000개 이상의 서로 다른 돌연변이들이 보고되어 있다(p. 108). 알려지지 않은 돌연변이를 추적하는 이상적인 접근은 단순히 유전자를 서열화하는 것일 수 있겠지만 아래 설명처럼 이것은 매우 비싸고 시간을 많이 소비하는 일이다. 절충안으로(변이의 형태를 규명하는 것까지는 아니더라도) 돌연변이 존재를 처음 살펴보기(scan) 위한 여러 가지 비교적 경제적인 방법들이 개발되었다.

외가닥구조다형성 (single strand conformation polymorphism, SSCP) *분석법*

단일 가닥 DNA는 분자내 결합에 의해 복잡한 3차원적 구조를 형성할 수 있다. 모든 돌연변이 중 약 80%는 이러한 접힘 패턴, 즉 형태를 변화시키기 때문에 전기영동 젤 상에서 DNA 가닥의 이동성이 다르게 나타난다. 따라서 변성된 PCR 산물을 젤 상에서 분리시켜 정상 대조군 시료와 비교함으로써 형태 변화를 찾아낼 수 있다(그림 1.17). 검사 시료와 대조군 시료 사이의 어떠한 차이라도 증폭된 엑손내 돌연변이의 존재를 시사하는 것일 수 있다. 이렇게 나온 증폭 엑손, 즉 앰플리콘(*amplicon*)은 이제 정확한 변화를 결정하기 위해 서열화 될 수 있다.

이형 2중가닥 (heteroduplex) *분석*

이형 2중가닥은 불일치(mismatch) 단일 가닥들로 이루어진 혼성 이중가닥 DNA로 이루어진다. 이형 2중가닥들은 보통 폴리아크릴아미드 젤 상에서 비정상적 이동성을 나타낸다. 따라서, 만약 보인자임이 의심되는 개인으로부터 얻어진 PCR 산물들이 변성되었다가 다시 식혀져 재결합을 하게 되면 정상 단일 가닥과 돌연변이 단일 가닥들이 만나 이형 이중나선이 형성될 수 있으며 이러한 이형 2중가닥의 존재는 젤 상에서 확인될 수 있다. 이후에 해당 엑손은 그 돌연변이를 규명하기 위해 서열화될 수 있다.

만약 DNA가 동일한 2개의 돌연변이를 가진 동형접합성이 의심되는 개인으로부터 증폭된 것이거나 X-연관성 열성 남성에게서 얻어진 것이라면 정상 PCR 산물의 시료를 섞어 이형 2중가닥이 만들어지도록 할 수 있다.

변성경사도 젤 전기영동법 (denaturing gradient gel electrophoresis, DGGE)

이 기술은 기술적으로 SSCP나 이형 2중가닥 분석보다는 좀 더 어렵지만 돌연변이를 찾아내는데 90%이상의 감도를 자랑한다. 기본 원리는 정상 서열과 돌연변이 서열이 젤 상에서 서로 다른 밴드 패턴을 나타낸다는 데 있다. PCR 산물은 특수한 변성경사도 젤에서 분리되며 이 젤은 요소(urea)와 같은 변성 화학물질의 농도가 점점 증가하도록 만들어진다. 이중가닥 DNA가 변성되어 단일 가닥을 형성했을 때 그 산물이 이형접합자에서 온 것이라면 서로 다른 지점에서 멈추게 된다. 여기서도 마찬가지로 해당 엑손은 특정 돌연변이를 확인하기 위해서 서열화 작업을 거치게된다.

변성고성능 액체크로마토그래피 (Denaturing high performance liquid chromatography, DHPLC)

이 기술은 *WAVE* 기술이라고도 불리며, 정상과 돌연변이 DNA 가닥들 사이의 결합에 의해 불일치 이형 2중가닥이 차별화되어 분리된다는 점에서 DGGE와 비슷하다. PCR산물들은 아세토니트릴(acetonitrile)이 점점 증가하는 칼럼에 주입된다. 동형 2중가닥과 이형 2중가닥이 추출되는 아세토니트릴의 농도는 PCR 단편의 길이와 서열에 따라 다양하다. DHPLC는 매우 민감한 방법이어서 염기 치환이나 작은 결실, 혹은 작은 삽입을 추적하는 데 사용한다.

> **요점**
>
> 모든 돌연변이들을 90% 이상 추적할 수 있는 여러 가지 PCR 기반 스크리닝 기법들이 개발되었다.

순서결정(Sequencing)

순서결정은 돌연변이를 찾는 최고의 표준 방법이라고 할 수 있지만 시간과 비용이 많이 든다는 단점이 있다. 드문 돌연변이를 규명하기 위해서 실험실들에서는 점차 새로운 자동화 기법을 많이 사용하고 있다.

DNA 서열화를 위한 표준 기술은 생거 디데옥시 순서결정법(*Sanger dideoxy sequencing method*)으로 알려진 것이다. 프레데릭 생거(Frederick Sanger)는 노벨상을 두 번이나 받았는데, 한 번은 단백질 순서결정법을 개발한 공로로, 두 번째는 DNA 순서결정법을 개발한 공로로 수상했다. 이 방법은 DNA 사슬의 합성시 정상의 데옥시뉴클레오티드(dNTP)가 아니라 디데옥시뉴클레오티드(dideoxynucleotide, ddNTP)가 삽입되는 경우 수산기의 결핍으로 인산-디-에스테르 결합의 형성이 방해를 받아 합성 종결이 일어난다는 사실에 기초하고 있다.

디데옥시 순서결정법에서 서열화될 DNA의 시료는 단일

가닥으로 준비된다. 이 가닥은 특정 ddNTP가 첨가된 4개의 반응에서 dNTP 혼합물과 DNA 중합효소를 사용한 상보적 가닥의 합성에 주형으로 작용한다(그림 1.18). 각 반응에서 DNA 합성은 특정 ddNTP가 삽입될 때 중단된다. 이러한 중단이 무작위로 일어나기 때문에 각 반응은 서로 다른 크기의 단편들로 이루어진 혼합물을 만들게 된다. 각 반응에서 이들 단편들은 길이가 긴 변성젤에서 분리되며 각 단편들의 위치가 비교되어 상보적인 서열로 읽히게 된다.

자동화된 순서결정법은 이제 표준 디데옥시법에 대한 훨씬 빠르고 경제적인 대안을 제공한다. 이것은 형광표지를 이용하는 것에 기초하고 있다. 4개의 서로 다른 뉴클레오티드 각각은 특정한 광스펙트럼을 방출하는 형광으로 표지된다. 순서결정 반응의 산물들이 전기영동되는 동안 모니터는 표지된 뉴클레오티드가 창을 지날 때 이들에 광선빔을 쏘고 이때 생성되는 형광 신호를 기록한다. 방출된 빛은 전기적인 신호로 변환되는데, 컴퓨터는 이 신호를 분석하여 네 가지의 서로 다른 뉴클레오티드 각각이 서로 다른 색깔 피크의 강도 프로파일로 연속적으로 나타나는 형태의 그래프를 출력해준다(그림 1.19). 이러한 형태의 자동화 과정은 인간 유전체의 순서결정에서 중요한 역할을 담당했다(BOX 1.2).

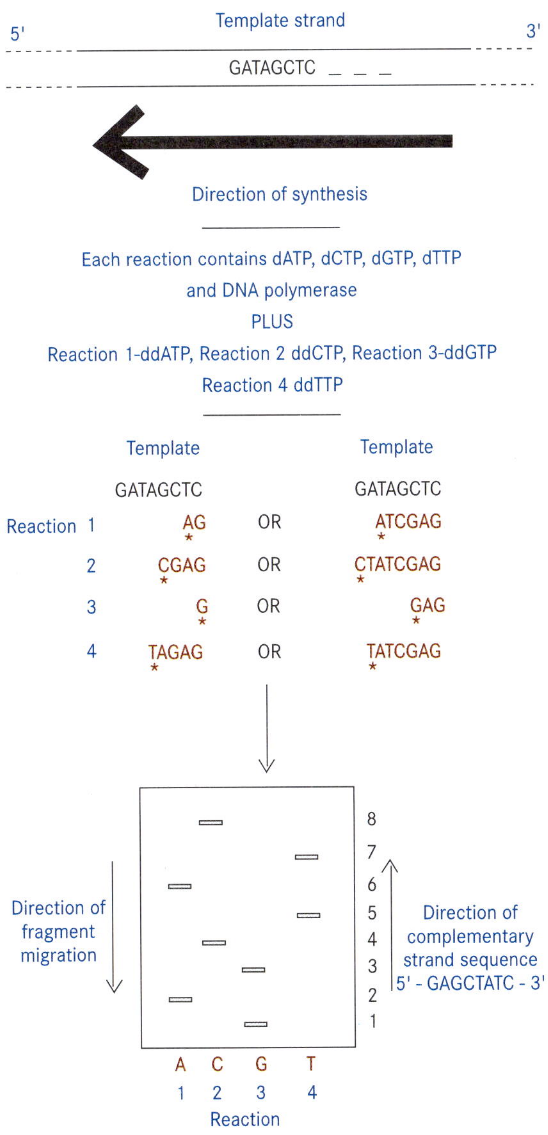

그림 1.18 생거 디데옥시 서열화법의 기본 원리.

DNA 미세배열('칩') 기술

DNA 미세배열(DNA microarray)은 코팅된 현미경의 슬라이드 유리 같은 작은 기구로 이루어진다. 여기에 많은 수의 서로 다른 배열로 된 DNA가 격자 형태로 배열되어 있다. 어떤 형태의 미세배열에서는 자동화 로보트가 아주 소량의 DNA를 코팅된 슬라이드 위를 점으로 찍어준다. 또 다른 형태의 미세배열에서는 서로 다른 DNA 배열들이 현장에서 직접 합성된(in situ synthesis) 올리고뉴클레오티드로 구성되기도 한다. 후자의 미세배열은 이제 유전자 칩(gene chip)으로 알려져 있다.

미세배열법은 특정 조직에서 서로 다른 유전자들이 어느 정도 발현되는지를 연구하는 데 사용될 수 있다. 조직에서 추출한 mRNA는 역전사효소를 이용해 cDNA로 전환되고 이 cDNA는 다시 서로 다른 색의 형광으로 표지된다. 표지된 cDNA는 이제 미세배열판에 혼성화 되고 혼성화 패턴은 컴퓨터 소프트웨어로 분석된다. 이런 식으로 해당 조직의 발현 프로파일이 만들어질 수 있다.

미세배열 기술은 수백 번의 혼성화 실험이 하나의 슬라이드 상에서 분석될 수 있어서 발생 중의 여러 단계에서 얻어진 서로 다른 조직의 유전자 발현 분석을 가능하게 한다는 점에서 매우 우수한 방법이다. 이 기술이 아직은 주로 연구 기술로 사용되고 있지만 미세배열 판에 서로 다른 유전자좌에 대한 수천개의 탐침자들을 고정시킴으로써 동시에 여러 개의 돌연변이 분석을 하는 검사 서비스에 곧 이용될 것이 확실하다고 생각된다. 해당 좌위로부터 얻어진 PCR 산물이 이 배열판에 혼성화되고 각 쌍의 점들에 결합하는 패턴으로 환자의 각 유전자좌에서의 유전자형이 시각적 기록으로 나타나게 된다.

요약

인간의 유전체는 23개의 염색체로 된 두 세트로 구성되며 3.2 $\times 10^9$ bp의 DNA를 포함한다. DNA의 뉴클레오티드 염기들은 아데닌과 구아닌이라는 2개의 퓨린과 시토신과 티민의 두

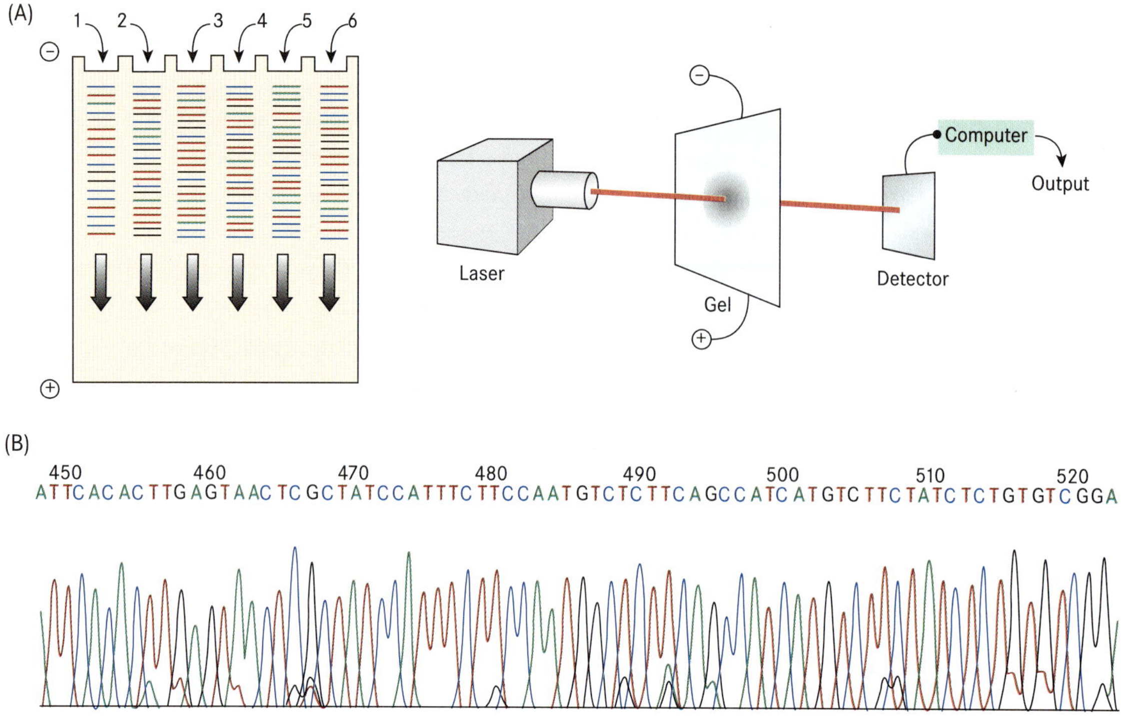

그림 1.19 (A) 형광 시발체를 이용한 자동화 DNA 순서결정. 반응산물들은 전기영동 젤의 한 레인이나 하나의 모세관젤(gel capillary)에 올려진다. 4개의 독립된 염료들은 특정 반응의 염기들을 표지하는 데 사용된다. 전기영동이 진행되는 동안 레이저 빔은 젤 상의 일정 지점에 조사된다. 각각의 DNA 단편들이 이 지점을 지남에 따라, 레이저가 염료의 형광활성을 일으킨다. 최대 형광성은 네 염료에서 서로 다른 파장을 나타내도록 한다. 정보가 전기적으로 기록되고 해석된 순서는 컴퓨터 데이터베이스에 저장된다. (B)전형적인 서열 자료는 염료 특이적(염기 특이적)인 연속적 형광강도 프로파일로 보여진다. [Strachan T, Read AP (2004) *Human molecular genetics 3*. Garland Science, London 인용.]

가지 피리미딘으로 구성된다. RNA에서는 티민은 우라실로 대체된다. DNA에서 아데닌은 항상 티민과 쌍을 이룬다. 구아닌은 항상 시토신과 결합한다. 하나의 DNA 분자는 2개의 상보적인 가닥들이 질소성 염기들 사이에 수소결합을 형성함으로써 서로 붙들고 있는 이중 나선의 형태로 되어 있다. DNA 복제는 한 쪽 부모 가닥이 딸세포에 그대로 유지되는 반보존적 방식으로 일어난다.

유전체의 약 50%는 소부수체, 미소부수체, 짧거나 긴 산재요소들 그리고 세 뉴클레오티드 반복 서열 등을 포함한 반복성 DNA로 이루어진다. 유전체는 3만~35,000개의 유전자를 포함하고 있으며 이들은 엑손이라는 발현서열과 인트론이라는 개재서열로 구성되며 프로모터, 인핸서, 그리고 사일런서라는 조절 서열들도 포함하고 있다. 전사 과정에서 DNA는 mRNA로 전환된다. mRNA는 비암호성 인트론이 잘려져 없어진 것이다. 번역과정에서는, mRNA가 해당 폴리펩티드 사슬을 합성하는 데 주형으로 작용한다.

돌연변이들은 DNA에 존재하는 유전적인 구조적 변화이다. 이들에는 단일 뉴클레오티드 염기쌍이 관련한 점돌연변이와 결실이나 삽입과 같은 재배열, 그리고 세 뉴클레오티드 반복 팽창 등이 포함된다. 돌연변이들은 그들의 기능적 결과에 따라 기능상실, 기능획득 그리고 우성 방해효과를 나타내는 것으로 분류할 수 있다.

표준적 분자 진단법들은 중합효소연쇄반응(PCR)과 서던 블롯팅에 기초하고 있다. 새로운 PCR 기반 기술들이 개발되어 돌연변이 검색에 사용된다. 이들은 외가닥구조다형성분석, 이형 2중가닥 분석, 변성경사도 젤 전기영동법, 그리고 변성고성능 액체크로마토그래피 등이다. 새로운 자동화 기술들이 개발되어 유전자 순서결정을 위한 예전의 디데옥시법을 대체하고 있다.

심층 학습문헌

Epstein RJ (2002) *Human molecular biology*. Cambridge University Press, Cambridge.

Gardner A, Howell RT, Davies T (2000) *Biomedical sciences explained. Human genetics*. Arnold. London.

Lewin B (2000) *Genes VII*. Oxford University Press, New York.

Strachan T, Read AP (2004) *Human molecular genetics 3*. Garland Science, New York.

선다형 문제

1. 인간의 DNA에서
   (a) 시토신은 항상 구아인과 짝을 이룬다.
   (b) 아데닌은 항상 우라실과 짝을 이룬다.
   (c) 복제시 선도가닥은 지속적으로 형성된다.
   (d) 각 염색분체들은 2개의 새로운 DNA 가닥으로 구성된다.
   (e) 진정염색질은 전사적으로 활성이다.

2. DNA의 전사 가닥이 CGGAACTCGCGC로 읽힌다. 그렇다면 mRNA 가닥은 아래와 같이 읽힌다.
   (a) CGGAACTCGCGC
   (b) CGGAACUCGCGC
   (c) GCCTTGAGCGCG
   (d) GCCUUGAGCGCG
   (e) GCGCGAGUUCCG

3. 돌연변이에 대한 다음 진술은 맞다:
   (a) A에서 T로의 치환은 염기전환이다.
   (b) 오역돌연변이는 중지코돈을 만든다.
   (c) 스플라이스 자리 돌연변이들은 엑손 빠트림(exon skipping) 현상을 일으킬 수 있다.
   (d) 5-bp 삽입은 번역틀을 파괴할 것이다.
   (e) 미끄러짐 현상(slippage)은 작은 결실이나 삽입을 일으킬 수 있다.

4. PCR을 능가하는 서던 블롯팅의 이점은 ______이다.
   (a) 기술적으로 더 쉽다.
   (b) 커다란 재배열을 추적할 수 있다.
   (c) 방사성물질 사용이 필요치 않다.
   (d) 밤새 수행이 가능하다.
   (e) 커다란 세 뉴클레오티드 반복 팽창이 추적될 수 있다.

5. 분자 검사에 대한 다음 진술은 옳다:
   (a) 노던 블롯팅은 RNA 분석에 대한 것이다.
   (b) 웨스턴 블롯팅은 단백질의 분석에 관한 것이다.
   (c) 서던 블롯팅은 모든 점돌연변이를 찾아낼 수 있다.
   (d) 중합효소연쇄반응은 DNA를 소량만 요구한다.
   (e) 외가닥구조다형성(SSCP) 분석은 모든 점돌연변이를 찾아낸다.

해답

1. (a) 정답 — C는 G와, A는 T와 쌍을 형성한다.
   (b) 오답 — DNA에서 아데닌(A)는 티민(T)과 쌍을 이룬다.
   (c) 정답 — 지체가닥(lagging strand)은 조각들로 형성된다.
   (d) 오답 — 각 염색분체는 하나의 부모가닥과 또 하나의 새로운 가닥으로 구성된다.
   (e) 정답 — 이질염색질(heterochromatin)은 전사적으로 불활성상태이다.

2. 옳은 답은 (b)이다. mRNA는 우라실(U)이 티민(T)을 대체하고 있는 센스가닥의 완벽한 복제물이다.

3. (a) 정답 — 퓨린(A 혹은 G)을 피리미딘(C나 T)로 대체하는 것은 염기전환(transversion)이다.
   (b) 오답 — 오역 돌연변이(missense mutation)는 새로운 아미노산을 만든다.
   (c) 정답 — 만일 돌연변이가 인트론의 시작부위와 끝 부분에서 발생한다면 그렇다.
   (d) 정답 — 3의 배수가 아닌 결실이나 삽입은 번역틀을 파괴할 것이다.
   (e) 정답 — 미끄러짐 현상(slippage)은 반복성 트리플렛의 확장 뿐 아니라 작은 결실이나 삽입을 초래할 수 있다.

4. (a) 오답 — PCR이 기술적으로 훨씬 쉽다.
   (b) 정답 — 이것이 가장 주된 이점이다.
   (c) 오답 — 방사성 표지된 탐침자가 종종 사용된다.
   (d) 오답 — 적어도 1주일은 필요하다.
   (e) 정답 — PCR은 작은 크기의 확장만 검출할 수 있다.

5. (a) 정답 — 노던 블로팅은 mRNA의 발현을 검사한다.
   (b) 정답 — 웨스턴 블로팅은 단백질의 발현을 검사한다.
   (c) 오답 — RFLP를 변화시키는 점돌연변이만 검출된다.
   (d) 정답 — 이것이 주된 이점 중 하나이다.
   (e) 오답 — SSCP 분석은 모든 돌연변이들 중 약 80%만 검출할 수 있다.

2장

염색체와 세포 분열

장의 소목차

앞의 장에서는 인간 유전체의 구조와 기능을 분자 수준에서 고찰해 보았다. 이번 장에서는 인간의 유전체가 포장되는 방법과 세포에서 세포로, 그리고 세대에서 다음 세대로 어떻게 전달되는지에 대해 설명할 것이다. **염색체**(chromosome)들은 세포의 핵 내부에 존재하는 유전물질 꾸러미이며, 좋은 광학현미경 하에서 보았을 때 실과 같은 구조로 보인다. 염색체라는 말은 색이 있는 덩어리('chroma soma' = coloured body)라는 뜻의 그리스어에서 유래한 것이다. 염색체들은 체세포분열을 통해 세포에서 세포로, 그리고 감수분열 과정을 통해 부모에서 자손으로 DNA를 전달하는 책임을 지고 있다. 생물의 염색체 조성은 종 분류를 결정하는 주요 요소 중의 하나이다. 침팬지나 고릴라같은 영장류들은 각 세포에 48개의 염색체를 포함하고 있으며, 인간의 경우에는 46개의 염색체를 갖는다.

세포유전학(cytogenetics)은 염색체와 그들의 이상을 연구하는 분야의 이름이다. 인간의 배아는 각 세포 내의 염색체 물질을 정상적인 양 보다 늘리거나 줄이는 문제에 매우 민감하게 반응한다. 이것이 여러 염색체 이상이 인간에서 나타나는 이유이며 다음 장에서 소개될 것이다.

염색체의 구조

염색체들은 **염색질**(chromatin, 크로마틴)로 구성되며, 이것은 매우 긴 DNA 가닥이 **히스톤**(histone)이라 알려진 구조 단백질에 감겨 있는 형태로 되어 있다. 포장의 기본 단위는 **뉴클레오좀**(nucleosome)으로, 8개의 히스톤 단백질들 주위를 DNA 가닥이 1.75회 감고 있는 중심 핵으로 구성된다. 근접한

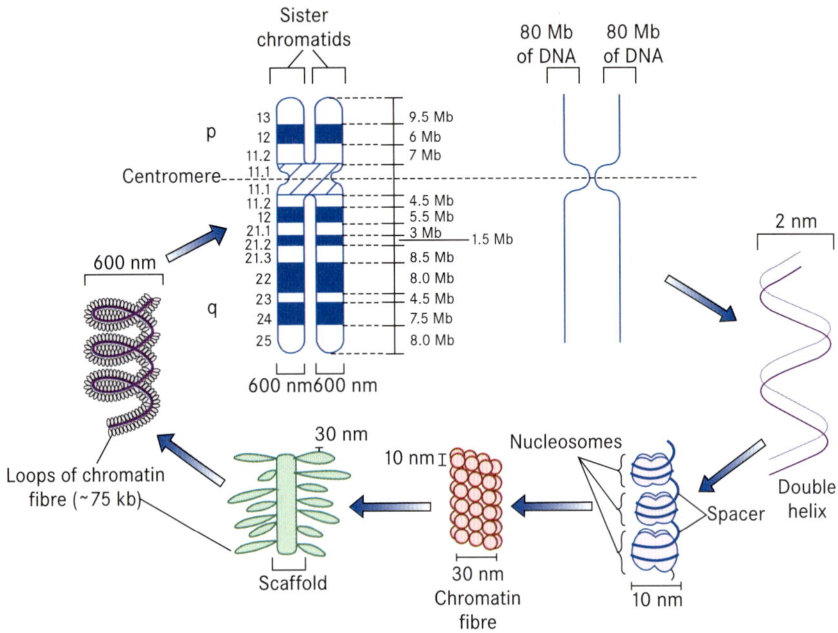

그림 2.1 17번 염색체를 구성하는 DNA의 포장 단계. [Strachan T, Read AP (2004) *Human molecular genetics 3*. Garland Science, London 인용.]

뉴클레오좀들은 20~60 bp의 스페이서 DNA(spacer DNA)에 의해 연결되어 있어서 전체적인 모양은 구슬 목걸이처럼 보인다(그림 2.1).

다음 수준의 포장(표 2.1)은 뉴클레오좀들이 30 nm 지름의 초나선을 형성하는 염색질사(chromatin fibre)를 만드는 것이다. 약 20~200 kb의 DNA를 포함하고 있는 염색사의 고리들은 비히스톤성인 중앙의 뼈대 단백질(scaffold protein)에 부착되어 있다. 이들 부착지점들에는 토포아이소머라아제 II(topoisomerase II)가 존재하는데, 이것은 DNA 이중가닥 절단을 일으켰다가 다시 수선함으로써 DNA 루프들이 중앙의 골격 주위로 더욱 조밀하게 배열되도록 한다. 루프-골격 복합체가 더 감기게 되면 최종적으로 중기 염색체 모양이 나타나게 되는데 이때 추정되는 포장률은 약 10,000 : 1 정도이다. DNA의 이러한 초나선 형성은 때로는 염색체 구조의 솔레노이드 모형(solenoid model)이라고 불린다.

표 2.1 염색체를 만드는 DNA 포장의 수준

1단계	뉴클레오좀	히스톤 단백질 주위를 1과 3/4회전하고 있는 DNA 가닥으로 이루어짐
2단계	염색질사	감겨진 뉴클레오좀으로 구성되는 초나선(superhelix) 구조
3단계	염색사-골격 복합체	중심의 스캐폴드(scaffold) 주위의 염색사 루프들로 구성됨
4단계	염색체	염색사-뼈대 복합체(fibre-scaffold complex)의 꼬임으로 형성

염색체들은 매우 중요한 세 가지 표식을 가진다: 동원체와 2개의 말단 텔로미어이다. **동원체**(centromere), 혹은 1차 수축지점은 자매염색분체들이 붙어 있는 지점이면서 감수분열에서 미세소관들이 자매염색분체들에 붙어 잡아당기는 지점이기도 하다. 인간에서 동원체는 머리-꼬리 방향으로 직렬로 배열된 171 bp의 반복서열들로 구성되는데 이들은 α-부수체(α-satellites)로 분류된다. 이 서열은 염색체들마다 다르므로 특정한 동원체 DNA 탐침자들은 신속한 FISH 분석에 이용될 수 있다(p. 29).

동원체들은 키네토코어(*kinetochore*, 방추사부착점)라고 알려진 하위영역을 포함하는데, 이것은 감수분열과 체세포분열 과정 중에 세포 방추의 방추사가 부착되는 자리를 형성한다. 드물게, 키네토코어 단백질에 대한 자가 항체(autoantibody)가 생길 수 있는데, 이 경우 CREST 증후군(MIM 181750)이라고 알려져 있는 경피증(scleroderma)이 발생한다. [CREST는 calcinosis(석회증), Raynaud phenomena(레이노드 현상), esophageal involvement(식도 관련), sclerodactyly(수지경화증), 그리고 telangiectasia(모세혈관 확장증)을 뜻하는 말이다.] 키네토코어-특이적 자가 항체는 이러한 조건을 가진 환자들 중 90%이상의 혈청에서 발견된다.

텔로미어(telomere, 말단소립)는 특수화된 DNA-단백질 구조로 각 염색체 팔의 말단에 위치하고 있다. 그들의 기능은 각 염색체의 완전성을 유지하고 따라서 무작위적인 염색체 융합이 일어나지 않도록 방지한다. 인간의 텔로미어들은

TTAGGG 반복 서열이 15,000~20,000 bp의 긴 구간에서 반복되는 것으로 이 서열은 텔로머라제(telomerase)라는 효소에 의해 유지된다. 정상적으로, 텔로머라제는 오로지 배아 세포에서만 발현된다; 출생 후에는 체세포들이 세포 주기를 반복함에 따라 점차 텔로미어 서열들을 소실하게 되며 결국 세포는 죽게 된다. 텔로머라제의 활성화는 세포의 불멸화(immortalization)를 초래하는데 이것은 악성 종양세포들이 나타내는 여러 가지 유전적 사건들 중의 하나이다.

인간 염색체의 정상적 조성

정상적인 인간 염색체 조성 혹은 핵형(karyotype)은 46개의 염색체로 이루어지며 44개의 **상염색체**(autosome)들과 2개의 **성염색체**(sex chromosome)를 포함한다. 여성에서는 XX, 남성에서는 XY의 성염색체들이 발견된다(BOX 2.1). 형태학적으로, 염색체들은 동원체의 위치에 따라 **중부동원체성**(metacentric), **편부동원체성**(submetacentric), **단부동원체성**(acrocentric) 등으로 분류된다(그림 2.2). 단부동원체성 염색체들은 가끔 막대 모양의 부수체(satellite)로 이루어진 매우 작고 짧은 팔을 가진다. 이들은 수백 카피의 리보솜 RNA를 암호화하는 유전자들을 포함한다. 다른 거의 모든 염색체 물질들과는 달리 로버트슨 전좌(Robertsonian translocation(p. 40)에서처럼 이들 부수체들이 사라지는 것은 임상적으로는 별로 중요치 않다. 이들 부수체들은 미세부수체(microsatellite, p. 143)들이나 소부수체(minisatellite, p. 143)들과는 아무 관련이 없음에 주의하라.

각각의 길이와 동원체의 위치에 기초하여 염색체들은 원래 7개 그룹들로 분류되었었다: A(1-3), B(4-5), C(6-12 그리고 X), D(13-15), E(16-18), F(19-20), 그리고 G(21, 22 그리고 Y) 이다. 염색체 확인법의 지속적인 발달로 각 염색체들을 구별할 수 있게 되었다. 이들은 크기가 작아짐에 따라 번호가 붙여지

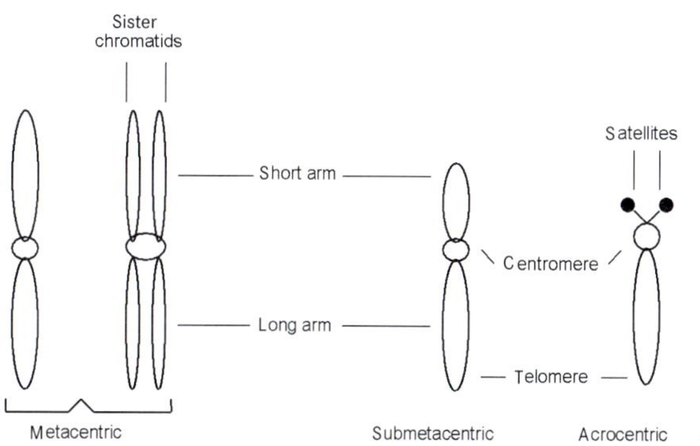

그림 2.2 동원체의 위치에 따른 염색체의 분류.

BOX 2.1 역사적 출판물: 인간의 염색체 수

1956년에, 조 힌 치오(Joe Hin Tjio)와 알버트 레반(Albert Levan)은 인간 염색체 연구의 새 시대를 예고하는 짧은 논문을 발표했다. 그 때까지도 만족할만한 분석용 염색체 표본을 얻는 것은 매우 어려운 것으로 인정되고 있었으며 인간 세포의 총 염색체 수는 48개로 믿어지고 있었다. 치오와 레반은 세포를 저장액에 노출시키는 시간을 줄이고 배양 배지에 콜히친(colchicine)을 첨가함으로써 기존의 기술을 변형시켰다. 저장액은 염색체를 펼쳐지도록 하는데 매우 중요한 것으로 알려져 있었지만, 과도한 노출은 의도하지 않게 염색체 가장자리를 희미하게 만들어서 구별을 어렵게 한다. 콜히친의 첨가로 염색체들이 최대한 응축되어 가장 뚜렷하게 보이는 중기의 세포 수가 늘어나게 되었다.

인간의 폐 섬유아세포를 배양하여 사용했을 때 치오와 레반은 분석된 261개의 거의 모든 세포들이 46개의 염색체를 가지고 있음을 발견하고는 매우 놀랐다. 그들의 염색체 표본의 품질은 그들이 동원체의 위치를 기초로 염색체들을 M(가운데-약간 가운데), S(약간 말단), T(거의 말단) 형으로 분류할 수 있을 정도로 훌륭했다. 이러한 분류는 오늘날에 사용되는 중부동원체성(metacentric), 편부동원체성(submetacentric), 단부동원체성(acrocentric)의 분류와 상응하는 것이다.

그들의 논의에서 저자들은, 다른 곳에서 인간의 세포를 보며 46개의 염색체를 세었던 동료들이 정상적인 인간의 염색체가 48개라는 당시의 원칙들에 비추어 자신들이 틀렸을 것이라고 생각하고 있었음을 지적했다. 저자들은 그들의 논문에서 상당히 겸손한 어조로 다음과 같이 결론을 내리고 있다. '우리는 우리의 발견을 인간의 염색체 수는 2n = 46이라는 진술로 일반화하기를 원치는 않지만, 이러한 결과가 우리 관찰을 가장 자연스럽게 설명할 수 있다는 사실을 피하기는 어렵다.'

치오와 레반이 기술한 이 기법은 오늘날 세계적으로 널리 수행되는 표준 염색체 분석법의 기초로 남아 있다.

참고문헌

Tjio JH, Levan A (1956) The chromosome number of man. *Hereditas*, **42**, 1-6.

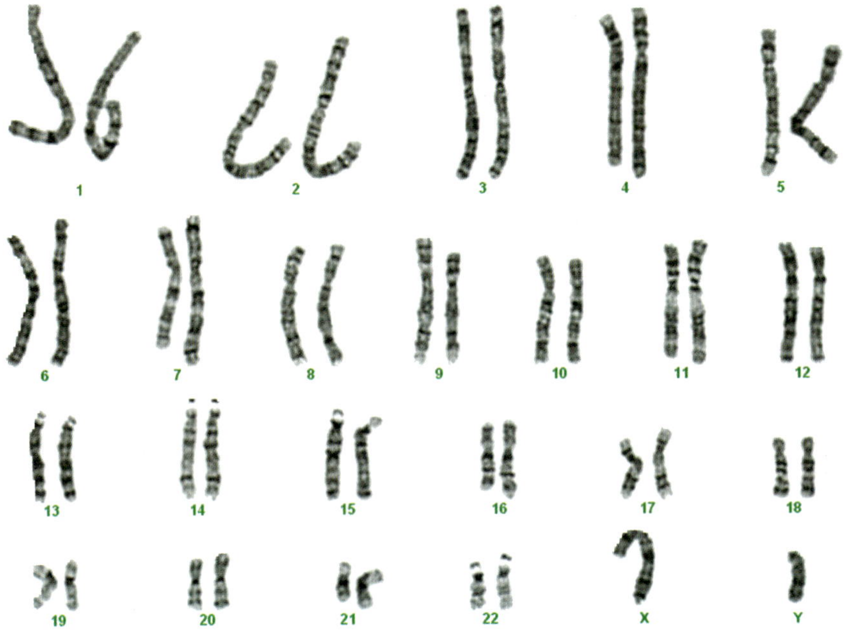

그림 2.3 표준 G-띠 핵형(G-banded karyotype). [Applied Imaging Corp 인용.]

며, 사진에서는 보통 쌍으로 나타난다(그림 2.3). **핵형**(karyotype)이라는 용어는 개인의 염색체 패턴이나 그들 염색체의 사진을 설명할 때 사용될 수 있다. 일반적으로 염색체들은 유사분열(mitosis)의 중기에 나타나며, 이때는 동원체에서 결합하고 있는 2개의 **염색분체**(chromatid)들로 이루어진다. 이들 염색분체들은 세포가 분열기에 진입하기 전에 DNA를 복제함으로써 생긴 것이다.

정상적으로는 개인의 염색체들의 절반이 각 부모들로부터 한 아이에게 전달된다. 23개로 이루어진 염색체들의 단일 세트가 **반수체**(haploid) 조성를 구성하며, 모든 체세포에서는 46개의 염색체들이 발견되므로 **이배체**(diploid)라고 표시된다. 염색체들의 쌍은 **상동적**(homologous)이다.

염색체의 명명

염색체 명명에 대한 표준 시스템은 1971년에 확립되었다. 각 염색체는 단완(short arm, p)과 장완(long arm, q)을 가지며 이들은 동원체에 의해 분리된다. 각 완(팔)들은 동원체로부터 바깥쪽으로 번호가 매겨지는 영역으로 구분된다–p1, p2 등. 그리고 각 영역들은 다시 밴드(band, 띠)로 나뉜다–예를 들어, p11, p12 등. 이 번호도 역시 동원체에서 바깥쪽으로 붙여진다. 따라서 p21은 p22 옆의 동원체쪽에 놓여있는 것이지 p12의 텔로미어쪽 바로 옆에 있는 것이 아니다. 종종 염색체 상의 위치와 관련하여 기부(*proximal*) 혹은 말단부(*distal*)라는 용어가 사용되기도 한다. 기부라는 말은 그 좌위가 동원체에 붙어 있는 염색체쪽의 절반 위에 있음을 뜻하는 반면, 말단부라는 말은 그 좌위가 텔로미어에 근접한 위치에 존재하고 있음을 의미한다.

> **요점**
>
> 정상적인 인간의 염색체 조성은 46개의 염색체로 이루어진다(여성에서는 46,XX이고 남성에서는 46,XY이다). 각 염색체들은 동원체에 의해 분리되는 장완과 단완으로 구성된다.

염색체 분석의 방법

인간 염색체들에 대한 일상적인 분석법은 분열하는 생존세포를 이용하여 이루어진다. 가장 쉽게 얻을 수 있는 그러한 세포는 정맥혈의 세포들로서, 이로부터 T 림프구들이 추출되어 표준 분석 과정에 사용될 수 있다(표 2.2). 다른 원료로는 피부에서 얻어져 배양되는 섬유아세포(fibroblast)나 골수로부터 추출된 림프구 전구 세포들도 사용할 수 있다. 융모막의 융모돌기(chorionic villi)로부터 혹은 양수에 떨어진 태아 세포(*amniocyte*, 양수세포)들로부터, 얻어진 세포들도 산전진단의 목적으로 태어나지 않은 아기들의 염색체 검사에 이용될 수 있다.

1960년대 초반에 소개된 뒤로 표준 염색체 분석법의 주요 발달 과정은 신뢰할 만한 염색체 분별을 가능하게 한 특수한 밴딩 기술(banding technique)을 발견한 것이다. 가장 흔하게 일반적으로 사용되는 방법은 각 염색체의 단백질을 변성시키기 위해 트립신(trypsin)을 첨가한 후 김자(Giemsa)라고 알

표 2.2 염색체 분석의 일반적 과정

정맥혈을 리튬 헤파린 튜브에 모은다
피토헤마글루티닌(phytohaemagglutinin)을 포함하고 있는 배양액에 가한다. 여기서 T 림프구가 분열하도록 촉진할 수 있다
37℃에서 72~96시간 동안 배양한다
48~72시간 후에 티미딘(thymidine) 같은 동시화(synchronization) 약품을 첨가한다
세포가 중기에 멈추도록 콜히친을 첨가한다
저장액을 첨가하여 세포가 부풀도록 한다
메탄올과 아세트산으로 세포를 고정한다
세포를 슬라이드 위에 떨어트리고 트립신을 첨가하여 단백질을 변성시킨다
김자(Giemsa) 액으로 염색체를 염색한다
중기 전개상을 분석하고 보고서를 작성한다

려진 염색액으로 처리하는 것이다. 이것은 DNA에 결합하여, 특정한 명암으로 이루어지는 띠(band)들을 만든다. 잘 염색된 중기 염색체 슬라이드는 중기전개(*metaphase spread*) 라 불리며 각 세포당 대략 550개의 띠 수준에서 염색체들을 분석할 수 있도록 한다. 조금 덜 빈번하게 사용되는 다른 기술로는 Q(quinacrine) 밴딩, R(reverse) 밴딩, 그리고 C(centromeric) 밴딩 등이 있다. 이러한 기술들은 세포유전학자가 관심을 가지는 특수한 부위들을 연구하고자 할 때만 사용된다.

비록 모자이크현상(mosaicism)이 의심되는 경우에는 적어도 총 30개는 검사해야 하지만, 일반적으로 총 염색체 수는 10~15개의 세포들을 검사하여 결정된다. 자세한 밴딩 패턴 분석은 3~5개의 세포에서 수행된다. 그런 후에 공식적인 보고서가 발행되는데, 정상인이라면 46,XX(여성) 혹은 46,XY(남성)으로 쓰여질 것이다(표 2.3과 표 13.6).

형광 가시적 분자결합화

형광 가시적 분자결합화(fluorescence *in situ* hybridization, FISH) 기술은 개별 염색체나 혹은 특정 염색체 영역에 특이적인 단일 탐침자나 혹은 탐침자 세트를 이용하는 것이다. 이것은 의심되는 염색체 이상이나 재배열을 빠르게 진단할 수 있게 하는 매우 아름다운 사진을 제공한다. 전통적인 염색체 분석과는 달리, FISH는 분열하지 않는 세포에서의 염색체 분석에도 사용될 수 있고 심지어는 세포가 죽어 있는 상황에서도 사용이 가능하다.

기본원리는 형광염료를 DNA 탐침자에 첨가시키고, 이렇게 표지된 탐침자, 즉 형광색소체(*fluorochrome*)를 중기전개상의 상보적 염색체들에 혼성화시키는 과정이 포함된다. 혼

표 2.3 염색체 명명 (표 13.6, p. 253 참조)

Common abbreviations

p	short arm	i	isochromosome
q	long arm	ins	insertion
cen	centromere	inv	inversion
tel	telomere	r	ring
del	deletion	t	translocation
dup	duplication	rcp	reciprocal translocation
+	gain of a chromosome	rob	robertsonian translocation
–	loss of a chromosome	mos	mosaicism

Examples of formal karyotype reports

46,XX	Normal female
46,XY	Normal male
45,X	Female with Turner syndrome due to monosomy X
47,XY,+21	Male with Down syndrome due to trisomy 21
47,XXY	Male with Klinefelter syndrome
69,XXX	Triploidy
46,XX,del(5p)	Female with cri-du-chat syndrome
45,XX,der(14;21)(q10;q10)	Female with a balanced 14;21 Robertsonian translocation (by convention, the positions of the centromeres are designated as q10;q10)
46,XX,der(14;21)(q10;q10)+21	Female with an unbalaced 14;21 Robertsonian translocation resulting in Down syndrome

성화된 탐침자는 자외선에 노출되면 형광을 발생시킨다. 가장 흔히 사용되는 탐침자들은 단일 가닥의 유전체 서열로, 그 서열이 유래한 염색체의 영역에 혼성화될 것이다. 이러한 독특한 서열의 탐침자들은 미세결실과 같이 현미경에서 관찰되지 않는 크기의 이상을 검출하는데 매우 유용하다(그림 2.4).

FISH분석 과정에 다른 형태의 탐침자를 사용하는 것도 점차 증가하고 있다(표 2.4). 동원체 탐침자들은 α-부수체 DNA로 구성되며 상염색체나 성염색체의 삼염색체 증후군을 빠르게 진단하는데 사용될 수 있다. 서브텔로메릭(subtelomeric) 탐침자 세트들이 개발되어 매우 미묘한 염색체 재배열이나 미세결실 혹은 미세중복들을 찾아낼 수 있게 되었다. 이러한 이상은 전통적인 분석으로는 추적될 수 없는 것들

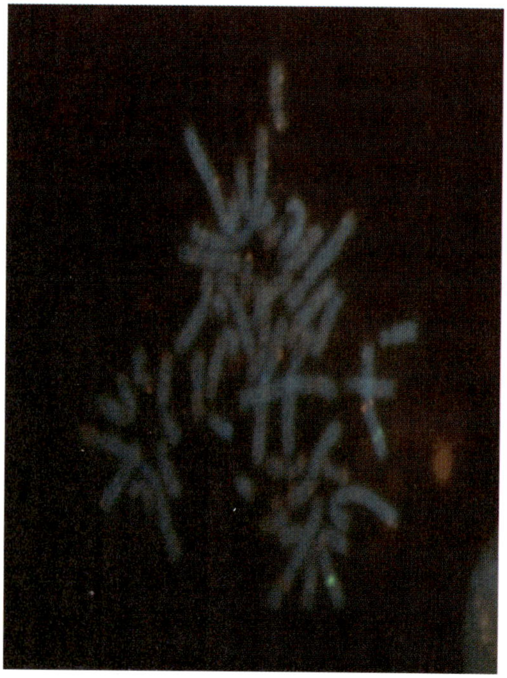

그림 2.4 미세결실을 보여주는 FISH. [Department of Cytogenetics, City Hospital, Nottingham 인용.]

표 2.4 염색체 분석에 사용되는 FISH 탐침자의 종류

단일 서열	미세결실과 미세중복을 탐지하는데 사용
동원체 서열	간기의 세포를 사용하여 빠른 산전 진단을 하는데 사용
텔로미어 서열	설명되지 않는 정신지체를 가진 아이들에서 숨어 있는 재배열을 탐지하는데 사용
전체 염색체 칵테일 ('paint')	기원을 알 수 없는 염색체 물질을 규명하는데 사용

이다(그림 2.5). 이 과정은 설명되지 않는 정신지체를 가진 5~10% 가량의 어린이들에서 염색체 이상을 찾아낸다. 이러한 미묘한 현미경 하위 수준의 이상들은 때로는 숨어 있는(*cryptic*) 이상들이라고 설명되기도 한다(BOX 2.2). 마지막으로, 염색체 채색(*chromosome painting*)이라고 불리는, 특정 염색체들에서의 탐침자 선택법은 전좌와 같은 미묘한 재배열을 규명하고 그 특성을 밝히는데 사용될 수 있고(그림 2.6), 혹은 고리(ring)와 같이 밝혀지지 않은 부가적 염색체를 찾아내는 데 사용될 수도 있다.

전통적 염색체 분석법에 대한 FISH의 큰 장점들은 그것이 간기의 염색체들을 연구하는데도 사용될 수 있으며 빠르게 결과를 얻을 수 있고, 광학현미경의 해상도를 넘어서는 결실처럼 미세한 이상을 찾아낼 수 있다는 것이다. FISH의 주된 단점은 각 염색체들에 대한 전체적인 분석을 제공하지는 못한다는 것인데, 그러므로 이러한 방법은 기존의 분석을 대체하는 것이 아니라 그와 함께 병용되어야 하는 것으로 보인다.

이러한 단점을 보완하기 위한 시도로 24개의 서로 다른 염색체들(1~22번, X, Y 염색체)로부터 얻어진 탐침자들을 동시에 사용하는 방법이 사용된다. 각 탐침자들은 자신만의 특이적인 형광 파장을 가진다. 이 기법은 스펙트럼 핵형분석(spectral karyotyping), 혹은 M-(multicolour) FISH라고 알려져 있으며 아름다운 사진을 만들어 주며(그림 2.7), 암 유전학에 매우 유용하게 사용되지만 아직은 전통적인 염색체 분석에 의해 제공되는 수준의 해상도를 제공하지 못하고 있다.

비교 유전체 혼성화(comparative genomic hybridization, CGH)

FISH 기술을 확장한 이 기술은 일반적인 염색체 분석에 사용될 수 없는 고형 종양 같은 조직들에서 커다란 염색체 결실이나 중복이 있는지를 찾아내는 데 사용될 수 있다. 본질적으로 비교유전체 혼성화는 진단 시료와 정상적인 중기 사람 염색체에서 추출한 DNA들의 혼합물로 경쟁적 혼성화를 포함한다. 검사 DNA는 녹색으로 채색하여 표지하고 대조군 DNA는 붉은 색으로 표지한다. 만약 검사 시료가 특정 염색체 영

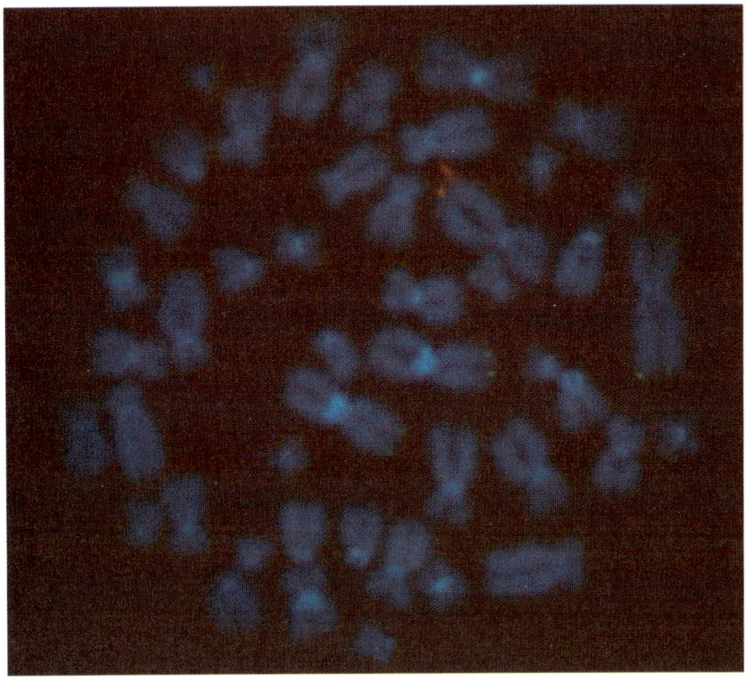

그림 2.5 1번 염색체의 단완(빨강)과 2번 염색체의 장완(녹색)에 대한 텔로미어의 탐침자를 이용하여 염색체 1p의 말단부가 1염색체성(monosomy)이며 2p 부분의 말단부가 3염색체성(trisomy)임을 보여주는 FISH. [Department of Cytogenetics, City Hospital, Nottingham 인용.]

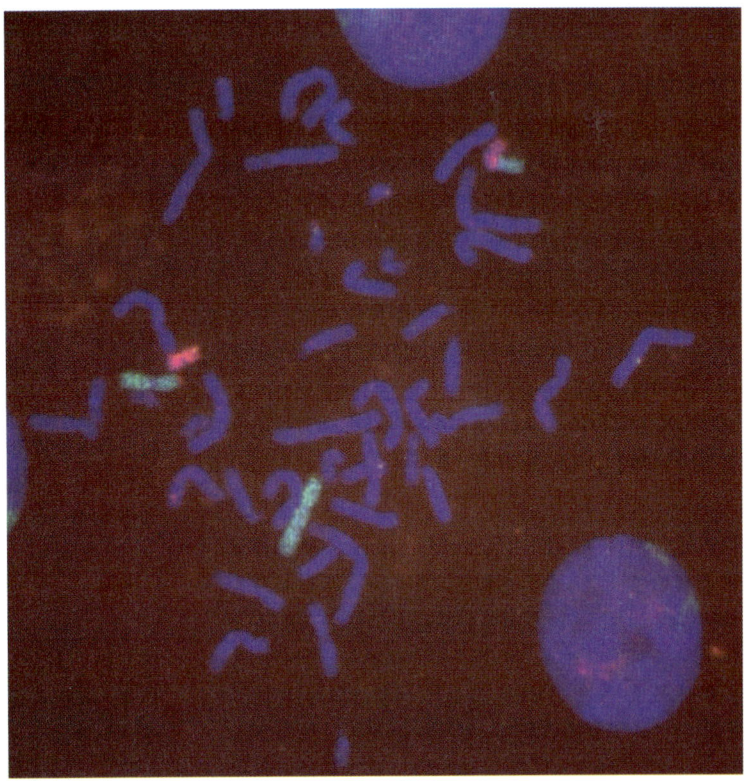

그림 2.6 7번 염색체와 20번 염색체 사이의 전좌를 증명하는 염색체 채색법(chromosome painting). [Department of Cytogenetics, City Hospital, Nottingham 인용.]

BOX 2.2 역사적 사례: 숨어 있는 전좌(Cryptic translocation)

젊은 부부가 그들의 둘째 아이를 출산한 후 이 아이가 여러 선천성 결함을 가지고 있음을 발견하고 유전 상담을 의뢰했다. 그들의 첫째 아이는 아들이었는데 완전히 건강했기 때문에, 이들은 처음엔 양쪽 집안에서의 기형아나 장애아에 대한 가족력을 전혀 깨닫지 못했었다. 그러나, 그들이 유전 클리닉에 왔을 때쯤 남자는 자신의 어머니로부터 자신이 출생하기 전 두 아이가 초기 영아기 때 모두 사망한 사실이 있었음을 듣게 되었다. 이들 영아들에 대한 정보는 제한적이었지만 그들이 모두 체중 증가가 매우 지연되는 약한 아기들로 '청색 아기(blue baby)' 였음을 알 수 있었다. [이 용어는 심각한 선천성 심장 결손을 가진 아기들에서 보이는 청색증(cyanosis)을 설명하는 데 사용되는 말이다.]

그 부부의 둘째 아기에 대한 조사로 과다 심잡음과 구개열을 포함한 여러 가지 이상이 확인되었다. 말초혈액으로부터 얻어진 림프구를 사용하여 진행된 염색체 분석은 일반적 검사에서 정상인 것으로 나타났다. 그러나 이전 세대에서의 병력이 있었다는 점으로 미루어 추가적인 다중편부동원체성 FISH (multisubtelomeric FISH)가 수행되었다. 이것은 그 아기가 비정상적인 핵형을 가지고 있음을 드러냈는데 2번 염색체의 장완으로부터 온 텔로미어에 의해 1번 염색체의 단완 말단이 치환되어 있었던 것이다(그림 2.5).

부모들을 다시 만나게 되었을 때, 그들의 새로운 아기는 불균형 염색체 조성을 가지고 있으며 이것은 1번 염색체 단완부의 유전물질 소실과 2번 염색체 하나의 장완에 있는 유전물질의 증가로 기인한 것임을 설명해 줄 수 있었다. 양친들은 곧 염색체 분석을 위해 자신들의 혈액을 제공하는데 동의했다. 2주 후에 세포유전학 실험실에서는 남편이 균형 잠재성 상호전좌를 가지고 있었음을 알려 주었고, 이것은 1번 염색체의 단완 텔로미어 영역과 2번 염색체 장완이 관련된 것이었다. 연이은 조사로 이것은 아기의 친할머니로부터 온 것임이 드러났다.

숨어있는 염색체 재배열은 아이에서의 설명되지 않는 정신지체에 대한 중요한 원인인 것으로 밝혀졌다. 특히 이것이 다중의 육체적 기형이나 가족력과 연관이 있는 경우에는 더욱 그렇다. 그들의 자각으로 가족 구성원들 중 모든 보인자들이 찾아졌고 미래의 임신에서 비정상적인 아이를 가질 위험성에 대해 상담이 진행되었다. 이 가족들에서 부모들은 다음 임신에 산전진단을 받으라는 제안을 수락했으며, 건강한 첫 아이 역시 검사를 받기를 원했다. 이 아이가 어떤 발달 장애에 대해서도 그러한 기미를 보이지 않았고, 불균형 핵형을 가졌을 가능성은 매우 낮아보였기 때문에 부모들은 그가 자신 스스로 결정을 내릴 수 있는 나이가 될 때까지 기다리는데 동의했다. 이전 세대에 사망한 그 두 아기들도 아마 불균형 숨은 전좌를 가졌을 가능성이 높으며 가족 구성원들의 모든 동의를 얻어 보인자일 가능성이 있는 모든 사람들에게 염색체 검사가 제공되었다.

참고문헌

Knight SJL, Regan R, Nicod A *et al.* (1999) Subtle chromosome rearrangements in children with unexplained mental retardation. *Lancet*, **354**, 1676-1681.

역에서 온 DNA를 대조군 DNA 보다 더 적거나 많이 포함하고 있으면 이것은 컴퓨터로 읽혀지는 이미지 처리 과정에서 붉은색과 녹색의 비율이 증가하거나 감소하도록 함으로써 드러나게 된다(그림 2.8). 이러한 기법의 기술적 복잡성과 그에 따른 비용 때문에 종양에서의 염색체 이상을 검사하는 것에 제한적으로 사용되는 경향이 있다.

요점

표준 염색체 분석은 배양된 림프구로 수행되며 적어도 3일이 걸린다. FISH와 CGH 둘 다 분열하지 않는 세포에서 염색체를 연구하는 데 사용될 수 있다.

세포주기와 세포분열

대부분의 세포들은 정기적으로 분열하여 인체의 총 세포 수는 약 75×10^{12}로 유지된다. 세포주기와 세포분열에 대한 지식은 어떻게 염색체 이상이 발생하고 여러 가지 형태의 암이 인체에서 발생하게 되는지를 이해하는 데 필수적이다.

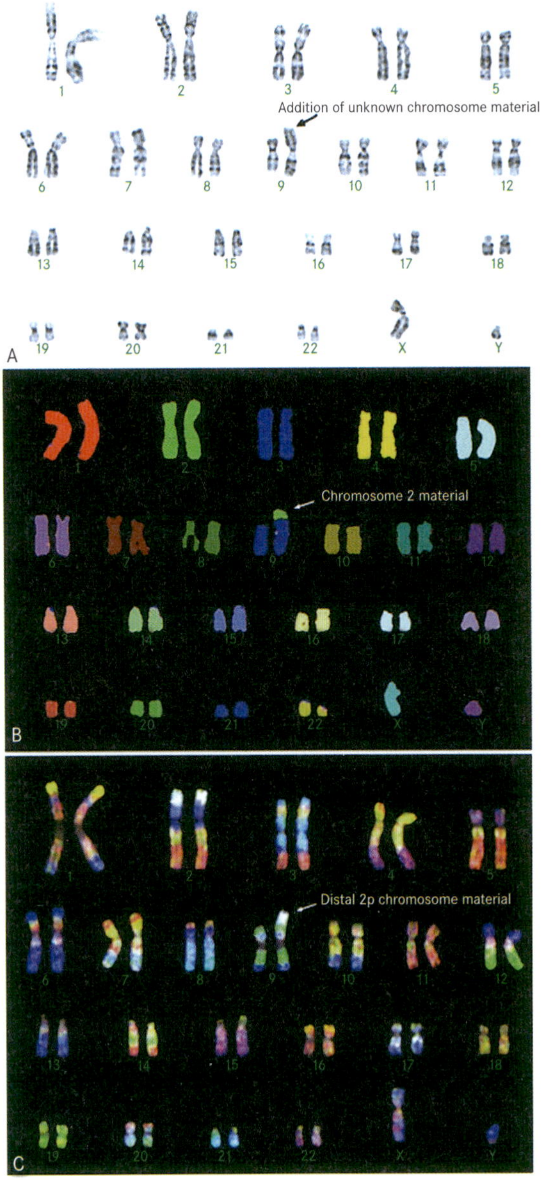

그림 2.7 9번 염색체 상에 미지의 염색체 물질이 존재함을 증명하는 M-FISH. 아래의 핵형은 특수한 형태의 M-FISH로, Rx-FISH라고 알려져 있다. 이것은 특정 염색체 영역과 띠 부분을 찾아내는데 사용될 수 있다. [Lee C, Murray MF, Marsden D, Irons M, Wilkins-Haug LE (2001). Multicolor karyotyping, *Lancet*, **357**, 1240. Applied Imaging Corp and Dr Charles Lee, Havard Medical School, Boston 제공.]

간기

간기(interphase)는 성공적인 유사분열들 사이에 속한 세포 주기의 한 시기이다. 여기는 3 가지 주요 시기로 구성되는데, GAP1 (G_1), DNA 합성기(S), 그리고 GAP2(G_2)이다(그림 2.9). G_1은 보통 10~12 시간동안 지속된다. 이 시기 중에는 망막아종(retinoblastoma) 유전자인 RB1(p. 191)과 같은 다양한 검사점(*checkpoint*)이나 문지기(*gatekeeper*) 유전자들이 세포 주기가 다음 단계로 진행할 것인지를 조절하고 감독한다. 주로 신경세포들이나 적혈구들과 같은 일부 세포들은 이 시점에 분열을 멈추고 G_0로 알려진 분열 억제 단계로 진입한다. 의학이 직면하고 있는 중요한 도전 중의 하나는 바로 이러한 세포들을 재활성화시켜 척수 절단과 같은 상태의 조건을 치료하도록 하는 것이다. 회복될 수 없는 손상을 입었다고 생각되는 다른 세포들은 **아폽토시스**(apoptosis)라고 알려진 세포 사멸 과정을 겪게 된다. 예정된 아폽토시는 여러 가지 정상적인 발달 과정에 있어 매우 중요한 요소이다. 이 과정에 의해 발생 중인 손발가락 사이의 물갈퀴가 없어지고 요도같이 단단한 구조의 공동화가 발생하여 도관이 형성되도록 한다. 아폽토시스의 실패는 암이 생성되는 주요 요인이 된다(p. 196).

G_1기 이후에 세포들은 S기로 이동하며, 이 시기 중에는 각 염색체들에서 DNA가 펼쳐져서 자신을 복제함으로써 동원체에 연합된 2개의 자매 염색분체(sister chromatid)들이 나타나게 된다. DNA 합성은 복제 개시점(*orgins of replication*)이라고 알려진 여러 곳에서 시작된다. 평균적으로 S기는 약 6~8시간동안 지속된다.

다음 시기인 G_2는 비교적 짧아서 평균 2~4시간이 걸린다. G_2기 중에는 DNA 수리 유전자에서 S기의 DNA 복제 과정 중에 발생한 실수를 교정하는 효소들이 만들어진다. 이러한 DNA 수리 효소들을 암호화하는 유전자들에서 발생하는 돌연변이들은 염색체 설단(p. 66)이나 유전성 대장암, 즉 유전성 비 용종성 대장암(hereditary non-polyposis colon cancer)(p. 200)이라고 알려진 유전적 조건과 같은 여러 질병을 일으킬 수 있다.

비록 위 점막층을 덮고 있는 세포들처럼 일부 세포들은 빠르게 진행되는 경우도 있고, 근육세포(myocyte)나 뼈세포(osteocyte)들에서는 세포주기가 더 빠르기도 하지만, 전형적인 세포 주기는 약 24시간 동안 지속된다. 세포의 회전율은 세포분열 지수(mitotic index)에 의해 나타나는 바와 같이 DNA합성이나 수리시 생기는 실수 가능성과 관련이 있으며, 관련 조직이나 기관에서의 발암 가능성과도 상응한다.

유사분열

유사분열(mitosis)은 하나의 부모 세포로부터 유전적으로 동일한 2개의 세포들이 생기게 되는 세포분열 과정으로 정의된다(그림 2.10). 유사분열이 일어나기 전에 간기의 S기에서 각 염색체는 DNA 복제를 거쳐 2개의 동일한 자매염색분체들을 생산한다. 유사분열 과정 동안 각 쌍의 염색분체들은 각기

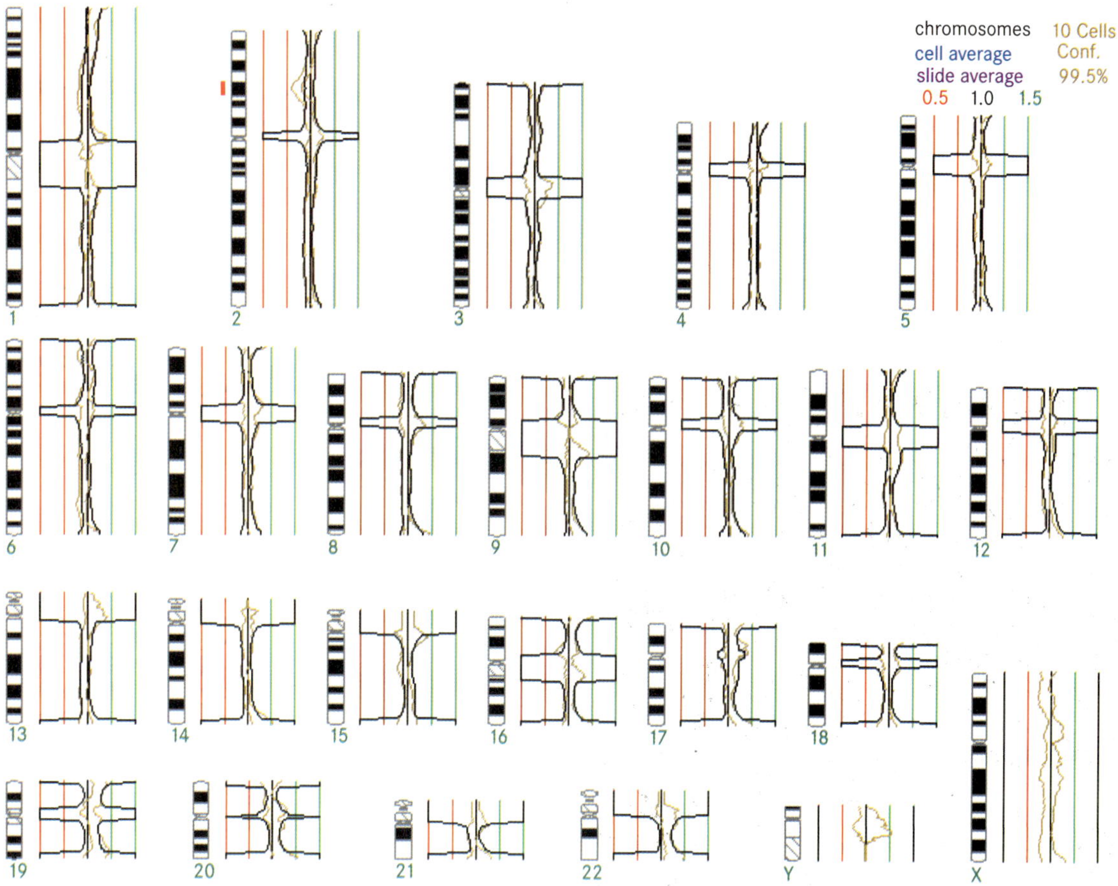

그림 2.8 2번 염색체 단완의 작은 결실을 증명하는 비교 유전체 혼성화. [Dr T Gerdes, Department of Clinical Genetics, Juliane Marie Center, Rigshospitalet, Copenhagen and Applied Imaging Corp 인용.]

독립된 딸세포로 분리되어 들어간다. 이 과정은 약 1~2시간에 걸쳐 지속적으로 이루어지지만, 설명을 위해서 4개의 분리된 단계로 인식된다:

- *전기* (prophase). 염색체가 응축하기 시작하여 광학현미경 하에서 좀 더 뚜렷해지고 핵막이 사라진다. 방추사가 세포의 반대편 양 극에 위치하는 2개의 중심립에서 뻗어 나오기 시작하여 각 염색체의 동원체에 부착하게 된다.
- *중기* (metaphase). 염색체들은 이제 세포의 적도를 따라 배열되고, 방추사에 의해 각 중심립에 부착된다. 염색체들은 최대로 응축되어 가장 잘 보인다. 이것이 바로 염색체 분석이 이 단계에서 수행되는 이유이다.
- *후기* (anaphase). 자매염색분체들이 동원체에서 분리되어 독립적인 딸 염색체가 되고 방추사에 의해 당겨져서 세포의 반대편 극으로 이동한다.
- *말기* (telophase). 새로운 핵막이 46개의 각 딸세포 염색체 세트 주위에 형성된다. 세포질분열(cytokinesis)이라고 알려져 있는 과정에 의해 세포질도 나뉘고 새로운 2개의 세포들이 형성되며 이들의 핵은 각각 46개의 염색체들을 포함하고 있다.

감수분열

감수분열(meiosis)은 정소나 난소의 이배체(diploid) 세포들, 즉 1차 난모세포와 1차 정모세포들이 분열하여 반수체(haploid)의 배우자를 형성하는 과정을 말한다. 두 번의 세포분열이 관여된다: 감소분열(reduction division)이라고도 알려져 있는 감수분열 I과 단순 유사분열인 감수분열 II이다(그림 2.11). 감수분열의 과정은 배우자 형성의 마지막 단계로 일어나며 남자에서는 60일 가량, 여성에서는 최대 50년이 걸린다.

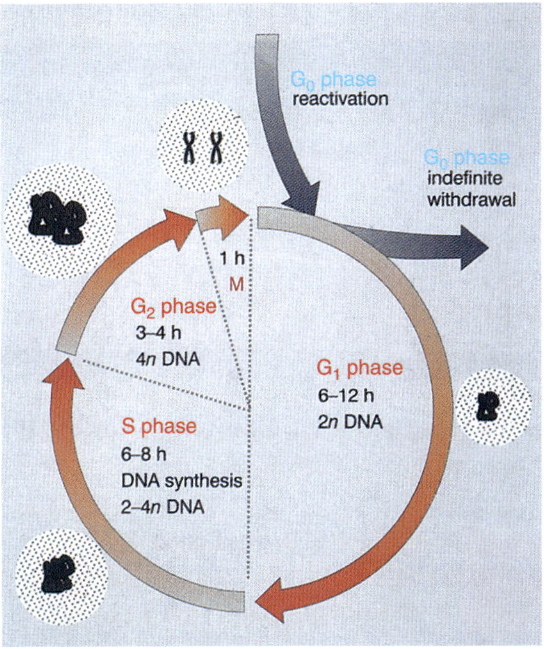

그림 2.9 세포 주기. M=유사분열(mitosis). 2n과 4n은 DNA합성 전과 후의 각 세포에 존재하는 DNA의 양을 나타낸다. [Lewin B (2000) *Genes VII*. Oxford University Press, New York 인용.]

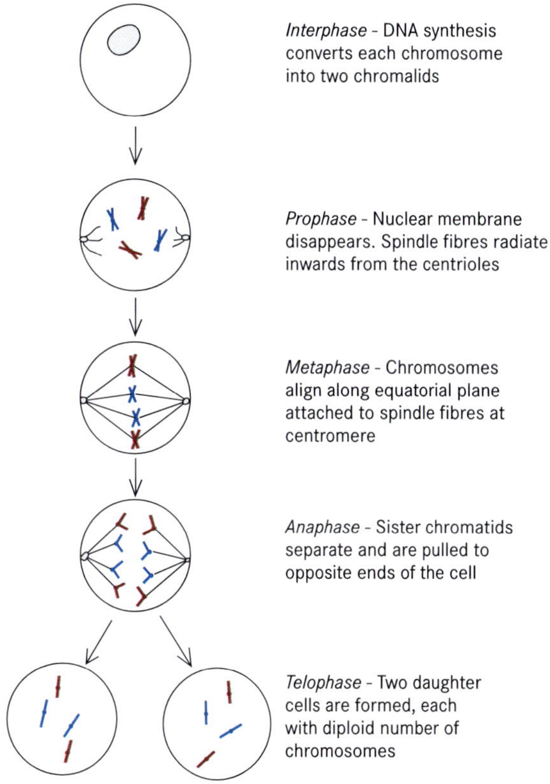

그림 2.10 두 쌍의 염색체를 가진 세포의 체세포분열.

감수분열 I

유사분열과 마찬가지로 이 과정도 본질적으로 연속적으로 진행되지만, 관례적으로 이것은 전기 I, 중기 I, 후기 I, 그리고 말기 I로 나뉜다.

전기 I

유사분열에서처럼, 이미 DNA 복제가 끝나 자매 염색분체를 형성한 염색체들이 이 시기로 진입한다. **접합**(synapsis)이라고 알려진 과정에 의해 상동염색체들의 쌍이 **2가**(bivalent) 염색체를 형성한다. 이것은 **접합복합체**(synaptonemal complex)에 의해 염색체들이 결합하여 있는 것이다. 염색체 물질들이 **교차**(crossing-over) 혹은 **재조합**(recombination)이라는 과정에 의해 비-자매염색분체들 사이에서 교환된다. 비-자매염색분체들이란 상대편 상동염색체들의 염색분체를 뜻한다. 2가 염색체당 대략 두 번의 재조합 사건이 발생한다. 그런 후에 염색분체들은 점차 분리되지만 재조합이 일어났던 지점에서는 아직도 부착된 채로 남아 있게 된다. 이들 지점들을 **교차점**(chiasmata)이라고 한다. 감수분열 중에서 비교적 긴 이 시기는 보통 다섯 단계로 구성되는 것으로 생각된다.

- 세사기(leptotene) — 염색체가 응축된다.
- 접합기(zygotene) — 접합이 발생한다.
- 태사기(pachytene) — 교차가 발생한다.
- 복사기(diplotene) — 분리가 시작된다.
- 이동기(diakinesis) — 응축이 더욱 심해진다.

중기 I, 후기 I, 말기 I

이들 과정들은 유사분열에서의 과정들과 매우 유사하다. 그러나, 2차 난모세포와 2차 정모세포들인 각 딸 세포들은 단 23개의 염색체들만을 포함하고 있다. 이 염색체 각각에는 2개의 자매염색분체들이 연결되어 있다.

중기 II

이것은 각 염색체가 분리되어 각 염색분체들이 이제 독립적인 염색체가 되어 양 극으로 이동함으로써 난세포 혹은 정세포[이것이 분열 없이 성숙하여 정충(spermatozoa)이 된다]라는 성숙한 배우자를 만드는 과정으로, 본질적으로 유사분열 과정이라고 할 수 있다. 여성에서는 완전한 감수분열 과정에 의해 오직 하나의 성숙한 난세포(ovum)가 형성되고 나머지 3개의 딸세포들은 훨씬 작고 주로 핵으로만 구성되어 있으며 극체(*polar body*)들이 된다.

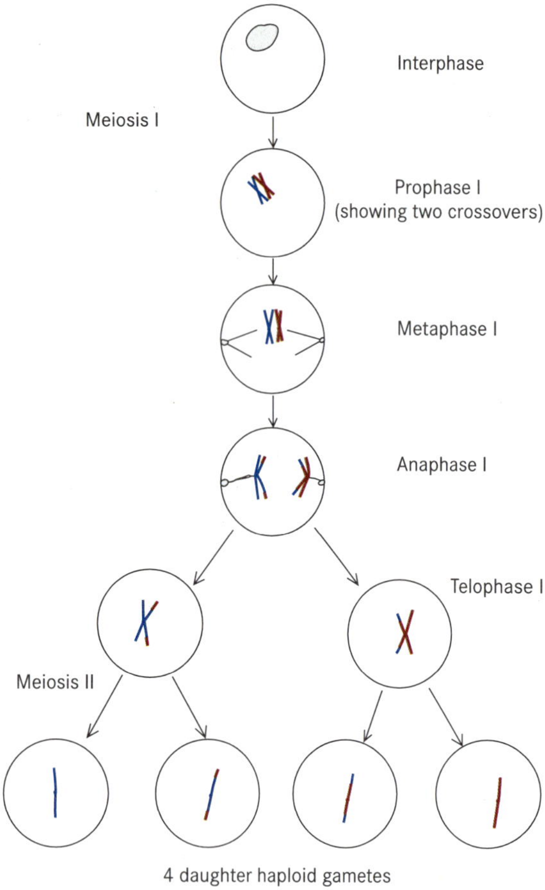

그림 2.11 한 쌍의 상동염색체가 어떻게 행동하는지를 보여주는 감수분열의 도해.

이배성의 염색체 조성은 감수분열 후에 절반이 되어 각각의 성숙한 배우자들은 상동염색체 쌍 중 하나의 구성원(즉, 반수체성 조성)만 받는다. 이배체 수는 각 부모가 동일한 수의 염색체를 기여하는 수정에 의해 회복된다. 그리고, 양 극으로 이동하여 딸세포로 들어가는 염색체들의 독립적 분리에 의해 각 배우자들은 유전적으로 매우 다양해진다. 어떤 두 배우자들이 동일한 염색체 조성을 물려받게 될 확률은 $(1/2)^{23}$, 즉 대략 8백만 분의 1정도이다. 유전적 다양성은 재조합 과정에 의해 더욱 증가한다. 유사분열과 감수분열의 기본적 차이점은 표 2.5에 정리되어 있다.

요점

유사분열에서는 각 딸세포들이 이배체성 염색체 조성을 받는다. 감수분열에서는 각 배우자들이 반수체성 염색체 조성을 물려받게 된다.

표 2.5 체세포분열과 감수분열의 비교

	체세포분열(mitosis)	감수분열(meiosis)
세포 분열 횟수	1	2
기간	1-2 시간	남성에서는 60일, 여성에서는 10-50년
위치	분열하는 모든 체세포들과 1차 정모세포와 1차 난모세포를 형성하기까지의 배우자 형성	배우자형성과정에서의 마지막 2회 분열
비-자매염색분체들 사이의 교차	매우 드물다	2가 염색체당 약 2회의 교차
결과	2개의 동일한 딸 세포(각 46개의 염색체들을 가짐, n = 2)	4개의 정세포들, 1개의 난자와 3개의 극체들. 모두 23개의 염색체들을 가짐. n =1

배우자 형성과정(gametogenesis)

어떻게 성숙한 난자와 정충들이 형성되는가를 잘 생각해보면 많은 유전적 문제와 염색체 이상의 기원에 대한 통찰을 얻을 수 있다. 비록 남성과 여성의 배우자 형성과정이 비슷한 점을 많이 가지고 있기는 하지만 몇 가지 기초적인 차이점들이 존재한다(그림 2.12).

난자 형성과정(oogenesis)

이 과정의 대부분은 출생 전에 난소 발달 과정시 이루어진다. 배아나 태아 시기 중에 원시생식세포(primordial germ cell)들은 **난원세포**(oogonia)라고 알려져 있는 난자 전구체를 만든다. 이들은 20~30번의 유사분열을 거쳐 1차 난모세포(primary oocyte)로 성숙한다. 후기 태아기에 이들은 첫 번째 감수분열로 진입한다. 전기 I 중에 이들은 성숙 억제기로 들어가는데, 이는 연장기(dictyotene)라고 하며, 이 시기의 세포들은 50세 넘어서 배란이 이루어지기까지 그대로 유지된다. 하나의 2차 난모세포와 하나의 극체가 만들어지는 것이 감수분열 I의 목적이다. 감수분열 II는 수정 후에 나팔관에서 완료된다.

감수분열의 시작과 완료 사이에 존재하는 긴 간격은 10에서 50년까지 매우 다양할 수 있는데 모체의 나이와 염색체 비분리(non-disjunction) 사이의 증가가 강한 관련이 있는 것으로 보인다. 모체의 나이 증가와 비분리의 위험성 사이의 임상적 중요성은 그리 크지는 않다.

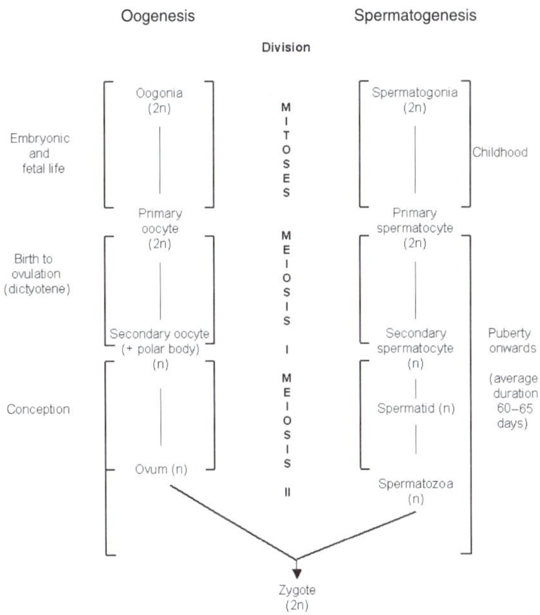

그림 2.12 난자형성과정(oogenesis)과 정자형성과정(spermatogenesis) 사이의 차이점을 보여주는 배우자형성과정(gametogenesis)의 도해.

정자 형성과정(spermatogenesis)

정원세포(spermatogonia)는 사춘기에 시작되는 약 30번의 유사분열을 겪으며 비교적 불활성인 상태로 존재한다. 그 이후에 빠르게 분열하여 1차 정모세포(primary spermatocyte)를 형성하고 이들이 감수분열 I기로 진입하여 60~65일 후에 성숙한 반수체의 정세포가 된다. 이후 이들은 정충으로 성숙한다.

아버지의 나이와 3염색체성을 가진 자손들에 의해 측정되는 비분리의 발생 사이에는 별 연관이 없다. 그러나, 더 나이든 아버지의 아이들은 새로운 우성 돌연변이가 일어날 확률이 증가함을 나타낸다. 이것은 거의 확실히 성숙한 정충을 만드는데 관여하는 수많은 유사분열에서 발생하는 DNA 복사 오류의 결과로 나타나는 것이다. 자손에서 발생하는 모든 새로운 돌연변이들이 긴 시간이 걸리기 때문에 분명해 질때까지는 전체적인 위험성을 결정하는 것이 어렵기는 하지만, 나이든 모체에서의 비분리가 원인인 염색체 수 이상의 위험성은 나이든 아버지의 아이들에서 나타나는 새로운 돌연변이의 위험성 보다 더 크다.

요점

대부분이 3염색체성 증후군은 난자 발생과정에서의 실수에 기인한다. 대부분의 새로운 점돌연변이들은 정자 발생과정에서의 실수로 생긴다.

염색체 이상

염색체 이상은 인간의 질병률과 사망률에 있어 중요한 원인으로 작용한다. 이들은 부가적인 염색체의 존재로 인한 숫자 이상인가 아니면 하나 이상의 염색체의 완전성에 생긴 변화에 따른 구조 이상인가에 따라 분류될 수 있다. 세 번째 그룹은 혼합염색체성(mixoploid)으로 분류되는 것으로, 서로 다른 염색체 조성을 가진, 서로 다른 하나 이상의 계통의 세포들이 한 개인에 존재하게 되는 것이다.

임상적으로, 염색체 이상의 결과는 염색체 물질을 잃었느냐 얻었느냐에 따라, 그리고 관계된 염색체의 이상이 균형 상태인가 불균형한 것인가에 의존한다. 불균형 염색체 이상(unbalanced chromosome abnormality)은 거의 항상 성장과 발달에 부작용을 일으킨다. 반대로 균형 잡힌 재배열은 그것을 가진 개인에서 염색체 절단에 의해 중요한 유전자의 기능이 손상을 입지 않으면 보통은 별 영향을 미치지 않는다. 그러나, 뚜렷한 균형 재배열의 중요성은 미래의 세대에서 문제를 일으킬 수 있는 능력에 있다. 균형 보인자인 부모들로부터 불균형한 염색체 조성을 물려받은 아이들에게서 문제가 발생할 수 있다.

염색체 수의 이상

정상적인 46개의 염색체로 이루어진 이배체성 숫자에서 벗어나는 어떠한 변화도 **이수성**(heteroploidy)이라고 불린다. 두 가지 형태의 이수성이 발생할 수 있는데, **이수성**(aneupolidy)과 배수성(polyploidy)이다(표 2.6). 이수성(aneuploidy)은 염색체 한 두개를 잃거나 얻은 것을 말한다. 염색체 1개를 잃은 이수성은 **1염색체성**(monosomy), 1개를 얻은 이수성은 **3염색체성**(trisomy)라고 하며 단일 염색체의 두 사본을 얻은 것은 **4염색체성**(tetrasomy), 그리고 서로 다른 두 염색체를 얻으면 **2중 3염색체성**(double trisomy)이라고 하는 이수성 상태가 된다.

배수성(polyploidy)은 반수체 세트(n = 23)의 염색체들이 한 단위로 한벌, 혹은 그 이상으로 존재하는 것을 뜻한다. 두 가지 형태의 배수성이 인간의 유산에서 발견된다: 69개의 염색체를 가진 **3배수성**(triploidy, 3n)과 92개의 염색체 조성을 갖는 **4배수성**(tetrapolidy, 4n)이다.

3염색체성(trisomy)

하나의 상염색체를 하나 더 얻는 것은 보통 임신 초기를 지나서까지 생존할 수 없게 한다. 이것은 3염색체성 조성이 초기 1삼분기(first trimester)의 자발적 유산에서 발견되는 이상의 약 절반을 차지하는 것으로 설명된다. 그러나 3염색체성 13(파타우 증후군), 3염색체성 18(에드워드 증후군), 3염색체

표 2.6 염색체의 수 이상

Abnormality	Example	Syndrome
Aneuploidy		
Trisomy	47,XX,+13	Patau syndrome
	46,XY,+18	Edwards syndrome
	47,XX,+21	Down syndrome
	47,XXY	Klinefelter syndrome
	47,XYY	XYY syndrome
	47,XXX	Triple X syndrome
Tetrasomy	48,XXXX	Tetrasomy X
Double trisomy	48,XXY,+18	
Monosomy	45,X	Turner syndrome
Polyploidy		
Triploidy	69,XXX	
Tetraploidy	92,XXXX	
Mixoploidy		
Mosiaicism	47,XY,+21/46,XY	
Chimaerism	46,XX/46,XY	

성 21(다운 증후군) 등은 임상적 증후군으로 인식되는 3염색체성을 대표한다. 이에 대해서는 다음 장에서 논의할 것이다. 이들 중에서 3염색체성 21(그림 2.13)은 가장 흔히 발생한다. 부가적인 성염색체의 존재, 즉 X나 Y 염색체들을 더 얻는 것은 배아의 생존에 작은 영향만을 미치며, 모든 성염색체성 3염색체 증후군들(47,XXY; 47,XYY; 47,XXX)은 다음 장에서 소개한 바와같이 비교적 정상적인 발달을 보인다.

대부분의 3염색체성 사례에서의 기초적 메커니즘은 **비-분리**(non-disjunction)이다. 이것은 감수분열 중의 한 단계에서 염색체 쌍의 분리가 정상적으로 일어나지 않는 것이다. 다운 증후군의 약 90% 가량에서 비-분리 사건은 어머니 쪽의 감수분열 I기의 후기에 발생한다. 따라서 태아는 어머니의 21번 염색체의 양쪽 사본을 물려받고 여기에 아버지의 21번 염색체를 받음으로써 3염색체성이 나타난다. 만약 비-분리가 어머니 쪽의 감수분열 II기에 발생한다면, 태아는 어머니의 한 쪽 21번 염색체의 두 사본을 물려받는다. 어느 쪽이든, 임상적 결과는 다운 증후군의 전형적 특징으로 나타난다.

비-분리를 일으키는 원인은 분명치 않다. 다운 증후군이 엄마 쪽에서, 그리고 나이가 들수록 더 흔해진다는 사실은 남자와 비교해서 여자에서의 감수분열 과정이 더 길어진다는 것과 관계있음을 시사한다. 21번 염색체가 연관된 재조합 양상에서의 중요한 변화가 다운 증후군을 가진 어린이에서 주목을 받았는데, 특히 동원체에 근접한 재조합이 염색체가 비-분리에 더욱 취약해지도록 하는 것으로 보인다. 다른 가능성은 염색체가 정상적으로 2가 염색체로 결합되지 않는 것으로, 따라서 감수분열 I기 말에 그들의 운명이 무작위적이라는 것이다. 이러한 상황에서는 비-분리라는 용어가 적당하지 않

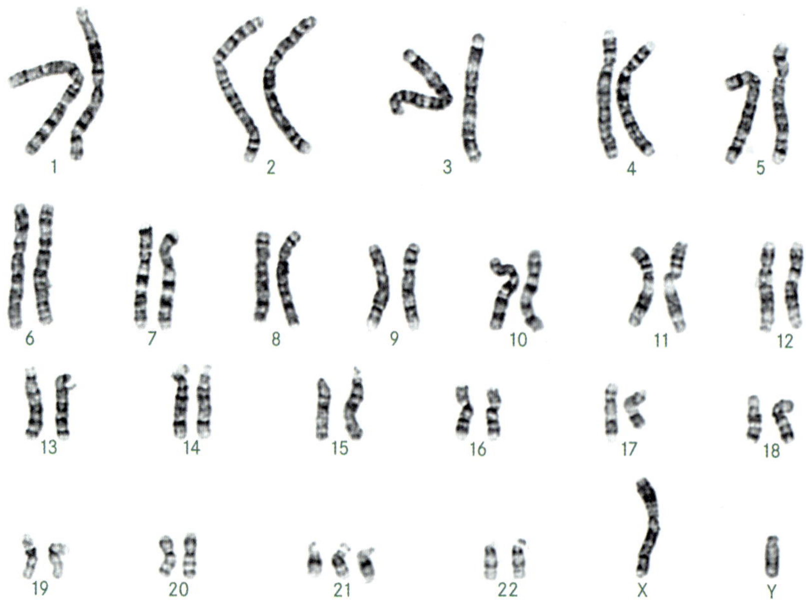

그림 2.13 21번 3염색체성의 핵형. [Applied Imaging Corp 인용.]

은 것이 되는데 염색체들이 '떨어지기(disjoined)'에 앞서 실질적으로 연합된 것이 아니기 때문이다.

1염색체성

상염색체에 관한 1염색체성(monosomy)은 어떤 경우라도 생존성이 없다. 양쪽 배우자 중 어느 한쪽이 X나 Y 염색체를 소실하게 되는 X 염색체에 대한 1염색체성(45,X)은 터너 증후군(Turner syndrome)을 일으킨다(p. 59~60). 1염색체성은 비-분리로 인한 3염색체성에 상보적인 결과로 나타난다(즉, 분열시 2+2로 분리되지 않고 1+3으로 분리되기 때문에). 이것은 부분적으로 방추체가 손상되어 염색체들이 딸세포의 핵까지 도달하지 못하여 발생할 수도 있다. 이것을 **후기 지체**(anaphase lag)라고 한다.

배수성

3배수성(그림 2.14)과 4배수성은 양쪽 모두 장기간의 생존이 불가능하며 자연 유산에서 비교적 흔히 발견된다. 3배성은 하나의 난자와 2개의 정자가 수정되는 부계 기원에 의해 생길수도 있고 2차 난모세포(secondary oocyte)에서 극체가 그냥 난자에 유지되는 모계 기원으로 생길 수도 있다. 이들은 그 결과에 있어 약간 차이가 나며 다음 장에서 다루어질 것이다.

염색체 구조의 이상

이들은 하나 이상의 염색체들에서 구조적 완전성에 손상이 생겨 발생하는데 주로 새로운 형태로 재구성되는 염색체 절단 결과 발생한다(그림 2.15). 균형 재배열은 보통 해가 없으나 불균형 재배열, 특히 하나나 그 이상의 상염색체들이 관여하는 경우는 일반적으로 심각한 발달 기형을 일으킨다(표 2.7).

전좌

전좌(translocation)는 염색체 조각이 한 염색체에서 다른 염색체로 이동하는 것이다. **상호 전좌**(reciprocal translocation)에서는 둘 혹은 그 이상의 염색체들 사이에서 조각들이 교환되는 것이다. 이로써 '파생된' 염색체들이 둘 다 존재하면, 그 재배열은 균형이 잡힌다. 그러나 재배열된 염색체들 중 하나

표 2.7 염색체의 구조 이상

균형	불균형
결실과 삽입	결실과 삽입
역위-동원체비포함 및 동원체포함	역위- 재조합이 감수분열시 루프 내에서 발생한 경우
두 재배열 염색체들을 가지는 상호전좌	하나의 재배열 염색체만 가지는 전좌
로버트손 전좌들 (총 수 =45	로버트손 전좌들(총 수 = 46) 2중팔염색체 환상염색체

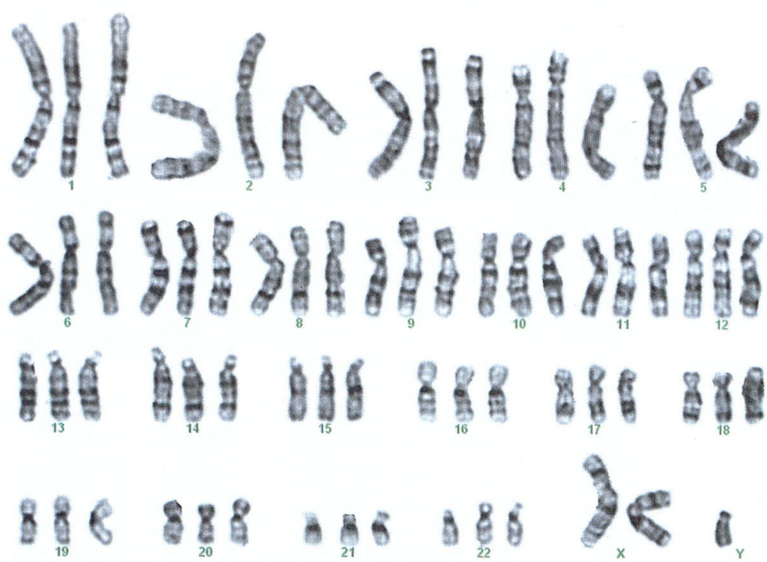

그림 2.14 3배성(triploidy)을 나타내는 핵형. [Applied Imaging Corp 인용.]

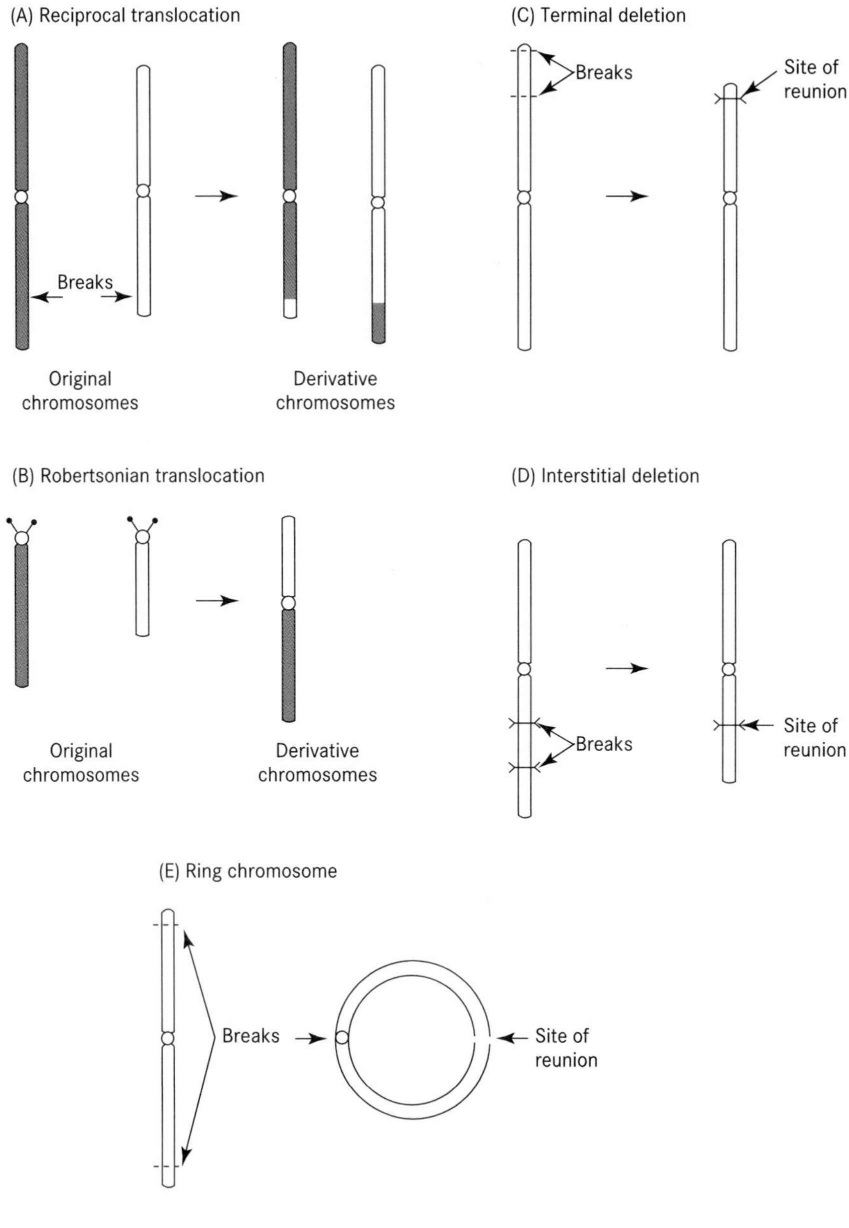

그림 2.15 서로 다른 형태의 염색체 구조 이상을 보여주는 도식들.

만 전달되면 불균형인 핵형이 생기게 되며 이것은 다음 절에서 설명될 것이다.

로버트손 전좌(Robertsonian translocation)는 2개의 단부동원체성 염색체들(13, 14, 15, 21, 22번과 Y 염색체)이 염색체 단완을 잃고 동원체나 그 근처에서 융합되는 과정이 관여한다. 균형 로버트손 전좌를 가진 사람은 총 염색체 수가 45개이지만, 단완의 소실은 임상적 중요성이 없고 염색체 물질들의 양이 제대로 존재하기 때문에 핵형은 균형이 맞게 된다. 그러나 상호전좌를 가진 사람과 마찬가지로, 균형 로버트손 전좌의 보인자들은 불균형 염색체 조성을 가진 아이를 가질 위험성이 높다. 정상적인 신생아들에 대한 연구는 균형 로버트손 전좌들이 균형 상호전좌들 보다 대략 10배 이상 흔하다는 것을 보여주는데 발생 비율은 각각 1/1000과 1/10,000이다.

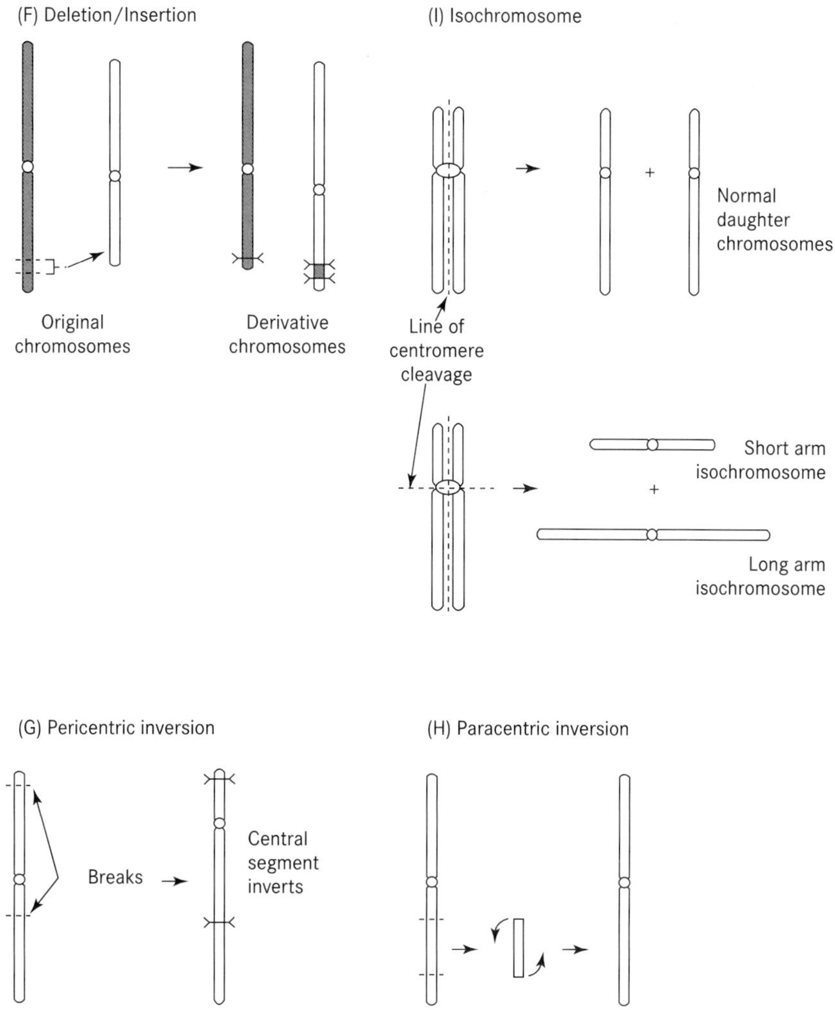

그림 2.15 *계속*

결실

결실(deletion)은 염색체 물질들의 손실이 관여된 것이다. 염색체 말단이 소실될 수도 있고, 중간 부분이 사라질 수도 있다. 만약 소실된 물질이 염색체 조성의 다른 곳에 삽입된다면, 결실-삽입 조합으로 균형이 잡힌다. 결실만 존재하게 되면 불균형인 핵형이 된다. 5~10 Mb보다 작은 결실들은 일반적인 광학현미경으로 관찰이 불가능하다. 이런 작은 결실을 **미세결실**(microdeletion)이라고 한다.

삽입

한 염색체의 단편이 다른 염색체로 이동함으로써 **삽입**이 생긴다. 위에 언급한 바와 같이 결실-삽입 조합은 균형 재배열이 되지만 결실이나 삽입 단독으로 존재하면 불균형 재배열이 된다. 균형성인 결실-삽입의 보인자들은 비정상인 아이를 가질 위험성이 높다.

환상염색체

환상염색체(ring chromosome)는 한 염색체의 양 말단이 모두 절단되어 사라진 후 점착성 말단이 서로 재결합했을 때 형성된다. 환상염색체들은 말단의 단편들을 잃어버렸기 때문에 불균형인 핵형이다.

역위

역위(inversion)는 한 염색체 내에서 두 번의 절단이 발생하고 그 사이에 끼인 단편이 뒤집혀져 다시 삽입되어 생기는 것이다. 만약 역위 부분이 동원체를 포함하고 있는 경우 **동원체**

포함 역위(pericentric inversion)라고 설명된다(peri = 둘레에 혹은 주변에). 역위 부분에 염색체 팔만 관여되었을 경우에는 **동원체 비포함 역위**(paracentric inversion)로 불린다(para = 밖에 혹은 넘어서). 역위들은 균형 재배열이지만 동원체 비포함이든 동원체 포함이든 간에 보인자들은 불균형한 염색체 조성의 배우자를 생산할 위험성이 높다.

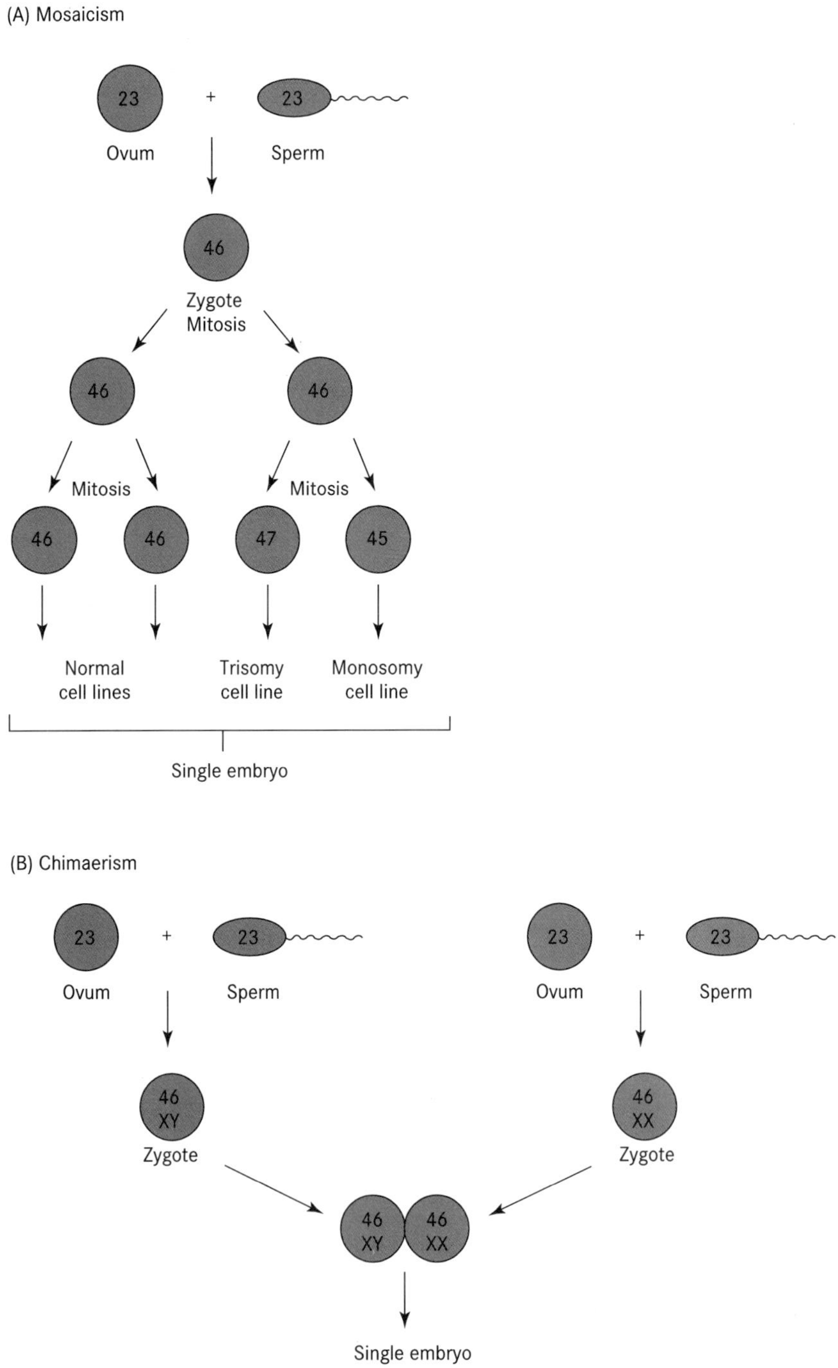

그림 2.16 모자이시즘(A)와 키메리즘(B) 사이의 차이. 모자이시즘에서는 2개(혹은 그 이상)의 세포 계통들이 하나의 접합자에서 발생하는 것이다. 키메리즘에서는 두 세포 계통은 서로 다른 접합자로부터 생긴 것이다.

2중팔염색체

2중팔염색체(isochromosome)는 2개의 단완이나 2개의 장완으로만 구성된다(iso = 같은). 이것은 감수분열시 비정상적인 동원체의 분리에 기인한다. 2중팔염색체들은 이들이 소실된 부분에 대해서는 1염색체성을, 가지고 있는 팔에 대해서는 중복을 가지므로 3염색체성을 일으키기 때문에 불균형 핵형이다.

혼합배수성(mixoploidy)

서로 다른 염색체 조성을 갖는 2개 혹은 그 이상의 세포 계통들이 한 사람에 존재할 수 있는데 이것은 모자이시즘이나 키메리즘의 결과로 발생한다(그림 2.16). **모자이시즘**(mosaicism)에서는, 서로 다른 세포 계통들은 하나의 접합자에서 유래한 것으로 보통 수태 후의 분열중인 접합자나 배아에서 빠르게 체세포 분열이 발생하는 과정에서 비분리가 일어남으로써 발생하게 된다. **키메리즘**(chimaerism)에서는 세포 계통들이 서로 다른 접합자에서 기원한다. 자연적인 키메리즘은 매우 드물게 발견되는데, 일반적으로 이란성 쌍둥이들이 태반내 혈액을 공유하면서 줄기 세포가 섞여 발생하게 된다. 골수이식 수술을 받은 사람들은 자신의 골수가 완전히 제거되지 않으면 가끔 혈액에서 후천성 키메리즘을 보이기도 한다.

염색체 이상의 결과

염색체 이상에 따른 특정 증후군들은 다음 장에서 논의될 것이다. 일반적인 규칙으로 하나나 그 이상의 상염색체들이 관여되는 어떠한 염색체 불균형이라도 매우 심각한 악영향을 미치게 된다. 대부분의 상염색체 3염색체성과 상염색체 1염색체성들은 임신 초기를 지나서까지 생존할 수 없다. 비슷하게, 큰 삽입이나 결실에 의한 불균형들과 같이 심한 불균형들은 생존 신생아들에서 드물게 발견된다. 염색체 이상들과 임신 결과와의 관련성에 대한 주의 깊은 연구들은 비록 일부 염색체들이 다른 것들보다 더 유전자를 많이 가지기는 하지만 추가되었거나 잃어버린 염색체 물질의 양과 그 결과 사이에 연관성이 있음을 보여준다(표 2.8). 일반적으로, 아기가 모든 상염색체의 4% 이상에 대하여 3염색체성을 가지는 경우나 2% 미만의 1염색체성인 경우 생존한다는 것은 매우 이례적인 일이다. 모든 관찰들은 1염색체성의 효과가 3염색체성의 효과보다 더 심하다는 것을 시사한다.

상염색체성 불균형을 가진 신생아들은 거의 모두 심각한 육체적 정신적 발달장애를 가진다. 그들은 종종 안면 기형(facial dysmorphism)이라고 불리는 특이한 얼굴 모양과 함께 선천성 심장질환과 구순열 및 구개열 등 다중 선천성 결함들을 가진다. 심각한 염색체 이상을 가진 많은 어린이들이 중증의 내부 기형과 증가된 감염률로 성인이 되기 전에 사망한다.

성염색체의 이상은 훨씬 약한 정도의 문제만 일으키는 경향이 있다. 성염색체의 3염색체성 증후군은 모두 비교적 정상인 지적, 육체적 발달을 보인다. 단일 X 염색체인 1염색체성(45,X)은 일반적으로 임신 초기에 태아를 잃게 한다. 생존자들은 터너 증후군이라는 조건을 가지게 된다. 성염색체 불균형의 영향이 훨씬 약한 이유는 Y 염색체에 유전자가 적다는 것과 X 염색체 불활성화에 관여하는 유전자를 제외한 모든 X 염색체성 유전자가 불활성화되는 과정으로 설명할 수 있다(p. 78).

표 2.8 인간의 유전자 좌위의 수

Chromosome	Total number of gene loci
1	869
2	566
3	490
4	348
5	435
6	564
7	419
8	324
9	326
10	307
11	579
12	476
13	158
14	277
15	263
16	344
17	530
18	137
19	599
20	215
21	119
22	228
X	537
Y	46

Reproduced with permission from NCBI GenBank® OMIM Statistics, November 2004 인용.

요점

상염색체 물질을 잃거나 얻는 것은 보통 자연 유산이나 생존한 유아에서 육체적 발달적 장애를 일으키는 아주 나쁜 결과를 초래한다.

염색체 이상과 감수분열

상염색체의 수나 구조에 있어서의 불균형을 가진 성인들은 일반적으로 심각한 발달 장애를 가지며 드물게 생식이 불가능하기도 하다. 그러나 다운 증후군을 가진 여성들은 임신이 가능하다(그들이 학대에 취약하기 때문에 때로는 임신이 불수의적으로 이루어진다.). 그들의 자손들에서 나타나는 다운 증후군의 발생 빈도는 1/3로, 감수분열시 추가된 21번 염색체의 무작위적 분리 후 임신 중 다운 증후군 수태가 선택적이고 자발적으로 소실되는 것으로 설명된다. 다운 증후군을 가진 남성들은 거의 생식이 불가능하다.

균형 재배열의 보인자들은 아이가 염색체 불균형일 가능성이 있으므로 이에 대해 주의 깊은 검사가 필요하다. 이것은 특히 아래 논의할 전좌나 역위에 적용된다. 균형적 결실-삽입을 가진 보인자는 삽입이나 결실을 가진 불균형 배우자를 만들 확률이 1/2이나 된다.

상호전좌와 감수분열

정상적으로, 감수분열 I기에 상동염색체들은 쌍을 이루어 2가 염색체를 형성한다. 그러나, 상호전좌가 포함된 염색체들은 이런 식의 쌍 형성이 불가능하고 대신에 **태사기 4가 염색체**(pachytene quadrivalent)로 알려진 구조를 만든다(그림 2.17). 이로써 모든 상동 염색체 물질들이 서로 반대편으로 배열되는 것이 가능해진다. 방추체가 감수분열 I기의 후기에 염색체들을 잡아당기기 시작함에 따라, 어느 염색체들이 세포의 양 극으로 끌려갈지 예측하는 것이 불가능해진다. 2개의 염색체들이 각 극으로 끌려가는 2 : 2 분리로 일어날 수도 있고, 한쪽에는 3개가 끌려가고 다른 쪽으로는 1개만 끌려가게 되는 3 : 1 분리가 발생할 수도 있다. 만일 엇갈린 상대편 염색체들이 같이 분리된다면, 배우자는 정상이거나 균형 염색체 조성을 가지게 되며 수정을 거쳐 정상적인 아이가 태어나게 된다. 그러나, 인접한 염색체들이 같이 분리된다면 배우자는 불균형 염색체 조성을 가지게 되며, 수정되는 경우 자연 유산이 발생하거나 비정상적 신생아가 태어날 수 있다. 본질적으로, 인접 분리의 형태는 두 가지 모두 단 하나의 파생염색체들을 받도록 하며, 그 결과는 균형 잡힌 부모형 재배열이 불균형한 배우자를 생산하게 한다. 3:1로 분리되는 모든 형태들은 불균형 배우자를 만들 것이다. 실제적으로, 비정상적 분리의 가능성 및 생존력 있는 불균형과 관련한 위험성은 각 전좌의 종류나 개인에 따라 다르므로, 각각에 근거하여 평가되어야 한다. 일부 전좌들은 거의 항상 유산을 일으키는 주요 불균형을 일으킨다. 다른 전좌들, 특히 염색체 팔의 말단 근처에서 절단을 가진 경우에는 비정상적인 아기를 출생할 확률이 높아지는 것과 연관될 수 있다(BOX 2.2).

로버트슨 전좌와 감수분열

감수분열시 로버트슨 전좌가 어떻게 행동할지를 고려할 때는 비록 관련 염색체들 중 하나는 본질적으로 2개의 단부 동원체성 염색체들이 동원체 부위에서 융합한 것이기는 하지만, 3개의 염색체에 대해 생각해야 한다. 감수분열 I기에 이들은 3가 염색체를 형성한다. 이것은 불균형 염색체 조성을 가진 배우자를 만들 수 있다(그림 2.18). 로버트슨 전좌들은 비교적 자주 발생하며, 다운 증후군의 중요한 원인이기도 하다. 예를 들어, 균형성인 14;21 로버트슨 전좌에 대해 보인자인 여성이 다운 증후군을 가진 아이를 가질 경험적 위험성은 그림 2.18에서 보듯이 대략 10~15%이다. 남성 보인자에 대해서는 이 위험성은 약 1~2%이다. 다운 증후군에 대한 위험성은 다음 장에 자세히 고려될 것이다.

역위와 감수분열

역위 역시 상동염색체들의 완전한 쌍 형성이 일어난다면 염색체들에 상당한 어려움을 제공하게 된다. 만약 역위가 매우 크다면, 염색체들은 아마도 뒤집혀져 쌍을 이루게 될 것이고 작은 염색체 말단 부분은 쌍을 이루지 않은 채 남게 될 것이다. 더 작은 역위라면 역위 고리(inversion loop)를 형성함으로써 상동염색체 쌍이 완성될 것이다(그림 2.19). 염색체들이 분리될 때 각 배우자들은 역위 고리 내에서 교차가 발생하지 않는 경우에만 균형 재배열을 물려받게 될 것이다. 만일 교차가 발생한다면 이것은 한 쪽 염색체 끝에는 중복을 만들고 다른 염색체 끝에는 소실이 있는 염색체 불균형을 초래하게 된다. 동원체포함 역위의 경우에, 불균형 염색체들은 2개의 동원체[이중 동원체성(dicentric) 염색체]를 물려받거나 동원체가 없는(acentric) 염색체 조각을 받게 된다. 이중 동원체성 염색체나 무동원체성 염색체는 모두 유사분열시 안정하지 못하고, 따라서 동원체포함 역위에서 기인한 비정상 임신은 보통 자연 유산으로 끝나게 된다. 그러나, 동원체비포함 역위는 비정상적이지만 생존력있는 임신을 유지할 수 있는데, 불균형 파생 염색체들이 단 하나의 동원체를 가져 유사분열시 안정적으로 분열하기 때문이다. 비정상적으로 태어나는 아기

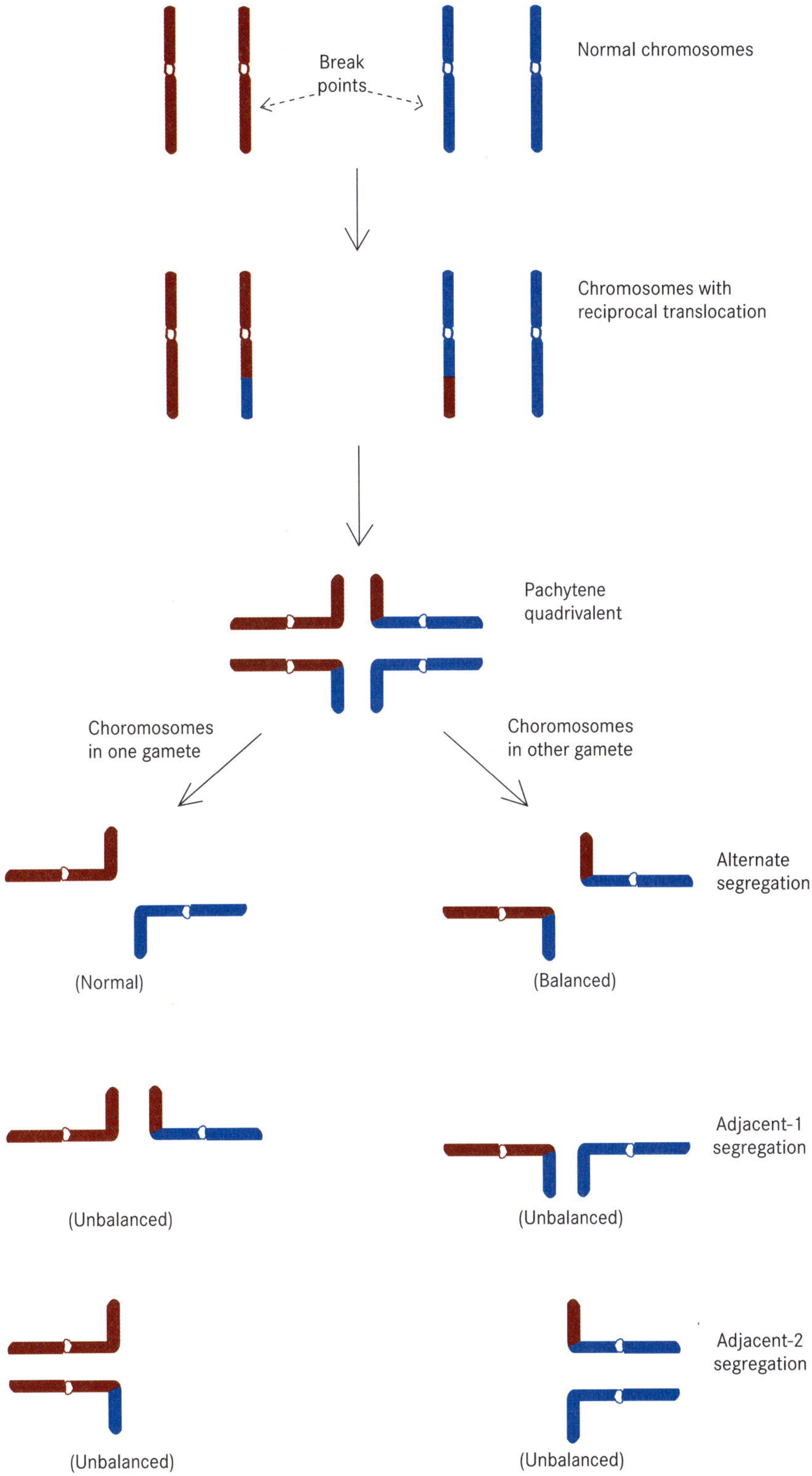

그림 2.17 감수분열에서의 상호전좌. 4개의 염색체가 감수분열 I 시기의 태사기(pachytene)에 4가 염색체를 형성한다. 교차 분리로 정상적이거나 혹은 균형 염색체 조성을 가진 배우자들이 만들어진다. 인접쌍-1(비상동성 동원체가 함께 분리된 것)과 인접쌍-2(상동성 동원체가 함께 분리된 것)는 둘 다 모든 배우자가 불균형 염색체 조성을 갖도록 한다.

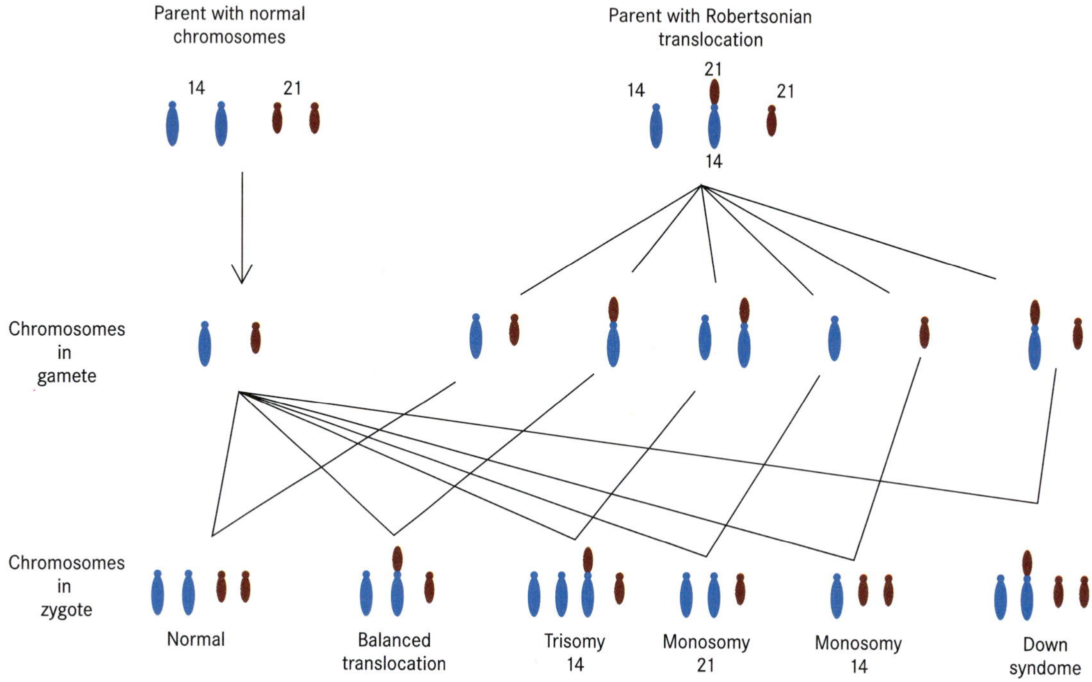

그림 2.18 염색체 14번과 21번이 관계된 로버트슨 전좌에서의 분리가 어떻게 이루어지느냐에 따라 다운 증후군을 일으킬 수 있다.

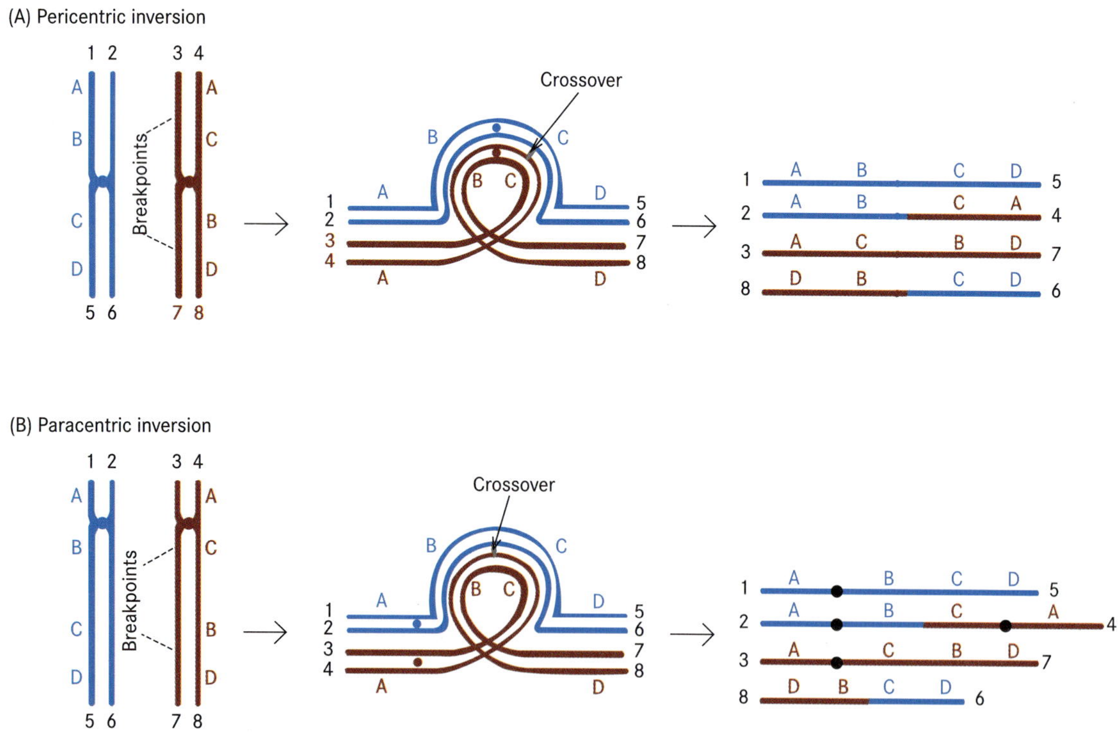

그림 2.19 감수분열시 동원체를 포함한 주변에서의 역위(pericentric, A)와 동원체 밖에서의 역위(paracentric, B) 상황에서의 분리가, 상동성 쌍을 형성하기 위해 생기는 고리에서 교차가 발생한다면, 어떻게 불균형 염색체 조성이 만들어지는 보여주는 도식.

에서 생존력이 있는 불균형이 발생할 이러한 가능성 때문에 균형 동원체비포함 역위는 균형 동원체포함 역위들 보다 더 많은 우려의 대상이 된다.

> **요점**
>
> 역위나 전좌와 같은 균형 재배열의 보인자는 불균형한 염색체 조성을 가지는 배우자를 생산할 수 있다.

염색체와 암

이제는 염색체 이상과 암 원인과의 연관성에 대해 잘 인식되어 있다. 이러한 관련은 주로 특정 형태의 백혈병과 다수의 고형암들에서 관찰되는 후천적인 체세포성 이상에 관한 것이다(p. 190). 그러한 이상들의 발견은 CGH 같은 기술들의 발달에 의해 크게 촉진되었으며 이러한 기술들로 인해 세포배양을 하지 않고도 염색체 분석이 가능해졌다. 이러한 후천적인 염색체 이상과 재배열은 발암유전자(oncogene)나 종양억제유전자(tumor suppressor gene) 같은 세포분열이나 증식에 관여하는 유전자들의 발현 패턴 변화를 일으킨다(10장).

소수의 염색체 조성 변이는 특정 형태의 백혈병(다운 증후군－p. 55)이나 신아세포종(nephroblastoma) 같은 배아 종양(WAGR 미세결실 증후군－p. 64)이 생길 가능성을 약간 증가시킨다. 그러나 일반적으로 암 발생은 염색체 조성 이상을 가진 어린이들에서 증가하지는 않는다. 염색체 절단 증후군(chromosome breakage syndrome－p. 66)은 이러한 일반화에 대한 중요한 예외이다.

요약

하나의 염색체는 긴 DNA 가닥으로 히스톤이라는 구조 단백질 주위를 매우 단단히 감고 있다. 각 염색체는 눈에 띄는 수축 부위인 동원체 하나와 단완(p)과 장완(q) 끝에 2개의 텔로미어를 가진다. 정상적인 인간의 염색체 조성은 44개의 상염색체에 2개의 성염색체를 더한 것이다. 여성은 XX 조성을, 남성은 XY 조성을 가진다.

일반적인 염색체 분석은 보통 배양된 림프구를 이용해 이루어진다. 특수한 진단 기술로는 형광을 이용한 제자리 형광 잡종화(fluorescence in situ hybridization, FISH)법과 비교 유전체 혼성화(comparative genomic hybridization, CGH) 등이 있다. FISH는 출생 전에 흔한 3염색체 증후군의 검사에 이용되거나 10 Mb 이하의 결실(미세결실)을 찾는데 사용될 수 있다. CGH는 종양들에서의 염색체 이상을 규명하는데 주로 사용되는 방법이다.

체세포분열은 2개의 동일한 자매염색분체로 이루어진 각 염색체들이 세포의 적도를 따라 배열되었다가 염색분체들이 나뉘어 딸 염색체를 형성하게 되는 세포분열 과정이다. 감수분열에서는 상동염색체들이 쌍을 이루어 배열했다가 재조합을 일으키게 된다. 그리고 나서 난자형성과정과 정자형성과정의 일부로 반수체 배우자를 형성하도록 나뉘게 된다.

염색체 이상은 수나 구조의 변화에 의해 발생할 수 있다. 숫자 이상에는 단일 염색체 소실이나 획득으로 생기는 1염색체성(monosomy) 혹은 3염색체성(trisomy)과, 반수체 염색체의 완전한 세트가 획득되는 3배수성(triploiy) 같은 것들이 포함될 수 있다. 구조적 이상에는, 전좌, 결실, 삽입, 환상, 역위 및 2중팔염색체(isochromosome)가 포함된다. 균형 재배열에서는 전체적으로 염색체 물질 소실이나 획득이 발생하지 않으므로 균형 재배열을 가진 보인자들은 보통 정상이다. 그러나 균형 재배열의 보인자들은 불균형적 조성의 배우자를 생산할 수 있으며 이 때문에 유산이나 비정상적인 유아가 출생할 수 있다.

심층 학습문헌

Gardner RJM, Sutherland GR (2004) *Chromosome abnormalities and genetic counselling*, 3rd edn. Oxford University Press, New York.

Gersen SL, Keagle MB (ed.) (1999) *The principles of clinical cytogenetics*. Human Press, Totowa, NJ.

Rooney DE (ed.) (2001) *Human cytogenetic constitutional analysis*, 3rd edn. Oxford University Press, Oxford.

선다형 문제

1. 일반적인 염색체 분석은?
   (a) 적혈구를 이용하여 수행된다.
   (b) 최소 3일은 걸린다.
   (c) 알려진 모든 염색체 이상을 추적한다.
   (d) 중기의 세포 분석을 포함한다.
   (e) 단 하나의 세포에 대한 연구에 기초한 것이다.

2. 감수분열의 특징은 ______이다.
   (a) 각 딸세포가 23개의 염색체를 갖는 것.
   (b) 모든 딸세포들이 동일한 염색체들을 가지는 것.
   (c) 전기 II에서 재조합이 발생하는 것.
   (d) 여성에서보다 남성에서 더 길다는 것.
   (e) 47,XYY의 핵형인 남성에서 일어난 감수분열 실수는 부계의 감수분열 II에서 발생한 것.

3. 다음은 이수성(aneuploidy)의 예이다.
   (a) 46,XY
   (b) 69,XXY
   (c) 47,XXY
   (d) 45,X
   (e) 92,XXXX

4. 다음 염색체 조성이나 재배열은 균형적이다:
   (a) 47,XY,+21
   (b) 45,XY,rob(14;21)(q10;q10)
   (c) 하나의 환상염색체(a ring)
   (d) 하나의 결실(a deletion)
   (e) 하나의 결실과 삽입(a deletion and insertion)

5. 출생 직후 다중 기형으로 아이를 잃은 부부에 대해 염색체 연구가 수행되었다. 아버지가 4번 염색체와 11번 염색체가 관여된 균형 전좌를 가지고 있음이 밝혀졌다. 따라서 아버지는 ______이라고 안내되어야 한다.
   (a) 그들의 미래 아기들은 모두 비정상일 것.
   (b) 그들의 아이에서 나타나는 비정상은 아마도 3배체성(triploidy) 때문일 것.
   (c) 이러한 전좌가 아버지에서는 건강 문제를 일으킬 가능성이 거의 없지만 그와 그의 아내는 또 다른 비정상 아기를 가질 위험성이 있을 것.
   (d) 균형 전좌들은 보통 해가 없어서 이러한 발견은 그들의 아이의 이상과는 관계가 없을 것.
   (e) 아버지에 존재하는 재배열은 비분리(non-disjunction)의 결과로 발생한 것.

해답

1. (a) 오답 — 염색체 분석은 백혈구 세포같이 핵이 있고 분열하는 세포들에서만 수행이 가능하다.
   (b) 정답 — 일반적인 분석을 위해서 백혈구 세포들은 적어도 3일 동안 배양되어야 한다.
   (c) 오답 — 일반적인 분석은 미세결실이나 염색체 절단 증후군(4장 참조)을 추적하지 못할 것이다.
   (d)정답 — 이것은 염색체가 최대로 응축되었을 때이다.
   (e) 오답 — 보통 적어도 10개의 세포들이 분석된다.

2. (a) 정답 — 감수분열의 주요 목적은 반수체(n = 23)의 배우자를 생성하는 것이다.
   (b) 오답 — 염색체 분리와 재조합은 대부분의 배우자들이 서로 다른 염색체들을 갖게됨을 뜻한다.
   (c) 오답 — 재조합은 전기 I에서 발생한다.
   (d) 오답 — 감수분열은 남성에서 60일정도 걸리지만 여성에서는 여러해 동안 지속된다.
   (e) 정답 — 남성의 감수분열 II에서의 비분리는 한 배우자에서 2개의 Y 염색체가 생기는 감수분열 실수 뿐이다.

3. (a) 오답 — 이것은 정상적인 핵형이다.
   (b) 오답 — 이것은 배수성(polyploidy)의 한 형태인 3배수성(triploidy)의 한 예이다.
   (c) 정답 — 이수성(aneuploid)이란 한 두개의 염색체를 잃거나 얻는 것을 뜻한다 이런 핵형은 부가적인 X 염색체를 갖기도 한다.
   (d) 정답 — 이것도 1염색체성(monosomy)의 한 예이다.
   (e) 오답 — 이것은 배수성의 한 형태인 4배체성(tetraploidy)의 한 예이다.

4. (a) 오답 — 이 아이는 21번 염색체를 하나 더 갖고 있다.
   (b) 정답 — 이것은 균형 로버트손 전좌이다.
   (c) 오답 — 환상(ring)은 염색체의 양 끝은 잃어버린 것이므로 불균형 상태이다.
   (d) 오답 — 결실은 염색체 일부를 잃는 것이다.
   (e) 정답 — 만일 결실된 물질이 핵형의 다른 어느 곳에 삽입되었다면 전체적인 염색체의 증가나 손실은 없다.

5. (a) 오답 — 대체분리(alternative segregation)는 균형 배우자와 정상 태아를 만들 것이다.
   (b) 오답 — 이상(abnormalities)은 부계 전좌로부터 생긴 염색체 불균형에 의해 생길 것이다.
   (c) 정답 — 미래의 아기가 불균형 배우자를 물려받을 확률이 상당히 높다.
   (d) 오답 — 균형전좌들은 보통 해가 없으나 자손에서 불균형 재배열을 만들 수 있으며 이것은 항상 해롭다.
   (e) 오답 — 아버지의 전좌가 새롭게 생겼거나, 혹은 감수분열 I의 대체분리에 의해 보인자 부모로부터 물려받은 것일 수도 있다.

3장

염색체의 일반적 장애

장의 소목차

염색체를 구성하는 정확한 다량의 물질 중에서 어떤 교란이 생기면 인체 발생에 매우 치명적 결과를 나타낸다. 염색체의 불평형은 개념적 차원에서 상대적으로 흔하다. 즉, 임신 3개월에 자연유산의 약 50%는 염색체 이상으로 판정된다(표

표 3.1 염색체 이상의 빈도

	Incidence (%)
First-trimester miscarriages	
Trisomy (16 is most common)	25
Monosomy (X is most common)	10
Triploidy	8
Tetraploidy	2
Other	5
TOTAL	50
Stillborn infants	5
Liveborn infants	
Balanced rearrangements	0.3
Unbalanced rearrangements	
Autosomal trisomy	0.2
Sex chromosome trisomy	0.3
Sex chromosome monosomy	0.01
Other	0.1
TOTAL	0.9
Children with mental retardation	35-40
Children with congenital malformations	5-10
Couples with recurrent miscarriages	3

3.1). 출생 태아에서 염색체의 불평형-재조정 빈도는 비록 사산태아의 빈도가 매우 높다 할지라도 약 1/200로 낮다.

모든 염색체 이상이 출생 시에 명확하지는 않다. 어린이에서 일부 이상은 약한 학습무능의 원인으로 나타나고, 그 외는 성인이 되어 불임을 검사한다던지 유산경력이 있다든지 할 때까지 확실하게 나타나지 않는다. 임신부터 나타나기 때문에 타고난 이 선천성 염색체 이상에 더하여 염색체 이상은 10장에서 언급되듯이 암유전학 주 요인이 되고, 일생을 통해 유사분열의 착오로 일어나는 경우도 있다.

염색체 구성적 이상은 1,000예가 넘게 보고되어 있다. 그들 중의 대부분은 예외적으로 희귀하고, 일부는 진귀하다. 예를 들면 정신지체의 아동은 이전에 전혀 보고되지 않았던 소간질결실(small interstitial deletion)을 가진 것으로 발견됐다. 그와 같은 아동에 대한 정보는 가끔 관련 의학 전문 학술지에 발표되고, 결론적으로 상업적인 적절한 컴퓨터화한 database에 수록된다. 매우 유일한 후원기구(단체)(*www.rarechromo.org*)는 드물게 만나는 염색체 이상자에게 많은 중요성과 영향에 관한 정보에 대하여 전문적 조언 그리고 그 원인을 알려준다.

분명히 알려진 모든 염색체 이상 증후군의 정보 획득은 불가능하지 않다. 그러나 소수의 이 증후군들은 비교적 일반적인 것이고, 그래서 그 증세의 지식은 제외되어 있다. 이 정보들은 특이하게 장기간 가료와 관계있는 다운 증후군, 성염색체 이수성 증후군과 같은 증후군에 특별히 적용된다.

상염색체 이수성 증후군

2장에서 탐구한 것 처럼 이수성(aneuploidy)은 하나 또는 많은 염색체의 소실과 획득한 것 이라고 한다. 수년 동안 상염색체 이수성은 초기 임신을 지나 생존하는 것은 적합할 수 없다고 예측했고, 대부분의 경우에 있어서 상염색체, 3염색체성(trisomy) 혹은 1염색체성(monosomy)은 발생과정에 실패하거나 혹은 초기에 자연유산이 일어난다는 것은 현재 인정되고 있다. 예를 들면, trisomy 16은 자연유산으로 보이는 모든 염색체 이상의 약 15%에 달한다. 그러나 그런 이상으로 출생한 태아는 보고가 없다. 비슷하게 상염색체 monosomy 상태는 신생아에서 알려진 증후군과는 관련이 없다.

그러나 1956년 인간 염색체 분석을 위한 확실한 기술의 출현으로 일부 상염색체 trisomy 상태는 일정 기간 동안 생존할 수 있음이 확실해 졌다. 이들 trisomy에는 염색체8에 대한 mosaic trisomy를 합친 trisomy-13, -18, -21 등 모두 포함된다. Trisomy 21은 이들 이상 중에서 가장 중요하다. 모든 trisomy 증후군에 추가된 염색체는 모계 감수분열에서 일어난 불분리(non-disjunction)에서 흔히 유발되었다. 상염색체 trisomy(tri-13, -18 및 -21)는 산모의 나이에 따라 증가하는 관계를 보여준다.

3염색체성 21(다운 증후군)

3염색체성 21(trisomy 21)은 가장 흔하고 널리 알려진 기형적 증후군이다. 이 명칭은 1866년 Langdon-Down 박사가 실시한 London 병원의 임상강의에서 유래되었다. Down 증후군의 원인이 되는 상당한 근거로서 염색체21의 추가적 존재에 대해서는 1959년 Lejeune과 그의 동료에 의해서 최초로 보고되었다(BOX 3.1). 그 후 곧 다운 증후군은 또한 3염색체성 21을 위한 mosaicism이나 불평형 Robertsonian 전좌(unbalanced Robertsonian translocation)도 원인이 되었다.

이환율

산전진단과 검사과정의 소개 이전에 인종의 차이나 인류 집단에 차이 없이 출생 시 다운 증후군의 빈도는 약 1/650~1/800이다. 임신에 선별적 임신중단과 관련 있는 산전진단 프로그램을 실시하고 있는 나라에서 전체의 25~30%는 중단되었다. 몇 몇 조사에서 다운 증후군은 모든 어린이의 30%에서 지능저하를 나타냈고, 성인의 약 15%는 학습 불가능의 이유로 보호시설에서 생활한다.

자연사(Natural history)

다운 증후군 임신의 약 70%는 자연유산을 한다. 임신의 여러 상태에서 지적된 다른 이환율에 기초하여 약 40%와 25%의 다운 증후군은 임신 10주, 16주에 각각 자연적으로 유실된다.

다운 증후군 어린이에 대한 평균 수명은 1930년대에 10년 이하로 예기했던 것에서 현재는 50년 이상으로 증가했다. 심장 질환이 없는 다운 증후군 어린이의 96%는 적어도 1년까지는 산다. 심장장애를 가진 다운 증후군 유아의 생존 가능성은 80%이다. 그러나 이 어린이의 생존율은 심장수술의 증진과 평행하게 증진되고 있다.

BOX 3.1 역사적 출판물: 다운 증후군의 원인

다운 증후군의 최초 발표는 1866년이었지만 거의 100년 동안 그 원인을 모르고 왔다. 염색체 이상은 의심되었고, 다운 증후군에서처럼 더해가는 모친의 연령과 증가하는 빈도 관계는 비분리와 관련될 수 있다는 것이 역시 초파리 연구에서 인식되었다. 그러나 염색체 분석과 관련된 기술적 문제는 아이들에서 신뢰성 있는 염색체 연구의 이행이 불가능 했던 것이다.

이 모든 것은 1956년(BOX 2.1 참조) 염색체 분석에 대한 확실한 기술의 발달로 변화됐다. 1959년 Dr. Jerome Lejeune과 그의 동료는 짧은 논문 – 약 1.5페이지 – 을 발표했다. 여기서 그들은 9명의 'enfants mongoliens(빼 놓은 몽고인)' 조사에서 추가적인 작은 telocentric chromosome (말부동원체성 염색체)가 확인되었음을 보고했다(Telocentric이란 acrocentric이란 뜻으로 현재는 사용됨). 저자들은 추가적인 염색체가 완전한 정상 염색체인지 이상(착오)의 다른 타입에서 유래한 절편인지를 알 수는 없었다. 다운 증후군에서 추가적인 염색체는 완전한 21번 염색체였음을 뒤의 연구는 단정했다. 실제로 염색체 21은 염색체 22보다 확실히 작다고 명명된 것이 뒤에 나왔다. 그러나 혼란을 피하기 위해서 현행 명명은 변화없이 다운 증후군 trisomic은 염색체 21이라고 사용하고 있다.

그 후 곧 다른 흔한 이수성 증후군의 염색체적 이유가 확립되었다. 그리고 Robertsonian 전좌는 많은 가정에서 일어나는 다운 증후군의 드문 보고의 대부분임을 역시 인식하게 됐다.

Dr. Lejeune은 파리에 있는 Hospital for Sick Children 에서 의사로서 역시 일했던 기본 유전학의 최초 교수가 되었다. 그는 인간의 생명은 임신에서 시작되고, Down 증후군 임신의 결과는 도덕적으로 그릇된 것이라는 강한 견해를 가진 깊고 독실한 신앙인이었다. 결론적으로 그의 발견은 다운 증후군 임신의 결론을 얻는데 도움이 될 수 있는 진단법의 발전을 간접적으로 이끌었다는 사실은 그를 심히 고민스럽게 한 원인이 됐다. 후에 그는 Pope John Paul II에 의해서 Pontifical Academy of Life의 장으로 추대되었다. 그러나 다른 서클에서 그의 전망은 크게 논쟁을 일으켰고, 항상 좋게만 받아들여지지는 않았다. 더군다나 Jerome Lejeune 생활의 상세한 내용과 그가 직면했던 일은 그의 딸인 Clara가 쓴 전기에서 알 수 있다.

참고문헌

Lejeune C (2000) *Life is a blessing.* Ignatius press, San rancisco.

Lejeune J, Gautier M, Turpin R(1959) Etude des chromosomes somatique de neuf enfants mongoliens. *Comp Rend Acad Sci,* **248**, 1721-1722.

지능적 숙련

다운 증후군 어린이의 조사에서 약 10%는 IQ가 20이하인 심한 지능적 무능을 보인다. 70%는 IQ가 20~50인 격심한 정신지체, 나머지 20%는 IQ가 50~70인 가벼운 영향을 나타내거나 정상보다 약간 저하한다. 젊은 성인의 다운 증후군 환자의 평균 IQ는 약 40~45이다. 그리고 많은 양친들은 다운 증후군 어린이의 정당한 인간성을 무시하는 체계의 이용을 불공평하다고 생각한다. 산전진단을 받은 아이의 부모가 상담을 갈망할 때 가끔 이용되는 지능발달의 표시는 다운 증후군 어른의 평균 지능은 정상인 5~6세의 지능과 대충 비교될 수 있다고 한다. 다운 증후군 아이의 약 50%는 읽기를 공부한다. 그러나 대부분은 매우 제한된 산수실력 정도이다. 다운 증후군의 거의 모든 성인은 특히 만년에 생활의 감시가 요구된다.

임상적 표현형

다운 증후군의 아동과 성인들은 치켜 뜬 눈꺼풀 열구(upward sloping palpebral fissures), 현저한 눈 쌍꺼풀, 작은 귀, 내민 혀를 보이는 독특한 용모를 지니고 있다(그림 3.1). 50%이상이 bilateral single palmar creases를 나타내며, 일반적으로 첫째와 둘째 발가락 사이가 벌어진 wide sandal gap 을 보인다(그림 3.2). 성인의 평균 신장은 여자 141cm이고, 남자는

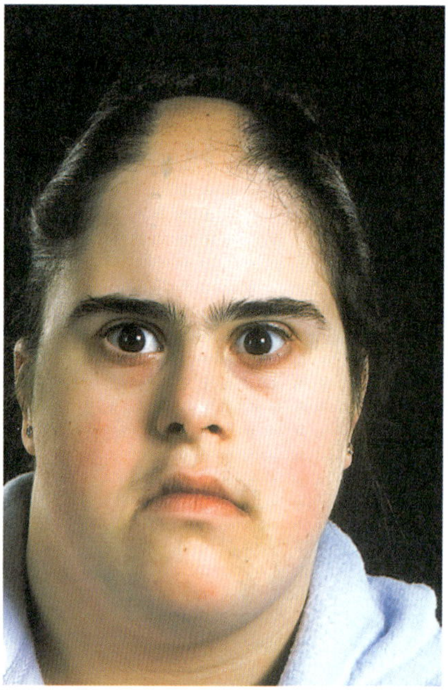

그림 3.1 다운 증후군인 젊은 성인의 얼굴 모습.

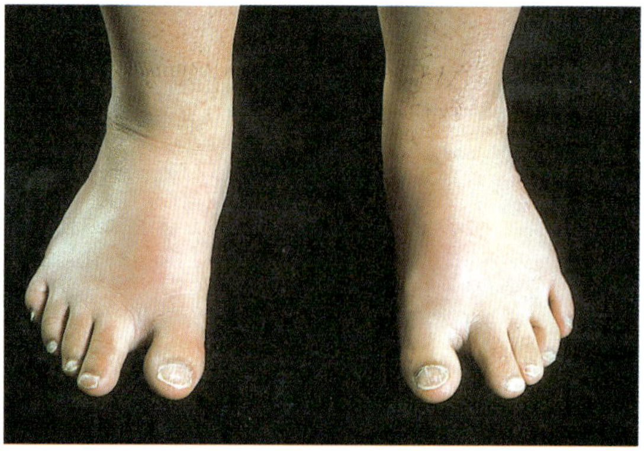

그림 3.2 다운 증후군 성인의 첫째와 둘째 발가락 사이가 벌어진 모양.

151cm이다. 다운 증후군의 아이는 흔히 저긴장성이고, 허약하고 근본적인 내향적(내성적) 그리고 과신전관절은 허약성(sleepy)을 보인다. 목 뒷덜미의 과도한 피부는 유용한 진단적 모습이다.

다운 증후군의 대부분 아이들은 다른 이성적 능력보다 진보된 사회적 숙년을 지닌 흥미있는 개성을 가지고 있다. 많은 사람은 행복하고 다정하지만 약 1/6은 활동과다 혹은 주의력 결손 이상자를 나타낸다. 다운 증후군의 성인 대부분은 중년기에 알츠하이머에 걸리며, 그리고 거의 모두는 70세에 치명적 영향을 받는다.

표 3.2 다운 증후군의 임상적 증상

Congenital abnormalities	Frequency (%)
Cardiac	
Atrioventricular canal defect	15
Ventricular septal defect	10
Atrial septal defect	5-10
Patent ductus arteriosus	3-5
Other	5
Total	40-45
Gastrointestinal	
Duodenal atresia	5
Hirschsprung disease	3
Oesophageal atresia	2
Total	10
Other	5
Total	60

선천적 이상

다운 증후군 어린이의 약 60%는 하나 이상의 선천적 이상을 가지고 있다(표 3.2). 심장 결함은 40~45%를 나타내며 위, 장의 기형은 10%에 달한다. 심장의 방실관 결함(Atrioventricular canal defects) 일반 집단에서 보다 다운 증후군에서 약 400배나 된다. 비슷하게 십이지장 폐쇄증(duodenal atresia)은 정상적 아이보다 약 300배나 높다. 결과적으로 산전 초음파 검사법(prenatal ultrasonography)에 의해서 위와 같은 현상을 발견한다면 임신아가 다운 증후군 일 수 있다는 의심은 높아 질 것이다.

다운 증후군에서 많은 다른 이상들은 약간 증가된 빈도를 보인다. 이들은 잠복고환증(cryptordism)으로 알려진 testes가 내려오지 않는 증상이 10~20%, 요도관의 기형이 5%, 선천성 백내장(congenital cataracts) 이 1% 그리고 토순(cleft lip) 혹은 구개열(cleft palate)이 0.5%를 포함한다. 다운 증후군에서 기형의 고빈도는 모든 결함 아기가 신생아 시기에 초음파 심장 검진법을 포함한 주의 깊은 평가를 해야만 함을 의미한다.

의료 합병증

선천성 기형의 높은 빈도에 추가해서 다운 증후군의 아이와 성인들은 획득한 결함의 증가된 빈도를 보인다. 거핵아세포 백혈병(megakaryoblastic leukaemia)의 변형은 다운 증후군

유아의 10%에서 생긴다. 이들은 자연적으로 해소되지만 약 1~2%는 4살에 결국 급성 megakaryocytic leukaemia로 발전한다. 다운 증후군의 50% 이상이 듣지 못하며 그 증상은 중이, 내이 또는 그 혼합의 원인에 기인한다. 갑상선 기능 저하증(hypothyroidism)은 아이들의 3%, 성인의 10%에서 발병한다. 사시(strabismus)와 안구진탕(nystagmus)은 눈에서 흔하다. 성인의 간질(epilepsy) 발생은 10~15%이다. 치매(Alzheimer)의 이환율은 40~49세 사이에서 10%로부터 70세까지 100%에 달한다. 증가하는 빈도를 보이는 다른 증상들은 복강병(coeliac disease), 관절염(arthritis), 당뇨병(diabetes mellitus), 그리고 수면무호흡(obstructive sleep apnoea)등이 있다.

잠재적인 다량의 합병증은 어린이와 성인의 생활을 통해서 특별한 주의를 요하는 시각, 청각 그리고 갑상선기능 평가에 관심을 표하는 규칙적 감시가 중요함을 강조한다.

염색체 소견

완전한 3염색체성 21(tri-21)은 전체의 약 95%라고 한다(표 3.3). 일반적으로 21번 염색체의 추가는 모친에서 유도한다. 그들의 대부분은 흔히 감수분열 I의 불분리현상(non-disjunction)의 결과로 생긴다. 이 경우의 약 1/2은 모계의 21번 염색체 사이에서 재조합은 전혀 없고, 정상적 염색체 쌍짓기는 감수분열 I의 전기 동안에 일어나지 않는다는 것을 암시한다. 여성에 있어서 염색체 재조합은 그 여자가 태아로 있을 때 태아의 난소에서 정상적으로 일어난다. 그래서 일부 예를 보면, 다운 증후군 아기의 출생에 대한 근본적 실수의 소인은 환자의 어머니 자신이 태어나기 전에 실제로 생긴다고 할 수 있다.

불평형 로버트소니언 전좌(unbalanced Robertsonian translocation)는 전체의 약 4%이고, 대충 75%는 새로(*de novo*) 생긴 것이다. 3염색체성 21인 다운 증후군에서 보여주는 임상적 표현형은 동일하다. 로버트소니언 전좌가 확인 됐을 때 양친에 의해서 재발될 위험이 있기 때문에 확실한 정보를 알기 위하여 양친의 염색체 연구는 필수적이다. 그리고 다른 측근 가족원들도 만약 그들이 보인자라면 확증을 위하여 염색체 분석은 제공해야 한다.

마지막으로 다운 증후군 아이의 대충 1%는 보통 정상 세포계에 3염색체성 21의 세포계를 가진 모자이크 핵형의 경우이다. 이 아이들은 흔히 정상아보다 약한 결함을 지닌다.

표 3.3 다운 증후군의 염색체 조사 결과

Chromosome abnormality	Frequency (%)
Full trisomy 21	95
Origin of extra chromosome	
Maternal meiosis	90 (3/4 meiosis I, 1/4 meiosis II)
Paternal meiosis	5 (3/4 meiosis I, 1/4 meiosis II)
Robertsonian translocation	4-5 (3/4 *de novo*, 1/4 inherited)
Mosaic trisomy 21	1

분자적 상호관계

인간 유전체의 최근 염기서열 결정은 21번 염색체 상에서도 많은 유전의 확인을 이루었다(최근에 120개 유전자). 이 중에 16개의 유전자는 미토콘드리아의 에너지 생산에 역할을 하는 것이고, 10개는 뇌 발생과 기능을 내포하고 있다. 그러나 지금까지 비록 3염색체성은 21번 염색체의 장완의 끝 부위와 관련이 있다는 사실이 알려져 있어도 다운 증후군에서 관찰된 임상적 표현형(다운 증후군의 용모)과 이들 유전자 역할의 상관 가능성은 증명되지 않았다. 이것은 다운 증후군의 결정적 영영(*critical region*)이라 불린다.

2개의 특이한 유전자가 다운 증후군에 알려진 합병증의 가능한 원인으로서 관련되어 왔다. 뇌에 amyloid plaques의 축적은 알츠하이머에서 보이는 특징적인 신경 병리학적 소견의 하나이므로 21q21 영역에 있는 amyloid precursor protein 유전자(*APP*)는 직접적인 유전자 dosage 영향을 통해서 알츠하이머병에 대한 감수성을 전달하는 주요 역할을 하는 것 같다. 또 다른 유전자, *GATA1*은 X염색체에 위치하는데 적혈구와 거핵세포(megakaryocyter)의 성장과 성숙에 영향을 미친다. 이해되지 않는 이유에도 불구하고 이 유전자의 돌연변이는 다운 증후군 아이에서 급성 거핵세포(백혈구)백혈병(megakaryocytic leukaemia)의 발생에 주 요인이다.

유전상담

3염색체성 21의 아이를 가진 양친을 위한 추후 임신에서 재발의 위험률은 산모의 연령과 관련된 pre-existing risk에 더하여 거의 1%를 나타낸다(표 3.4). 유사한 위험은 새로운(*de novo*) 불평형 로버트소니언 전좌(unbalanced Robertsonian translocation)를 가진 아이의 양친에도 적용된다.

평형 양친 로버트소니언 전좌(balanced parental Robertsonian translocation)의 보인자에 대한 특이적 위험율도 도출해 냈다. 그것은 여성에서 약 10~15%, 남성은 1~2%였다. 그러나 21q;21q 전좌의 남성과 여성의 보인자들은 그들의 자식

표 3.4 다운 증후군과 모친의 년령

Maternal age (years)	Incidence of Down syndrome	Maternal age (years)	Incidence of Down syndrome
15-19	1 in 1500	37	1 in 250
20-24	1 in 1500	38	1 in 200
25-29	1 in 1200	39	1 in 150
30	1 in 900	40	1 in 100
31	1 in 800	41	1 in 85
32	1 in 700	42	1 in 65
33	1 in 600	43	1 in 50
34	1 in 500	44	1 in 40
35	1 in 400	45	1 in 30
36	1 in 300	46+	1 in 20

Figures relate to maternal age at delivery and incidence of Down syndrome in liveborn infants assuming no prenatal diagnosis and termination of pregnancy. Incidence figures have been rounded off and taken from Cuckle HS, Wald NJ, Thompson SG(1987) Estimating a woman' s risk of having a pregnancy associatd with Down syndrome using her age and serum alpha-protein level. *British Journal of Obstetrics and Gynaecology*, **94,** 387-402.

이 21번 염색체를 하나만 가져서 임신초기에 유산을 하거나 다운 증후군을 나타내는 21번 염색체 3개를 갖는 자식 모두 만큼 높은 위험률을 갖는다. 따라서 그들이 출산한 유아가 다운 증후군일 가능성은 100%이다.

3염색체성 13(Patau 증후군)

1960년 이 증후군을 최초로 기록한 저자 이름을 딴 Patau 증후군으로 알려진 3염색체성 13은 극도로 열악한 결과와 거의

요점

3염색체성 21은 모든 다운 증후군의 95%에 달한다. 일반적으로 이것은 모계 감수분열 I 에서 염색체 불분리현상의 결과로 일어난다. 3염색체성 21은 자손에서 약 1%인 낮은 재발 위험성을 나타낸다. 비평형 로버트손니언 전좌는 다운 증후군의 4~5% 내에서 발견된다. 그리고 대충 평형에서 양친(주로 모친)이 지니고 있는 평형 전좌의 1/3에 해당한다. 이 상황에서 자손의 재발 위험성은 매우 높다.

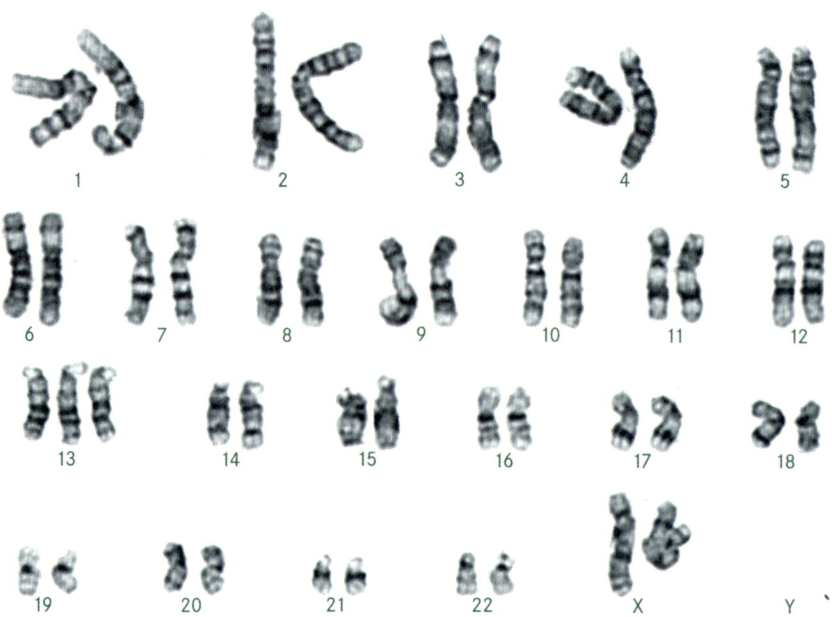

그림 3.3 Trisomy 13이 보여주는 핵형(Courtesy of Applied Imaging Corp).

일관하게 관련된 치명적 복합기형 증후군이다. 이것은 약 90%의 경우가 흔히 모계 기원인 3염색체 13이 추가 존재에 의해서 생긴다(그림 3.3). 10%의 경우는 출생 유아의 빈도는 약 10,000명 중 1명이다. 임신 2~3개월의 태아 이상검사를 통한 진단은 50%이상으로 예측 될 수 있다.

임상적 특징

결함의 유아는 움푹 들어간 작은 눈(deep-set small eye), 언청이(cleft lip), 구개열(cleft palate), 혹은 윗입술 중앙 부분의 발달부전과 공동으로 전뇌의 이상이 기초가 되는 완전전뇌증(holoprosencephaly)을 나타낸다(p. 174). 다른 특징적 특색 용모는 후두두피결손(occipital scalp defects), 후축성다지증(postaxial polydactyly, 손의 척골에서 생김), 그리고 생식기 이상 등이다. 심장기형은 결함 아동에서 90%나 된다. 다른 통상적 내부 이상은 다낭신(polycystic kidney), 수신증

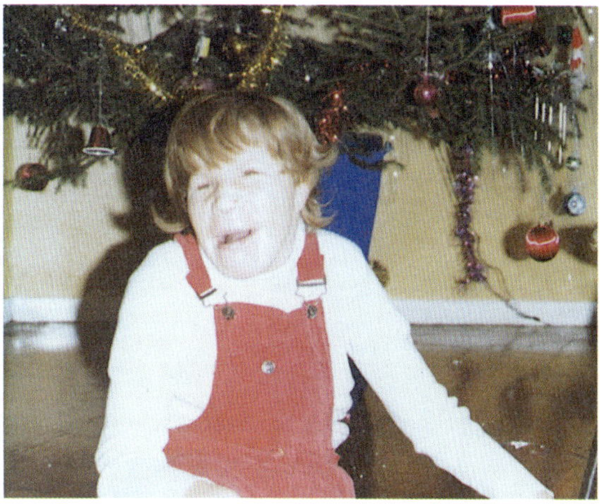

그림 3.4 Trisomy 13이 오랜 기간 생존한 드문 예. 16세의 Clare (BOX 3.2 참조).

BOX 3.2 유명한 사례: Trisomy 13에서 장기간 생존

다음 내용은 trisomy 13으로 오래 생존한 Clare의 생명에 관한 것이다. Clare의 양친은 여기서 말하는 그 여자의 모든 것을 자연스럽게 물려주었다.

Clare는 1964년 임신 만삭으로 출생될 때 2.8 kg이었다. 출생 후 곧 그는 두 손에 여분의 손가락이 생기고 그의 눈은 백내장(cataract)으로 작아짐을 발견하였다. 어린 동안 Clare의 발달은 심한 지체현상을 보였고 그러나 행복했고 장난을 좋아하는 성질을 가졌다. 그리고 그것은 가족에서 사랑받고 평범하게 만들었다. Clare는 2살 6개월에 기었고 큰 아이 때에야 무거운 것을 나르고 조력을 받아 몇 발씩 옮기였다. 그러나 그 여자는 독립적인 운동을 만족히 못했다. 그 여자는 비록 제스처로 그의 의사를 전달하거나 인지 할 수 있는 목소리로 의사 전달에 곤란이 없다고 할지라도 의미 있는 담화는 불가능 했다.

8세에 Clare는 눈물주머니(lacrimal cyst)를 위한 치료를 받아야 했고, 11살 이후 그녀는 경련을 일으켰고, renal calculi(신장결석)과 관련한 요도관 감염의 재발이 일어났다. 성인이 돼서 그녀는 치명적 후측만증(kyphoscoliosis)이 발생했다. 그는 또한 흉부감염(chest infection) 재발과 피부농양(skin abscesses), 잦은 질병에도 불구하고 37세에 치명적인 폐렴(pneumonia)으로 죽을 때까지 그녀의 행복한 인간성과 특히 인간사회를 즐기고, 미소 짓고, 음악을 즐기는 등 연명해왔다.

염색체 연구는 4번이나 그녀의 혈액 재료를 얻어 실시되었다. 모든 세포에서 47,XX,+13핵형이 분석되었다. 본 연구에서는 배양된 피부섬유종증(skin fibroblast)이나 골수 세포 같은 다른 조직샘플을 이용하지 않았고, 그래서 trisomy 13에 대한 mosaicism은 배재될 수 없었다. 그러나 Clare의 진료 기록의 재검토와 사진(그림 3.4)의 재조사는 거의 확실한 trisomy 13을 입증했다. 그녀의 놀랄만한 생존은 아마도 심한 심장기형의 부재, 사랑스런 가정환경, 그리고 타고난 강인한 체질 등의 여러 요소가 조합되었기 때문 일 것이다(Clare는 장수하는 조상의 가정에서 태어났음).

trisomy 13과 18의 임신에서 진단은 모두 예상되고, 많은 예상되는 양친은 임신 말기 동안에 선택된다. 끝까지 생존하는 이 아이들은 흔히 어린 유년기에 비명으로 사라진다. Clare가 37세까지 생존한 이 배경에 대한 재고는 퍽 놀랄 만하다.

참고문헌

Wyllie JP. Wright MJ, Burn J, Hunter S (1994) Natural history of trisomy 13. *Archives of Disease in Childhood*, **71**, 343-345.

Root S, Carey JC (1994) Survival in trisomy 18. *American Journal Journal of Medical Genetics*, **49**, 170-174.

(hydronephrosis) 그리고 쌍각자궁(bicornuate uterus)을 포함한다. 결함 신생아의 약 50%는 치명적 내부 기형과 열악한 호흡작용의 결함으로 생후 1주일 내에 사망한다.

나머지 50%의 대부분은 6개월 내에 죽는다. 성인까지 생존은 예외적 경우이다(그림 3.4와 BOX 3.2). 오랫동안 생존하는 아이는 보통 치명적 신경 발달지체 현상을 보인다.

3염색체성 18(Edwards 증후군)

이 증후군은 tri-13과 더불어 많은 특징을 지니고 있다. 근본적인 염색체 이상은 1960년 Edwards 등이 최초로 기술했다. 거의 모든 경우 18번 염색체가 추가되어 생기는데(그림 3.5). 그것은 90%가 모계에 기인한다. 출생아의 빈도는 약 1/5000 인데 Patau 증후군처럼 50% 이상이 임신 중기에 초음파 검사로 의심할 수 있다.

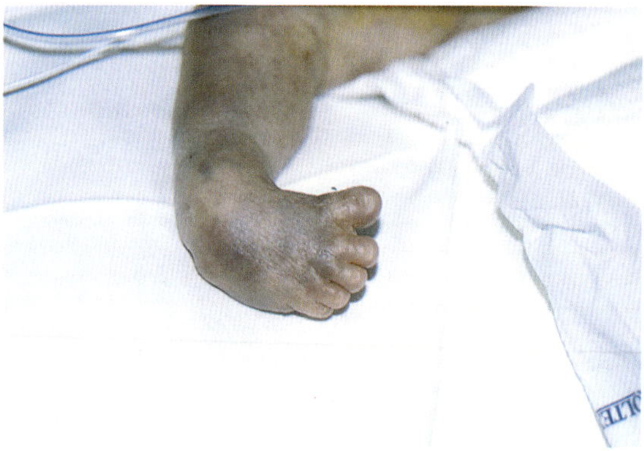

그림 3.6 심한 내번첨족(talipes equinovarus)을 보여주는 trisomy 18의 발. (Courtesy of Dr William Reardon, National Centre for Medical Genetics, Dublin.)

임상적 특징

3염색체성 18의 어린이는 몸이 작고, 작은 눈꺼풀 틈새(short palpebral fissures)로 특징적 용모를 가지며 돌출한 뒤통수(occiput), 소악 그리고 손가락의 엇갈림 등을 나타낸다. 발은 '평발(rocker bottom)'을 하며 혹은 심한 기형족, 조막발(talipes)(그림 3.6)을 보여준다. 선천성 심장이상은 이 경우의 90%로 나타난다. 기타 내부 이상은 기관식 도샛길(tracheo-oesophageal fistula)을 지닌 식도 폐쇄증(oesophageal atresia), 횡경막성 헤르니아(diaphragmatic hernia), 마제형 신장(horseshoe kidney)혹은 낭신(cystic kidney) 그리고 뇌량(corpus callosum)의 결여 등을 포함한다. 장기간 생존자는 매우 허약하다. 3염색체성 13처럼 결함 아동의 약 50%는 생후 1주일 내에 사망하고 1년 이상의 생존은 매우 드물다(그림 3.7). 생존한 완전한(정상적인) 3염색체성 18 어린이는 치명적 신경발달 지체를 나타낸다. 모자의 tri-18는 매우 완만한 영향을 나타낸다.

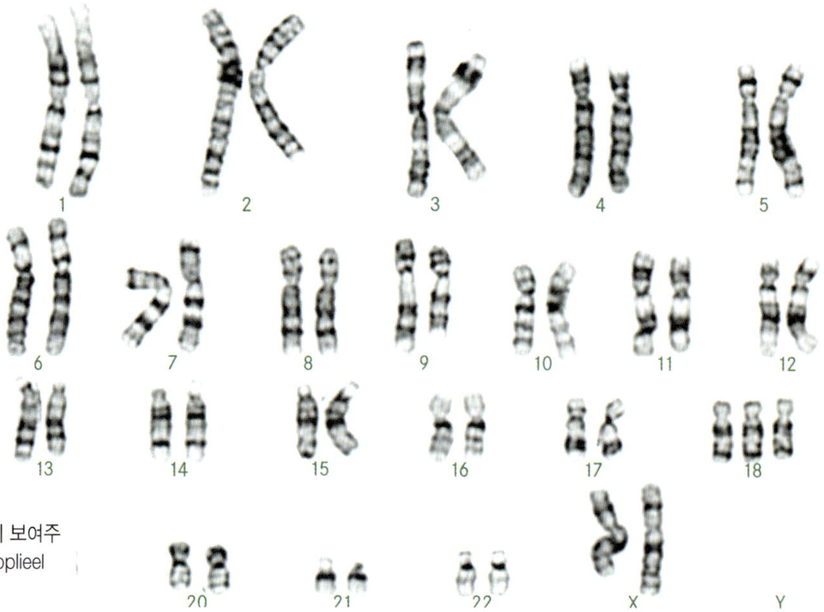

그림 3.5 Trisomy18이 보여주는 핵형(Courtesy of Applieel Imaging Corp).

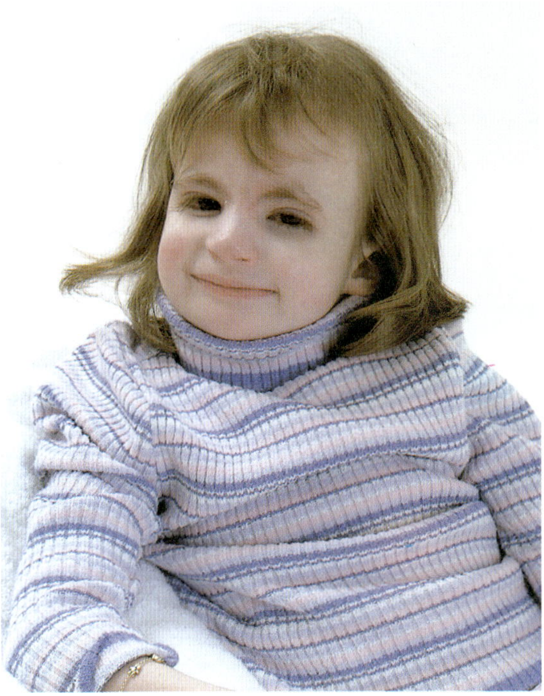

그림 3.7 Trisomy 18로서 오랫동안 생존한 드문 예. 이 사진을 찍었을 때는 8세였다.

성염색체 이수성 증후군

수정 후에 생존할 수 없는 1염색체성Y(45,Y)를 제외하고 1염색체성 혹은 3염색체성을 포함한 성염색체성 이수성 상태의 모두는 상대적으로 정상 성장 및 발달에 적합하다. 이것은 X염색체 이수성의 경우에 있어서 각 세포에 X염색체의 모두를 빼고 하나는 불활성하기 때문으로 설명할 수 있고 둘 이상의 Y염색체를 가진 남자에서 Y염색체 상에는 소수의 유전자가 있기 때문이라고 생각할 수 있다. 성염색체 이수성 증후군의 중요 특징에 대해서는 표 3.5에 요약되었다.

터너 증후군(Turner syndrome; 45,X)

이 증후군은 1938년 미국인 내분비학자, H. Turner 박사에 의해 최초로 발표되었고, 기본이 되는 염색체적 원인은 1959년에 이루어졌다. Turner 증후군은 거의 1/5000로 신생 여아에 나타나고, 임신에서 빈도는 높다고 해도 증후군 임신의 약 97%는 자연유산으로 소실된다. 이 증후군은 매우 드물지만 터너 증후군의 인지는 그 잠재적 합병증 치료의 가능성 때문에 중요하다.

표 3.5 흔한 성염색체 이수성 증후군의 특징

Syndrome	Karyotype	Liveborn incidence	Clinical features
Turner	45,X (50%)	1 in 5000 females	Intrauterine oedema
	45,X/46,XX (20%)		Neck webbing
	46,X,i(Xq) (15%)		Short stature
	46,X,r(X) (5%)		Infertility
	46,Xdel(Xp) (5%)		
	Other (5%)		
Klinefelter	47,XXY	1 in 1000 males	Tall stature Gynaecomastia Infertility Mild learning difficulties
Triple X	47,XXX	1 in 1000 females	No physical abnormalities Normal fertility Mild learning difficulties
XYY	47,XYY	1 in 1000 males	Tall stature Normal fertility Mild learning difficulties Behavioural problems – usually minor

임상적 특징

모든 터너 증후군 임신은 (선천성)태아수종(*hydrops fetalis*)으로 알려진 치명적 자궁내부종(intrauterine oedema)으로 발전하는데 그것은 임신 중기에 초음파 진단법으로 확인할 수 있다. 이 증후군은 림프관 배액계(lymphatic drainage system)의 자연성숙에 원인이 있다고 생각된다. 출생 시 거의 정상 여성의 표현형을 하며, 흔히 목 피부 물갈퀴형(neck webbing)과 비만한 수족(puffy extremities)으로 자궁내 부종의 잔재를 드러낸다. 어린이 초기에 작은 키는 명백하고 만약 치료하지 않으면 성인에서도 평균 신장은 140~145 cm이다. 성장호르몬 처리는 최종 성인 키에 5~10 cm 추가된다고 보고했다.

완전한 터너 증후군의 여성은 거의 불임이다. 그 이유는 작은 생식선선조(streale gonad)를 이루어 임신 중기 이전부터 난소발육부전(*ovarian dysgenesis*)인 난소의 정상발달 부전에 있다. 에스트로겐 교체 치료는 12세부터 앞으로 사춘기 발달을 증진시키고, 골다공증(osteoporosis)의 발병을 막는다. 터너 증후군 여성의 일부는 그들의 남편 정자와 제공받은 난자를 인공수정 시킨 후 배아를 이식하여 임신을 성취할 수 있다.

터너 증후군의 여성은 공간 시각에 관한 인식과 정상운동 숙련에 미묘한 결함이 보고되었지만 정상적 사고력을 지녔다. 그들은 체내 이상에 증가된 빈도를 나타냈다. 주목되는 것은 대동맥(aorta)의 잘록한 압축이 15%, 신장의 기형이 40% 이내 였다. 성인에서 갑상선 기능저하증(hypothyroidism)의 비율은 20%이고, 최근의 연구는 해부검사와 연관된 위험을 나타내는 대동맥 확장증(aortic dilatation)의 증가된 비율을 나타냈다. 45,X/46,XY 핵형인 모자이크형 터너 증후군 여성의 극히 일부는 생식아세포종(gonadoblastoma) 발생의 증가 위험률을 보인다. 그래서 이들 개체에서 생식소의 제거가 추천된다. 45,X/46,XY 핵형을 가진 모자이크익즘은 흔히 정상적 남성 표현형이나 가끔 성적 애매 모호함을 나타내거나 혹은 여성의 터너 증후군을 나타낸다.

염색체 소견

터너 증후군 여성의 약 50%는 45,X 핵형을 가지고 있으며 이들의 80%는 부계 감수분열에서 발생한다. 나머지 50%의 대부분은 45,X/46,XY 모자이크형이거나 하나의 정상X와 고리형이나 장완의 2중팔염색체(isochromosome) 또는 부분적으로 결실된 X염색체를 가진 46,XX이다(표 3.5 참조).

분자적 상호관계

표현형에서 왜 하나의 X염색체의 존재가 터너 증후군 표현형을 나타내는지 확실하지 않다. 대부분 두 번째 X염색체는 터너 증후군 특징을 확실히 나타내지 않는 정상여성에서는 불활성화(inactivated)된다. 불활성화 되지 않은 위상염색체성 영역(pseudoautosomal region)에 존재하는 유전자에 대해서 주의는 *SHOX*(short stature homeobox-containing gene)에 집중돼 있다. *SHOX*내의 돌연변이 혹은 결실은 연골골혈성이상(dyschondrosteosis)으로 알려진 드문 골격 결함에서 비롯되고, 그 결함을 지닌 남자와 여자는 약간 키가 작다. 연골골형성이상 여자도 역시 요골(radius)과 척골(ulna)의 원위말단(원심말단)의 부분적 부전탈구(subluxation)에 의해서 생기는 마델융기형(Madelung deformity)로 알려진 손목관절의 이상을 지니고 있다. Madelung deformity는 또한 터너 증후군의 일부에서도 생긴다. *SHOX*에 대한 Haploinsufficiency는 터너 증후군에서 보이는 단신의 모두는 아니고 일부에 있다고 믿어진다.

클리네펠터 증후군(Klinefelter syndrome; 47,XXY)

이 임상적 증후군은 47,XXY 핵형의 존재와 관련이 있음은 1942년 Klinefelter 등이 최초로 보고했는데 그것은 염색체 이상이 확인되기 17년 전 이였다. 그 비율은 신생아 남자 1000명 중 1명 정도이다. 클리네펠터 증후군 남자의 약 80%는 여분의 X염색체를 각 양친의 동등한 감수분열 착오로 생긴다. 이 진단을 받은 다른 핵형은 47,XXY/46XY 모자이크형이고, 더 치명적 X염색체 이수성은 48,XXXY와 49,XXXXY 이다.

임상적 특징

클리네펠터 증후군의 남아 신생아는 임상학적으로 정상이다. 진단은 경증의 학습곤란 때문에 중간 정도의 어린이로 예견되거나 혹은 불임의 이유 때문에 성인에서 예견된다(BOX 3.3). 결함의 소년은 능숙한 언어습득의 곤란을 보이고, 지능지수는 결함이 없는 그의 형제 자매보다 평균 10~20 정도 낮다. 그들은 비교적 수동적이고, 자신감이 결여된 경향을 보인다. 신체적 이상은 일반적으로 사지가 길기 때문에 키가 약간 커 보이는 정도이다. 이 증후군의 성인은 정소가 작고, 항상 거의 불임이다. 약 50%는 여성형유방(gynaecomastia)를 보이며, 성인 남자가 유방암의 증가된 위험성을 보인다. 임신은 정소생검(testicular biopsy)에 의해 얻은 반수체의 정모세포(spermatocytes)를 이용해 성취된다. 성적 오리엔테이숀은 일반적으로 정상적이고, 클리네펠터 증후군의 많은 남성은 행복하게 결혼한다.

BOX 3.3 역사적 사례: Klinefelter 증후군

John은 학교에서 특히 읽고 발음하는데 그의 동료들과 분투, 노력하는 것이 명백했을 때인 7살에 처음으로 병원에 갔다. 그의 선생은 그는 매우 소심하고 친구 사귀는데 곤란하고 자신감이 결핍된 신경성 소년 이라고 지적했다. John의 양친은 그의 형과는 다르다는 것을 알고 있었고, 특히 그는 그의 형제자매처럼 울지 않는 착한 애기라고 생각했다.

학교에서 John은 능숙한 말을 하고, 동등한 동급학생이 될 수 있게 부모와 선생의 예의적인 도움을 받도록 타협이 되었다. 그러나 그는 중학교에 진학했을 때 문제가 다시 생겼다. 거기에서 그의 평온한 성격은 그가 짓궂은 애들로부터 왕따 당하게 됐고, 그의 성기는 발달하지 않아서 애태우고 당혹스럽게 했다. 그는 검사를 통해서 기본적 정소 부전으로 사춘기의 늦은 발단을 나타내는 남성 호르몬인 testosterone의 양이 낮은 수준이고, gonadotrophins(성선자극호르몬)은 높은 수준을 나타내는 결과를 얻었다. John의 핵형은 47,XXY로 보고되었다.

Klinefelter 증후군 진단은 해명되었고, John은 testosterone을 소량에서 점점 고단위로 증가하며 주사를 맞았다. 이 같은 치료는 그의 음경의 증대, 자신감에 있어서 일반적 개선의 효과를 나타냈다. John의 규칙적인 호르몬 수준의 감시는 대단히 저수준의 남성호르몬 생산을 확인해서 골다공증(osteoporosis) 발단을 예방하는 것 뿐만 아니라 John의 웰빙과 만년에 성적발달을 유지하기 위해서 규칙적인 testosterone 주사를 계속할 것이 결정되었다.

John은 16세에 졸업하면서 체력 유지에 유리한 환경의 사무실에서 그의 조건에 알맞은 일을 할 수 있는 직종에 희망을 갖고 응모했다. 몇 년 후 그는 오랜 여자 친구와 결혼했는데 그 여자는 그가 불임일 수 있다는 것을 알고 있었다. John의 최근 병원, 불임성 클리닉에 부인을 동반하고 방문했는데 여기에서 제공받는 정자의 이용(AID = artificial insemination by donor sperm)과 고환 생검에 의한 정자 회복의 가능성과 같은 내용을 논의했다.

이 병력은 환자 체력 유지에 유효한 주위 상황에 일반적으론 잘 대처해 나가는 Klinefelter 증후군의 많은 사람에게 특징적이다. 그러나 때로는 친구를 사귀는데 노력해야 한다거나 이성 관계를 발전시키는데 어려움을 겪는 것도 이들 환자에서 전형적이다. 내분비물 수준이 낮을 때 testosteron의 조기 처치는 흔히 신체적 발달뿐만 아니라, 자신감, 활력수준, 동기부여에까지도 유익한 효과를 갖는다.

2개의 X염색체보다 더 많은 존재(예; 48,XXXY, 49,XXXXY)는 학습곤란과 관계가 있으며, 작은 정소와 음경을 지니는 성기능저하증(hypogonadism)을 나타낸다.

3염색체성 X 증후군(Trisomy X syndrome; 47,XXX)

3염색체성 X는 의학적 응급처치가 없었던 1000명의 여성 중 1명 꼴이다. 이 경우의 95%내에서 추가 X 염색체는 모계 감수분열의 착오로 생긴다. 47,XXX의 여성은 비록 임신율이 감소하지만 정상적인 신체와 성적발달을 보인다. 그리고 드물게 조기갱년이 온다. 어린이 기간을 통해 철저히 계속적으로 확인된 47,XXX 핵형을 가진 신생아의 조사에서 이 핵형의 모든 여자는 그들의 정상적 자매보다 IQ가 낮고, 언어로 발표하고 받아들이는 능력이 모두 좀 느린 현상을 보였다. 그러나 심한 학습곤란은 흔하지 않았고, 47,XXX의 모든 여성은 진단이 의심가지 않는 정상적 생활을 이어갔다.

47,XYY 증후군

신생아 검사에서 이 증후군은 약 1000명의 남아 중 1명꼴 이였고, tri-X처럼 진단은 그리 쉽지는 않다. 신체적 이상은 치아가 길고, 가끔 여드름 발생의 민감성이 높은 특징을 가진 연약하고, 비례적으로 큰 키로 제한되어 있다. 클리네펠터 증후군처럼 언어 능숙도가 늦고, 일부 결함의 남자는 연약한 근육 조절을 보인다. 지능지수는 평균 10~20점 낮다.

47,XYY 핵형은 추가 Y염색체가 존재하면 격렬한 범죄 행위를 할 수 있을 것 같다는 생각이 암시되었던 1960년 초에 심한 악명높은 사람에서 얻었다. 계속된 연구에서 47,XYY 핵형의 남자는 충동적이고, 경미한 범죄행위의 경향이 높아 보였다. 때때로 그들은 충동적이고 스스로 자제하는 능력이 열악함을 나타냈다. 그러나 심히 격렬하거나 정신병적 행동은

대단히 유별났고, 이 핵형의 많은 남자는 의심없는 진단으로 정상적 생활을 한다. 임신력도 정상이다.

요점

성염색체 이수성은 상염색체 이수성보다 일반적으로 매우 엄격하지 않은 영향을 나타낸다. 47,XXX, 47,XXY 혹은 47,XYY 핵형의 아이들은 흔히 언변의 습득이 열악하고 느리다. 45,X 혹은 47,XXY 핵형을 가진 개체는 흔히 불임성이다.

유전상담과 성염색체 이수성 증후군

흔한 4종류의 성염색체 이수성 증후군(45,X; 47,XXY; 47,XXX; 47,XYY)의 모두는 흔히 한 가족 내에서 산발적으로 발생한다. 그리고 형제자매에 대해서 재발 위험율이 증가한다는 예측에 대한 증거는 매우 적다. 그러나 몇몇 가족이 재발하는 불분리 현상이 원인이 되어서 열악하게 나타나는 경향성을 숨겨줄 수 있다는 점에서 이 병을 가진 아이의 부모는 장래의 임신을 위해 산전진단이 제공된다.

45,X와 47,XXXY 증후군에서 출산력은 치명적으로 손상된다. 그래서 자식에 대한 위험률은 흔히 적절치 않다. 47,XXX와 47,XYY 증후군에 있어서 생식력은 정상이고 결함있는 개체의 자손에 있어서 성염색체 이상의 확률은 매우 낮다. 이것은 아마도 추가적 성염색체를 가진 배우자에 대한 선택이 이유 때문일 것이다.

일차적으로 다운 증후군을 찾으려고 검사가 실시 됐을 때 임신 기간 중 성염색체 이상의 상황 결정은 심한 윤리적 상담 상태를 야기한다. 예견되는 양친에 적절한 결함에 대한 충분한 자료를 주었을 때 거의 50%는 임신을 유지하는 결정을 한다고 경험은 지적한다.

배수성(polyploidy)

4배체성(n = 92)은 전체 염색체 이상으로 나타나는 자연유산의 약 5%를 나타낸다. 그러나 4배체 임신은 첫 3개월을 넘게 생존하기가 매우 드물었다. 3배체성(69,XXX, 69,XXY, 69,XYY)은 자연유산이 4배체성보다 거의 3배 이상으로 흔하다. 4배체성과 달리 일부 3배체 임신은 두 번째 3개월을 넘게 살며 때에 따라서는 끝까지도 생존한다. 3배체성을 지닌 애기는 작은 몸통과 관련하여 머리 크기의 상대적 보존 상태를 가진 심한 자궁내의 성장지연을 보인다. 손가락의 합지증(셋째와 넷째 또는 둘째와 셋째사이)과 같은 이상, 신경관 결함 그리고 비뇨 · 생식계 이상이 흔하다. 어린 유년기를 넘겨 생존하는 경우는 매우 이례적이다.

감수분열에서 극체의 보존에 기인해서 두 모계 반수체를 가진 3배체 임신에 있어서 태반은 작고 태아는 흔히 적당하게 잘 발달한다. 대조적으로 1개의 난자가 2개의 정자에 의해서 수정된 결과로 생긴 부계의 두 반수체로 3배체 임신이 된 경우에 있어서는 태반은 크고, 흔히 부분적 포충상(hydatidiform) 변화를 보인다(그림 3.8). 그런데 태아는 작고, 열악하게 발달한다. 어떻게 해서 부계적 유전체는 태반과 막의 발달을 위해서 필수적이며, 반면에 모계적 유전체는 태아 발달에 특별히 중요한지 이들의 관찰은 틀에 박힌 듯 일정했다. 2개의 정자가 난자 핵이 없는 텅 빈 난자에 수정했을 때 일어날

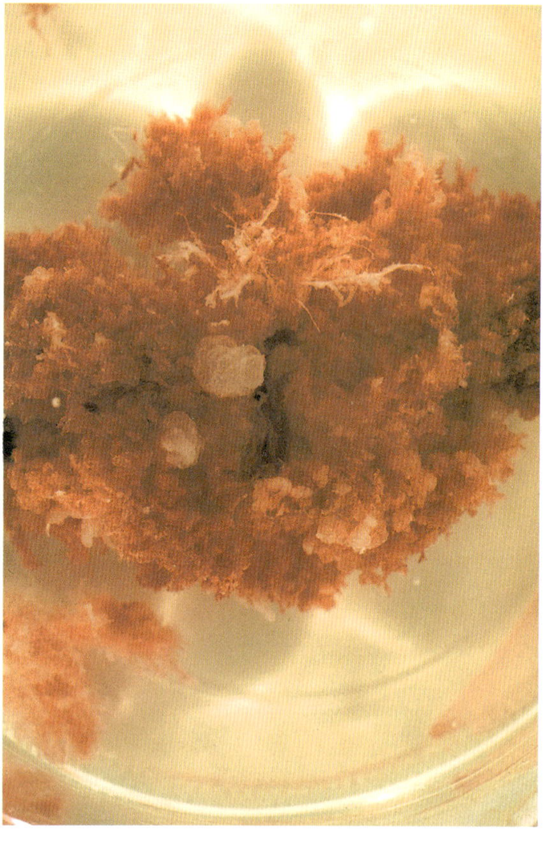

그림 3.8 Triploidy 임신에서 태반이 보여주는 부분적 hydatidiform 변화. (Courtesy of Dr. Helen Porter, Leicester Royal Infirmary, Leicester.)

수 있는 경우처럼 기원이 배타적 부계인 임신은 포충상기태(*hydatidiform mole*)로 알려진 낭포 증식조직(cystic proliferating tissue)의 덩어리로 발달한다. 이것은 악성의 잠재력을 나타내며 흔히 화학요법으로 강력히 치료해야 하는 침습성 융모막암(종)(choriocarcinoma)으로 발전한다.

요점

완전한 포충상(포도상)기태(hydatidiform mole)는 2배체 핵형을 갖는데 그것은 기원이 독점적으로 부계이다. 이들은 악성 변화의 높은 빈도를 보인다. 만약 추가적인 반수체 염색체 세트가 부친으로부터 유래되었다면 부분적 기태로 알려진 부분적인 포충상의 변화는 3배체성에서 보인다.

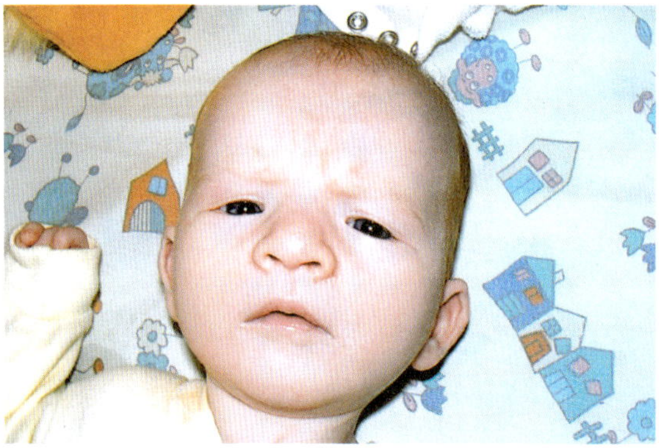

그림 3.10 Cri-du-chat 증후군 어린이의 얼굴 모습. (Courtesy of Dr.william Reardon, National Centre for Medical Genetics, Dublin.)

일반적 결실 증후군

염색체의 말단과 중간 부위에서 확인된 결실증후군의 대부분은 매우 드물다. 그러나 염색체4와 5의 단완에서 일어난 두 특이한 결실 증후군은 염색체 이상으로 잘 알려진 것처럼 흔한 빈도로 나타난다.

Wolf-Hirschhorn 증후군[del(4p)]

Wolf-Hirschhorn 증후군의 아이는 염색체4의 단완에서 다양한 결실을 가진다. 그러나 항상 4p16의 띠를 내포한다. 그들은 소두증(microcephaly)을 하고 특징적 용모(그림 3.9). 고빈도의 선천성 심장결함, 그리고 다른 기형들을 가진다. 약 70% 이상이 아동기를 넘겨 생존한다. 일반적으로 그들은 심한 정신운동성(psychomotor)과 성장지체(growth retardation)를 보인다. 모든 경우의 약 80%는 새로운 결실로 생기고, 나머지 20%는 부모들로부터 불평형전좌(unbalanced translocation)의 결과로 생긴다. 출생율은 거의 90,000명 중의 1명이다.

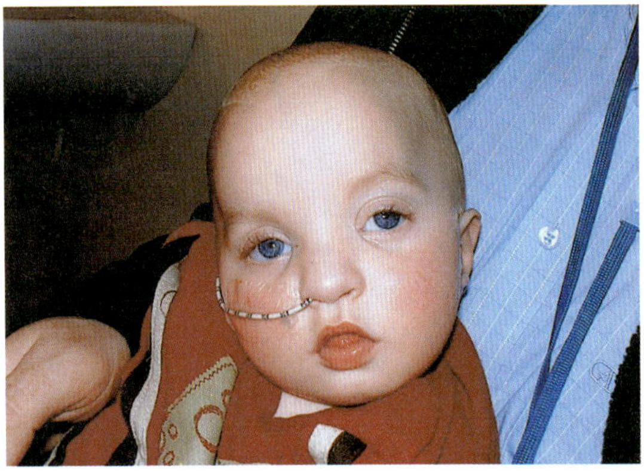

그림 3.9 Wolf-Hirschhorn 증후군의 아이 (Courtesy of Dr. William Reardon, National Centre for Medical Genetics, Dublin.)

Cri-du-chat(catcry) 증후군[del(5p)]

이 증후군 아이는 염색체 5의 단완의 말단을 포함한 결실을 보이며, 흔히 고양이 우는 소리를 특징으로 가진다. 다른 특징은 소두증이며, 둥근 얼굴(그림 3.10), 50%이상이 심장 이상을 나타낸다. 생존율은 높다. 그러나 결함 아이의 대부분은 정신운동성 지체(psychomotor retardation), 때로는 곤란한 행동과 관련이 있다. 출생 시의 빈도는 약 50,000명 중 1명이다.

미세결실 증후군(Microdeletion syndrome)

광학현미경으로 확인의 한계는 약 10 Mb이다. 이보다 더 작은 결실은 특별한 분자 세포학적 기술로 확인되기 때문에 미세결실(microdeletion)이라 한다. FISH를 이용해서 이전에 잘 알려진 증후군, 그러나 염색체 미세결실(표 3.6)이므로 설명되지 않는 증후군에 대해서 확인이 이루어 졌다. 이들을 상대적으로 적은 수의 유전자 소실에 의해 일어나므로 **인접 유전자 결실 증후군**(contiguous gene deletion syndrome)라 부른다.

윌리암스 증후군(Williams syndrome)

이 증후군은 염색체 7q11.2를 포함한 1.5-Mb 중간부위 microdeletion이 원인이다. 결함있는 아이들은 뺨이 늘어지

표 3.6 흔한 microdeletion 증후군의 특징

Syndrome	MIM number	Deletion	Clinical features
Williams	194059	7q11.2	Supravalvular aortic stenosis, outgoing sociable personality, mild-moderate learning difficulties
WAGR	194072	11p13	Wilms tumour, aniridia, genitourinary abnormalities, mental retardation
Angelman	105830	15q11-13	Ataxia, convulsions, severe mental retardation
Prader-Willi	176270	15q11-q13	Neonatal hypotonia, obesity, hypogonadism, mental retardation
DiGeorge/Shprintzen	188400	22q11	Cardiac defects, cleft palate, mild learning difficulties

고 크게 열린 입을 가진 특징적 용모를 하고 있다. 50% 이상이 상판막대동맥 협착증(supravalvular aortic stenosis)이거나 폐협착증(pulmonary stenosis)을 나타내고 있다. 결실영역에서는 적어도 17개의 유전자가 확인돼 있다. 이들은 엘라스틴을 암호화하고 arterial 평활근 세포 증식을 차례로 조절하는 유전자인 ELN을 함유하고 있다. *ELN*에 의한 Haploinsufficiency 혈관협착(vascular stenosis)을 이루는 동맥평활근의 증식을 한다고 생각된다.

WEGR 증후군

Wilms 종양, 무홍채(aniridia), 비뇨생식기이상(genitourinary abnormalities) 그리고 정신지체(mental retandetion) 그래서 WAGR이라는 이 증후군은 염색체 11p13을 포함한 결실에 의해서 생긴다. 그 부위는 어린아이에서 *WT1*, wilms 종양을 일으키는 돌연변이, 그리고 무홍채(anirida)를 일으키는 유전자소실 *PAX6* 등을 포함한다.

Angelman과 Prader-Willi 증후군

이 증후군은 4장에서 한 쪽 부부의 2염색체성(uniparental disomy)과 genomic imprinting 절(section)에서 장황히 취급된다. 이 경우의 약 70%에서 Angelman 증후군과 Prader-Willi 증후군은 15q11-13을 포함한 새로 생긴 microdeletions으로부터 발생한다. Angelman에서 이들은 모계에서 유래되고, 반면에 Prader-Willi 증후군은 부계에서 유래된다. 이 증

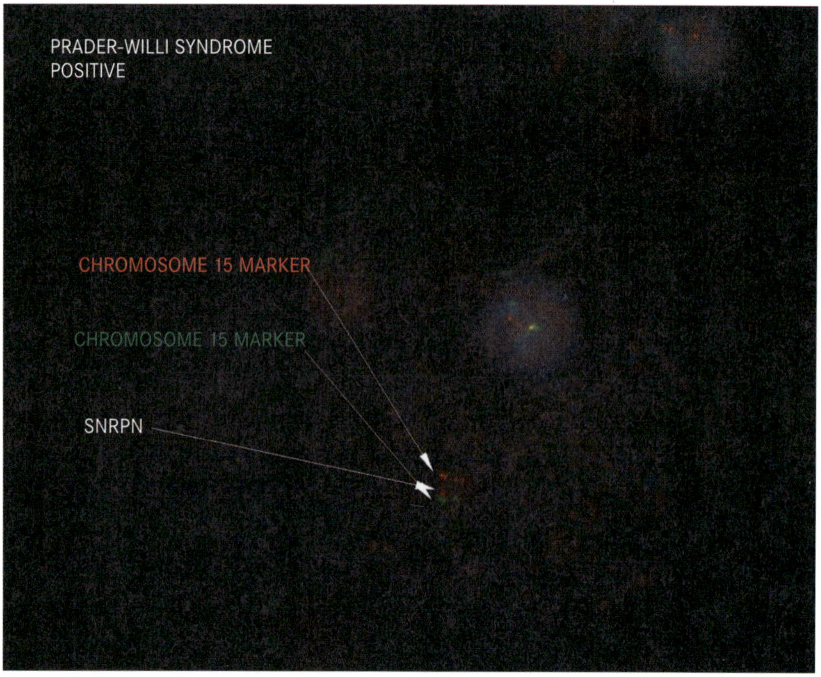

그림 3.11 Prader-Willi 증후군의 이유가 된 염색체 15에서 microdeletion의 FISH의 표시 (Courtesy of the Department of Cytogenetics, City Hospital Nottingham.)

상들은 부계 혹은 모계 uniparental disomy에 의하여 각각 양자택일로 생긴다고 할 수 있다(p. 83). 본질적으로 염색체 15q11-13부위의 부재가 모계적으로 유발되었다면 Angelman 증후군 원인이 되고; 같은 부위의 부재가 부계적으로 유발되었다면 Prader-Willi 증후군 원인이 된다.

이 질환의 확실한 병인론은 충분히 밝혀져 있지 않았지만 Angelman 증후군에서 치명적 정신운동지체의 중증은 *BUE3A*의 이상발현에 책임이 있다고 생각한다. 이것은 뇌에 단백질의 위치 국부화에 중요한 역할 하는 것으로 생각되는 protein ligage를 암호화한다. *UBE3A*는 주로 뇌에서 발현되고, 오직 모계에서 유리된 대립유전자이다. Prader-Willi 증후군에서 관련되는 주동 유전자는 *SNRPN*(small nucleo ribonucleoprotein N)으로 알려졌다. 이 유전자는 뇌와 근육에서 pre-mRNA 이어맞추기와 진행에 관련된 단백질을 암호화한다. *UBE3A*와 *SNRPN*에 대한 좌위 특이 탐침(Locus-specific probe)은 FISH 방법에 Angelman과 Prader-Willi 증후군의 microdeletion 진단을 위해 각각 사용됐다(그림 3.11).

DiGeorge/Shprintzen 증후군

이 증후군은 중단된 대동맥궁(aortic arch)과 심실격막결손(ventricular septal defect)과 같은 선천성 심장결함이 상대적으로 흔한 원인이 되어 생긴다는 사실이 증명되었다. 이것은 염색체 22q11을 포함하는 microdeletion이 일으킨다. 이 경우의 90%는 크기가 3 Mb이고, 30개로 추산되는 유전자를 내포한다. 결함을 나타내는 아이는 흔히 심장이상, 구개열, 특징적인 용모와 같은 경증의 발생적 지체를 보인다(그림 3.12). 결실을 가진 성인은 정신분열증(schizophrenia)을 포함한 심한 정신병(psychiatric illness)의 높은 빈도를 나타낸다(p. 130).

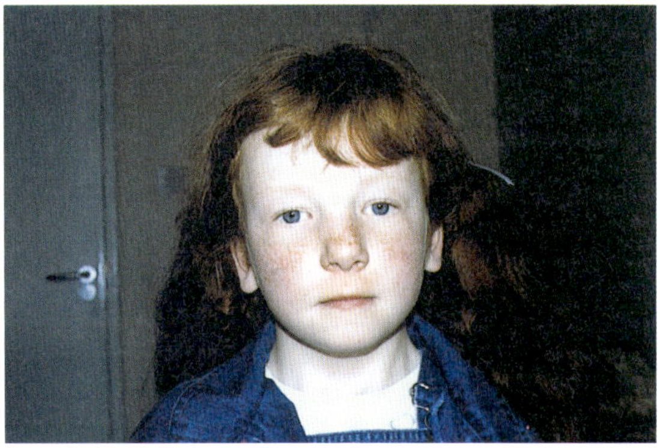

그림 3.12 DiGeorge/Shprintzen 증후군 아이의 얼굴 모습. (Courtesy of Dr. william Reardon, National Centre for Medical Genetics, Dublin.)

광범한 연구에도 불구하고 명확한 유전자형, 표현형의 상관관계는 드러나지 않았다. 그러나 쥐에서 *Tbx1*에 대한 haploinsufficiency는 밝혀졌다. 사람 *TBX1*의 상동은 심장이

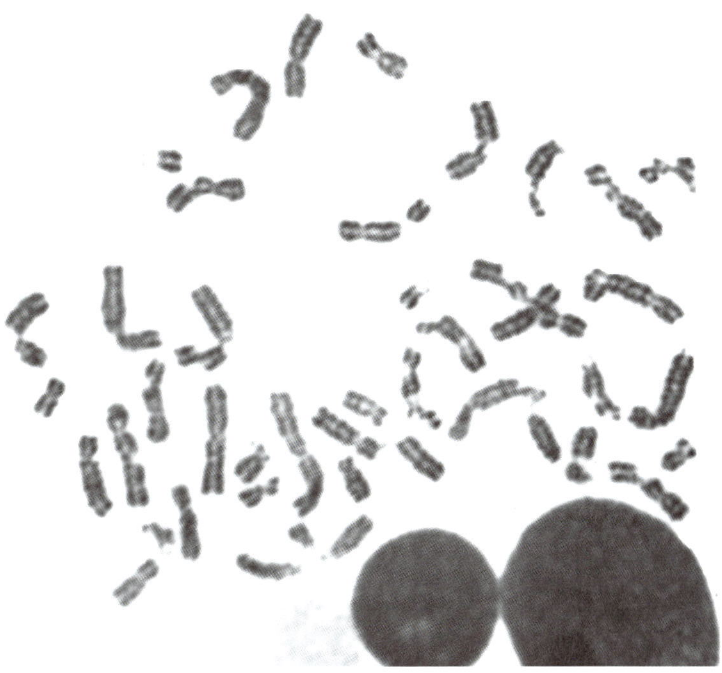

그림 3.13 Fanconi 증후군에서 염색체 절단. (Courtesy of Applied Imaging Corp.)

상을 일으키는 22q11 결실영역에 존재한다. *TBX1*의 돌연변이는 DiGeorge/Shprintzen 증후군의 임상적 특징을 나타내는 몇 아이에서 확인됐다. 그러나 critical region에서 어떤 명확한 결실은 없었다. 결론적으로 *TBX1*을 위한 haploinsufficiency는 DiGeorge/Shprintzen 증후군의 아이들에서 보여주는 많은 심장결손을 설명할 수 있다고 생각된다.

염색체 불안정 증후군

인간유전체의 복잡성은 세포분열 동안에 3.2×10^9 DNA염기가 정확히 복제되어야 하고, 오차 발생은 거의 피할 수 없기 때문이다. DNA 수선효소의 정교한 시스템은 세포주기 내에서 DNA합성을 정상적으로 감시하고, S기 이전에 세포분열을 억제함으로서 착오의 복제를 못하게 하거나, DNA 합성 후 수선을 개시케 하므로 착오를 방지하는 활동을 한다. 복제 시스템은 2가지 주경로로 구성된다. 하나는 염기 절제수선으로 알려진 단일 염기착오의 수선에 헌신하는 것이고; 다른 한 가지는 크기가 38 뉴클레오티드까지 DNA길이를 교체하는 수선이다.

이 DNA 수선 기작들의 유전적 이상은 드물게 암 발생 경향 조건을 유도한다. 이들의 일부는 염색체를 손상시킬 수 있는 방사선과 같은 요인에 노출될 때 증가된 염색체 절단의 존재에서 검정되었다(그림 3.13). 염색체 절단을 유도할 수 있는 요인을 **염색체이상유발원**(clastogens)이라고 한다.

염색체 절단 증후군은 표 3.7에 나와 있는데 모두 희귀하고, 모두 상염색체성 열성유전을 한다. 모세혈관확장성운동실조증(Ataxia-telangiectasia)은 열악한 기능형으로 불안정한 걸음걸이를 나타내는 소뇌성 운동실조(ataxia)와 모세혈관 확장(telangiectasia)으로 알려진 작게 팽창되는 혈관의 발달에 의해 함축된 이름이 특징적이다. Bloom 증후군과 색소성건피증(xeroderma pigmentosum)에 있어서는 광감성이 독특하다. Fanconi 증후군의 아이는 중간기 아이에 빈혈증이 발달하고, 흔히 요골(radius)과 엄지손가락(thumb)을 포함한 선천성 기형이 있다. 이 경우의 모두는 모세혈관확장성운동실조증에서 림프종(lymphomas)과 같은 발전하는 악성종양(malignancies)의 증가된 위험률, Bloom 증후군에서 림프세망내피성 종양(lymphoreticular tumours), Fanconi 증후군에서 백혈병(leukaemia)그리고 색소성 건피 증에서 피부종양과 관계가 깊다. 이와 같은 병을 가진 아이들을 조사할 때 종양 발생의 기초가 되는 위험률을 증가시킬 수 있으므로 진단용 방사선의 이용은 제한되어야 하는 것이 중요하다.

요약

염색체 이상은 자연유산의 50%에서 발견된다. 그리고 거의 1/200의 출생아에서 발견된다. 가장 흔한 이수성 질병은 다운 증후군이다. 이것은 전체의 95%가 여분의 염색체21을 가짐으로서 야기된다. 다운 증후군 아이의 60%는 하나 이상의 선천성 이상을 갖는다. 다운 증후군 성인의 평균 정신적 연령은 약 5~6세이다. 치명적 심장기형이 없는 경우, 다운 증후군의 생명 예상은 양호하다. 다른 상염색체 3염색체성 증후군(tri-13, Patau 증후군, tri-18 Edward 증후군)은 생명을 협박하는 기형과 유아기를 넘어 열악한 생존의 높은 빈도와 관련이 있다.

흔한 성염색체 이수성 증후군에는 4종류가 있다[45,X (Turner syndrome, 47,XXY(klinefelter syndrome), 47,XXX

표 3.7 염색체 절단 증후군

질병	MIM 번호	기본 결함	염색체 절단 증명
모세혈관 확장성 운동실조증(Ataxia telangiectasia)	208900	정상적인 DNA 수선을 위한 세포분열 정지가 불가능	방사능
블룸 증후군 (Bloom syndrome)	210900	복제와 수선에 앞서 DNA를 풀어주는 헬리케이즈	유사분열시 자매염색분체 사이의 교환 증가[a]
판코니 빈혈 (Fanconi anaemia)	227650	비정상적인 가닥 사이의 연결과 이중 가닥 절단 수리	마이토마이신 C(Mytomycin C) 와 디에폭시부탄(diepoxybutane)
색소성 건피증(Xeroderma pigmentosum)	278700	뉴클레오티드 절제 수리 경로	UV광과 증가된 자매염색분체 교환 증가[a]

[a] 정상적으로는 분열하는 세포에서 유사분열시 자매염색분체간 교환은 10번까지 발생한다. 블룸 증후군과 색소성 건피증에서는 이 숫자가 매우 증가한다. 자매염색분체의 교환은 특수한 배양 기술을 이용하여 증명할 수 있다.

(triple X syndrome), 그리고 47,XYY]. 이들 증후군의 신체적 이상은 가볍고, 지능은 정상이거나 약간 낮은 정도이다 Tuner 증후군과 klinefelter 증후군은 흔히 불임이다.

결실과 미세결실(microdeletion) 증후군의 다수가 확인되어 있다. FISH에 의해서 확인된 것과 같은microdeletion은 Williams 증후군, Angelman 증후군, Prader-Willi 증후군 및 DiGeorge/Sniprintzen 증후군을 내포한 몇몇의 설명되지 않은 질병들의 원인을 밝혀 주었다. 이들 질병 일부에서 기초 분자적 병인론의 이해는 결실 영역 내에서 확인된 유전자에서 나타났다.

Ataxia telangiectasia, Bloom 증후군, Fanconi 빈혈증 및 색소성 건피증(Xp) 등을 포함한 드문 질병의 소수는 실험실에서 유도되는 염색체 절단의 증가와 관련된다. 이들 질병의 모두는 상염색체성 열성유전을 나타내며, 악성종양에 대한 높은 민감성을 전한다.

심층 학습문헌

Gorlin RJ, Cohen MM, Hennekam RCM (2001) *Syndromes of the head and nack*, 4th edn. Oxford University Press, Oxford.

Jones KL (1997) *Smith's recognizable patterns of human malformation*, 5th edn. WB Saunders, Philadelphia.

Schinzel A (2001) Catalogue of unbalanced chromosome aberrations in man, 2nd edn. De Gruyter, Berlin.

선다형 문제

1. 다운 증후군의 특징은?
   (a) 핵형분석은 항상 총 47개의 염색체를 보인다.
   (b) 추가되는 염색체는 흔히 난자형성 중에서 기원한다.
   (c) 핵형은 흔히 3염색체성이다.
   (d) Mosaicism을 나타내는 아이는 가장 치명적인 결함이 있다.
   (e) 모든 결함있는 아이들은 적어도 한 가지 가혹한 선천성 기형을 갖는다.

2. 47,XXY 핵형을 가진 개체는?
   (a) 여성 외부 생식기를 갖는다.
   (b) 불임이다.
   (c) 정신병적 행동의 위험률이 증가 할 것이다.
   (d) 아마도 결함된 형제 자매를 가질 것이다.
   (e) 출생 시 정상으로 보일 것이다.

3. 심한 정신지체는?
   (a) Turner 증후군의 특징이다.
   (b) Klinefelter 증후군의 특징이다.
   (c) Wolf-Hirschhorn 증후군의 특징이다.
   (d) Williams 증후군의 특징이다.
   (e) DiGeorge/Shprintzen 증후군의 특징이다.

4. 일상적 염색체 분석 이상 증상을 보여 줄 것으로 기대되는 것은?
   (a) 다운 증후군의 모든 아이들
   (b) 다운 증후군의 모든 아이들 모친
   (c) 첫 3개월 자연유산의 약 50%
   (d) Angelman 증후군의 모든 아이들
   (e) Fanconi 증후군의 모든 아이들

5. 다운 증후군의 출생아는 불평형 Robertsonian 14q;21q 전좌 임을 발견했다. 그래서 당신은 양친에게 상담을 요청했다. 어떻게 말한 것이 맞는가?
   (a) 다운 증후군은 완전한 Trisomy와 비교 할 때 전좌에 의한 경우가 덜 치명적이다.
   (b) 평형전좌에서 그들 중의 한 사람이 전좌를 이행할 수 있기 때문에 양부모는 염색체 분석을 해야한다.
   (c) 만약 모친이 보인자로 발견된다면 재발의 위험률은 50%이다.
   (d) 그들의 아이는 심장 검사를 권해야 한다.
   (e) 평균 수명은 10세에 이르지 못한다.

해답

1. (a) 오답 — 다운 증후군의 대부분 아이들은 47개의 염색체를 갖는다. 그러나 전좌로 다운 증후군을 나타내는 것은 46개의 염색체를 갖는다.
   (b) 정답 — 불분리 현상은 주로 모친 감수분열 I에서 일어난다.
   (c) 오답 — 핵형은 주로 trisomy를 나타내지 triploicl는 아니다.
   (d) 오답 — Mosaicism의 아이들은 보통 매우 가벼운 결함의 영향을 나타낸다.
   (e) 오답 — 약 60%는 심한 기형을 갖는다.

2. (a) 오답 — 47,XXY핵형은 표현형이 웅성인 Klinefelter 증후군의 원인이 된다. 일반적으로 Y염색체의 존재는 X 염색체가 몇 개가 있던지 항상 수컷을 이룬다.
   (b) 정답 — Klinefelter 증후군의 대부분 남자들은 불임이다.
   (c) 오답 — Klinefelter 증후군 남자는 능동적이기 보다는 수동적이다. 47,XYY 핵형을 가진 남성은 정신병적 행동을 보이는데 흔하지는 않다.
   (d) 오답 — 성염색체 이수성 증후군의 모두는 가정에서 이따금씩 일어난다.
   (e) 정답 — 그들은 출생 시 외부의 이상은 보이지 않는다.

3. (a) 오답 — Turner 증후군의 여성은 주로 정상적 지능이다.
   (b) 오답 — Klinefelter 증후군의 남성은 가벼운 학습곤란을 가질 수 있으나 드물게는 치명적이다.
   (c) 정답 — 이 증후군은 거의 항상 가혹한 학습 불가능을 가져온다.
   (d) 오답 — Williams 증후군인 사람은 흔히 약한 학습 무력증에 걸린 정도이다.
   (e) 오답 — 이 증후군의 아이들은 흔히 학습무력 정도이지만 드물게는 치명적이다.

4. (a) 정답 — 불평형 전좌는 trisomy이거나 mosaicism이다.
   (b) 오답 — 대부분의 경우에서 양부모는 정상염색체를 가지고 있다.
   (c) 정답 — 유산된 재료에서 염색체 분석을 하는 것은 때로는 곤란하다. 그러나 만약 성공한다면 case의 약 50%는 이상을 나타낼 것이다.
   (d) 오답 — 이 case의 약 70%는 microdeletion을 가진다. 그러나 이것은 일반적으로 FISH에 의해 검출 할 수 있다.
   (e) 오답 — 특별한 기술은 Fanconi 증후군과 다른 절단 증후군에서 증가된 절단을 나타내는데 일반적으로 필요하다.

5. (a) 오답 — Trisomy 21과 불평형 Robertsonian 전좌의 임상적 영향은 동일하다.
   (b) 정답 — 전좌 경우의 약 25%에서 그 부모의 한 쪽은 보인자이다.
   (c)오답 — 모친이 보인자 일 때 재발 위험률은 10% ~ 15%이다.
   (d) 정답 — 다운 증후군의 모든 아이들은 심장 검진을 권유해야 한다.
   (e) 오답 — 평균 생존은 50세를 넘는다.

4장

단일-유전자에 의한 유전 (멘델 유전)

장의 소목차

유전적 근거를 가지는 인간의 특성이나 질병들은 보통 염색체 수준, 단일-유전자 수준, 그리고 다유전자(다요소적) 수준의 제목으로 분류하여 고찰할 수 있다. 염색체 질병들은 2장과 3장에서 논의했던 바와 같이 상당량의 염색체 물질을 소실하거나 얻음으로써 발생한다. 다유전자적 질병(6장)은 작은 유전적 기여도를 가지는 여러 유전자들의 연합 효과와 환경 요소들(따라서 'multifactorial'이라고 불린다)의 상호작용에 의해 나타나는 것으로 믿어진다.

반대로 단일-유전자 질환들은 이름이 의미하는 바대로, 하나의 유전자에서 생긴 오류에 의해 발병한다. 여러 유전 패턴들이 나타날 수 있는데 관련 유전자가 위치하고 있는 염색체에 따라, 그리고 그 질병이 관련 유전자 하나에서 발생한 돌연변이 때문인지 혹은 양쪽 사본 모두에서 발생한 돌연변이 때문인지에 따라 다르게 나타난다. 현재 12,000가지 이상의 인간의 특징 혹은 질병들이 하나의 유전자에서 발생한 돌연변이에 기인하는 것으로 알려져 있다. 이들에 대한 최신의 정보는 *www3.ncbi.nlm.hih.gov/entrez/query.fcgi?db=OMIM*에서 'Online Mendelian Inheritance in Man (OMIM®)로 접속하면 얻을 수 있다(p. 262). '멘델식(Mendelian)'이라는 말은 그레고르 멘델(Gregor Mendel)의 이 유전 양식의 발견에 대한 공로를 높이 인정하여 종종 단일-유전자 질환이라는 의미로 적용되어 사용된다(BOX 4.1).

단일-유전자 유전의 각 양식들에 대해 고려하기에 앞서 몇 가지 중요한 용어들을 설명할 필요가 있다. **상염색체성**(autosomal) 유전자는 상염색체(즉, 1번부터 22번까지의 염색체들) 위에 존재하는 유전자들을 뜻한다. **X-연관**(X-linked) 유전자 혹은 **Y-연관**(Y-linked) 유전자라는 말은 각각 X 염색

BOX 4.1 역사적 출판물: 그레고르 멘델의 식물 육종에 관한 연구

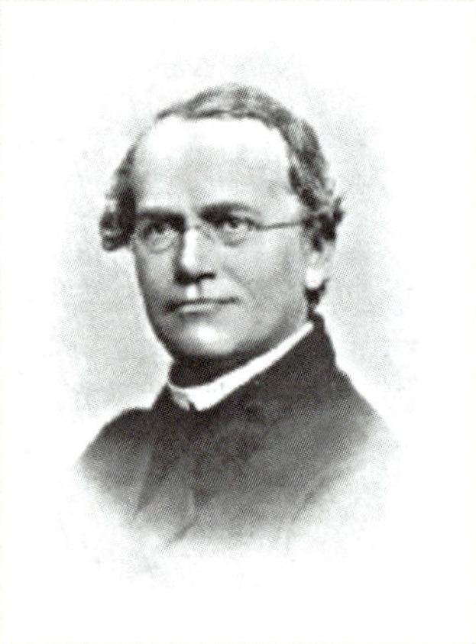

그림 4.1 어거스트 포투섹(August Potucek)에 의한 멘델의 에칭 판화 [Osterreichische Nationalbibliothek, Vienna].

그레고르 멘델(그림 4.1)은 1822년 하인젠도르프(지금은 체코 공화국의 모라비아에 있는 Hyncice이다)의 작은 마을에서 태어났다. 아마도 DNA의 구조가 밝혀진 것을 제외하면, 완두 교배 실험에 대한 그의 관찰은 유전학의 역사에서 가장 큰 발견이 될 것이다.

멘델은 1843년에 브륀(지금의 브루노)의 어거스틴 수도원에 들어가 그 후로 4년간 사제로 봉직했다. 교구의 사제로서의 삶이 그에게 썩 잘 맞은 것 같지는 않다. 그는 오히려 교사로서의 직업을 더 선호했다. 그러나 교사자격증을 얻지 못하자 그의 지적 에너지와 호기심은 식물학, 특히 완두에서 다양하게 관찰되는 특징들의 유전에 대한 8년간의 꼼꼼한 연구에 집중되었다. 그는 총 34가지 종류의 완두를 타가 교배하였으며, 세심하게 그 특징들을 선별하여 이 과정에서 10,000 개체 이상의 식물을 길렀다. 그의 전략은 식물의 키(크거나 작은)나 종자 모양(매끈하거나 주름진)과 같은 특징에 대한 순계(pure bred; 동형 접합성)의 식물들을 이용하는 것이었다. 키가 큰 식물과 작은 식물을 교배하였을 때, 첫 잡종세대(F1)는 모두 키가 컸다. 비슷하게, 매끈한 종자를 맺는 식물과 주름진 콩의 식물들이 교배되었을 때, 모든 F1 자손들은 둥근 콩을 만들었다. 그러나 F1 세대로부터 나온 식물들이 교배되면 키가 큰 식물과 작은 식물은 3:1의 비율로 나타난다. 마찬가지로 종자의 패턴도 둥근 것과 주름진 것이 3:1의 비율로 얻어진다. 이것은 키가 큰 것과 둥근 콩이 우성이고, 키 작은 것과 주름진 것이 열성이라면 정확하게 예상되는 결과이다.

멘델의 관찰은 찰스 다윈의 사촌이었던 갈톤(Francis Galton)이 제안했던 당시의 일반적 원리와 대치되는 것이었다. 갈톤은 유전되는 특징들은 섞인다고 주장했었다. 그렇다면 모든 식물들은 중간 크기의 키에 적당히 주름이 잡혀 있는 것이어야 했다. 멘델의 결과는 1866년에 브륀에서 *Proceedings of the Natural Association*에 발표되었다. 불행히도, 1901년에 그의 원 논문이 영어로 발간되어 그의 업적이 과학계의 큰 인정을 받게 되기 오래 전인 1884년에 그는 심장과 신장의 복합 부전으로 사망했다. 멘델의 실험 결과에 기초하여 두 가지 유전의 기본 법칙이 확립되었다. 이들은 일반적으로 멘델의 법칙이라고 불린다. 분리의 법칙(*law of segregation*)은 각 개체들은 각 특징에 대해 2개의 유전 단위(유전자)를 가지고 있으며 이들 중 하나만이 자손에게 전달된다는 것이다. 독립적 분배의 법칙(*law of independent assortment*)은 서로 다른 좌위의 유전자들은 서로 독립적으로 분리된다는 것이다. 이것이 일반적으로 사실이긴 하지만, 만약 두 좌위가 연관되어 있는 경우에는 적용되지 않는다(p. 88). 유전에 대한 염색체적 기초가 없었던 멘델은 이러한 현상에 대해 알지 못했을 것이다. 연관은 1903년 멘델이 죽고 난 오래 후에야 인식되었다.

그의 기초적이고도 수고로운 관찰을 통해, 멘델은 유전학 연대기에서 상징적인 위치를 차지하고 있다. 그의 이름은 OMIM(Online Mendelian Inheritance in Man)으로 남아 단일-유전자 유전을 언급할 때 사용되는 '멘델식'이라는 용어로 그의 업적을 기리고 있다. 비록 멘델이 자신의 관찰이 커다란 잠재적 이득과 중요성을 가지고 있음을 인식하고 있었지만 그의 업적에 대한 대중의 인정을 전혀 받지 못하고 사망했다는 사실은 잔인한 아이러니가 아닐 수 없다.

참고문헌

Mendel G (1901) Experiments in plant hybridisation. *Journal of the Royal Horticultural Society*, **XXVI,** 1-32.

체와 Y 염색체에 위치하는 유전자들을 뜻한다. **좌위**(locus, 복; loci)는 유전자가 염색체에 위치하는 자리이다. **대립유전자**(allele)는 같은 유전자의 다른 형태들을 뜻하는 말이다. **이형 접합자**(heterozygote, 형용사형; heterozygous)는 같은 좌위에 동일한 대립유전자를 가지는 것이다. **유전자형**(genotype)은 개인의 유전적 조성을 뜻한다. **표현형**(phenotype)은 유전자 활동의 관찰되는 효과를 나타낸다. **이질성**(heterogeneity)이란 다양성을 뜻한다. **좌위 이질성**(locus heterogeneity)이란 서로 다른 좌위들에서의 돌연변이에 의해 발생하는 조건을 의미한다. **대립유전자 이질성**

(allelic heterogeneity)은 어떤 한 질병이 같은 좌위의 여러 가지 돌연변이들에 의해 발생할 수 있음을 뜻한다. 마지막으로, **우성**(dominant)은 하나의 비정상 유전자 사본이 문제를 일으키는 것을 뜻하는 반면, **열성**(recessive)은 그 유전자의 두 사본이 모두 비정상이 되어야 나쁜 영향이 나타나는 것을 뜻한다. 우성이나 열성이라는 말은 유전자 자체에 관한 말이라기보다는 그 유전자의 영향을 일컫는 것임을 기억하는 것이 유용할 것이다. 또한 정확한 표현은 그 질병이 열성 유전현상을 나타낸다고 표현해야 하지만 흔히 관례적으로 특정 질병은 '열성'이라는 식으로 언급된다는 점에 주목하라.

유전 클리닉에서의 거의 모든 상담은 가족관계를 나타내는 그림을 그리는 것을 포함하는데, 공식적으로는 이것을 가계도(pedigree)라고 부른다. 이것은 의학도가 갖춰야할 기본 기술 중의 하나이다. 가계도 작성법은 13장(p. 244)에 제공되어 있다. 작성 과정을 용이하게 하기 위해 가계도 표식에 대한 표준화된 체계가 고안되어 있다. 가장 흔히 사용되는 기호들은 그림 4.2에 나와 있다.

상염색체우성 유전

상염색체우성 유전을 보이는 질환은 하나의 상염색체 위에 위치한 하나의 유전자 사본에서 생긴 실수에 의해 유발된다. 따라서 야생형(normal or wild type) 대립유전자 하나와 비정상 혹은 돌연변이(abnormal or mutant) 대립유전자 하나를 가지고 있는 사람은 이 질병에 영향을 받게 될 것이다(그림 4.3). 이러한 사람이 아이를 가질 때는 한 아이가 돌연변이 대립유전자를 물려받아 영향을 받을 확률은 절반이다. 따라서, 평균적으로 절반의 아이들이 영향을 받으며 나머지 절반은 영향을 받지 않을 것이다.

상염색체우성 유전의 주요 특징들은 다음과 같다:

- 남자나 여자 모두 영향을 받을 수 있으며 양쪽 모두 아들과 딸들에게 질병을 전달할 수 있다. 이것은 X-연관성

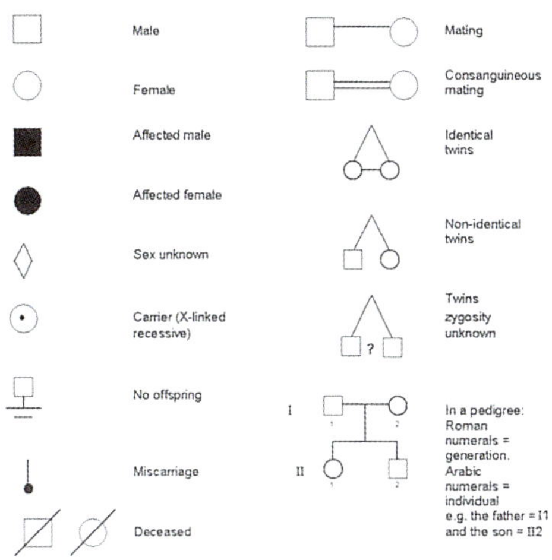

그림 4.2 가계도 기호들.

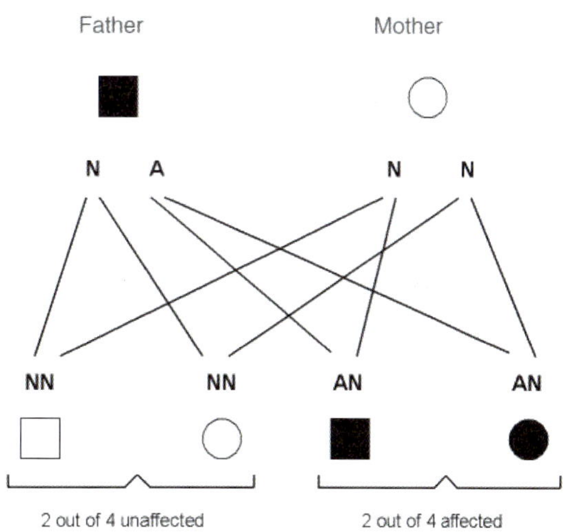

그림 4.3 상염색체우성 유전의 원리. N = 정상(야생형) 대립유전자; A = 비정상(돌연변이) 대립유전자.

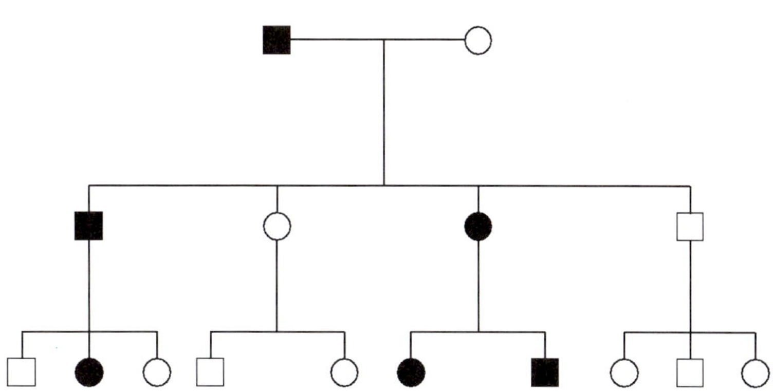

그림 4.4 남성에서 남성으로의 전달이 나타나는 전형적인 상염색체우성 가계도.

질병들과 대조적이다(p. 77).

◆ 이환된 사람이 아이를 가질 때는 영향 받은 아이가 나올 확률이 절반이다. 이것은 배우자는 영향을 받지 않았을 경우이다.

◆ 한 가족에서 질병은 세대를 통해 전달되며, 때로는 수직전달(vertical transmission)이라고 불리는 양식으로 나타난다(그림 4.4).

상염색체우성 유전을 나타내는 좀 더 흔한 질병 중 일부는 이 책 전체를 통해 다양하고 중요한 원리들을 설명할 때 사용되는 것들로 표 4.1에 정리하였다.

가변적 발현/발현도(expressivity)

어떤 질병이 가변적 발현도를 보인다면 이것은 이 질병의 발현이나 중증의 정도가 가족 내에서도 개인마다 매우 다르다는 것을 뜻한다. 이것은 1형의 신경섬유종(neurofibromatosis type I, p. 198)에 의해 설명되는데, 이 질병은 아주 약한 정도의 학습 장애, 척추측만증, 그리고 악성 종양을 포함하여 넓은 범주의 이상을 일으킬 수 있다. 다행스럽게도 대부분의 이환된 사람들은 어릴 때 카페오레(café-au-lait)라고 불리는 색소 침착이 증가된 피부 얼룩을 여러 군데 가지는 정도였다가 성인이 되면서 이 부분이 부드러운 양성 피부종양(신경섬유종이라고 알려져 있는)으로 발달하게 된다.

감소된 침투도(penetrance)

드물게 상염색체우성 유전을 보이는 질병이 세대를 걸러 조부모에서 손자들로 유전되면서 그 사이의 친척들은 전혀 증상을 나타내지 않을 수도 있다. 이것은 비-침투성의 예가 된다. **침투도**(penetrance)는 수학적으로 분율이나 퍼센트로 표시된다. 따라서 100명의 이형 접합자들 중 90명만이 돌연변이의 영향을 받았음을 드러낸다면, 그 침투도는 0.9 혹은 90%가 된다. 감소된 침투도를 나타내는 잘 알려진 질병의 예는 망막아종(retinoblastoma)과 희귀한 상염색체우성 형태의 유방암이다(p. 200). 망막아종의 경우에 (p. 191), 돌연변이를 물려받은 약 90%의 아이들만이 하나 이상의 종양을 유발시킨다. 종양을 유발시키지 않는 10%정도는 아마도 초기에 망막 발달시 중요한 시기에 망막 세포에서 발생하는 '두 번째 돌연변이 발생(second hit)'(p. 193)이 일어나지 않은데 따른 것으로 보인다. 희귀한 상염색체우성 형태의 유방암에서 침투도는 나이에 의존적이며 이것도 역시 시간이 지나면서 다른 돌연변이의 축적을 반영하는 것으로 보인다. 침투도는 이분법적 현상으로 나타나거나 아니거나 둘 중 하나이다. 기억을 돕기 위해, 침투도(penetrance)의 p는 집단(population)의 p로, 발현도(expressivity)의 e는 개인에서의 다양한 영향(effect)의 e로 생각하라.

표 4.1 상염색체우성 유전을 나타내는 질병들

Achondroplasia
Adult polycystic kidney disease
Familial adenomatous polyposis coli
Familial hypercholesterolaemia
Hereditary motor and sensory neuropathy
Hereditary non-polyposis colon cancer
Huntington disease
Marfan syndrome
Multiple endocrine adenomatosis (types 1 and 2)
Myotonic dystrophy
Neurofibromatosis (types 1 and 2)
Osteogenesis imperfecta
Retinoblastoma
Von Hippel-Lindau disease

동형 접합성(homozygosity)

상염색체우성 질병에 영향을 받은 사람들은 대부분 이형 접합자들이다. 드물게 동형 접합성이 나타나는데, 가장 흔한 경우가 이형 접합자들간의 혼인 때문에, 즉 양 부모들이 모두 이환된 경우에 발생한다(그림 4.5). 대부분의 경우에서 동형 접합성은 훨씬 심각한 표현형을 나타내는데, 연골무형성증(achondroplasia, p. 173)에서의 동형 접합성 아기는 출생 전이나 직후에 사망하고, 가족성 고콜레스테롤혈증(familial hypercholesterolemia, p. 213)에서의 동형 접합성인 일부 사람들에서는 조기 관상동맥 질환이 나타나는 것으로 설명된다. 상염색체우성 유전을 보이는 질병들 중에서 헌팅턴 질병(p. 105)은 동형 접합자가 이형 접합자보다 더 심각하지 않다

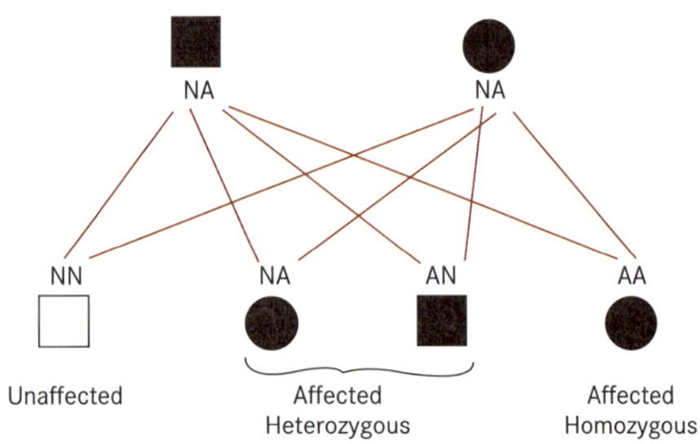

그림 4.5 두 이형 접합자들 사이의 혼인 결과. 각 개인은 상염색체우성 질병에 이환되어 있다.

는 점에서 독특하다. 아마도 이 돌연변이는 기능획득 효과를 가지기 때문인 것으로 보이며(p. 13), 이들은 비정량 의존성(non-dosage dependent) 방식으로 세포의 기능을 파괴한다. 이것은 같은 유전자에서 동형 접합성과 이형 접합성의 표현형이 거의 동일한 전통적인 의미에서의 우성의 정의를 만족시키는 드문 예이다. 실상 이것은 의학유전학에서는 일반적으로 적용되지는 않는다.

요점

상염색체우성 질병은 이형 접합자에서 표현된다. 이형 접합자는 돌연변이 대립유전자를 하나만 가진다. 여성이나 남성 모두 영향을 받을 수 있으며 아들이나 딸에 관계 없이 그 질병을 전달시킬 수 있다. 일부 상염색체우성 질병들은 다양한 발현도와 감소된 침투도를 보인다. 동형 접합자들은 보통 이형 접합자들보다 더 심하게 영향을 받는다.

공우성(codominance)

2개의 우성 대립유전자들이 이형 접합성 상태에서 동등하게 발현될 때 이것을 **공우성**(codominant)이라고 말한다. 예로는 RFLP(p. 142)나 ABO 식 혈액형 그룹(p. 145) 같은 유전적 시스템들이 포함된다. 아버지로부터 A 혈액형 그룹을, 어머니로부터 B형 혈액형 그룹을 물려받은 아이는 A와 B가 공우성이기 때문에 AB형 혈액형이 된다.

상염색체열성 유전

상염색체열성 유전을 보이는 질병은 2개의 돌연변이 대립유전자를 가진 동형 접합성 상태에서만 발현된다. 매우 드문 예를 제외하면, 이들 돌연변이 대립유전자들은 이형 접합성인 보인자(carrier) 부모들로부터 하나씩 물려받게 된다(그림 4.6). 양쪽 모두 보인자인 부모가 아이를 가지는 경우, 평균 절반의 아이들이 보인자가 되고, 1/4이 영향을 받지 않는 동형 접합성, 그리고 나머지 1/4의 아이가 영향을 받는 동형 접합성 상태가 된다. 따라서 상염색체열성 유전의 주요 특징들은 다음과 같다:

- 남녀 모두 영향을 받는다.
- 일반적으로 형제 자매관계의 구성원들만이 영향을 받는다(그림 4.7). 상염색체우성 유전에서 나타나는 수직전달과는 대조적으로 수평 유전(horizontal inheritance*)이라고 불리기도 한다.
- 이환된 개인들의 형제 자매가 영향을 받을 확률은 1/4(25%)이다.
- 이환된 개인의 미래의 형제자매가 보인자가 될 확률은 1/2(50%)이다. 그러나 현재의 영향받지 않은(*existing unaffected*) 형제자매가 보인자일 확률은 2/3(67%)이다. 이것은 관심 대상의 형제자매가 영향 받지 않았다는 사실이 분모(즉 2/4에서 4)에서 영향 받을 확률을 배제함을 뜻하기 때문이다.

1000개 이상의 질병들이나 형질들이 상염색체열성 유전을 보이는 것으로 밝혀졌다. 이들은 대부분 선천성 대사질환으로 알려진 것들(11장)과 흔한 이상혈색소증(haemoglobinopathy)(8장)을 포함한다. 가장 일반적인 상염색체열성 질환들과 이 책 여러 곳에서 중요한 원리들을 설명할 때 사용되는 이러한 형질들이 표 4.2에 나와 있다.

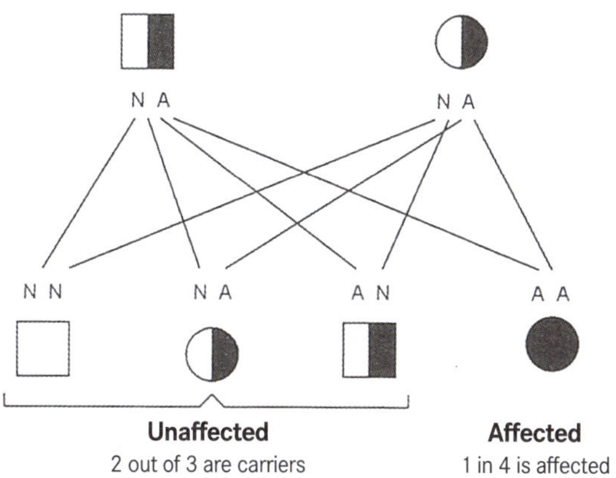

그림 4.6 상염색체열성 유전의 원리. N=정상(야생형) 대립유전자; A=비정상(돌연변이) 대립유전자.

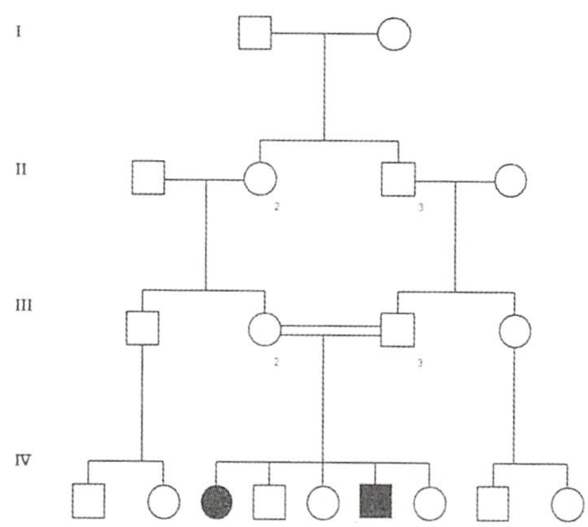

그림 4.7 전형적인 상염색체열성 유전. 사촌지간인 부모들 사이에서 태어난 남매가 이환되었음을 보여준다.

*분자유전학적 의미에서의 수평유전은 유전자 매개체(바이러스 등)을 통한 유전자의 전달을 뜻한다. 여기서는 유전양상이 수평적이라는 의미(부모는 영향을 보이지 않으나 자녀들에게서만 영향이 나타나는)로만 사용된 것이다(역자 주).

표 4.2 상염색체열성 유전을 보이는 질병들

Alkaptonuria
Chromosome breakage syndromes (see Chapter 3)
Congenital adrenal hyperplasia
Cystic fibrosis
Galactoseamia
Haemochromatosis
Oculocutaneous albinism
Phenylketonuria
Psedocholinesterase deficiency
Sickle-cell disease
Tay-Sachs disease
α- and β-Thalassaemia
Also most inborn errors of metabolism (see Chapter 11)

상염색체열성 유전과 근친관계

두 사람이 공통 조상의 후손으로 관련이 되어 있을 때를 근친관계에 있다(consanguineous)고 한다. 근친관계에서는 자손에서 상염색체열성 질병에 대한 위험성이 증가하게 되는데 관련된 부모들이라면 일반적으로 관련되지 않은 사람들보다 동일한 희귀 돌연변이를 공유할 가능성이 크기 때문이다. 일반적으로 상염색체열성 질환이 희귀한 것일수록 근친관계의 부모가 병에 걸린 아이를 가질 빈도가 높아진다. 프랑스의 유명한 인상파 화가였던 툴루즈-로트렉(Toulouse-Lautrec)은 사촌 간이었던 부모의 영향으로 농축골형성부전증(pyknodysostosis)이라고 알려진 희귀한 뼈 질환을 가졌음이 거의 확실하다(BOX 4.2).

일반적으로 대부분의 사람들은 적어도 하나의 유해한 상염색체열성 돌연변이를 보유하는 것으로 추정된다. 친척인 개인들이 상염색체열성 질환의 아이를 가질 확률은 단순히 그들의 아이가 공통 조상의 돌연변이 대립유전자를 2개 물려받을 확률을 계산함으로써 추정할 수 있다. 따라서 사촌간의 자손이라면, 아이가 그 증조모의 돌연변이 대립유전자에 대해 동형 접합성이 될 확률은 1/64이다(그림 4.9). 이것은 사촌간의 아이가 부모의 영향으로 상염색체열성 질병을 가지게 될 위험성을 총 1/32, 즉 3%에 이르도록 한다. 혈연관계의 혼인으로 태어나는 아이들에게서 발병하는 상염색체열성 질환의 빈도에 대한 연구는 이 정도의 위험성과 부합하며, 이러한 연구들에 근거하여 개인당 하나의 돌연변이 대립유전자에 대한 추정값이 결정되어 왔다.

사촌처럼 개인들 사이의 관계가 가까울수록 자손들의 유전적 질환 위험성은 매우 증가한다. 두 번째 수준의 친척들(표 6.1)인 사람들은 그 위험성이 5~10%이다. 근친상간으로 정의되며 세계적으로 거의 불법인 첫째 수준의 관계들에 대해서는 비정상 자손들이 나올 전체적인 위험성은 대략 50% 정도이다. 이러한 위험성의 대부분은 정신지체에 대한 것이다.

의사우성 유전(pseudodominant inheritance)

이 말은 상염색체열성 질병이 가계 내에서 상염색체우성 유전을 보일 때 적용된다. 이러한 상황은 확대된 가족들 내에서 보인자의 비율이 높고 이형 접합자들 혹은 동형 접합자들 사이의 결혼에 의해 영향을 받은 아이들이 태어날 때 발생한다(그림 4.10). 그러한 가계는 때로 작은 동계교배(inbred) 사회나 동류교배(assortative mating)(p. 140)가 있었을 때 나타난다. 이러한 예로 상염색체열성인 청각 상실의 조건이 나타날 수 있다.

복합 및 이중 이형 접합성

상염색체열성 질환을 가진 개인이 자신의 질병을 일으키는 두 대립유전자에서 서로 다른 돌연변이를 가지고 있다면 이를 **복합 이형 접합자**(compound heterozygote)라고 부른다. 복합 이형 접합성은 낭포성섬유증(p. 107)과 β-탈라세미아(β-thalassaemia, p. 161)같은 질병들에서 흔한데, 이들 둘 다 현저한 대립유전자 이질성(allelic heterogeneity)을 나타낸다. 대조적으로, 2개의 서로 다른 상염색체열성 질병에 대해 보인자인 사람을 **이중 이형 접합자**(double heterozygote)라고 한다. 두 조건에 대해 보인자인 사람은 두 질병 모두에 대해 영향을 받지 않는다.

복합 이형 접합성과 이중 이형 접합성 사이의 차이는 그림 4.11에 설명되어 있다. 이것은 서로 다른 두 형태의 혈색소증을 가진 부모들 사이의 아이들에서 나타나는 결과이다. β-탈라세미아와 겸상적혈구 빈혈증은 모두 11번 염색체의 β-글로빈 좌위에 속하는 돌연변이들에 의해 발생한다(p. 154). 따라서 그림 4.11에서 나타난 부모들의 아이들은 아버지로부터는 β-탈라세미아를 일으키는 β-글로빈 돌연변이를 물려받고, 어머니로부터는 겸상세포 질병을 일으키는 β-글로빈 돌연변이를 받게 된다. 각각의 아이들은 복합 이형 접합자가 될 것이며 임상적으로 이들 아이들은 겸상 적혈구 빈혈증과 비슷한 증상을 가진다. (이것은 8장에서 설명한 바와 같이 β-탈라세미아 돌연변이 글로빈 사슬이 합성되지 않기 때문이다.) 그림 4.11B에서, 아버지는 16번 염색체의 α-글로빈 좌위가 관

BOX 4.2 유명한 사례: 헨리 드 툴루즈-로트렉(Henri de Toulouse-Lautrec)

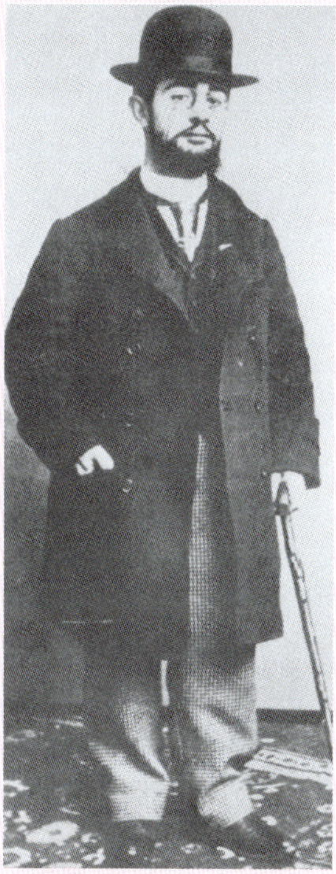

그림 4.8 헨리 드 툴루즈-로트렉.

헨리 드 툴루즈-로트렉(Henri de Toulese-Lautrec)은 1864년에 프랑스의 부유한 귀족가문에서 출생했다. 그의 집안은 예술적 기질이 풍부하고 술을 좋아하는 전통을 가졌다. 이러한 가족 경향은 동시대의 가장 위대한 예술가로 인정받았던 이 뛰어난 남자의 인생을 특징짓는다. 예술에 별 관심이나 지식이 없는 사람이라도 유명한 물랑루즈 석판화로 드러나는 그의 색감과 활달함에 감동받지 않을 수 없을 것이다.

불행히도, 헨리는 예술적 기질과 함께 작은 키를 물려받았다. 이 때문에 그는 괴로운 어린 시절을 보냈으며 아버지의 높은 기대에 부응하지 못하였다. 어릴 때부터 그는 작은 키에 정수리가 열린 큰 머리(이것은 어린 아기 두개골의 특징인 '무른 지점(soft spot)'으로, 약 15개월이 되면 닫힌다)로 두드러졌다. 그의 뼈는 비정상적으로 약했으며 양쪽 허벅지 뼈의 골절을 경험한 적이 있어서 걸음걸이가 부자연스러웠다. 어른이 되어서는 외모 때문에 정상적인 사회적 관계를 형성하기가 어려웠다. 점차 돈을 받고 그림을 그리게 되고 파리의 불건전한 면에 과도하게 빠져들면서, 그는 술에 의한 망각과 창녀들과 어울리는 것으로 위안을 삼았다. 슬프게도 그의 불건전한 생활은 그에게 피할 수 없는 댓가를 지불하게 했다. 알콜 중독과 매독으로 피폐해져 1901년 그는 이른 나이에 사망했다.

헨리의 의학적인 세부사항에 대한 리뷰는 그가 희귀한 골격계 질환인 농축골형성부전증(pyknodysostosis, p. 108)이라고 알려진 병을 앓고 있었을 가능성을 제시한다. 헨리의 부모들은 사촌 간이었고 그의 조모들은 자매간이었다. 이 질환은 상염색체열성 유전을 보이며 그 부모들 사이의 친족관계로 미루어볼 때 이에 부합하는 것으로 보인다. 전형적인 특징들로는 커다란 머리, 작은 키, 그리고 병적으로 뼈가 잘 부러지는 경향성이다. 이 질병은 카텝신K(cathepsin K)의 돌연변이에 의해 발생하며 이 유전자는 용골세포(osteoclast)에서의 정상적인 뼈 재흡수를 책임지는 리소좀 효소 중 하나를 암호화한다. 현재까지 그의 유골이나 생존한 가까운 친척들의 후손에 대한 조사를 통해 이러한 진단을 증명하는 것이 가능할 것으로 증명되지는 않는다. 그 자신은 (알려진) 자손이 없었다. 그럼에도 불구하고 임상적 근거 하나만으로도 그 진단이 정확한 것으로 보인다.

헨리의 의료기록을 알고 싶은 사람들은 아래 참고문헌을 이용할 수 있다. 아니면 1952년에 발표된 존 허스튼(John Huston)의 물랑루즈 원래 버젼을 찾아보라. 그 영화에서는 호세 페레(José Ferrer)가 헨리를 묘사하기 위해 무릎으로 걸어 다녔다.

참고문헌

Maroteaux P, Lamy M (1965) The malady of Toulouse-Lautrec. *Journal of the American Medical Association*, **191**, 715-717.

Frey J (1995) What dwarfed Toulouse-Lautrec? *Nature Genetics*, **10**, 128-130.

여하는 돌연변이에 의해 α-탈라세미아를 가진다. 그리고 그림 4.11A에서와 같이 엄마가 겸상적혈구 빈혈증을 가진다. 각각의 아이들은 아버지로부터 α-글로빈 탈라세미아 돌연변이를, 엄마로부터는 β-글로빈 겸상세포 돌연변이를 물려받는다. 따라서 각 아이들은 이중 이형 접합자이다. 이들 유전자들이 서로 다른 좌위에 있기 때문에, 아이들은 단순히 두 질병에 대해 보인자이고 어떤 병에도 걸리지 않는다.

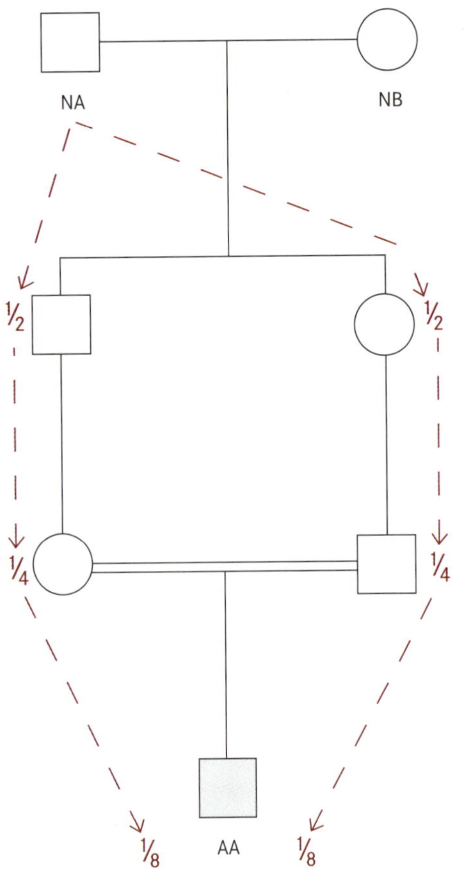

그림 4.9 사촌간의 부모 사이에서 태어난 아이가 친할아버지이자 외할아버지의 돌연변이 대립유전자(A)에 대해 동형 접합성이 될 확률. 이 아이가 이 대립유전자 두 사본을 받을 확률은 1/8 × 1/8 = 1/64이다.

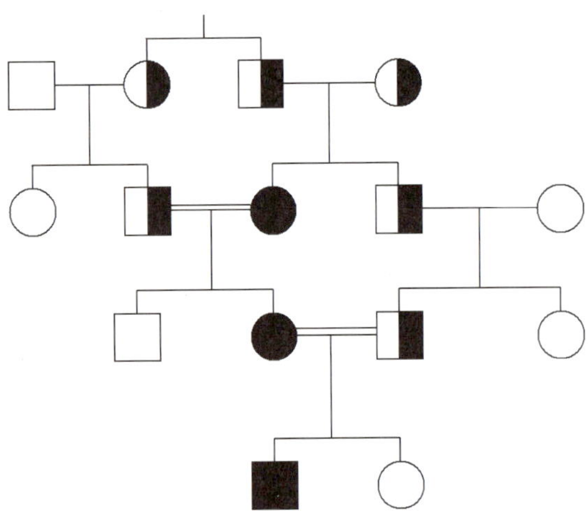

그림 4.10 의사우성 유전을 보여주는 가계도. 이형 접합자들은 절반이 어둡게 표시되어 있다.

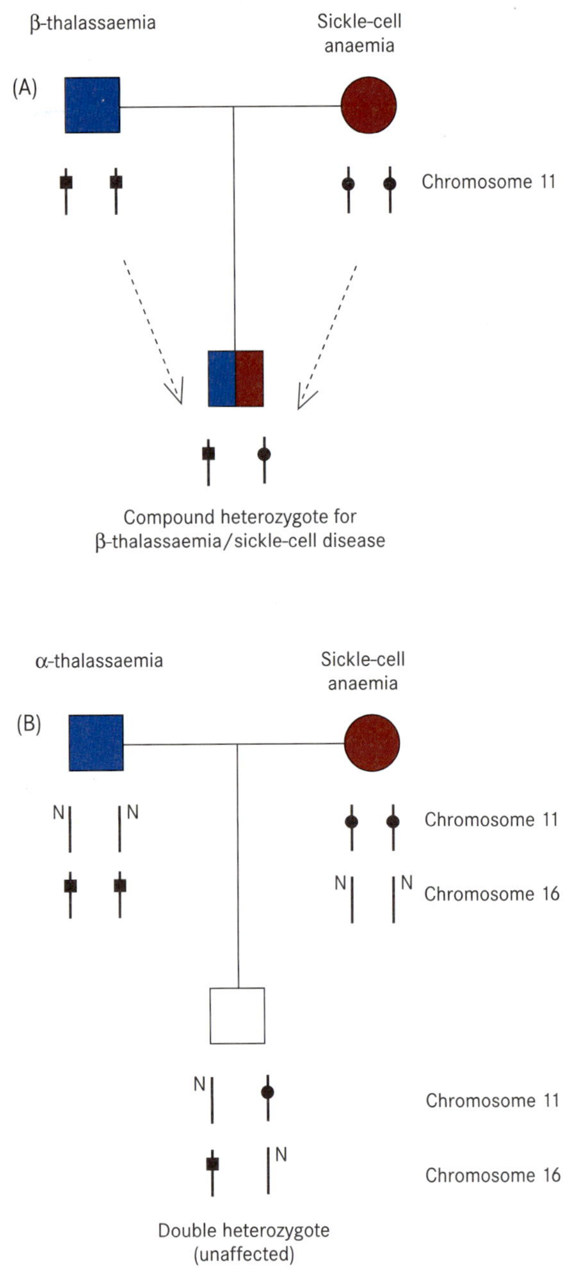

그림 4.11 복합 이형 접합성(A)과 이중 이형 접합성(B)을 나타내는 도식. N = 정상 대립유전자.

명명에 대한 주의점-우성과 열성

상염색체우성 질병들은 이형 접합자들에서 발현된다. 상염색체열성 질병들은 동형 접합자에서만 발현된다. 그렇다면 이형 접합자들이 약간 혹은 가벼운 정도의 발현을 보이는 반면, 동형 접합자들은 좀 더 심각하게 영향을 받는 질병들은 어떻게 분류를 해야 할까? 예를 들어 가족성 고콜레스테롤혈증(familial hypercholesterolemia, p. 213)에 대해 이형 접합자인 사람들은 혈청의 콜레스테롤이 약간 증가하는 수준이며 중년에 관상동맥 질환이 발생한다. 동형 접합자들은 혈청 콜레스테롤이 매우 증가하여 성인 초기에 관상동맥 질병에 걸린다. 겸상세포 질병에 대해 이형 접합자들은 간단한 혈액검사로 알 수 있으며 산소가 희박한 조건에서는 적혈구의 겸상세포화를 일으킬 수 있다. 동형 접합자들은 만성적인 빈혈과 반복적이고 고통스러운 발작에 시달린다 (p. 159).

이러한 두 조건들은 이들이 이형 접합자들에서 발현되기 때문이 상염색체우성 유전을 보인다고 주장될 수 있다. 또 다르게는 이들이 상염색체열성 유전을 보인다고 할 수도 있는데, 특히 겸상세포 질병의 경우에 그렇다. 왜냐하면 이 두 질병이 동형 접합성일 때 이형 접합성인 경우보다 훨씬 심각하게 건강의 문제를 일으킬 가능성이 크기 때문이다. 실용적인 목적으로 돌연변이 대립유전자의 1개 사본이 나쁜 표현형적 영향을 일으킨다면 그때는 그 질병을 우성 유전을 보인다고 하는 반면, 심각하게 나쁜 영향을 끼치는 데 2개의 대립유전자 사본이 필요한 경우에 그 질병은 열성 유전을 보인다고 한다. 따라서 가족성 고콜레스테롤혈증은 상염색체우성 조건으로 분류되는 반면, 겸상세포 질환은 동형 접합성일 때만(혹은 복합 이형 접합자일 때) 심각하게 아프기 때문에, 상염색체열성으로 분류된다.

요점

상염색체열성 질병은 동형 접합자들만 영향을 받는다. 정의에 따르면 이들은 돌연변이 대립유전자를 2개 가진다. 보인자들(이형 접합자들)은 영향을 받지 않는다. 두 보인자들이 아이를 가지는 경우 각 아이가 영향을 받을 확률은 1/4이다. 영향을 받지 않은 형제자매가 보인자일 확률은 2/3이다. 희귀한 상염색체열성 질병들은 근친관계가 있는 부부의 자녀들에서 더 흔하게 발생한다. 가까운 친척들 사이의 결혼은 희귀한 열성 돌연변이 대립유전자들끼리 만날 확률을 증가시키기 때문이다.

X-연관 열성 유전

X 연관 열성 유전을 보이는 질병은 X 염색체 상에 위치한 돌연변이에 의해 발병하며 보통 남성에서 발현된다. 여성들은 그들이 보통 2개의 X 염색체를 가지며 정상 대립유전자가 돌연변이 대립유전자의 영향을 보상해주기 때문에 영향을 받지 않는다. 그러나, 남성들은 하나의 X 염색체만을 가지게 되며 이에 따라 **반접합성**(hemizygous)이라고 설명되며 X와 Y 염색체들은 상동성이 거의 없으므로 X 염색체상의 돌연변이는 결과가 드러나게 된다.

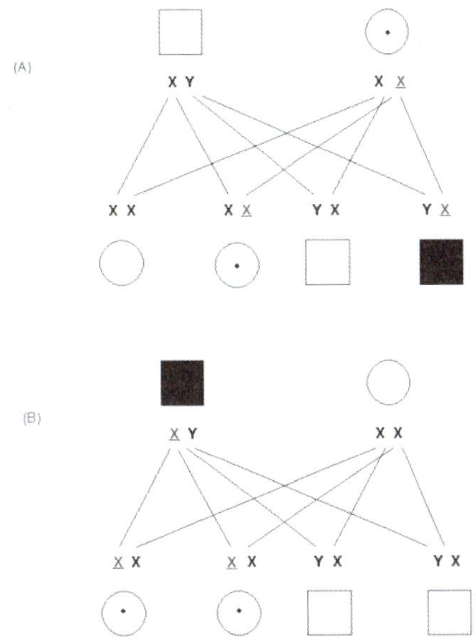

그림 4.12 X-연관 열성 유전의 원리. X는돌연변이 대립유전자를 나타낸다.

X-연관 열성 유전의 기작은 그림 4.12에 설명되어 있다. 이형 접합성인 여성은 종종 보인자라고 불리며 돌연변이 대립유전자를 평균적으로 절반의 딸들에게 전달시키며, 이 딸들은 보인자가 된다. 절반의 아들들도 이 돌연변이 대립유전자를 물려받게 되며, 이들은 영향을 받게 된다(그림 4.12A). 영향을 받은 남성은 그 돌연변이 대립유전자를 그의 모든 딸들에게 물려주게 되므로 이 딸들은 반드시 보인자가 되는 반면 아들들에게는 전혀 전달하지 않는다(그림 4.12B). 따라서 X-연관 열성 유전의 전형적인 특징은 다음과 같다:

- 모계쪽으로 연관된 남성들만이 영향을 받는다(그림 4.13).
- 여성 보인자에게서 태어난 아들 중 절반이 영향을 받을 것이며, 딸들은 절반이 보인자가 될 것이다.
- 이환된 남자의 모든 딸들은 어머니로부터 돌연변이 대립유전자를 물려받지 않은 한 모두 보인자가 될 것이다. 어머니로부터도 돌연변이 인자를 받게 되면 딸들도 병에 걸리게 된다. 남자가 자신의 Y 염색체는 아들에게만 물려주기 때문에 아들들은 모두 영향을 받지 않는다. 따라서 상염색체우성 유전과는 대조적으로, 남자에게서 남자로 유전되는 현상은 발생하지 않는다.

200가지 이상의 질병들 혹은 특징들이 X-연관성 열성 유

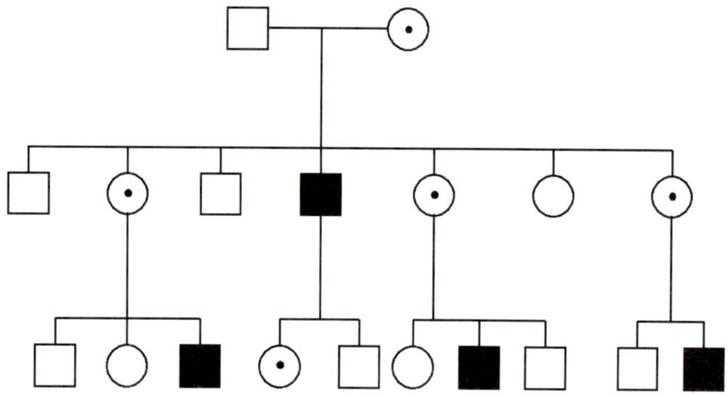

그림 4.13 전형적인 X-연관 열성 가계도.

표 4.3 X-연관 열성 유전을 보이는 질환들

Androgen insensitivity
Bruton agammaglobulinaemia
Duchenne and Becker muscular dystrophy
Glucose-6-phosphate dehydrogenase deficiency
Haemophilia (A and B)
Hunter syndrome
Lesch-Nyhan syndrome
Menkes disease
Red-green colour blindness

전을 보이는 것으로 알려져 있다. 이들 중 흔한 것들과 이 책 전반에 걸쳐 원리 설명에 이용되는 여러 특징들이 표 4.3에 나열되어 있다.

X-염색체 불활성화

여자들은 2개의 X 염색체들을 가지며 남자들은 하나의 X 염색체만을 가진다. 따라서 이론적으로 여자들은 남자들보다 X 염색체에 의해 암호화되는 단백질의 수준이 2배가 될 것이라고 예상할 수 있다. 그러나, 실질적으로 남성과 여성은 모든 조직에서 대강 비슷한 정도의 X 염색체 유전자 산물을 가지고 있다.

이것은 수태 후 약 1~2주쯤에 발달중인 여아의 모든 세포에서 하나의 X 염색체가 거의 대부분 불활성화 된다는 사실로 설명될 수 있다. 이 불활성화는 Xq13.3에 위치하는 X-불활성화 센터의 *XIST*(X inactivation specific transcript)라고 알려진 유전자로부터 나온 불활성화 신호가 퍼져나감으로써 이루어진다. *XIST*는 각 세포 내에 2개 보다 많은 수의 X 염색체가 존재하는 것이 아니라면, 단 하나의 X 염색체에서만 발현된다. 많은 수의 X 염색체가 존재하는 경우라면 X 염색체의 총 숫자보다 하나 적은 수의 X 염색체상에서 발현된다. 따라서, 3개의 X 염색체를 가진 여성(47,XXX－p. 61)에서는 2개의 X 염색체들이 불활성화되고, 2개의 X 염색체를 가진 남성(47,XXY)에서는 하나가 불활성화된다.

불활성화 신호는 X 염색체의 대부분으로 퍼지지만 **의사상염색체 영역**(pseudoautosomal region) 이라고 알려진 단완의 끝 부분은 제외된다. 불활성화 신호는 불활성화되지 않을 경우에 발현되는 유전자의 5′ 영역에 있는 CpG 디뉴클레오티드(dinucleotide)의 메틸화에 의해 유지된다. 각 세포에서 모계의 X 염색체가 불활성화될지 아니면 부계의 X 염색체가 불활성화될지는 무작위로 발생하므로, 여자들은 평균 절반의 세포에서는 부계쪽 X가, 나머지 절반에서는 모계쪽 X염색체가 발현된다. 그러나 X 염색체가 일단 불활성화되면, 그 세포에서 유래한 모든 세포들은 동일한 불활성화 패턴을 보이게 된다. 따라서 X 불활성화의 과정이 무작위적이라면 다음 논의할 것과 마찬가지로 한 사람의 성인 여성에서 대략 절반의 세포들은 하나의 X 염색체를 발현하게 될 것이고 나머지의 세포들은 다른 X염색체의 유전자들을 발현시키게 될 것이다.

이 과정은 종종 **라이온화**(Lyonization)라고 불리는데, 이것은 메리 라이온 박사(Dr. Mary Lyon)가 쥐에서의 관찰을 기초로, 인간의 남성에서 어떻게 여성과 비슷한 정도의 X 염색체 활성을 가지도록 하는 '양적 보상(dosage compensation)'이 발생하는지를 최초로 설명했던 것을 기리기 위한 것이다. 이것은 또한 여성들은 각 세포에 **바 소체**(Barr body)를 갖지만 정상적인 남자에서는 이것이 왜 발견되지 않는지를 설명해준다. 바 소체는 정상 여성의 세포내 핵에서 간기에 발견되는 소량의 성염색질(sex chromatin)이다. 이것은 불활성 X 염색체로서 활성 X 염색체 보다 천천히 복제된다. 핵형이 45,X(터너 증후군, p. 59)인 여성은 바 소체가 없으며 반면에 47,XXX 핵형인 여성은 2개의 바 소체를 가진다. 표준 염색체 분석이 믿을만하지 않았을 때는, 볼 점막으로부터 얻어진 세포 시료에서 바 소체를 분석하여 성별을 확인하기도 하였으나(이 때문에 '뺨 세포 도말법(buccal smear)'이라고 불린다) 이것은 매우 부정확한 검사법이었다.

X-연관 열성 질환을 가진 여성

드물게, 여성이 X-연관 열성 질환을 가지기도 한다. 이것은 여러 이유로 발생할 수 있다:

- *동형 접합성.* 만일 여성이 X 연관 열성 돌연변이에 대해 동형 접합성이면 그녀도 반접합성인 남자와 마찬가지로 영향을 받게 될 것이다. 동형 접합성은 그녀의 어머니가 보인자이고 아버지가 영향을 받은 경우에 발생할 수 있다. 혹은 아버지만 돌연변이 대립유전자를 보유하지만 그녀가 물려받은 다른 X 염색체에 새로운 돌연변이를 발생시킨 경우에도 나타날 수 있다. 실제로는 여성이 심각한 X-연관 열성 질환에 대해 동형 접합성인 경우는 매우 드물지만 적-녹 색맹 같은 좀 덜 심각한 X-연관 특징에 대해서는 상당히 흔하게 나타난다. 이렇게 해가 없는 형태의 색맹은 남성에서는 1/12, 여성에서는 1/144(즉, 1/12 × 1/12)로 영향을 미친다.
- *터너 증후군.* 터너 증후군의 가장 흔한 원인은 두 번째 성 염색체의 부재때문이라고 할 수 있다(45,X – p. 59). X-연관 열성 돌연변이의 관점에서, 45,X 핵형의 여자는 정상적인 상동 대립유전자를 가지지 않는 46,XY 핵형의 남자와 동등한 상태이다.
- *안드로겐 불감성.* 테스토스테론에 대해 반응하지 않는('안드로겐 불감성') 것 때문에 남성의 배가 표현형적으로 여성으로 발달하는(p. 179) 드문 질병이 있다. 그러한 '여성'에서의 X-연관 열성 돌연변이는 염색체가 정상인 남자들과 동일한 영향이 나타나도록 할 것이다.
- *편향된 X-염색체 불활성화.* X 염색체 불활성화의 과정은 각 세포에서 부계에서 기인한 X 염색체가 불활성화될지 혹은 모계에서 기인한 X 염색체가 불활성화될지가 확률의 문제라는 점에서 무작위적이다. 대부분의 여성들에서 부계와 모계에서 기인한 X 염색체들은 각각 대략 50%의 세포들에서 활성을 나타낸다. 이러한 50 : 50의 확률 비율은 우연에 의해 왜곡될 수 있는데, 예를 들어 대다수의 세포들이 열성 돌연변이가 존재하는 X 염색체를 활성상태로 가진다면, 그 여자는 이 영향의 특징을 나타내게 될 것이다. 만일 어떤 여성의 X 염색체가 구조적으로 비정상이라면 그때는 불활성화 과정이 무작위적으로 일어나지 않을 수도 있다. 예를 들어, 염색체의 양 팔들에서 유전물질이 소실되어 '점착성'의 말단들이 결합하면 원형 염색체가 생길 수 있다(p. 41). 이런 원형 X 염색체가 활성인 상태의 세포들은 소실된 부분에 존재하는 유전자의 산물이 존재하지 않게 되고 따라서 불이익이 발생한다. 그러한 세포들은 아마도 정상 세포들과의 경쟁에서 살아남지 못하거나, 내적으로 비정상인 X 염색체들을 인식하여 그들을 불활성화시킬 수도 있다. 어느 쪽이든, 순이익은 정상 X 염색체가 대다수의 세포에서 활성 상태가 되는 것이다. 따라서 정상 염색체 상의 어떠한 돌연변이 유전자라도 임상적인 문제를 일으키게 된다.

> **요점**
>
> X-연관 열성 질병은 X 염색체 상의 돌연변이에 의해 발생한다. X 염색체 상의 이 돌연변이는 남자에서는 발현되지만(일반적으로) 여성에서는 발현되지 않는다. 보인자인 여성에서 태어난 아들이 영향을 받을 확률은 1/2이고, 딸이 보인자가 될 확률도 1/2이다. 영향을 받은 남자의 모든 딸들은 보인자가 된다. 그러나 아들은 전혀 영향을 받지 않는다. 따라서 남자에서 남자로의 전달은 나타나지 않는다.

단일-유전자 유전의 다른 패턴

가장 흔한 세 가지 형태의 단일-유전자 유전은 상염색체우성, 상염색체열성, 그리고 X-연관 열성 유전이었다. 여기서는 좀 더 흔치 않은 형태들을 되는대로 자세히 살펴보기로 하자.

X-연관 우성유전

X-연관성 우성 유전을 보이는 질병은 X 염색체 상의 유전자에서 생긴 돌연변이가 이형 접합성인 여성에서 발현될 때 나

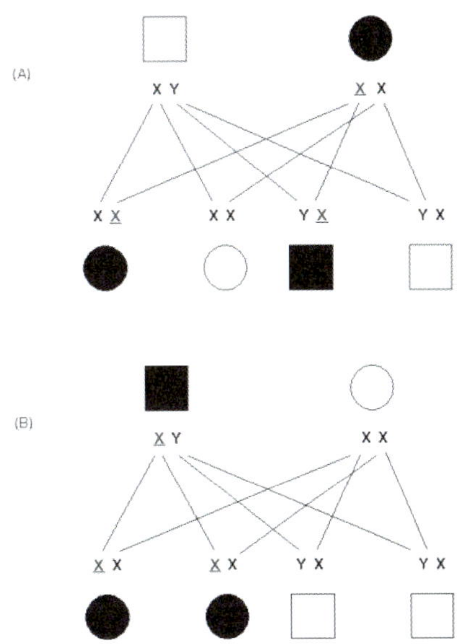

그림 4.14 X-연관 우성 유전의 원리. X는 돌연변이 대립유전자를 나타낸다.

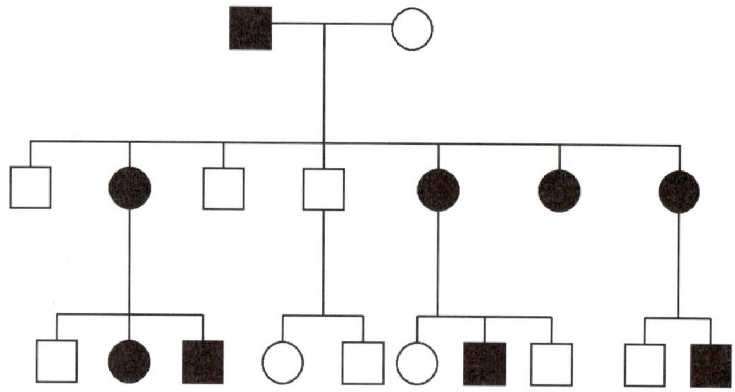

그림 4.15 전형적인 X-연관 우성 가계도. 이환된 남자의 모든 딸들은 영향을 받게 되지만 아들들은 그렇지 않다.

타난다. 따라서 남성과 여성 모두가 영향을 받을 수 있다. 이 유전의 기작은 그림 4.14에 설명되어 있다. X-연관 우성 유전의 전형적 특징은 다음과 같다:

- 비록 여성이 일반적으로 남성보다 덜 심각하게 영향을 받지만, 남성과 여성 모두 영향을 받는다.
- 영향을 받은 여성에서 태어난 아들이나 딸이 각각 영향을 받을 확률은 1/2이다.
- 영향을 받은 남성의 모든 딸들은 영향을 받지만 아들들은 전혀 영향을 받지 않는다(그림 4.15). 남성에서 남성으로의 전달은 발생하지 않는다.

X-연관 우성을 보이는 질병은 아주 소수만이 알려져 있다(표 4.4). 이들 중 몇 가지에서는 영향을 받은 여성들은 피부 등의 조직에서 군데군데 모자이크로 영향을 받는 현상을 보이기도 한다. 이것은 관련 조직의 기원 세포들을 반영하는 것으로 정상 피부지역은 정상 대립유전자를 발현하는 것이고 비정상 지역은 돌연변이 대립유전자가 활성인 세포계통들을 나타내는 것이다. 이것은 특히 색소실조증(incontinentia pigmenti, MIM 308310 – 그림 4.16)으로 알려진 조건으로 잘 설명되는데, 이것은 *NEMO*의 돌연변이에 의해 발생한다. 이 유전자는 정상적으로는 아폽토시스(apoptosis)라 알려진 세포 사멸의 조절자를 활성화시킨다(p. 168). 따라서 색소실조

표 4.4 X-연관 우성 유전을 보이는 질환들

Both males and females affected
Fragile X syndrome
Ornithine transcarbamylase deficiency
Vitamin D resistant rickets
Lethal in males
Aicardi syndrome
Incontinentia pigmenti
Rett syndrome

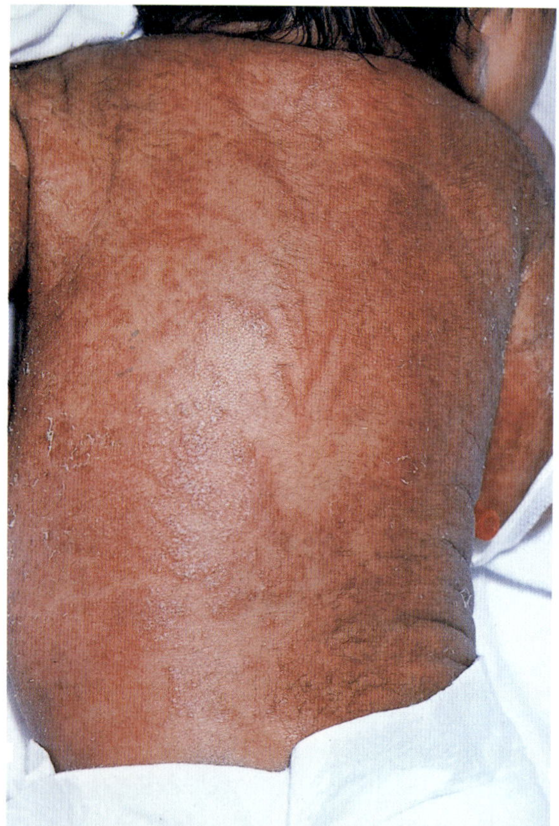

그림 4.16 색소실조증 (incontinentia pigmenti)을 가진 여아에서의 피부 모양. 블라스코(Blaschko) 발생선을 따라 관여된 모자이크를 보인다.

증 세포들을 가진 개인들은 아폽토시스에 매우 취약하다. 이것이 아마도, 색소실조증은 영향을 받은 남자에서는 보통 치사성이며 출생시까지 살아남는 경우는 극히 드물다는 사실에 대한 설명일 것이다. 그러므로 영향을 받은 여성은 2 : 1의 비율로 여아와 남아를 출산할 수 있는데, 영향을 받은 여아와 영향 받지 않은 여아, 그리고 영향을 받지 않은 남아가 각각

같은 수로 살아남을 확률을 가진다.

소수의 아주 드문 X-연관 우성 질병에서, 여성들은 너무 심각하게 영향을 받기 때문에 이들은 생식이 불가능하고 따라서 모든 이환된 여성들은 독신이나 '격리된' 사례로 나타난다. 그러한 조건의 예는 레트 증후군(Rett syndrome, MIM 312750)으로, 이환된 소녀는 심각한 발달 지체를 보이며 이 질병의 특징인 손을 떠는(hand-wringing) 행동을 나타낸다. 레트 증후군은 *MECP2*에서의 돌연변이에 의해 발생하는 것으로 보이며, 이 유전자는 정상적으로는 유전자 전사를 억제한다. 레트 증후군에서 나타나는 심각한 발달 지체는 초기 뇌 발달에서 발현되는 유전자의 전사가 조절되지 못하는 데 기인하는 것으로 생각된다.

요점

X-연관 우성 질병들은 이환된 반접합성 남성에서보다 일반적으로 훨씬 약하게 영향을 받긴 하지만 이형 접합성 여성에서 발현된다는 점에서 X-연관 열성 질환과 다르다. 일부 X-연관 우성 질병들은 남성에서는 치사성이다.

Y-연관 유전

Y염색체 상에서는 소수의 유전자들만이 밝혀졌으며 대부분이 남성성의 결정이나 정자형성과정을 유지하는데 관여하는 것들이다. 이들에는 *SRY*(sex determining region of the Y chromosome – p. 178)와 *DAZ*(deleted in azoospermia)가 포함된다. Y 연관인 질병은 **한웅성**(holandric) 유전을 보인다고 하는데 남자들은 모든 아들에게만 이러한 특징을 전달하게 된다. 정자형성과정에 필수적인 Y-연관 유전자들에 대한 인식은 설명되지 않는 불임인 부부들에서 정자 추출법을 사용한 IVF 같은 과정에 남성배우자가 관련되어 있다는 것이 밝혀지면서 이루어졌다. 만일 이것이 Y-연관 유전자들에서의 돌연변이로 발생한 것이라면 다음 세대의 모든 남성들에게 자동적으로 전달될 것이다.

유사상염색체 유전

어떤 유전자가 X 염색체와 Y 염색체의 유사상염색체 영역에 존재하면 **유사상염색체성**(pseudoautosomal) 유전을 보인다고 하며, 이것은 부분 성 연관(partial sex linkage)이라고도 알려져 있다. 이 염색체들의 단완에 존재하는 이들 작은 부분들은 서로 상동적이며 감수분열 I기에 쌍을 형성한다(그림 9.14 참조). 유사상염색체 유전자는 교차 사건에 의해 이들 염색체 사이에서 이동될 수 있으며 따라서 이에 연관된 질병은 어떤 것이라도 가계도 내에서 일부는 X-연관으로, 또 일부는 Y-연관으로 나타난다. 그런 조건의 예는 연골형성이상증(dyschondrosteosis, MIM 127300)으로, 레리-웨일 증후군(Leri-Weill syndrome)이라고도 알려져 있다. 이것은 *SHOX*에서의 돌연변이나 혹은 거대 결실에 의해 발생하는데, 이 유전자는 유사상염색체 지역에 위치한다. 연골형성이상증을 가진 개인들은 작은 키와 약간의 골격계 이상을 나타낸다. *SHOX*의 한 사본이 없는 것이 터너 증후군 소녀들에서 나타나는 작은 키를 일부 설명해준다(p. 60).

비정형 멘델유전

분자 유전학에서의 발전으로 멘델 유전이 멘델이 예상했던 것처럼 항상 그렇게 명확치는 않음이 드러나게 되었다. 몇 가지 예상치 못한 유전적 기작들이 있다.

예상현상(표현촉진)

단일유전자 유전현상을 보이는 소수의 질병들이 세대가 거듭될수록 증상이 심각해지며 더 이른 시기에 발병하는 현상을 나타낸다. 이것을 **예상현상**(anticipation)이라고 부른다. 여기에 존재하는 분자적 기작은 3뉴클레오티드 반복 돌연변이의 확장과 관련이 있다(p. 12). 3뉴클레오티드 반복 돌연변이에 의해 발병하는 질병들은 두 가지 그룹으로 분류되는데, 하나는 작은 CAG(다중 글루타민) 확장에 의해 발생하는 헌팅턴 질병과 같은 신경학적 조건이고, 다른 하나는 근긴장성이영양증(myotonic dystrophy, p. 13)과 취약 X 증후군(fragile X syndrome) 등을 포함하는(p. 112), 좀 더 큰 확장에 의해 발생하는 것이다. 확장의 크기는 관찰되는 예상현상과 관련이 있다. 정충에 의해 운반되는 작은 크기의 확장들은 남자에 의해 전달될 때 헌팅턴 질병에서 나타나는 예상현상과 관련된다. 반면에 근긴장성이영양증이나 취약 X 증후군에서 나타나는 더 큰 확장들은 여성에 의해 전달될 때만 예상현상을 일으킨다. 더 큰 확장은 난자에 의해서만 유지될 수 있기 때문이라는 것은 거의 확실하다.

새로운 돌연변이들과 생식세포 모자이크

단일유전자 질병을 가진 사람들은 하나의 가족 내에서 고립된 사례로 나타난다. 이것은 그들의 조건이 비-유전적인 원인 때문에 나타난 것이라는 뜻은 아니다. 몇 가지 아주 드문 상황에서 환경적인 요소들이 연관된 유전적 조건과 매우 유사한 표현형을 일으키는 조건이 있다. 이것은 **표현형 모사**(phenocopy)라고 불린다. 예를 들어, 소두증(microcephaly)은 머리 둘레가 평균이하로 3표준편차 이상 떨어진 것으로 정의되는데 여러 개의 단일유전자에 생긴 돌연변이에 의해서나 혹은 방사능에의 노출이나 태아감염(p. 182)에 의해서 발생할 수 있다.

그러나 대부분의 상황에서 문제의 질병은 분명히 유전적 기원을 가지며 새로운 돌연변이의 결과로 발생한다. 예를 들어 연골발육부전증(achondroplasia, p. 173)을 가진 아이들은 모두 *FGFR3*(p. 171)에서 돌연변이를 가지며 이 질병을 일으키는 다른 설명은 존재하지 않는다. 이환된 아이가 성인이 되면 그에 의해 수태되는 아이의 1/2이 영향을 받을 가능성이 존재한다. 비록 이환된 사람에게 상담을 하는 것은 이론적으로 솔직하지만, 그들의 이환되지 않은 부모들에게 다시 재발할 위험성을 정확하게 알려주는 것은 훨씬 어려운 일이다. 이것은 그 돌연변이가 배우자 형성시기 중의 어느 시점에 일어났는지를 알 수 없기 때문이다. 만약 돌연변이가 감수분열 이전의 후기 체세포 분열에서나 감수분열 자체에서 발생한 것이라면, 그때는 미래의 형제자매에서 이 병이 재발할 위험성은 근본적으로 무시할 수 있을 정도일 것이다. 그러나, 만약 돌연변이가 생식 줄기 세포의 초기 체세포 분열과정에서 발생한 것이라면 해당 부모는 거의 확실히 돌연변이 배우자들을 또 생산하게 될 것이다. 이것을 **생식세포 모자이크**(germline mosaicism) 혹은 **성선 모자이크**(gonadal mosaicism) 라고 부른다. 일반적으로 흔치 않은 일이고 현재까지도 크게 예상되는 것은 아니긴 하지만, 생식세포 모자이크는 골형성부전증(osteogenesis imperfecta; 파쇄골 질환 – p. 15)과 같은 드문 조건에서 나타난다. 이 질병에서 이환되지 않은 부모에서 이환된 아이가 태어난 후에 형제자매간 재발 위험성은 약 5%인 것으로 나타났다.

뒤센 근이영양증(p. 109)과 같은 X-연관 질병의 격리된 사례에서 부모들에 상담을 하는 문제 역시 매우 어려운 일이다. 이 경우에는 세 가지 가능성이 존재한다. 이환된 소년의 어머니는 절반의 아들에게서 재발 위험성을 가지는 보인자일 수도 있고, 재발 위험성이 1/2까지 도달할 수 있지만 확정되지 않는 생식세포 모자이크이거나, 혹은 돌연변이가 수태 전의 감수분열시에 발생한 것이어서 재발 위험성이 무시할만한 경우일 수도 있다. 연구들은 2/3의 사례에서 어머니가 보인자였고, 생식세포 모자이크는 5~10%의 사례를 차지했고, 나머지 경우에서는 후기 체세포 분열이나 감수분열에서 발생한 새로운 돌연변이에 의해 병에 걸린 것으로 새로운 형제자매에서 재발할 위험성은 거의 없었다. 실제로, 이들 서로 다른 가능성들을 구별하는 것은 매우 어려운 일이다.

> **요점**
>
> **부모의 생식세포 모자이크 가능성은 새로운 돌연변이가 발생한 아이의 부모와의 상담시에 고려되어야 할 점이다.**

두 유전자에 의한 유전과 세 대립유전자에 의한 유전

유전적 질병들이 단일유전자성(단일-유전자에 의한)이다 혹은 다유전자적이다 하는 생각은 지나치게 단순화된 것이다. 2개의 서로 다른 좌위에서 발생한 돌연변이의 부가적 효과에 의해 발생하는 조건들의 수는 소수지만 점차 증가하고 있다. 이러한 개념은 2유전자 유전(*digenic* inheritance)이라고 부른다. 이것은 사실 완전히 놀랄만한 것은 아닌데, 쥐에서 이루어진 연구들은 쥐의 신경관 결함이 서로 다른 두 유전자들, 즉 Pax 유전자군의 구성원인 *Pax3*과 *ct*(굽은 꼬리)유전자에서의 돌연변이들의 복합 효과에 기인한다는 것을 보여주었다.

서로 다른 2유전자성 유전형태가 발견된다. 색소성망막염(retinitis pigmentosa, MIM 180721)의 한 형태는 심각한 시력 손상을 일으키는 진행성 질병으로, 2개의 연관되지 않은 유전자들인 *ROM1*과 페리페린(*peripherin*)에서의 돌연변이에 대한 이중 이형 접합성에 의해 발생한다. 이 두 유전자들은 모두 광수용체에 존재하는 단백질을 암호화한다. 이들 유전자의 한 가지 돌연변이만 가진 사람은 영향을 받지 않는다. 바르뎃-비들 증후군(Bardet-Biedl syndrome, MIM 209901)이라고 알려진 또다른 조건에서도 망막 변성이 일어나지만 그 기작은 다르게 설명된다. 전통적으로, 이것은 상염색체열성 유전을 보이는 것으로 생각되었다. 그러나 일부 가족들에서 이 질병은 개인의 한 좌위에서는 우성으로 유전되는 감수성 돌연변이를 가지며 또 다른 좌위에서는 열성 대립유전자 돌연변이를 가지는 경우에서만 발생한다. 이것은 질병 발생에 3개의 돌연변이가 필요하기 때문에 **세 대립유전자 유전**(triallelic inheritance)이라고 불린다.

장신경 발달 질병인 히르슈슈프룽 질병(Hirschsprung disease)이 비교적 적은 수의 좌위에서 생긴 돌연변이에 의해 발생한다는 관찰은 **소수유전자 유전**(oligogenic inheritance)과 **협동 이형 접합성**(synergistic heterozygosity)의 개념에 대한 관심을 불러 일으켰다. 이것은 6장에서 더 자세하게 생각해보기로 하자.

유전체 각인

이 장의 앞부분에 설명했던 것처럼, 고전적인 멘델유전의 원리에 따르면 상동염색체들 상의 동일한 대립유전자들은 균등하게 발현된다. 비록 이것이 대다수의 인간 유전체에 대해 사실이긴 하지만, 주로 6번, 7번, 11번, 14번, 그리고 15번 염색체들에 존재하는 소수의 유전자들은 그들이 기원된 부모에 따라 서로 다르게 발현된다. 이것을 **유전체 각인**(genomic imprinting)이라고 부른다. 따라서 유전자들은 그것들이 감수분열을 통해 난자나 혹은 정자로 전달될 때 구별되는 방식의 분자적 메시지로 꼬리표가 붙여진다(각인된다). 각인이 확립되는 기작은 전사조절 영역의 불활성화를 일으키는 메틸화(methylation)가 관여하는 것으로 생각된다. 이처럼 구조 변화 없이 유전자의 발현을 바꾸는 것을 **후생적 현상**(epigenetic phenomenon)이라고 설명한다. 일단 확립되면, 부모의 각인은 DNA 복제와 세포 분열 중에도 계속 유지되어 전 생애동안 지속된다. 그러나 배우자 형성과정 중에는 제거되었다가 그것을 전달하는 부모의 성에 따라 재확립된다.

동물 연구에서 주목을 받았던 초기의 예는, 2개의 정자로부터 발생한 접합자(*androgenetic*) 가 태반 발달은 비교적 잘 이루어지는데 반해 배 발달은 매우 빈약하게 이루어지고, 2개의 난자로부터 발생한 접합자(*gynogenetic*)는 그 반대의 효과가 나타난다는 것이었다. 인간에서도 마찬가지의 관찰이 얻어졌는데, 웅성발생한 접합자는 포상기태(包狀奇胎; hydatidiform mole)라고 알려진 태반의 악성 생장을 일으키는 대신 배아는 발달하지 않는다(그림 3.8 참조). 반면에, 인간의 자성생식 접합자는 난소 기형종(ovarian teratoma)을 일으킨다. 유전체 각인의 이러한 현상은 접합자에 대해 부모가 동등하게 기여하는 것이 얼마나 중요한지를 강조한다.

편부모 2염색체성

멘델의 분리의 법칙(BOX 4.1 참조)은 유전자들이 염색체에 의해 독립적으로 분리되므로 상동염색체의 각 구성 염색체들은 서로 다른 부모에서 기인하게 된다. 사실, 이것은 일반적으로 사실이다. 그러나 소수의 사람들은 한쪽 부모에서 기인한 상동염색체 쌍을 가지는 것으로 밝혀졌다. 이러한 현상을 **편부모 2염색체성**(uniparental disomy, UPD)이라고 부른다. UPD에 대한 가장 가능한 설명 대부분은 한쪽 부모에서 염색체 비분리가 발생하여 2염색체성 배우자가 형성되는 것이다. 이것이 다시 정상적인 1염색체성 배우자와 수정하게

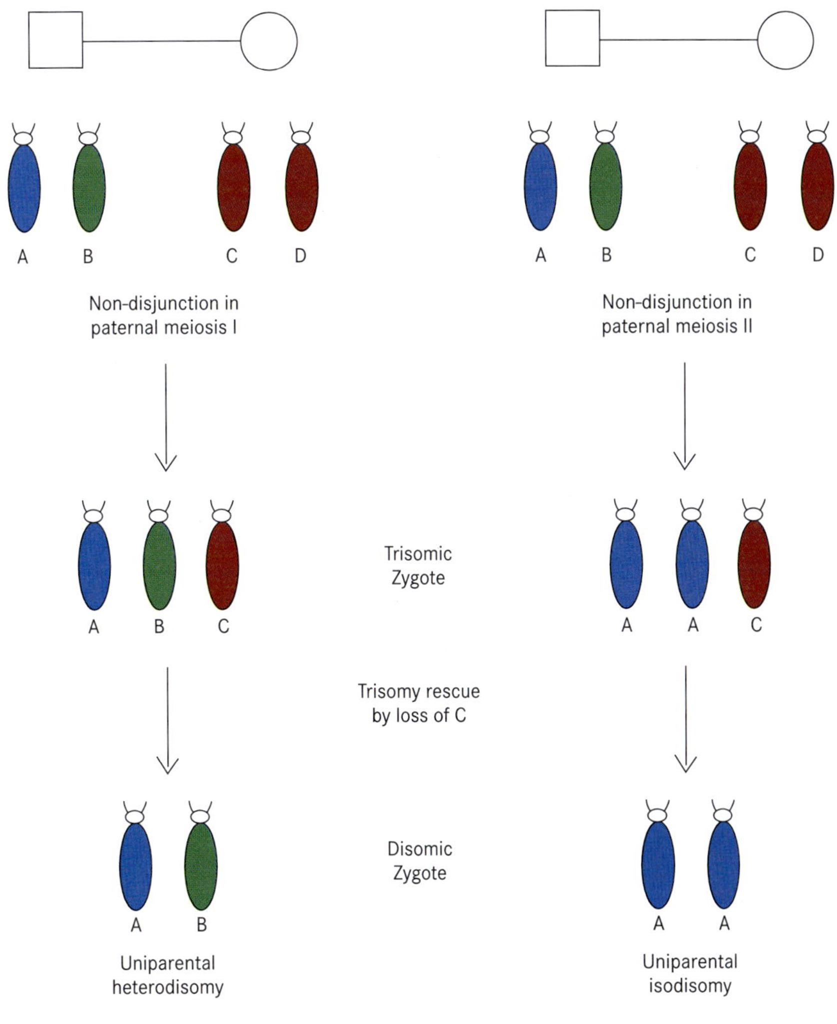

그림 4.17 3염색체 생존을 통해 한쪽 부모의 이질 2염색체성(heterodisomy)과 동등 2염색체성(isodisomy)이 발생하는 과정.

되면, 3염색체성 배우자가 만들어진다(그림 4.17). 연이어 3개의 염색체들 중 하나를 없애는 3염색체 구조(*trisomy rescue*)라는 과정이 발생하면 정상적인 2염색체성 조성이 만들어져 접합자는 생존하여 지속적으로 발생하게 된다. 만약 정상적인 1염색체성 배우자에서 기인한 염색체가 버려지게 되면, 수태 시 해당 염색체쌍에 대해 UPD를 가지게 된다. 좀 덜 그럴듯한 설명으로는 2염색체성 배우자가 해당 상동염색체쌍이 없는 영염색체성(nullisomy) 배우자와 수정되거나(배우자 보상), 수정 후에 1염색체성 접합자를 교정하는 염색체 복제가 발생하는 것(1염색체 구조)이다. UPD가 한쪽 부모의 두 상동염색체가 모두 존재하는, 즉 비분리가 감수분열 I기에 발생한 것이라면 이것은 편부모 이질2염색체성(*uniparental heterodisomy*)라고 하며, 비분리가 감수분열 II기에 발생하거나 혹은 1염색체 구조가 발생하여 한쪽 부모의 한 염색체만이 관여된 경우라면 이것은 편부모 동등2염색체성(*uniparental isodisomy*)이라고 한다.

UPD는 일반적인 염색체 분석법으로는 모르고 지나치거나 추적되지 않을 수 있다. 열성 돌연변이를 가진 염색체가 관여하여 아이에서 이 돌연변이가 2배가 되면 문제가 발생할 수 있다; 이 때문에 부모 중 오직 한 사람만이 보인자인데도 상염색체열성 질병을 가진 아이를 얻게 되거나, 혹은 X-연관 열성 질병을 가진 딸을 낳는 등 매우 희귀한 사례가 발생한다. 이것은 낭포성섬유증이나 다른 훨씬 드문 상염색체열성 질병들을 가진 소수의 아이들에게서 보고되어 있다. UPD는 이것이 각인되는 염색체와 관련될 때 그 효과를 드러낼 수 있는데, UPD가 발생한 아이들은 각 부모로부터 제대로 각인된 염색체들을 물려받지 못할 것이기 때문이다.

엔젤만 증후군과 프레더-윌리 증후군

각인과 UPD가 인간에서 매우 중요할 수 있다는 확증은 다음 두 조건에 대한 연구로부터 처음 얻어진 것이었다. 엔젤만 증후군(Angelman syndrome; AS, MIM 105830)을 가진 아이들은 발작, 매우 제한적인 언어사용, 운동실조증, 그리고 매우 부적당한 낙천성과 함께 심각한 발달 지체를 나타낸다(그림 4.18). 프레더-윌리 증후군(Prader-Willi syndrome; PWS,

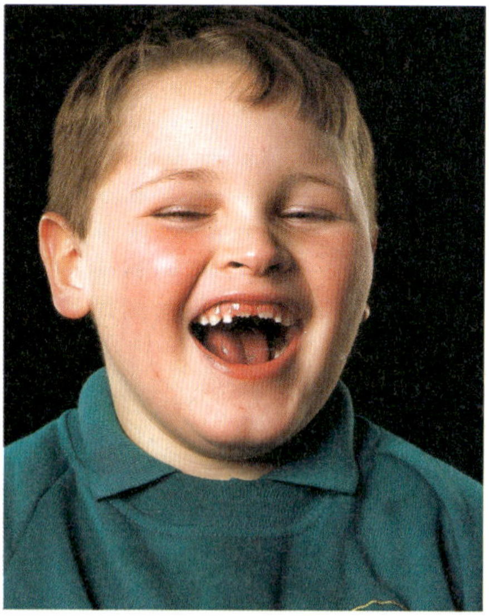

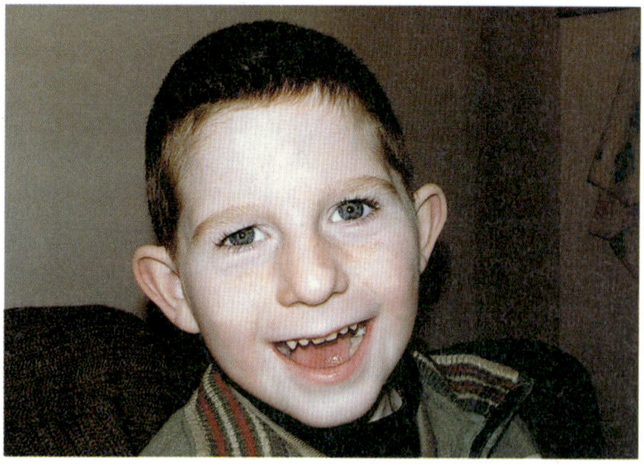

그림 4.18 엔젤만 증후군을 보이는 두 소년의 얼굴 모양. (A)의 소년은 편부 2염색체성을 가졌다. (B)의 소년은 *UBE3A*의 돌연변이를 갖고 있다. (B)의 사진은 더블린의 National Centre for Medical Genetics의 William Reardon 박사의 배려로 실었다.

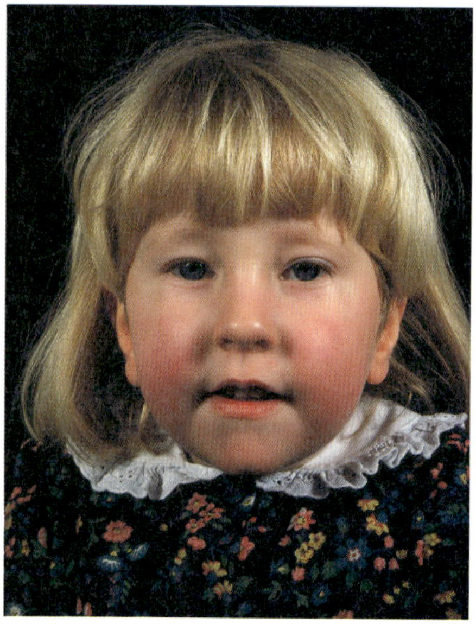

그림 4.19 프레더-윌리 증후군을 가진 어린 소녀의 얼굴 모양.

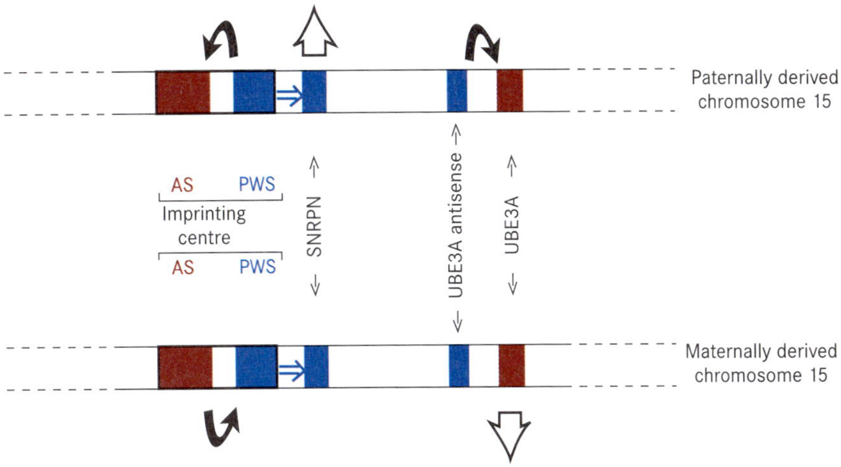

그림 4.20 프레더-윌리 증후군/엔젤만 증후군과 연관된 15번 염색체의 임계 영역에 대한 도식. 푸른 색으로 보이는 유전자들은 부계쪽 염색체로부터 발현된다. 붉은 색으로 표시한 유전자들은 모계쪽 염색체로부터 발현된다. 검은 화살표는 억제를 표시한 것이다. 흰 화살표는 유전자 발현을 나타낸다.

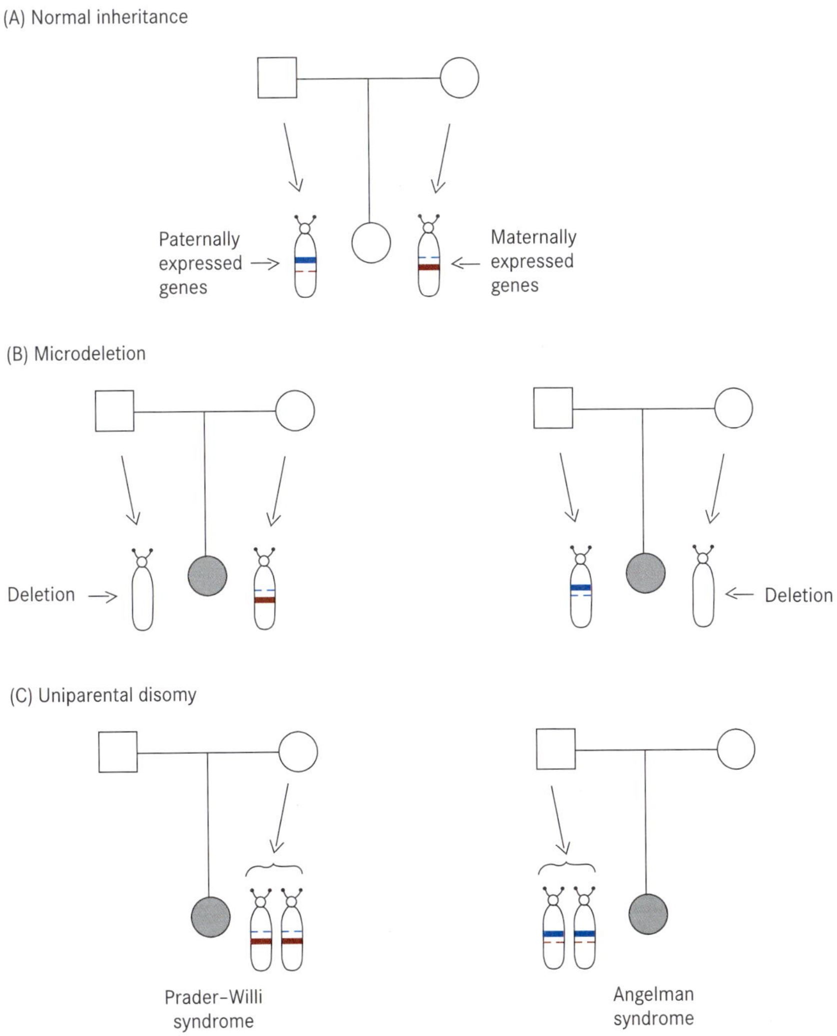

그림 4.21 프레더-윌리와 엔젤만 증후군의 공통적인 원인들.

MIM 176270)을 가진 아이들은 유아기때 힘이 없이 늘어져있고, 약한 발달 지체와 함께 탐식, 비만, 성선기능저하증(hypogonadism), 그리고 공격적 행동을 나타낸다(그림 4.19).

이러한 질병들은 모두 염색체 15q11-13 위의 PWS/AS 영역이라 불리는 곳에 자리한 유전자군의 기능 파괴에 의해 유발된다(그림 4.20). 이 영역에서의 핵심 유전자는 *SNRPN*와 *UBE3A*로서, 이들은 오로지 부계쪽 대립유전자나 모계쪽 대립유전자에서만 활발하게 발현된다. 즉, 이들은 각인된다. *SNRPN* 좌위에 아주 가깝게 둘로 분리된 각인 센터가 존재하며 이들은 부모 기원에 따라 다르게 발현된다. 어머니 쪽에서 기인한 염색체 상에서는 AS 각인 센터가 활성이고 *SNRPN*은 그 프로모터가 메틸화됨으로써 발현 억제(silencing) 가 이루어진다. 반대로, 아버지쪽에서 유래한 염색체 상에서는 PWS 각인 센터가 활성이며 몇 개의 가까운 유전자들이 활성화된다. 여기에는 *UBE3A* 안티센스 유전자가 포함되는데, 이것은 *UBE3A*의 발현을 방해하는 전사물을 만든다.

모계 혹은 부계의 PWS/AS 영역의 정상적인 기능을 방해하는 어떤 것이든 프레더-윌리나 엔젤만 증후군을 각각 일으키게 된다(기억을 돕기 위해 <u>P</u>WS에서는 <u>p</u>aternal의 P를 기억하자). 프레더-윌리 사례 중 약 70% 정도가 부계의 15번 염색체가 관여된 4-Mb의 미세결실들 때문인 것으로 FISH 결과 밝혀졌다 (p. 64). 약 25%의 사례는 모계 15번 염색체의 UPD 때문이다. 나머지는 PWS 각인 센터나 *SNRPN* 프로모터에서의 아주 작은 결실 돌연변이에 기인한다. 비슷하게, 엔젤만 증후군은 약 70% 정도에서 모계 15번 염색체가 관여한 미세결실에 의해 발생하며, 2~3%의 사례에서만 부계의 15번 염색체에 대한 UDP가 원인이다(그림 4.21). 나머지 대부분은 *UBE3A*나 혹은 각인 과정에 관여된 다른 유전자에서의 돌연변이에 의한 것이다.

요점

인간 유전체중 작은 부분이 각인된다. 각인된 유전자들은 부모의 기원에 따라 서로 다르게 발현된다. 염색체 15q11-13 지역에 있는 일군의 유전자들이 각인된다. 부계 염색체의 결실로 프레더-윌리 증후군이 발생한다. 모계쪽 염색체의 소실은 엔젤만 증후군을 일으킨다.

미토콘드리아 유전

인간에서 대부분의 DNA는 세포의 핵에 존재한다. 하지만, 세포질에 존재하는 미토콘드리아도 작은 원형 염색체를 포함하고 있으며, 약 16.5kb 정도의 길이에 리보솜 RNA와 tRNA를 암호화하는 유전자 및 산화적 인산화 시스템의 13 소단위들을 암호화하는 37개의 유전자들이 존재한다. 인간의 배아는 자신의 미토콘드리아를 어머니로부터만 물려받는다. 각 난자는 대략 100,000개의 미토콘드리아를 포함하며 정자는 100개 미만의 미토콘드리아를 가진다. 이들은 수정 후에 선택적으로 제거된다. 미토콘드리아의 이러한 배타적인 모계 유전 방식은 인류학자들에 의해 이용되어 왔는데, 이들은 폴리네시아 사람들같이 서로 다른 기원을 가진 집단들에 관심이 있다. 이 지역에서 여성들의 집단은 미토콘드리아 DNA의 분자적 특성에 의해 파푸아 뉴기니아와 주변 지역의 후손들임이 밝혀졌다. 기묘하게도, 배타적으로 남성을 통해

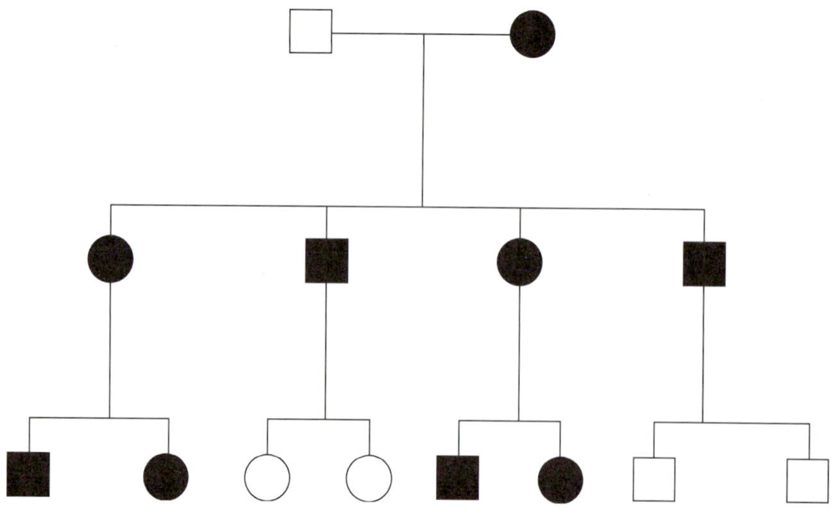

그림 4.22 미토콘드리아 유전을 보여주는 가계도.

서만 유전되는 Y 염색체에 대해서도 비슷한 연구가 이루어졌는데, 이에 따르면 폴리네시아 남성들의 약 2/3정도만이 남동아시아 기원을 가지며 나머지는 유럽인 기원의 Y염색체를 가진다.

여성에 의한 미토콘드리아의 배타적 전달은 미토콘드리아 DNA에서의 돌연변이에 기인하여 나타나는 어떤 질병이라도 독특한 모계 유전 양식을 나타냄을 뜻한다(그림 4.22). 이것은 세포질 유전(*cytoplasmic inheritance*) 혹은 미토콘드리아 유전(*mitochondrial inheritance*)이라고도 불린다. 미토콘드리아 돌연변이에 의해 유발되는 질병들은 주로 근육, 심장, 그리고 뇌 같이 에너지를 많이 필요로 하는 기관이나 조직들과 관련된다(p. 216). 이러한 예들에는 MELAS(mitochondrial encephalopathy, lactic acidosis, and stroke-like episodes — MIM 540000)라고 알려진 질병과, 젊은 성인기에 급작스럽게 시력 상실이 나타나는 레버 유전성 안신경증(Leber hereditary optic neuropathy, MIM 535000)이 포함된다(BOX 4.3).

실제로, 어머니가 미토콘드리아 DNA에 의해 유발되는

BOX 4.3 역사적 사례: 레버의 유전성 안신경증(Leber hereditary optic atrophy)

건강한 26세의 젊은 청년인 Mr. C는 운전하여 퇴근하면서 그의 왼쪽 눈 시력이 점점 희미해짐을 느꼈다. 다음날 아침에 깨어났을 때 그는 어느 쪽 눈으로도 분명히 볼 수가 없었다. 그의 주치의는 검사에서 어떠한 비정상인 점을 발견하지 못했으나 그에게 신속하게 전문적인 진단을 받도록 했다. 그 날 이후에 그는 노련한 안과의의 진찰을 받았고 의사는 그의 시신경 원판(optic disc)의 모양이 약간 변했음을 발견했다. 이 시점에서 Mr. C는 외할머니의 오빠였던 종조부가 1차 세계대전 중 전투에서 갑작스럽게 시력을 잃었다는 것을 기억해냈다. 당시 그는 꾀병을 부린다고 고발되었다가 '폭탄 충격(shell shock)'이라는 진단을 받고 군에서 방출되었다. 그 종조부의 시력은 그 후 천천히 약간 회복되었다는데 이러한 사실은 그의 갑작스러운 시력 상실이 심리적인 데 원인이 있다고 확신하도록 했다.

다행스럽게도 Mr. C는 정신과 검사를 받게 되지는 않았다. 대신 여러 가지 검사들이 시작되었으며 미토콘드리아 DNA 검사도 포함되어 있었다. 이 검사는 레버의 유전성 안신경증(Leber hereditary optic atrophy, LHON)을 일으키는 흔한 돌연변이에 대한 것이었다. 그는 미토콘드리아의 T14484C 돌연변이에 대해 동일기질(homoplasmy; 세포 내에 동일한 미토콘드리아를 갖는)임이 밝혀졌고 이 결과를 바탕으로, 지금은 심각한 그의 시력 상실이 자발적으로 어느 정도 회복될 수 있다는 고무적인 격려를 들을 수 있었다. 그의 종조부도 거의 확실히 이 질병에 영향을 받았다는 것은 가족들에게 큰 영향을 주었고 사후에 그는 '겁쟁이'라든가 '정신적으로 약한' 사람이라는 오명으로부터 그제야 벗어날 수 있었다.

LHON은 가장 흔한 미토콘드리아 질병으로 약 25,000명당 1명 꼴로 발생한다. 이 질병은 양쪽 혹은 한쪽 눈의 시각이 갑자기 흐려지거나 뿌옇게 되는 현상이 특징으로 보통 청년기에 발발하여 심각하고 불규칙적인 시력 상실로 발전한다. 95%의 경우가 G3460A, G1178A, 그리고 T14484C 중의 한 돌연변이에 의해 발병한다. 이들은 모두 호흡 사슬의 1번 복합체를 암호화하는 유전자에 속한 것이다. 아직 밝혀지지 않은 이유 때문에, T14484C 돌연변이는 약 50%의 경우에서 부분적으로 자발적 회복이 이루어지는 것과 관련된다. 임상적으로, 이환된 사람들은 결국 상당히 뚜렷한 안신경증을 나타내지만 질병의 초기 단계에는 눈이 정상으로 보이기 때문에 종종 '히스테리성 실명(hysterical blindness)'이라는 진단이 고려되기도 했다.

특히 LHON에서 이상한 특징은 병적인 돌연변이를 가진 남성의 50%, 여성의 10%만이 증상을 발달시킨다는 것이다. 이런 불완전한 침투도는, 돌연변이를 가진 미토콘드리아의 비율(즉, 동질세포질(homoplasmy)이냐 이질세포질(heteroplasmy)이냐에 관한 것이다)이나, 핵 돌연변이와의 공존 필요성, 혹은 담배연기나 비타민 결핍과 같은 관련 환경 요인들에 대한 노출 등으로 설명된다. 광범위한 연구에도 불구하고, 근본적인 설명은 아직 알려져 있지 않다.

불행히도 LHON에 대해서는 효과적인 치료도 없고 이환된 사람들 대부분은 평생에 걸친 심각한 시력 상실을 경험한다. 감소된 침투도 때문에 유전상담도 매우 어렵다. 미토콘드리아가 완전히 모계유전 되기 때문에 이환된 남자들의 경우, 자손의 이환 가능성이 거의 없다고 확신할 수 있지만, 이와 관련된 여성의 위험성은 상당하다. 예를 들어, T14484C 돌연변이를 가졌으며 모계로 연관된 남자 사촌들에서 이들이 영향을 받을 위험성은 관찰 결과 1/5에 가까운 것으로 드러났다.

참고문헌

Man PYW, Trunbull DM, Chinnery PF (2002) Leber hereditary optic neuropathy. *Journal of Medical Genetics*, **39**, 162-169.

질병을 가졌을 때 자손에 대해 정확하게 그 위험성을 예측한다는 것은 종종 매우 어려운 일이다. 이것은 미토콘드리아가 각 세포에 매우 많은 수로 존재하며, 그중 일부만이 돌연변이를 포함하는지 아니면 전체 미토콘드리아가 그 돌연변이를 가졌는지 불확실하기 때문이다. 이러한 상태는 각각 **이형형성**(heteroplasmy: 돌연변이 미토콘드리아와 정상 미토콘드리아가 섞여 있는)과 **동형형성**(homoplasmy)이라고 불린다. 아마도 이형형성 때문에 미토콘드리아 DNA에서의 돌연변이에 의해 유발되는 질병들에서는 상당히 다양한 범주의 표현형적 변이가 나타날 것이다.

요점

미토콘드리아들은 난자를 통해서만 유전된다. 따라서 미토콘드리아 DNA에서의 돌연변이에 의해 유발되는 질병은 여자를 통해 일부 자식들 혹은 모든 자식들에 유전되지만 남자에 의해서는 전달되지 않는다.

유전적 연관

만약 같은 염색체 상에 매우 가깝게 위치하는 두 좌위가 우연에 의해 예상되는 것 보다 더 자주 함께 유전되는 것이 관찰된다면 이들 좌위들은 **연관되어 있다**(linked)고 한다. 근본적으로 이것은 그 좌위들이 매우 가깝게 존재하며 감수분열I기 중에 교차에 의해 분리될 가능성이 별로 없음을 뜻한다(p. 35). 근접해 있지만 서로 다른 두 좌위(두 유전자)의 돌연변이 대립유전자들이 같은 염색체 상에 연관되어 있는 경우를 **상인**(coupling)이라 하고; 상대편 상동 염색체들에 존재하는 경우, 대립유전자들은 **상반**(repulsion) 상태에 있다고 한다. 상인이냐 상반이냐 하는 연관 대립유전자들의 이러한 위치배열을 **연관상**(linkage phase)이라고 부른다.

이에 대한 원리는 그림 4.23에 설명되어 있다. 이것은 세 좌위 – 즉, L1, L2, 그리고 L3 – 가 각각 대립유전자 A와 a, B와 b, 그리고 C와 c로 되어 있을 때를 보여주고 있다. 각 감수분열 중에는 평균적으로 상동염색체쌍당 2~3번의 교차가 발생한다. 따라서 그림 4.23에서의 L1과 L2같이 멀리 떨어져 있는 좌위들에 대해서는 이들 사이에서 적어도 한 번의 교차가 발생할 가능성은 크다. 만약 AB, Ab, aB, 그리고 ab의 유전자형의 염색체를 동일한 비율로 가진 배우자들이 관찰된다면, 이것은 L1과 L2가 연관되어 있지 않음을 확실히 해준다.

L2와 L3처럼 아주 가까운 좌위들에 대해서는, 이들이 교차로 인해 분리될 가능성이 별로 없으므로 배우자들은 BC나 bc를 가진 것들이 Bc 혹은 bC 유전자형들보다 훨씬 많게 나

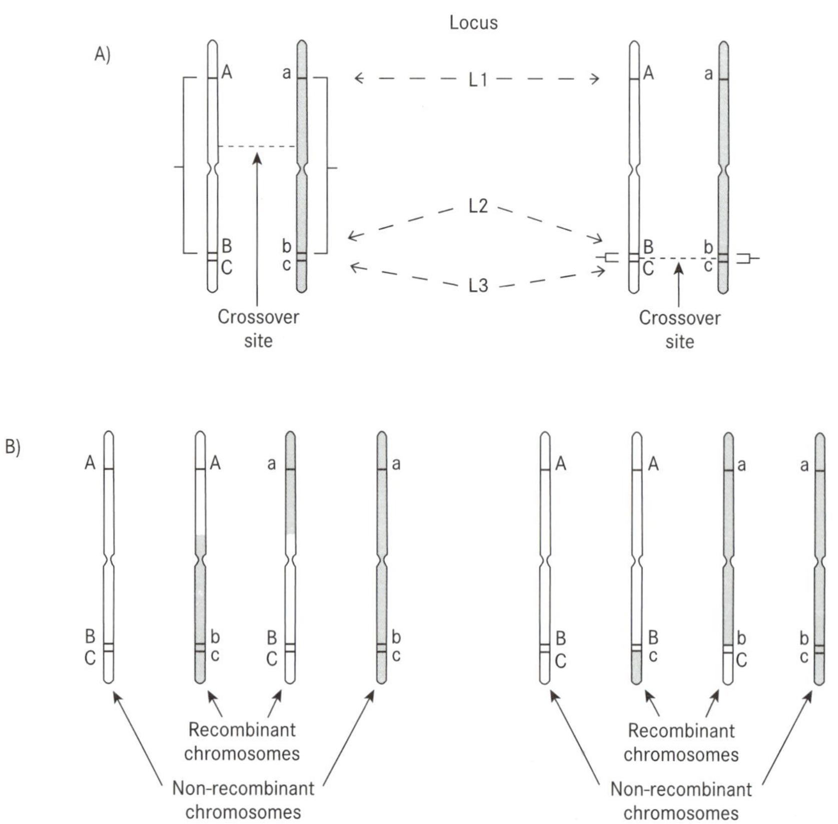

그림 4.23 상동염색체 상에 대립유전자 A와 a, B와 b, 그리고 C와 c를 가진 L1, L2, 그리고 L3의 세 좌위들. L1과 L2 좌위들은 멀리 떨어져 있고 따라서 연관을 보이지 않는다. L2와 L3좌위들은 매우 근접해 있어서 이들 사이에서 교차가 발생하기 어렵다. 따라서 이들 좌위들은 연관되어 있다.

타날 것이다. 이것은 이 두 좌위들이 연관되어 있음을 증명해 준다. BC나 bc 같은 대립유전자 그룹들은 상인으로 배열되어 있으며 **단상형**(haplotype)을 구성한다.

연관은 원인과는 아무 관련이 없다는 점을 강조할 필요가 있겠다. 만일 두 좌위가 연관되어 있다면, 이것은 그냥 단순히 이들이 같은 염색체상에 가까이 있다는 뜻이다. 연관은 어떤 한 좌위의 어떤 대립유전자가 다른 좌위의 또 다른 대립유전자의 발현에 영향을 미친다는 의미는 전혀 아니다.

요점

만일 두 좌위들의 대립유전자들이 독립적으로 분리되지 않을 경우에 두 좌위는 연관이 되어 있는 것이다.

재조합율

한 쪽 부모에서 두 연관 좌위들에서의 연관상이 알려져 있을 때, 자손에 대한 연구로 이들 두 좌위들 사이에서 발생한 교차의 빈도를 결정할 수 있다. 이것은 **재조합율**(recombination fraction)로 알려져 있으며 보통 그리스 문자인 θ(theta)로 표시한다. 그림 4.24에서는 3 세대로 이루어진 가계에서 두 연관된 좌위들의 대립유전자의 유전이나 **분리**(segregation)를 보여주고 있다. 이 가계도에서 II-1의 연관상은 확실히 알 수 있는데, 그분 자신의 아버지(I-1)로부터 AB 염색체를 받고 어머니(I-2)로부터는 ab를 받았기 때문이다. 따라서 II-1에서 A와 B는 상인이고 A와 b는 상반이다. III세대에서의 10명의 자손들의 유전자형을 조사하면 AB 혹은 ab가 그대로 아버지로부터 9명의 아이들에게 전달되었음을 알 수 있다. 그러나 그의 10번째인 딸은 재조합 염색체를 물려받았다. 이것은 재조합율이 약 1/10 정도라는 것을 뜻한다. 실제로 보다 정확하고 올바른 수치를 얻으려면 이보다는 훨씬 더 많은 가족들을 연구해야한다.

만일 연구된 샘플의 크기가 크다면 재조합율은 확실히 0.5보다 작다. 이 값은 무작위로 선택된 두 좌위들이 단순히 우연에 의해 분리될 확률로서 이보다 작다는 것은 두 좌위가 확실히 연관되어 있음을 시사한다. 임상적 실제에 있어서는 질병 좌위와 가깝게 연관되어 있다고 알려져 있는 좌위의 DNA 표식자(DNA marker)들은 전임상 단계의 진단이나 산전진단, 그리고 보인자 검사에 사용될 수 있다. 이것은 이 장의 후반에 설명되어 있다. 일반적으로 이러한 접근은 특정 돌연변이 분석이 불가능하고 질병과 그 표식 좌위가 재조합율 0.05(1/20)미만일 때만 사용된다.

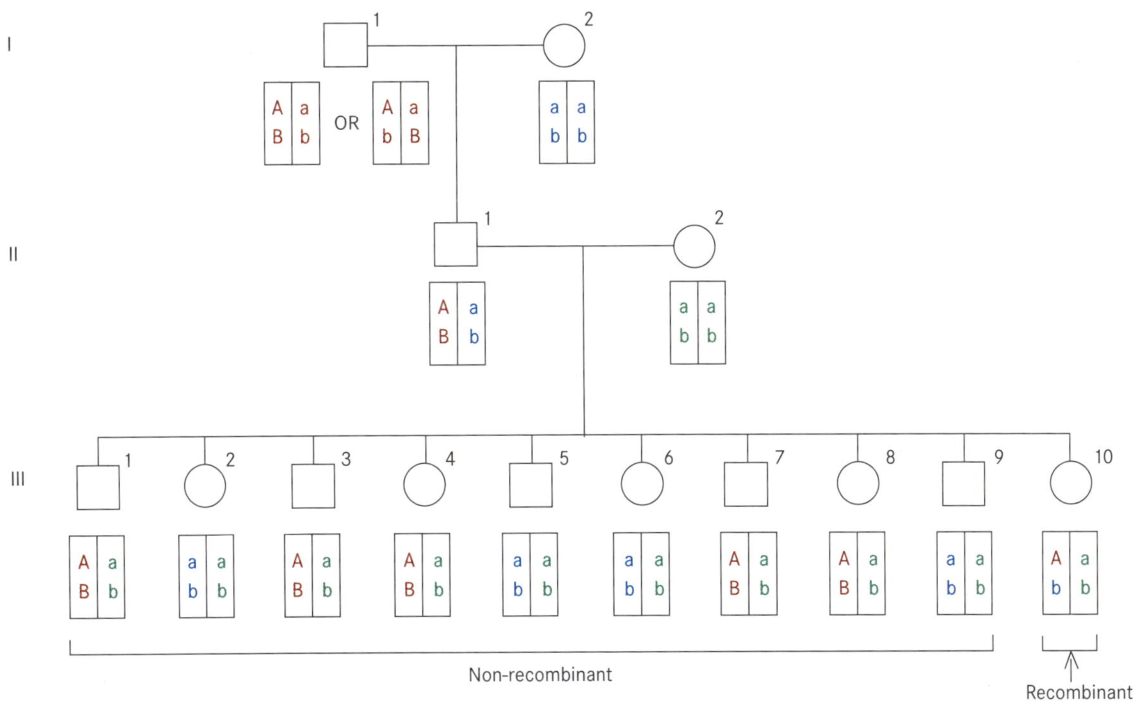

그림 4.24 3세대에서의 연관 표식자의 분리. 세 번째 세대에서의 분리 패턴에 대한 분석은 오직 한 번의 교차만 일어나 (III-10에서) 교차율이 0.1임을 시사한다.

> **요점**
>
> **재조합율은 θ로 표시되며 연관되어 있는 좌위들이 감수분열 1기에 재조합 사건에 의해 분리될 가능성을 나타낸다.**

연관과 물리적 거리

연관 거리(linkage distance)는 또한 유전적 거리(*genetic distance*)라고도 불리며, 두 좌위들 사이에서 교차가 발생할 가능성, 즉 재조합이 일어날 가능성을 나타낸다. 이것은 **센티모건**(centiMorgans, cM)으로 측정되며, 지도 단위(map unit)라고도 한다. 만일 두 좌위들이 1cM 떨어져 있다면 그때는 이 둘 사이에서의 교차는 100번의 감수분열당 한 번 발생할 것이다. 따라서, 두 연관 좌위에 대해 만일 θ = 0.01이라면, 이 두 좌위 사이의 유전적 거리는 1cM이 된다. 마찬가지로, θ = 0.02라면 두 좌위 사이의 거리는 2cM이 된다.

유전적 거리 혹은 연관 거리는 염기쌍으로 측정되는 물리적 거리와 같지는 않음에 유의하여야 한다. 남성의 유전체에서 유전적 거리는 대략 3000cM이다. 이것은 물리적 거리로 3.2×10^9 염기쌍 정도이다. 따라서 1cM은 약 백만(1×10^6)염기쌍 혹은 1Mb와 상응한다고 볼 수 있다. 물리적 거리와 유전적 거리 사이의 관계는 일정하지 않다; 유전체의 어떤 지역은 재조합이 다른 부분에서보다 더 많이 발생하는 경향이 있고 이러한 지역을 재조합 핫스팟(hotspot)으로 부르기도 한다. 아마도 아직 잘 이해되지 못하고 있는 남성과 여성 사이의 감수분열에서 나타나는 근본적인 차이 때문에, 재조합은 유전체 연관 거리가 약 4200cM으로 추정되는 여성에서보다 남성에서 훨씬 덜 일어난다.

LOD 값

두 좌위 사이의 연관을 확정하거나 반박하는데 일반적으로 가장 흔히 사용되는 방법은 최대 개연성 측정(maximum likelihood estimate)으로 LOD 값의 계산을 필요로 한다 [LOD는 확률의 로그값(log of the odds)을 뜻한다]. LOD 값은 종종 Z로 표시되기도 하는데, 비연관에 대한 특정 θ 값을 가진 연관의 가능성 비율을 10을 밑수로 하는 로그값으로 나타낸다. LOD 값은 종종 과학 논문에서 질병 좌위를 규명하기 위한 연구 결과를 발표할 때 사용된다. 실용적 목적으로, 3 이상의 LOD값은 연관의 수학적 증거로 사용되며, −2 이하의 값은 두 좌위가 연관되지 않았음을 확인할 때 사용된다. 따라서 효과에 대한 요약문에서 '질병 x와 다형성 표식자 좌위 D2S37 사이의 연관은 연관율 0.05일 때 최대 LOD 값이 3.0이다' 라는 진술은 질병 x의 좌위가 염색체 2번에서 지도화되었는데, 여기서 표식자 좌위 D2S37과 매우 가깝게 위치하고 있어서 이들 두 좌위에서의 교차는 감수분열 20번당 평균 한 번정도로 발생한다는 것으로 해석할 수 있다. 이들 두 좌위들이 연관되어 있지 않을 수학적 가능성은 1000대 1(만약 LOD 값이 3이면 연관의 확률은 10^3 대 1이다)이다.

LOD 값의 사용에 존재하는 원리는 그림 4.24에 있는 가족들을 이용하여 증명될 수 있다. 만일 좌위들이 연관되어 있으면 그 연관상은 II-2인 사람에게서 확실히 알 수 있다. 이 사람은 A와 B가 상인으로 연관된 염색체를 가진다. θ = 0.1일 때, III-1이 아버지로부터 A와 B를 물려받을 확률은 0.9이다. 비슷한 확률이 III-2와 III-9에도 적용된다. III-10이 A와 b를 그의 아버지로부터 물려받을 확률은 0.1이다(그의 아버지가 배우자를 만드는 감수분열을 할 때 교차가 발생하기 때문에). 따라서 그 좌위들이 θ = 0.1의 값으로 연관되어 있다면, III 세대에서 그러한 유전자형을 발견할 확률은 $0.9^9 \times 0.1$이다. 만약 두 좌위가 연관되어 있지 않다면 III세대에서 그 유전자형을 발견할 확률은 0.5^{10}이다. 이것은 연관되지 않은 어떠한 두 좌위들이 함께 움직일 확률은 1/2 (0.5)이기 때문이다. 따라서, θ = 0.1일 때 LOD 값은 $\log_{10}(0.9^9 \times 0.1)/0.5^{10}$, 즉 $\log_{10}44.08 = 1.644$이다. 실제로 LOD 값은 최대 LOD값과 이에 상응하는 최대 가능성 값의 θ가 나오는 값을 규명하기 위한 다른 θ 값에 대해 계산될 것이다.

이것이 매우 어려운 개념이라고 생각하는 학생들은 심하게 걱정할 필요는 없다. 학생들에게 LOD값을 계산하라고 요구하는 경우는 거의 없다. 그냥 단순히 LOD값의 계산이 두 좌위 사이의 연관을 증명하거나 혹은 부정하는 방법을 제공한다는 것만 기억하라.

연관 불평형

연관 불평형(Linkage disequilibrium)은 연관된 좌위에서의 특정 대립유전자들의 관계가 우연에 의해 기대되는 것 보다 종종 더 관련이 되는 것으로 정의할 수 있다. 가까이 연관되어 있는 2개의 좌위들인 A와 B를 생각해보자. 각각의 좌위에서 두 가지 가능한 대립유전자들이 올 수 있으며, A1과 A2, 그리고 B1과 B2가 존재한다. 이들 대립유전자 각각의 빈도는 0.5이다. 따라서 각 반수체형의 빈도는 0.25가 될 것이다. 즉,

단상형	빈도
A1 B1	$0.5 \times 0.5 = 0.25$
A1 B2	$0.5 \times 0.5 = 0.25$
A2 B1	$0.5 \times 0.5 = 0.25$
A2 B2	$0.5 \times 0.5 = 0.25$

만약 집단 내에서 이들 단상형에 대한 공식적인 분석이 모두 빈도 0.25를 가지는 것으로 나타난다면, 그때는 이들 좌

위들이 연관 평형(linkage equilibrium)에 있다고 말할 수 있을 것이다. 그러나, 이들 빈도로부터 심하게 벗어나는 것이 관찰된다면 이것은 연관 불평형의 예가 될 것이다.

어떻게 연관 불평형이 생기는가? 사실상 어떻게 연관 평형이 생기는지를 생각해 보는 것이 더 적당할 것이다. 일단 A1A2 B1B2 체계의 두 대립유전자-두 좌위를 생각해 보자. 역사의 어느 시점에서 이 좌위에는 A1이라는 대립유전자만 존재했다. 그러다가 돌연변이가 발생하여 A2가 생겨나게 되었고 이것은 B2와 매우 인접해 있었다. 따라서 이 집단에서 수세대 동안 A2는 B2와 상인으로 연관되어 있었다. 이러한 연관은 교차가 발생하여 집단내 소수의 염색체들이 A2B1 단상형을 가지게 되었을 때까지 유지되었을 것이다. 많은 세대가 지나고, 결국에는 A2B2와 A2B1 단상형의 비율이 같아지면 평형에 도달하게 된다. 평형에 도달하는데 필요한 세대의수는 두 좌위 사이의 유전적 거리에 따라 다르다; 즉, 가까울수록 평형에 도달하기까지 오랜 시간을 필요로한다.

이러한 기초와는 반대로, 연관 불평등은 집단의 진화 과정 동안 발생하는 단편적 현상으로 보여질 수 있다. 시간이 지남에 따라 두 좌위 사이의 재조합의 결과로 불평형은 점차 사라지게 된다. 질병 유전자의 좌위와 근접 좌위 사이의 연관 불평형에 대한 지식은 위치지정 클로닝(positional cloning, p. 98)에서 연관 좌위의 순서를 추론하는 데 사용될 수 있으며 다유전자 질병들(p. 123)에 대한 감수성 좌위를 규명하는데 도움을 준다.

요점

연관 불평형은 연관 좌위에서 상인으로 존재하는 특정 대립유전자들이 종종 기대보다 더 관련되어 존재함을 나타내는 것이다.

임상유전학에서 연관 표식자의 이용

만약 어떤 질병 좌위가, 다중 대립유전자가 나타나는 또 다른 자리(즉 다형성 좌위)와 연관되어 있다는 것을 안다면, 이러한 정보는 예측 검사, 보인자 검사, 혹은 산전진단 등을 가능하게 하는 임상 검사들에 사용될 수 있다. 이러한 접근은 유전자 추적(*gene tracking*)이라고 불리던 것으로, 질병 유전자 좌위가 규명되어 있지 않거나, 질병 유전자가 너무 크고 해당 가족에서 돌연변이를 찾을 수 없어서 돌연변이에 대한 특수 검사가 불가능할 때 특히 유용하다.

이러한 기술이 어떻게 실제에 적용될 수 있는지에 대한 예가 아래에 제시되어 있다. SNP(p. 141)나 미세부수체(p. 143) 같은 다형성 표식자들이 질병 좌위 내에 존재할 수 있는데, 이러한 경우에서는 재조합율이 보통 0으로 추정될 수 있다. 왜냐하면 여기서 질병을 일으키는 돌연변이와 근접한 다형성 사이에서 재조합이 발생할 가능성이 거의 없기 때문이다. 혹은, 이것이 0.05 이하의 재조합율로 아주 강하게 연관되어 질병 좌위와 표식자 좌위 사이의 교차 가능성이 1/20이하가 될 수도 있다. 다음의 예들과 학습용으로 제시되는 많은 예들에서 재조합 가능성은 무시될 수 있다.

상염색체우성 유전

그림 4.25는 3명의 마르판 증후군(Marfan syndrome, p. 106) 환자가 있는 3 세대의 가계도를 보여주고 있다. 이 질병은 발현 정도가 매우 다양한 경향이 있고(즉, 이 질병은 다양한 발현도를 가진다), 두 번째 세대의 부모들은 증상을 보이지 않는 3명의 아이들이 그 돌연변이를 물려받아 나중에 합병증이 나타나지 않을까 걱정하고 있다.

대립유전자 A와 a에서의 유전자내 다형성을 이용한 연관 분석은 질병 돌연변이가 I-1에서 II-2로 전달된 A 대립유전자와 연관되어 있음을 보여준다. II-3은 이 A 대립유전자를 물려받지 않았으며, 따라서 그녀는 확실히 그녀나 그녀의 두 아이인 III-3 혹은 III-4가 이러한 조건을 갖지 않는다고 확신할 수 있다. 두 아이 모두 A 대립유전자를 가지고 있지만, 이것은 아버지에게서 물려받은 것으로, 삼촌이나 사촌들이 가진 질병과 같이 분리되는 A와는 다름에 주목하라.

다른 아이들인 III-1과 III-2의 부모들은 그들의 아들인 III-1이 질병 돌연변이와 연관된 그의 친할아버지 대립유전자가 아니라 친할머니 대립유전자를 받았으므로 그 질병의 조건을 물려받지 않았음을 확신할 수 있다.

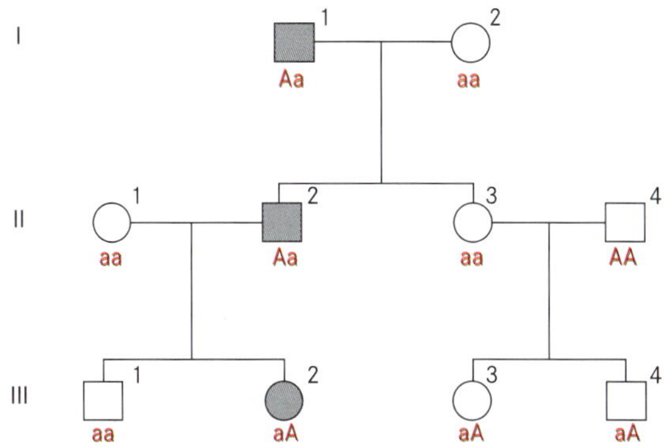

그림 4.25 상염색체우성 질환의 좌위와 연관된 표식자의 3세대 가계도에서 분리.

상염색체열성 유전

그림 4.26은 건강한 부모들에게서 태어난 첫째 아이가 낭포성 섬유증(p. 107)을 가진 핵가계도를 보여준다. 이 부모들은 다음 임신(II-2)에서 부모 검사가 필요하다. II-1에서의 돌연변이 검사가 수행되었지만 아무 돌연변이도 발견되지 않았다. 그러나, 이 가계에서는 유익한 유전자내 표식자(intragenic marker)가 발견된다. 자세한 조사로 이 질병 대립유전자가 양쪽 부모 모두에서 A 대립유전자와 연관되어 있음이 밝혀졌다. 따라서 만일 태아가 2개의 A 대립유전자를 물려받는다면 그는 영향을 받게 될 것이다. 만약 하나씩의 A 대립유전자와 a 대립유전자를 물려받게 된다면 비록 어느 대립유전자를 각 부모쪽에서 받았는지를 결정할 수는 없지만 그는 영향을 받지 않은 보인자가 될 것이다. 마지막으로, 태아가 2개의 a 대립유전자를 물려받는다면 그는 영향을 받지 않을 것이다. 왜냐하면 그는 양쪽 부모에서 정상적인 낭포성 섬유증 대립유전자를 2개 물려받는 것이기 때문이다.

그림 4.27은 비슷한 상황을 보여주고 있지만 이번에는 이 가족은 완전한 정보를 주고 있지는 않은데, 부모 중 어느 쪽에서도 연관상을 결정할 수 없기 때문이다. 태아인 II-2가 AA를 물려받거나 aa를 물려받는 경우라면, 부모는 아이가 영향을 받지 않을 것이라고 확신할 수 있다. 만일 아이가 Aa를 물려받는다면, 아이가 영향을 받을 확률(그의 형과 동일한 낭포성 섬유증 대립유전자를 물려받는 경우)과 받지 않을 확률(그의 형과 반대의 낭포성 섬유증 대립유전자를 물려받는 경우)이 같아진다. 이러한 상황에서는 완전히 정보를 줄 수 있는 서로 다른 다형성 표식자를 찾기 위해서는 분석을 더 해 보아야 한다.

여기선 '정보를 주는(informative)'이란 단어는 표식자 연구의 결과가 해당 전달 부모에서의 연관상에 대한 분명한 정보를 제공하느냐를 가리키는 데 사용된다. 그림 4.26에서의 결과는 완전한 정보를 준다. 그림 4.27에서의 결과는 부분적인 정보만을 주고 있다. 만약 그림 4.27의 I-1, I-2, 그리고 II-1이 모두 AA 유전자형을 가지고 있었다면 이 표식자는 전혀 정보를 주지 못하는 것으로 분류될 것이다.

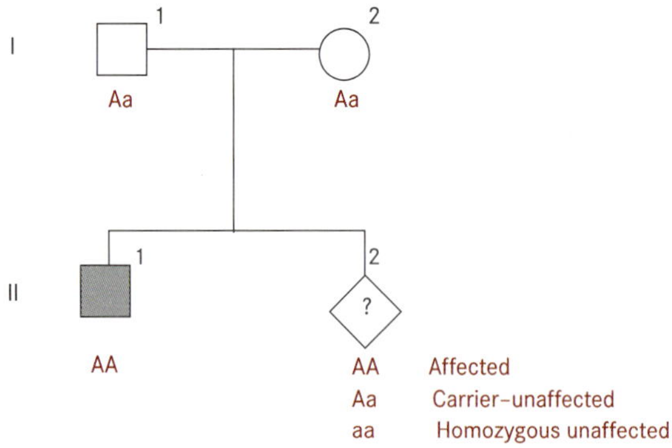

그림 4.26 2세대 가족에 있어서 상염색체열성 질환의 좌위와 연관된 유전적 표식자의 분리.

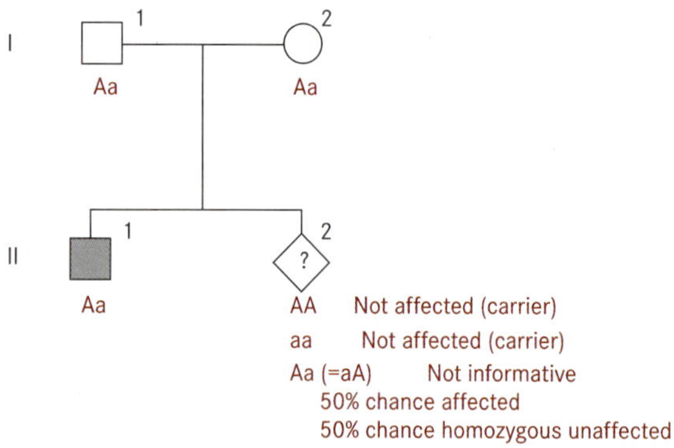

그림 4.27 두 세대 가계도에서 보이는 상염색체열성 유전 질환의 좌위와 연관된 유전적 표식자의 분리. 이 가계도에서 연관 표식자는 별 정보를 주지 못한다.

X-연관 열성 유전

그림 4.28에서 보여지는 가계도는 아들들인 II-3과 III-2가 뒤센 근이영양증(p. 109)에 걸린 가족을 보여준다. 첫 세대의 환자 아들인 II-3은 여러 해 전에 사망하여 DNA 분석이 불가능하다. 그러나 그가 앓고 있었다는 사실은, 앓고 있는 아들을 가진 그의 누이인 II-2가 분명히 보인자임을 의미하는 것이다. 이 누이나 그녀의 환자 아들 III-2에게서 특별한 돌연변이를 발견하지 못하였다. 그러나 정보를 주는 유전자내 연관 표식자가 발견되었고 그에 따라 엄마가 대립유전자 A와 a에 대해 이형 접합성 임을 알 수 있었다. 게다가 그녀가 건강했던

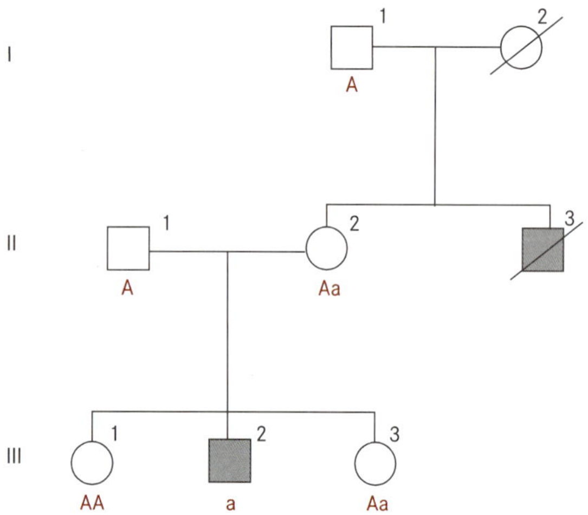

그림 4.28 3세대 가계도에서 X-연관 열성 질환의 좌위와 연관된 유전적 표식자의 분리.

그녀의 아버지로부터는 A 대립유전자를 받았음을 알 수 있었다. 따라서 이 어머니는 질병 돌연변이를 대립유전자 a와 연관된 상태로 가질 것이다.

대부분의 질병들에 대해 유전자내 표식자와 질병 돌연변이 사이에서 재조합이 발생할 가능성은 대단히 낮아서 무시될 수 있는 것으로 추정되지만 뒤센 근이영양증 유전자의 거대한 크기 때문에 이 경우에는 $\theta = 0.05$의 값을 가지는 재조합이 발생할 가능성이 있는 것으로 추산한다. 환자의 두 누이들은 자신들이 보인자인지 알고 싶어한다. 두 누이들이 그녀의 아버지로부터 물려받은 A 대립유전자를 가지고 있음이 확실하다. 왜냐하면 아버지가 두 딸들에게 자신의 X 염색체를 물려주기 때문이다. 큰 누이인 III-1은 어머니로부터 A 대립유전자를 물려받은 반면, 작은 누이인 III-3은 그녀의 어머니로부터 a 대립유전자를 받았다. 만약 큰 누이가 임신전에 모친감수분열 중에 질병돌연변이와 표식자 좌위 사이에서 재조합이 일어났다면 큰누이는 보인자임을 의미하며 그래서 그 확률은 보인자가 될 확률이 5%라고 할 수 있다는 뜻이다. 그러나 작은 누이(III-3)에게는 불행히도, 그녀가 매우 높은 위험성을 가진 대립유전자를 물려받아서 95%(즉 20분의 19)의 확률로 보인자가 될 가능성이 있다.

요점

매우 가깝게 연관된 좌위의 다형성 표식자들은 분리의 양식이 유익한 한은 가계 내에서 보인자의 예상이나 질병을 예측하는 데 사용될 수 있다.

요약

상염색체우성 질병은 여러 세대에서 개인들에 영향을 미칠 수 있는 한 유전자의 단일 사본에 생긴 돌연변이에 의해 유발된다. 남성이나 여성 모두 영향을 받으며 남성에서 남성으로의 전달도 일어날 수 있다. 개인이 그 질병을 자신의 아이들에게 전달할 확률은 1/2이다. 상염색체열성 질병은 유전자의 두 사본에 모두 돌연변이가 존재할 때 나타나며 보통 형제자매들의 구성원에만 영향을 미친다. 희귀한 상염색체열성 질병들은 친족내 결혼의 자녀들에게서 더 흔히 나타난다. 둘 다 보인자인 부모들 사이에서 이환된 아이를 가질 확률은 1/4이다.

X-연관 열성 질병은 여성에서 X 염색체상 열성인 돌연변이에 의해 발생한다. X 염색체에 이형 접합성인 여성은 보인자가 되지만 반접합성인 남성은 영향을 받는다. 영향을 받은 남성은 그의 돌연변이를 자신의 모든 딸들에게 전달하며 이 딸들은 반드시 보인자가 된다. 그는 자신의 Y염색체를 자신의 아들들에게 전달하며 이들은 영향을 받지 않는다. 보인자인 여성이 아이를 가질 때 그녀의 아들들이 영향을 받을 확률은 1/2이고 그녀의 딸들이 보인자가 될 확률 역시 1/2이다. X-연관 우성 질병은 남성과 여성 모두에서 우성 효과를 발휘하는 돌연변이에 의해 발생하므로 두 성이 모두 영향을 받는다. 보통 남성들은 여성보다 더 심각한 증상을 나타내며 일부 X-연관 우성 질병들은 남성에게는 치명적이다. 이환된 남자는 이 질병을 자신의 모든 딸들에게 전달하지만 아들들에게는 전달하지 않는다. 이환된 여자는 이 질병을 평균 절반의 아들과 딸들에게 전달하게 된다.

멘델유전의 예외적 현상에는 표현촉진(예상)(anticipation), 복세대유전(digenic inheritance) 그리고 편부모 2염색체성이 포함된다. 표현촉진현상은 어떤 질병이 세대를 지나면서 점점 더 심각해지거나 어린 나이에서 나타남을 뜻한다. 표현촉진 현상을 보이는 질병들은 불안정한 반복성 세 뉴클레오티드의 확장 돌연변이에 의해 유발된다. 복세대유전을 보이는 질병들은 2개의 서로 다른 좌위들에서의 돌연변이 상호작용에 의해 생긴다. 편부모성 2염색체성은 한 개인이 한쪽 부모로부터 염색체 쌍의 두 사본을 모두 물려받을 때 나타난다. 이러한 사건이 열성 돌연변이를 두 배로 증가시키거나 그 염색체가 각인 되어 있었다면 임상적 문제가 발생할 수 있다. 부모의 기원에 따라 전체 혹은 일부의 염색체가 서로 다르게 발현된다면 그 염색체는 각인된 것이다.

이들 좌위들에서의 대립유전자들이 기대보다 더 자주 함께 분리된다면 두 좌위는 연관된 것이다. 재조합율은 두 연관 좌위들이 감수분열 I기에서의 재조합 사건들에 의해 분리될 가능성을 나타낸다. 질병 좌위와 연관된 다형성 표식자 좌위는 특정 질병 돌연변이 분석이 불가능할 때 질병이나 보인자 상태를 예측하는 데 사용될 수 있다.

심층 학습문헌

Engel E, Antonarakis SE (2002) *Genomic imprinting and uniparental disomy in medicine.* Wiley-Liss, New York.

Kingston H M (2001) *An ABC of clinical genetics,* 3rd edn. BMJ Books, London.

Ott J (1991) *Analysis of human genetic linkage.* Johns Hopkins University Press, Baltimore.

Vogel F, Motulsky AG (1996) *Human genetics,* 3rd edn. Springer-Verlag, Berlin.

선다형 문제

1. 연골발육부전증(achondroplasia)에서 모든 이형 접합자들은 현저히 작은 키를 나타낸다. 유전현상은 상염색체 우성이다. 정상 신장의 부모들이 2명의 이환된 아이들을 가졌다. 이에 대한 가장 가능성 있는 설명은 _______이다.
   (a) 다양한 발현
   (b) 감소된 침투도
   (c) 생식세포 모자이크
   (d) 의사우성 유전
   (e) 의사상염색체성 유전

2. 한 여인이 X-연관 열성인 색맹을 가지고 있는 것이 밝혀졌다. 이것은 _______ 때문일 수 있다.
   (a) 그녀가 클라인펠터 증후군을 가졌기
   (b) 그녀가 터너 증후군을 가졌기
   (c) 그녀의 어머니가 보인자이고 아버지는 이환되어 있었기
   (d) 그녀는 아버지의 X 염색체에 대해 편부모 이염색체성(uniparental disomy)를 가졌기
   (e) X-연관 색맹은 미토콘드리아 DNA에서의 돌연변이에 의해 발생하기

3. 한 소년이 프레더-윌리(Prader-Willi) 증후군으로 밝혀졌다. 이것은 _______에 의해 발생할 수 있다.
   (a) 편모 이염색체성
   (b) 편부 이염색체성
   (c) 모계로부터 유전된 15번 염색체에서의 결실
   (d) 부계로부터 유전된 15번 염색체에서의 결실
   (e) 위 문항들 모두

4. 만약 두 좌위가 유전적 연관을 보인다면,
   (a) 그들은 같은 염색체 상에 존재할 것이다.
   (b) 두 좌위들에서의 돌연변이들은 같은 질병을 일으킬 것이다.
   (c) 이 좌위들의 대립유전자들은 같은 질병을 일으키기 위해 상호작용한다.
   (d) 만약 이 좌위들 사이의 재조합 율이 0.05라면 이것은 이들 좌위들에서 평균적인 대립유전자 연합이 감수분열의 95%에서 동시분리될 것임을 뜻한다.
   (e) 이 좌위들에서의 대립유전자들은 반드시 연관불평형을 보일 것이다.

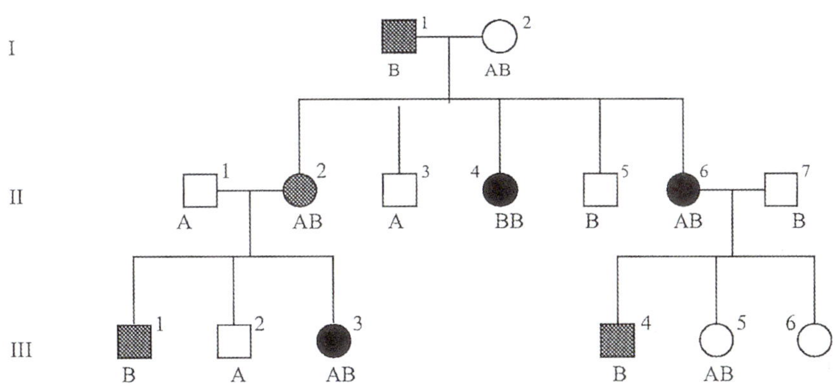

5. 다음 가계도에서 A와 B는 한 좌위에서의 대립유전자를 나타내며 질병 좌위와 가깝게 연관되어 있다. 재조합이 없다고 가정하면, III-6인 개인에게 _______라고 알려줘야 한다.
   (a) 그녀의 가족들에서 보이는 조건은 상염색체우성 유전을 보인다
   (b) 이 질병 대립유전자는 대립유전자 B와 연관된다
   (c) 이 질병은 대립유전자 B에 의해 유발된다
   (d) 만약 그녀가 BB 유전자형을 물려받았다면 그녀는 이환되었을 것이다
   (e) 그녀의 이모(II4)에게서 태어난 아들들은 모두 이환될 것이다

해답

1. (a) 오답 — 모든 이형 접합자들이 뚜렷한 작은 키를 나타낸다면 그때는 비록 표현도가 다양하다고 하더라도 부모중 1명은 작은 키를 나타냈을 것이다.
   (b) 오답 — 모든 이형 접합자들이 작은 키를 나타냈다면 비침투도(non-penetrance)는 적용될 수 없다.
   (c) 정답 — 이것이 가장 그럴듯한 설명이다.
   (d) 오답 — 의사우성 유전은 질문의 내용이 상염색체우성을 언급하고 있더라도 그 조건이 정말로 열성 유전을 보인다는 뜻이다.
   (e) 오답 — 의사 상염색체성이란 좌위가 X나 Y 염색체 상의 문제가 분명히 상염색체우성 유전형태를 언급하고 있더라도 X나 Y 염색체상의 의사 상염색체 지역의 좌위에 위치한다는 뜻을 함유한다.

2. (a) 오답 — 클라인펠터 증후군을 가진 사람들은 남성이다.
   (b) 정답 — 터너 증후군을 가진 여자들은 X-연관 열성 질병의 발병 빈도가 남성과 동일하다.
   (c) 정답 — 여성들은 양쪽 부모에게서 돌연변이를 물려받아 동형 접합성이 될 수 있다.
   (d) 정답 — 그녀는 아버지의 돌연변이를 2개 물려받았을 수 있다.
   (e) 오답 — 색맹 좌위는 X 염색체 상에 있지만 미토콘드리아 유전체에 있는 것은 아니다.

3. (a) 정답 — 프레더-윌리 증후군은 아버지에게서 유래한 15번 염색체 상에 각인된 유전자 결손에 의해 생긴다. 편모성 2염색체성에서는 두 사본이 어머니에게서 온 것이다.
   (b) 오답 — 15번 염색체의 편부성 2염색체성은 엔젤만 증후군을 유발한다.
   (c) 오답 — 이것은 엔젤반 증후군을 일으킨다.
   (d) 정답 — 이것은 프레더-윌리 증후군의 가장 흔한 원인이다.
   (e) 오답 — (a)와 (d)만 정답이다.

4. (a) 정답 — 서로 다른 염색체 상에 존재하는 좌위들은 연관될 수 없다. 이러한 상황은 멘델이 그의 독립적 분배의 법칙에 의해 결론을 내렸던 것과 같다.
   (b) 오답 — 연관이란 좌위들이 매우 근접해 있다는 뜻이지 그들이 DNA나 단백질 수준에서 서로 상호작용 한다는 뜻은 아니다.
   (c) 오답 — 위와 같음.
   (d) 정답 — 재조합율은 상인으로 연관된 두 대립유전자가 교차에 의해 분리되는 감수분열의 비율을 나타내는 것이다.
   (e) 오답 — 이들 좌위들의 대립유전자들은 연관 불평형을 나타낼 수는 있으나 이것은 집단 연구 없이는 추정될 수 없다.

5. (a) 오답 — 유전의 양식은 X-연관 우성이다. 남성에서 남성으로의 유전에 대한 증거가 없고 남성들은 그 표식자 좌위에서 단일 대립유전자만 갖는다.
   (b) 정답 — 가계도 조사는 그 질병 대립유전자가 대립유전자 B와 같이 분리됨을 시사한다.
   (c) 오답 — 그 질병은 대립유전자 B에 의해 유발되는 것이 아니라 단순히 그것과 같이 분리되는 것이다.
   (d) 정답 — 그녀는 그녀의 어머니로부터 돌연변이 대립유전자를 물려받을 것이고 따라서 영향을 받을 것이다.
   (e) 오답 — 할아버지의 B 대립유전자를 받느냐 할머니의 B 대립유전자를 받느냐에 따라 평균적으로 그녀의 절반의 아들들이 영향을 받게 될 것이다.

5장

멘델식 유전병의 질병유전자 찾기

장의 소목차

지난 20년 동안 의학 연구에 있어 가장 놀라운 발달은 헌팅턴 병, 낭포성 섬유증, 그리고 뒤센 근이영양증과 같은 심각한 멘델식 질병들의 책임 유전자를 발견했다는 것이다. 이전에는 단백질 산물에 대한 지식을 통해서만 유전자들이 규명될 수 있었다. 이러한 과정은 **기능적 클로닝**(functional cloning)이라고 불리며, 헤모글로빈(혈색소이상증－8장 참조), 요소 VIII(factor VIII, 혈우병 A), 그리고 페닐알라닌 수산화효소(페닐케톤뇨증－p. 210) 등과 같이 단백질을 암호화하는 유전자들에 대한 연구에 성공적으로 적용되었다.

불행하게도, 기능적 클로닝 전략은 분자적 유전자형과 표현형 사이를 연결시키는 분자적 발병기작이 알려져 있지 않은 조건에 대해서는 사용할 수 없다. 1980년대 중반에 유전상담을 의뢰한 환자들에서 대부분의 흔한 멘델식 질병들에 대해 이러한 상황이 적용되었다. 이러한 새로운 문제를 다루기 위해, **위치지정 클로닝**(positional cloning)이라고 알려진 새로운 접근법이 고안되었다. 기능적 클로닝에서처럼 해당 단백질과 발병과정에 대한 지식으로부터 시작하는 대신에 위치지정 클로닝은 질병 유전자의 위치를 지정하고 분리하는 분자적 방법에 기초하고 있으며, 이후에 그 단백질 산물의 규명이 이루어진다(그림 5.1). 이것이 전통적 접근법과 반대로 이루어지기 때문에, 위치지정 클로닝은 때때로 역유전학(*reverse genetics*)의 응용이라고 불리기도 한다.

지난 20년간에 걸쳐, 현대 기술의 발달과 인간유전체 사업에서 얻어진 지식이 결합되면서 위치지정 클로닝은 단일-유전자 질병을 일으키는 책임 유전자들을 찾아내는 매우 강력한 방법이 되었다. 이에 관한 기본 원리들을 요약하고, 기능적 클로닝과 위치지정 클로닝 과정들이 흔한 단일-유전자

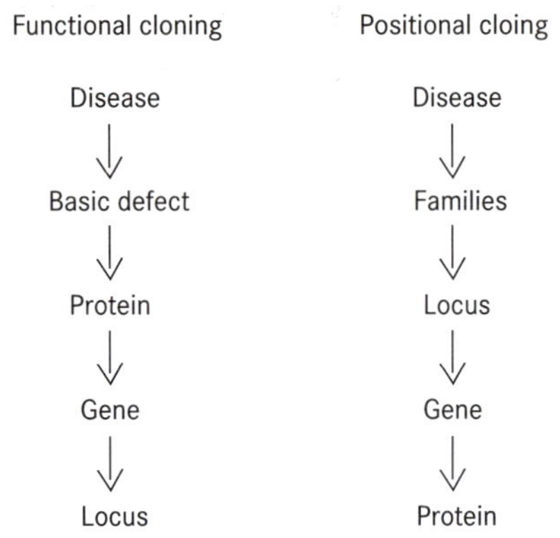

그림 5.1 기능적 클로닝과 위치지정 클로닝에서의 주요 단계들.

질병들 대부분에서 유전적 근거를 밝히는데 어떻게 사용되었는지에 대한 예들을 살펴보기로 하자.

기능적 클로닝

비록 서로 다른 전략들이 적용되어 왔지만, 기능적 클로닝의 일반적 접근은 다음과 같은 세 단계로 요약될 수 있다.

- *짧은 올리고뉴클레오티드 탐침자의 합성.* 유전자암호(p. 7)와 정제된 유전자산물의 아미노산 서열에 대한 지식을 바탕으로, 짧은(따라서 '올리고'라고 불린다) 탐침자가 합성되고 표지되어 혼성화에 사용된다. 이 과정에서 주요 문제는 유전암호의 퇴화(degeneracy) 때문에 해당 유전자와 완전하게 잘 맞는 올리고뉴클레오티드 탐침자를 고안할 수 없다는 것이다. 초기 연구들에서는 추측과 운이 중요하게 작용했었다. 지금은 퇴화된 올리고뉴클레오티드(*degenerate oligonucleotide*)를 합성하는데, 이것은 모든 가능한 뉴클레오티드 순열들을 만들어 섞은 혼합 올리고뉴클레오티드들로 구성된다. 이상적이려면, 탐침자가 메티오닌이나 트립토판 잔기들에 대한 코돈을 가능한 한 많이 포함하는 것이 좋다. 왜냐하면 이들 아미노산들은 유전 암호가 하나뿐이기 때문이다.
- *cDNA 라이브러리의 탐색.* 짧은 올리고뉴클레오티드 탐침자가 적당하게 표지되면 이제 이것은 해당 유전자가 발현되는 것으로 알려진 세포주로부터 준비된 DNA 라이브러리를 검색하는데 사용된다 (예를 들면, 헤모글로빈 유전자를 보려면 미성숙 적혈구 세포들을 사용한다). 상보적인 DNA(cDNA)는 역전사효소(reverse transcriptase)를 이용하여 mRNA로부터 합성된 DNA를 말한다. cDNA 라이브러리는 mRNA로부터 합성된 cDNA들을 모아 적절한 벡터에 클로닝한 것을 모아놓은 것으로 구성된다. 일단 만들어지면, 이 cDNA 라이브러리는 니트로셀룰로오즈 막에 옮겨지고, 단백질 산물로부터 합성된 올리고뉴클레오티드와 혼성화시켜 검색하게 된다.
- *유전체 라이브러리의 탐색.* 일단 관련 유전자에 대한 cDNA가 밝혀지면 이것은 전체 세포 DNA로부터 만들어진 유전체 라이브러리를 검색하는데 탐침자로 사용될 수 있다. 요소 VIII (factor VIII) 유전자의 최초 동정에서, 해당 유전자의 서열을 증폭시키기 위해 4개의 X 염색체를 가진 사람으로부터 세포를 얻어 유전체 라이브러리를 구성하였다. 요구되는 해당 서열들, 즉 유전자를 포함하고 있는 클론들은 cDNA에 혼성화되며, 이들은 다시 엑손, 인트론, 그리고 프로모터 서열들을 포함하고 있는 유전자의 완전한 구조를 포함하고 있는지 분석된다.

기능적 클로닝을 위한 기타 다른 접근이나 좀더 현대적인 접근법들에서는 정제된 단백질에 대해 항체를 만들어 cDNA 발현 라이브러리를 검색하기도 한다. cDNA 발현 라이브러리는 관련 세포주에서 얻어진 cDNA가 발현 벡터(*expression vector*)들에 클로닝된다는 점에서 일반적인 DNA 라이브러리와 다르다. 발현벡터는 전사와 번역에 필요한 프로모터와 조절 서열들을 포함하고 있다. 일단 단백질 산물에 기초하여 규명된 cDNA 클론은 해당 질병유전자를 찾기 위한 유전체 라이브러리 검색에 사용될 수 있다.

> **요점**
>
> **기능적인 클로닝에서 유전자는 단백질 산물에 대한 지식을 통해 동정된다.**

위치지정 클로닝

이름이 의미하는 바와 같이, 위치지정 클로닝은 인간 유전에서의 유전자 위치에 대한 지식을 통해 유전자를 분리하는 것이다. 이해를 돕기 위해, 이 과정은 두 가지 주요 단계로 나누어 고려할 수 있다: 첫째는 유전자의 대강의 위치를 결정하는 것이고, 두 번째는 그 안에서 후보 유전자들을 찾는 과정이다 (그림 5.2).

후보 지역의 지도작성

이상적이려면, 후보지역은 될 수 있는 한 작아서 분석되어야 할 유전자의 수가 최소가 되어야한다. 일반적인 접근방법은 가능한 많은 환자 가족들을 이용하여 광범위한 연관 분석을

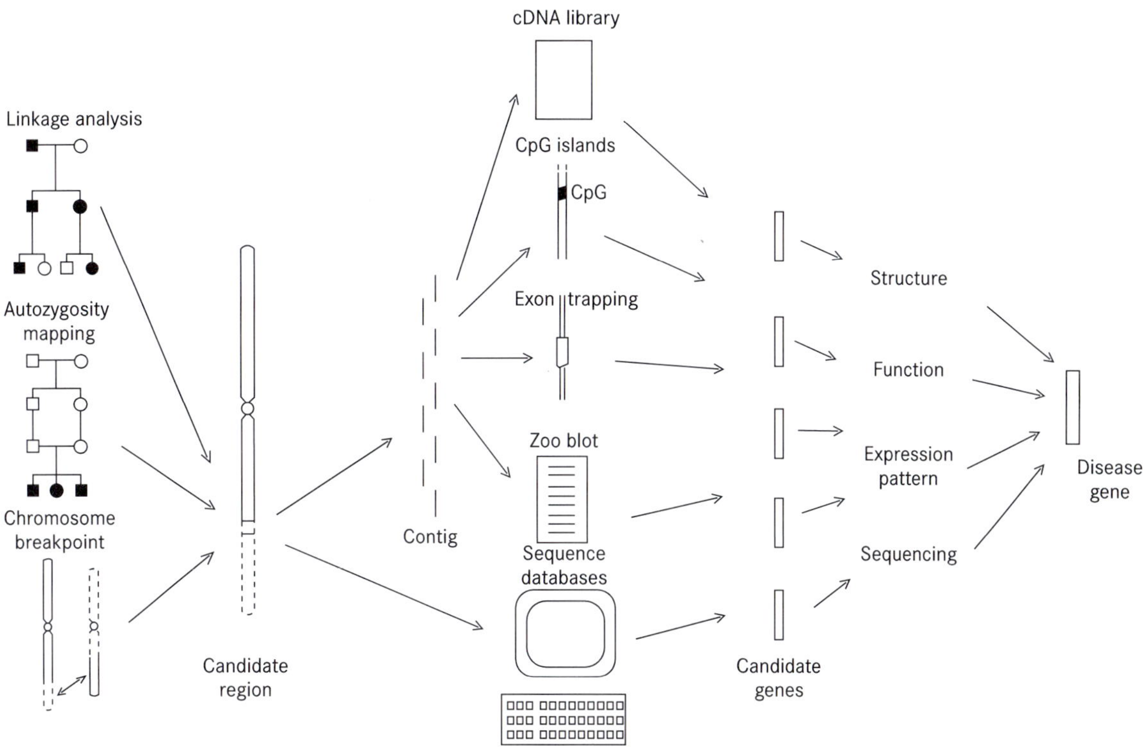

그림 5.2 위치지정 클로닝을 위한 전략적 접근.

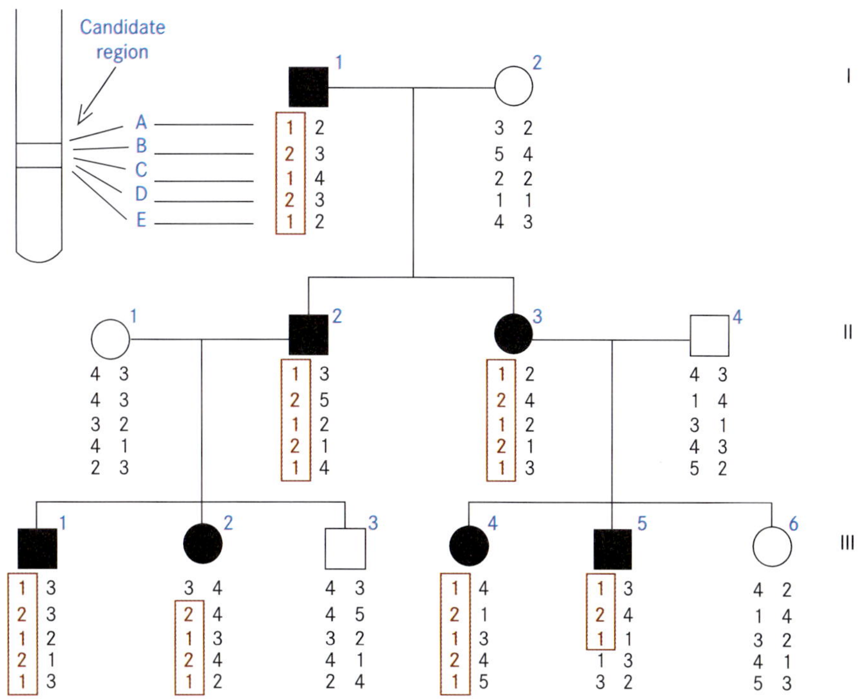

그림 5.3 III-2와 III-5에서의 교차가 어떻게 후보 지역을 더 좁힐 수 있는지를 보여주는 가계도.

하는 것이다. 다른 방법은 자가접합성(autozygosity) 지도화와 염색체 이상을 이용하는 것을 포함한다.

연관 분석

전통적으로는 미세부수체들(p. 143)이 사용되는데, 유전체 전체에 고르게 분포하는 다형성 표식자들의 패널을 이용하여 대강의 연관 분석이 수행된다. 인간 유전체의 유전적(연관) 거리가 대략 3000 cM 정도이고, 1 cM이 약 1 Mb에 해당되므로, 300개의 고르게 분포하는 다형성 표식자 패널들은 후보 지역을 약 10 cM, 즉 10 Mb 내로 좁혀지도록 할 수 있다. 평균적으로 이 정도의 지역은 약 100개의 유전자들을 포함하는 것으로 예상된다. (인간 유전체에는 약 3만개의 유전자들이 3000 cM의 유전적(연관)거리를 나타내는 3000 Mb의 물리적 거리로 떨어져 존재한다; p. 90 참조)

일단 대강의 위치가 결정되면 이 지역 내에서 또 다른 표식자들을 사용하여 재조합체를 탐색함으로써 후보 지역을 1

(A)

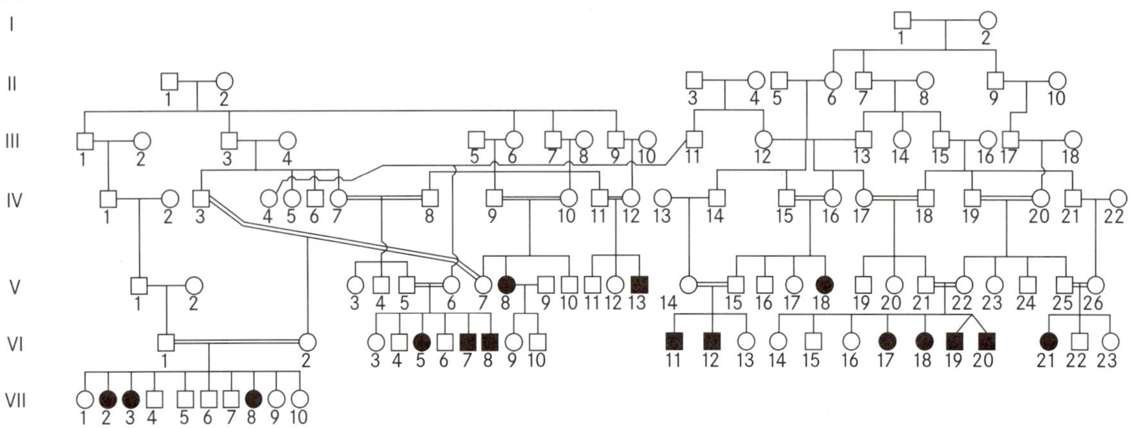

(B)

Sibship 1

	F VI-1	M VI-2	A VII-2	A VII-3	A VII-8
D1S514	2 5	6 2	2 6	2 6	2 2
D1S442	2 3	2 2	2 2	2 2	2 2
D1S498	3 3	3 1	3 3	3 3	3 3
D1S305	6 6	2 2	6 2	6 2	6 2
D1S303	3 3	4 4	3 4	3 4	3 4
D1S484	4 3	1 1	4 1	4 1	4 1
D1S426	5 1	5 6	5 6	5 5	5 6

Sibship 2

	F V-5	M V-6	A VI-5	A VI-7	A VI-8
D1S514	6 3	6 3	6 6	6 6	6 6
D1S442	2 3	2 3	2 2	2 2	2 2
D1S498	3 3	3 3	3 3	3 3	3 3
D1S305	6 6	6 6	6 6	6 6	6 6
D1S303	3 6	3 6	3 3	3 3	3 3
D1S484	4 4	4 4	4 4	4 4	4 4
D1S426	5 2	3 1	5 3	5 3	5 3

Sibship 3

	F V-14	M V-15	A VI-11	A VI-12
D1S514	6 1	3 2	6 3	6 3
D1S442	2 3	4 5	2 4	2 4
D1S498	3 6	3 7	3 3	3 3
D1S305	6 5	6 5	6 6	6 6
D1S303	3 3	3 4	3 3	3 3
D1S484	4 4	4 1	4 4	4 4
D1S426	5 3	1 -	3 1	5 1

Sibship 4

	F IV-11	M IV-12	A V-13
D1S514	- -	- -	- -
D1S442	- -	- -	2 2
D1S498	- -	- -	3 3
D1S305	- -	- -	6 6
D1S303	- -	- -	3 3
D1S484	- -	- -	(2 4)
D1S426	- -	- -	(4 5)

Sibship 5

	F V-21	M V-22	A VI-17	A VI-18	A VI-19	A VI-20
D1S514	6 4	6 4	6 6	6 6	6 6	6 6
D1S442	2 3	2 2	2 2	2 2	2 2	2 2
D1S498	3 1	3 1	3 3	3 3	3 3	3 3
D1S305	6 3	6 7	6 6	6 6	6 6	6 6
D1S303	3 4	3 6	3 3	3 3	3 3	3 3
D1S484	4 3	3 1	4 3	4 3	4 3	4 4
D1S426	5 3	5 4	5 5	5 5	5 5	5 5

Sibship 6

	F V-25	M V-22	A VI-21
D1S514	- -	- -	6 6
D1S442	2 2	2 3	2 2
D1S498	3 1	3 1	3 3
D1S305	6 3	6 5	6 6
D1S303	3 4	3 3	3 3
D1S484	4 3	4 1	4 4
D1S426	- -	- -	1 1

Sibship 7

	F IV-9	M IV-10	A V-8
D1S514	- -	6 2	6 6
D1S442	- -	2 4	2 2
D1S498	- -	3 7	3 3
D1S305	- -	6 5	2 6
D1S303	- -	3 6	4 3
D1S484	- -	4 1	1 4
D1S426	- -	- -	(1 3)

Sibship 8

	F IV-15	M IV-16	A V-18
D1S514	6 1	6 3	6 6
D1S442	2 2	2 3	2 2
D1S498	3 3	3 6	3 3
D1S305	6 6	6 3	6 6
D1S303	3 3	3 6	3 3
D1S484	4 4	4 1	4 4
D1S426	5 4	1 3	5 1

그림 5.4 (A) 여러 명의 가족 구성원들이 희귀한 질병인 농축골형성 부전증에 걸린 대가족의 가계도. (B) 질병 좌위가 위치하는 것으로 밝혀진 1번 염색체의 동원체 지역에 대한 표식자들에서 가계도 내의 환자들의 유전자형과 부모들의 유전자형(F = 아버지, M = 어머니). 출처; Gelb BD, Edelson JG, Desnick RJ(1995) Linkage of pycnodysostosis to chromosome 1q21 by homozygosity mapping. *Nature Genetics*, **10**,235-237.

Mb 이하의 물리적 크기로 좁힌다. 이에 대한 원리는 그림 5.3에 설명되어 있다. 감수분열시 후보 지역 내에서 두 번의 재조합이 발생하였으며 이로써 III-2와 III-5가 임신되었다. 이들은 공통적으로 겹치는 부분이 오직 좌위 B와 C만으로 구성되어 있음을 시사하며, 따라서 질병 유전자가 이 좁은 지역에 위치하고 있음을 뜻한다. 연관 분석의 궁극적 목표는 여러 가족들을 조사함으로써 후보 지역을 자세한 물리적 분석이 가능할 만큼 충분히 작은 크기로 좁히는 것이다.

자가접합성 지도작성

특정 좌위의 유전자나 표식자는 그들이 공통 조상으로부터 물려받은 결과로 동일할 때 **자가접합성**(autozygosity)이라고 설명된다. 자가접합성 지도작성법은 연관 분석을 수행함으로써 상염색체열성 질병을 일으키는 유전자의 지도작성이 가능한 강력한 방법이다. 그 원리는 그림 5.4에 설명되어 있다. 이 그림은 여러번의 친족내 결혼이 이루어졌고 여러 명이 매우 희귀한 상염색체열성 질병인 농축골형성부전증(pyknodysostosis)에 걸려 있는 커다란 가계도를 보여주고 있다. 만약에, 모든 환자들이 이 좌위에서 혈통에 의한 동형접합성(즉, 자가접합성)이라면, 그때 이들은 혈통에 의해 근접한 좌위들에서도 동형 접합성일 것이다. 따라서 이 가족을 유전체 전체에 분포하는 다수의 다형성 표식자를 이용해 분석하여 모든 환자들은 공유하지만 영향 받지 않은 개인들에는 존재하지 않는 자가접합성 지역을 발견한다면, 그 질병 좌위가 그 공유 지역에 존재할 가능성이 매우 커진다. 이 기술은 단 3명의 환자 형제자매나 사촌이 있는 하나의 가족만으로도 희귀한 상염색체성 질병 좌위를 지도화하기에 충분한 정도의 수학적 역량을 자랑한다.

염색체 이상들

아주 가끔씩 염색체 이상과 단일유전자 질병을 동시에 가지는 사람을 만나게 된다. 때로 이 연관 관계는 완전히 우연의 일치일 수 있다. 아니면, 이 둘의 관계가 인과 관계에 의한 것일 수 있는데, 이런 경우는 후보 유전자의 위치를 파악하는 지름길을 제공한다.

가능한 질병 유전자 좌위에 대하여 귀중한 단서를 제공하는 염색체 이상들에는 전좌나 역위 같은 균형 재배열과, 결실이나 원형 염색체 같은 불균형 염색체 이상 등이 포함된다(2장 참조). 균형 재배열은 절단 지점 중 하나가 질병 좌위를 파괴했거나 매우 근접한 상류의 조절 지역을 분리시켰을 때 단일-유전자 질병을 유발할 수 있다. 후자의 상황은 위치 효과(*position effect*)라고 불린다. 유전자 기능에 대한 결과적 영향은 반불충분성(haploinsufficiency, p. 13)이 될 것이다. 반불충분성은 연관 질병 좌위의 소실을 포함한 결실로부터도 발생할 수 있다. 이론적으로 재배열이 유전자를 새로운 프로모터 근처로 옮겨 기능획득 효과가 나타나도록 할 수도 있지만 실제에서 이런 경우는 흔치 않다.

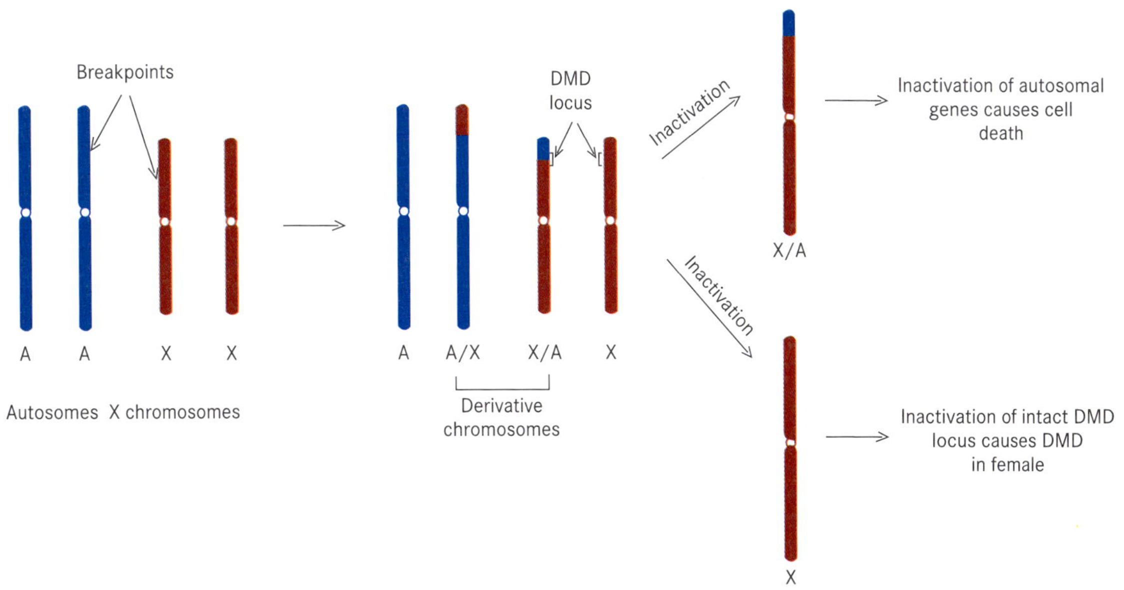

그림 5.5 뒤센 근이영양증(DMD) 좌위를 파괴하는 X-상염색체 균형 전좌가 어떻게 여성에서 발병하게 하는지를 보여주는 모식도.

상염색체와 X염색체 사이에서의 전좌는 위치지정 클로닝에 특히 유용한 것으로 증명되어왔다. X-상염색체의 상호 전좌는 두 가지의 파생 염색체들을 형성한다(그림 5.5). 그 중 하나는 주로 X 염색체에 상염색체가 일부 붙어 있는 것이다. 다른 하나는 X 염색체 조각을 가진 상염색체로 구성된다. 여성에서 배발생 초기에 X 염색체 불활성화 과정이 일어날 때(p. 78 참조), 파생 X-상염색체가 불활성화되는 모든 세포들에서는 불활성화 신호가 염색체를 따라 퍼져나감에 따라 부착된 상염색체 조각들의 활성도 잃게 된다. 결과적으로, 이러한 모든 세포들은 중요한 생물학적 불이익을 겪게 되고 대부분 살아남지 못할 것이다. 따라서 살아남은 세포들은 정상 X 염색체가 불활성화된 세포들일 것이다. 즉, 파생 X-상염색체는 늘 활성 상태이다. 그러므로, 만약 X염색체 상에서 하나의 열성 유전자가 전좌 절단 지점에서 손상되면, 그 여자는 보상을 위해 정상 염색체를 발현하는 세포를 전혀 가지지 못한 것처럼 질병을 발달시킬 것이다. 뒤센 근이영양증을 가진 여자에서 X-상염색체 전좌에 대한 연구는 질병 좌위 후보지역을 지도화할 수 있게 했을 뿐 아니라 실제로 이 뒤센 근이영양증 유전자를 분리할 수 있도록 했다(p. 111).

후보 유전자의 규명

일단 후보 지역이 물리적 분석에 알맞은 정도로 크기가 작아지면, 잠재적 질병 유전자 탐색이 시작될 수 있다. 여러 가지 방법들이 상당히 성공적이었으며 다음에 이어지는 다양한 단일-유전자 질병들에 대한 논의에서 요약될 것이다. 일반적인 접근은 다음 세 단계로 요약될 수 있다: 컨티그(contig)의 구성, 발현서열의 동정, 그리고 마지막으로 질병유전자의 규명이다.

컨티그 작성

컨티그(contig)란 유전체의 일부에 대해, 겹쳐지는 클론 DNA 조각들로 구성된다. 물리적 지도작성의 맥락에서, 컨티그는 질병 유전자와, 후보 지역을 규명하는 데 사용되는 근접 연관 표식자를 둘 다 포함하는 완전한 DNA 조각을 포함하여야 한다. 원래 컨티그는 **플라스미드**(plasmid)나 **파아지**(phage), 그리고 **코스미드**(cosmid) 같은 벡터들에 클론화된 라이브러리들로부터 구성된다. 벡터(vector)란 숙주 세포 내에서 자동적으로 복제될 수 있어서 그 내부에 통합된 DNA 역시 복제가 가능한 구조물로서 사용한다. 플라스미드, 파아지, 그리고 코스미드는 모두 작은 양의 외래 DNA만을 통합시킬 수 있다는 주된 단점을 가지고 있다. 따라서 이들 벡터들 중 하나를 사용하여 컨티그를 구성한다는 것은 상당히 노동력을 많이 필요로 하는 작업이다. 이들은 **세균 인공염색체**(bacterial artificial chromosome, BAC)와 **효모 인공염색체**(yeast artificial chromosome, YAC)로 대체되어 왔는데, 각각 300kb와 1000kb까지의 DNA를 통합할 수 있다. 비록 요즘 실제에서는, 만들어진 컨티그를 인간 유전체 데이터베이스에서 다운로드 받을 수도 있지만, YAC 컨티그는 관심 유전자를 분리하는데 있어 알맞은 재료를 제공한다.

발현서열의 동정

인간 유전체 사업으로부터 얻어진 웹-기반 데이터베이스의 발달로, 일부 클론 DNA를 발견하는 방법들이 중복적인 것이 되었지만, 클론화된 DNA를 동정하는 여러 가지 천재적인 방법들이 개발되어 왔다(그림 5.2). 성공적으로 사용되어 왔던 실험 방법들은 다음과 같다.

- *cDNA 라이브러리 검색(screening cDNA libraries).* 후보 지역에서 얻어진 클론화된 유전체 DNA를 YAC에 삽입한 후에 탐침자로 사용한다. 이론적 원리는 어떤 cDNA라도, YAC 삽입서열인 유전체 DNA와 맞는 부분을 가지고 있으면 YAC에 결합한다는 것이고 따라서 그것을 분리하고 분석할 수 있게 될 것이다. 이것은 유전체 DNA와 cDNA 라이브러리 내의 상보적 서열을 선택적으로 증폭하고 클로닝함으로써 이루어진다.
- *CpG 섬의 탐색(searching for CpG island).* CpG의 두 뉴클레오티드가 연속적으로 뻗어 있는 CpG 섬(CpG island)은 지속적으로 발현되는(housekeeping gene) 많은 유전자들의 5′ 말단 근처에서 발견되는데, 전사요소결합하는 부위로 생각되는 곳이다. CpG는 시토신과 구아닌으로 이루어진 2개의 뉴클레오티드를 뜻하는 것으로, p는 인산 결합을 의미한다. 이들 뭉치(cluster)들은 탈메틸화(unmethyl-ated) 되어 있는데, 이것은 *Hpa*II 같은 메틸화-감수성 제한 효소로 잘려질 수 있음을 뜻한다. 과거에는 이들 CpG 섬들이 종종 HTF 섬으로 불리기도 했었는데, 이것은 *Hpa*II 미세절편들(Hpa II tiny fragments)이라는 뜻이었다. CpG 섬들은 DNA 컨티그로부터 선택적으로 클론화될 수 있으며, 발현서열들을 찾기위한 cDNA 라이브러리 검색에 사용된다.
- *엑손 트랩핑(exon trapping).* 이 기술은 엑손 증폭(exon amplification)이라고도 알려져 있으며 유전체 DNA로부터 엑손을 분리하는 것이 목적이다. 여기서는 유전체 DNA를 작은 부분으로 잘라 다시 발현 벡터로 재클로닝하여 삽입부 서열이 전사와 스플라이싱이 이루어지도록 함으로써 RNA 전사체를 생산하는 엑손 부위를 찾아내게 된다. 역전사효소를 사용하면 이 RNA 전사체로부터 cDNA를 만들 수 있고 이것은 이론적으로 원래의 서브클론된 유전체 조각의 엑손과 동일한 서열이 된다.

◆ *동물원 블롯팅(zoo blotting)*. 이것은 여러 생물종들 사이에 보존된 DNA 서열을 찾는 것으로서, 이론적 근거는 그러한 서열들이 중요한 유전자의 일부를 나타낼 가능성이 있다는 것이다. 후보지역에서 얻어진 유전체 DNA는 여러 생물들에서 얻어진 DNA와 서던 블롯팅으로 혼성화된다. 많은 수의 생물종들에 혼성화되는 단편들은 하나 이상의 중요한 유전자들에서 나온 암호화서열(coding sequence)을 포함하고 있을 가능성이 크다.

인간 유전체 서열 데이터베이스의 탐색

인간 유전체의 서열이 완전히 밝혀지면서, 이제는 보통 실험실에서 후보지역의 발현 전사체를 찾는데 자원을 소비할 필요가 없어졌다. 대신, 인간 유전체 계획에서 얻어진 자료들을 직접 검색하는 것이 가능한데, 유전체 검색기(*genome browser*)라고 알려진 컴퓨터 프로그램을 사용한다. 가장 잘 알려진 예로 앙상블(Ensemble; *www.ensemble.org*)이 있다. 이것은 유전체의 특정 지역 내에 있는 알려진 모든 발현 서열과 유전자들을 다른 유전체 서열과 관련시켜 보여주는 것을 가능하게 한다. 각 유전자의 서열, 구조, 그리고 상동성에 대하여 알려진 모든 완전한 정보들이 제공된다. 컴퓨터를 통한 가상 클로닝(*cloning in silico*)라는 용어는 이러한 기술들의 적용에 해당하는 말이다.

질병유전자의 규명

후보지역 내에서 여러 유전자들을 찾았으면, 이제 다음 단계는 이들 중 어느 것이 진짜 질병 유전자일 가능성이 가장 큰지를 결정하여야 한다. 이것은 보통 그것의 구조, 기능 그리고 발현 양상 등에 기초하여 각 유전자를 평가함으로써 이루어진다.

어떤 유전자의 구조는 그 기능에 대한 강한 암시를 줄 수도 있다. 예를 들면, 서열 분석으로 그 유전자가 여러 개의 아연 손가락 모티프(zinc finger motif)를 갖는 것이 드러나면, 그것은 해독된 단백질이 전사인자(transcription factor)일 가능성이 높음을 뜻한다(p. 6). 만약 암호화된 단백질이 세포내(intracellular), 세포외(extracellular), 그리고 막통과 도메인(transmembrane domain)들을 갖고 있다면, 이것은 그 단백질이 신호전달(signal transduction)에 관여하는 세포 수용체임을 가리키는 것일 수 있다(p. 168). 서열 데이터베이스에 따

표 5.1 위치지정 클로닝에 의해 동정된 질병 유전자들의 예

Disease	MIM number	Inheritance	Locus	Gene	Gene product
Achondroplasia	100800	AD	4p16	*FGFR3*	Fibroblast growth factor receptor 3
Adult polycystic kidney disease	173900	AD	16p13	*PKD1*	Polycystin-1 (a cation channel)
Cystic fibrosis	219700	AR	7q31	*CFTR*	Cystic fibrosis transmembrane regulator (a chloride channel)
Duchenne muscular dystrophy	310200	XR	Xp21	*DYS*	Dystrophin (anchors cytoskeleton)
Familial adenomatous polyposis	175100	AD	5q21	*APC*	APC protein (a tumour suppressor)
Familial breast cancer	114480	AD	17q12	*BRCA1*	BRCA1/2 proteins—involved in DNA repair (tumour suppressors)
		AD	13q12	*BRCA2*	
Fragile X syndrome	309500	XR	xq27.3	*FMR1*	FMRP (regulates mRNA translation)
Huntington disease	143100	AD	4p16.3	*IT15*	Huntingtin
Marfan Syndrome	154700	AD	15q21	*FBN*	Fibrillin (in microfibrils)
Myotonic dystrophy	160900	AD	19q13	*DMPK*	Protein kinase
Neurofibromatosis					
Type 1	162200	AD	17q11.2	*NF1*	Neurofibromin (tumour suppressor)
Type 2	101000	AD	22q11-13	*NF2*	Merlin (tumor suppressor)
Retinoblastoma	180200	AD	13q14	*RB1*	Rb protein (tumour suppressor)
Tuberous sclerosis	191100	AD	9q34 16p13	*TSC1* *TSC2*	Hamartin (growth inhibitor) Tuberin (growth inhibitor)
Von Hippel-Lindau	193300	AD	3p25	*VHL*	VHL protein (tumour suppressor)

른 참고 서열들로 알 수 있는, 다른 알려진 유전자들과의 상동성 역시 그 유전자가 어떤 타입의 단백질을 암호화하는지, 혹은 그것이 발달 경로의 어느 지점에 관여하는지 등을 시사하는 것일 수 있다.

한 유전자의 발현 양상은 여러 방법으로 결정될 수 있다. 여기에는 조직 제자리 혼성화(tissue *in situ* hybridization)와 cDNA샘플링(cDNA sampling) 등이 포함된다. 조직 제자리 혼성화는 가능성 있는 후보 유전자로부터 얻어진 표지 탐침자를 유리 슬라이드에 올려진 조직들의 RNA에 대해 혼성화하는 과정을 포함하는 것이다. 탐침자가 혼성화되는 조직은 그 유전자가 그 지역(공간)과 그 시간에 발현되었음을 분명히 알려준다. cDNA 샘플링법은 후보 유전자의 조각 서열들을 서로 다른 조직의 cDNA 라이브러리들로부터 얻어진 서열들과 컴퓨터로 비교하는 것에 기초한 것이다. 이 접근법은, 비록 새로운 기술들이 매우 짧은 서열 샘플들을 분석하는 것에 기초하여 개발되었고, 이로써 어느 조직의 cDNA 샘플들이 후보 유전자의 발현을 나타내는지를 훨씬 더 빠르고 광범위하게 보여줌에도 불구하고, 조직 제자리 혼성화처럼 발현 프로파일을 분명히 보여주는 것은 아니다.

위치지정 클로닝에서의 마지막 단계는 가장 가능성 있는 후보 유전자를 서열화하여 환자에는 존재하지만 영향 받지 않은 친척들이나 일반 집단들에서 추출된 여러 기준 샘플에는 존재하지 않는 돌연변이를 찾는 것이다. 이상적으로는, 번역틀을 변화시키는 삽입이나 결실과 같은 돌연변이들을 발견하는 것이 바람직한데, 예측할 수 없는 효과를 나타내는 오역 치환(missense substitution) 돌연변이들과 비교해서 이들은 거의 확실하게 병을 일으킨다.

지난 15~20년에 걸쳐, 다양한 위치지정 클로닝 전략의 응용으로 매우 많은 수의 단일-유전자 질병들을 일으키는 유전자들을 찾아낼 수 있었다(표 5.1). 1986년에 만성 육아종증(chronic granulomatous disease) 유전자의 클로닝을 시작으로(BOX 5.1), 과학자들은 DNA와 단백질 수준에서 이전에는 설명되지 않던 흔한 질병들에 대한 거의 모든 유전자들을 규명해냈다. 중요한 6가지 질병들을 예로 들어 이것을 가능하게 했던 방법들에 대해 알아보도록 하자.

요점

위치지정 클로닝에서는 유전자가 염색체의 일부 지역에 지도화되고 그 지역 내에서 후보 유전자들을 분석함으로써 규명된다.

BOX 5.1 역사적 출판물: 만성육아종증 유전자의 클로닝

만성육아종증(chronic granulomatous disease; CGD, MIM 306400)은 드문 X-연관 열성 질병으로, 백혈구가 세균을 죽이는데 필요한 초과산화물(superoxide)과 기타 다른 대사산물을 만들지 못한다. 이환된 남자는 아동기 초기에 재발성 세균 감염과 농양들을 많이 나타낸다. 트리메토프림(trimethoprim)같은 예방적 항생제 처방은 장기간의 예후를 매우 개선시켜 준다.

희귀하긴 하지만, CGD는 의학유전학에서 매우 독보적인 자리를 차지하고 있는데, 그것이 위치지정 클로닝에 의해 처음으로 유전자와 단백질 산물이 규명되었던 질병이기 때문이다. 연관분석과 Xp21에서의 연속적 유전자 결실을 가지고 있었던 몇몇의 뒤센 근이영양증(DMD, p. 111 참조) 소년들에 대한 발견으로, 질병 좌위는 염색체 Xp21에 지도화되었다. 초과산화물을 만드는 NADPH-산화효소(NADPH-oxidase) 체계를 유도하기 위해 처리된 백혈구 세포들로부터 전사물을 얻었고 정상적인 CGD 유전자가 발현되었을 것이다. 특정 CGD 전사물을 동정하기 위해, 이들 세포들로부터 얻은 cDNA를 CGD/DMD 결실을 가진 환자들로부터 얻은 RNA와 혼성화시켰다. 혼성화되지 않는 어떤 cDNA가 된 근거는 이 결실로부터 얻은 유전자일 것이다. 이것을 다시 Xp21로부터 만들어진 박테리오파아지 클론들의 서던 블롯에 혼성화시켰다. 2개의 겹치는 클론들이 얻어졌고 이것은 5-kb 전사물을 포함하고 있음이 밝혀졌는데, 조직 분포에 기초하여 몇몇의 CGD 환자들에서 이것이 비정상이었음이 드러나 CGD 유전자를 나타낸다는 결론이 얻어졌다.

연이은 연구로 지금은 *CYBB*라고 알려진 CGD 유전자가 시토크롬 b의 β 소단위를 암호화하고 있음이 밝혀졌다. 이것은 NADPH-산화효소의 활성화에 필수적이다. 이것은 CGD 유전자의 cDNA로부터 생산된 합성 펩티드에 대해 항체를 유발함으로써 밝혀졌다. 이들 항체들은 시토크롬-b의 요소들에 대해서도 반응한다.

CGD 유전자의 발견으로 보인자 검색과 산전진단이 믿을 수 있게 되었지만, 이것이 증명하는 훨씬 큰 중요성은 실용적 기술로서의 위치지정 클로닝의 가능성이다. CGD는 단순히 다양하고 영리한 전략으로서의 위치지정 클로닝을 통해 기본적 유전자 결함이 규명된 많은 수의 단일-유전자 유전병들 중의 첫 유전자일 뿐이다.

참고문헌

Royer-Pokora B, Kunkel LM, Monaco AP *et al.* (1986) Cloning the gene for an inherited human disorder — chronic granulomatous disease — on the basis of its chromosomal location. *Nature*, **322**, 32-37.

헌팅턴 병(MIM 143100)

이 상태는 미국의 가정의였던 조지 헌팅턴(George Huntington)의 이름을 딴 것으로, 그는 1872년에 한 대가족에서 여러 명의 환자들에 대해 기술한 바 있다. 성인에서의 발병율은 약 1/10,000이다. 임상적 특징은 느린 진행성 지력 감소와 운동 장애로, 무도병(chorea)이라고 알려진 불수의적 경련성 동작과 근육수축이 특징이다. 평균 발병 연령은 40~45세이며, 발병 시에서 사망 시까지의 평균 기간은 약 15년이다. 불행히도 아직 효과적인 치료약이나 처방법이 없다.

헌팅턴 병은 상염색체우성 유전을 보이지만 남성에 의해 전달될 때는 예감(anticipation)이라는 이상한 특징을 나타낸다. 이것은 세대가 지날 때마다 더 이른 나이에 발병하게 되는 경향성을 뜻한다. 또다른 특징으로는 이 질병이 동형 접합자이건 이형 접합자이건 비슷한 경로로 진행한다는 점이다.

헌팅턴 병의 유전자 발견

헌팅턴 병은 영향을 받은 가족들이 유전 상담소를 찾는 가장 흔한 원인들 중 하나로, 이 질병이 위치지정 클로닝 전략으로 유전자 찾기가 시작된 최초의 유전 질병 중의 하나라는 것은 놀랄만한 일이 아니다. 놀랄만한 사실은 매우 운 좋게도 초기 연관 연구에서 이 질병 좌위가 4p16으로 지도화 되었었다는 점이다. 이미 언급한 바와 같이 (p. 100), 전 유전체를 아우르는 현대의 연관 분석은 약 300개의 고르게 분포하는 다형성 표식자들을 사용하여 검색을 수행한다. 그러나 이 연구가 시작되었던 1980년대 초기에는, 매우 소수의 표식자들만 이용할 수 있었다. 우연히 사용되었던 12번째 표식자인 G8이 이 질병 좌위에 연관을 보이는 것으로 밝혀졌다.

이러한 최초의 연관 보고는 1983년에 발표되었다. 위치지정 클로닝에 있어서의 기술적 어려움들은 이 유전자가 다음 10년 동안이나 분리되지 않았다는 사실로 잘 설명된다. 이것은 마침내 오랜 동안의 고생 끝에 2 Mb의 후보 영역에 걸친 커다란 유전체 컨티그의 제작으로 이루어졌으며, 이어 자세한 단상형(haplotype) 분석이 이루어져 질병 좌위와의 강한 연관 불평형(p. 90)을 보이는 표식자를 찾게 되었다. 이 질병 유전자는 마침내 엑손 트랩핑 방법에 의해 분리되었다(p. 102).

돌연변이화 되었을 때 헌팅턴 병을 일으키는 그 유전자는 *IT15*라는 다소 어울리지 않는 이름이 붙여졌다(이것은 important transcript number 15에서 왔다) (표 5.2). 이제는 이 유전자가 67개의 엑손을 포함하고 있으며, 이들이 헌팅틴(huntingtin)이라고 알려져 있는 3144개의 아미노산으로 이루어진 단백질을 암호화하고 있음이 알려졌다. 헌팅턴 병을 가진 모든 개인들은 첫 번째 엑손의 CAG 트리플렛의 반복 서열이 확장되어 있다. 정상 대립유전자는 26번까지 반복되어 있다. 질병 대립유전자가 되도록 확장되는 능력을 가진 대립유전자는 27~35번까지 반복되어 있다. 이들은 **돌연변이성 대립유전자**(mutable allele)라고 알려져 있다(표 5.2). 36~39번까지의 반복 서열을 포함하고 있는 대립유전자들은, 다른 대립유전자들이 인생의 후반기에 영향을 받게 되는 것과는 대조적으로, 일부 이형 접합자들이 전혀 증상을 나타내지 않는 것처럼 감소된 유전도와 관련된다. 마지막으로, 39회 이상의 반복서열을 포함하고 있는 대립유전자들은 항상 질병을 나타낸다. 이 크기의 대립유전자들은 뚜렷한 감수분열 불안정성을 나타낸다.

헌팅턴 병의 예감 현상은 세대에서 세대로 전달될 때 발

표 5.2 헌팅턴 병과 연약 X 증후군의 유전적 특징들

	Huntington disease	Fragile X syndrome
Disease locus	4p16	Xq27
Mode of transmission	Autosomal dominant	X-linked
Gene	*IT15*	*FMR1*
Gene product	Huntingtin	FMR protein
Trinucleotide repeat	CAG in first exon	CGG in 5′ untranslated region
Allele sizes	10-26 (normal)	6-54 (normal)
	27-35 (mutable)	55-200 (premutation)
	36-39 (reduced penetrance)	>200 (full mutation)
	>40 (fully penetrant)	
Effect of full mutation	Toxic gain-of-function	Loss-of-function
Mitotic instability	No	Yes
Anticipation	Paternal transmission	Maternal transmission

생하는 트리플렛 반복서열의 확장 크기의 증가로 설명된다. 이것이 거의 항상 부계 전달과 관련된다는 사실은 아마도 단순히 여성에 의해 생산되는 난자의 수는 적은데 반해 남자에서는 많은 수의 정자가 생산됨을 반영하는 것으로 보인다. 정자에서의 확장 정도는 난자에서의 확장보다 더 크며, 따라서 통계적으로 큰 확장 서열이 난자보다는 정자에 의해 전달될 가능성이 더 높다.

분자적 병인론 추적

헌팅틴이 중추 신경계에서 널리 발현된다는 것이 알려져 있지만, 그 정확한 역할은 아직 분명하지 않다. 확장된 CAG 반복서열은 단백질 산물에 통합되는 다중 글루타민 영역(polyglutamine tract)을 만든다. 이 비정상 단백질은 집합체의 형태로 세포의 핵에 축적되는 경향이 있으며, 이것은 신경독성을 나타내 신경세포의 사멸을 일으킨다. 세포질에의 축적은 축삭 전도의 결함을 일으킨다. 이러한 독성의 기능 획득 돌연변이 효과는 아마도 왜 동형 접합자들이 보통 이형 접합자들보다 더 심각하게 영향을 받지 않는지를 설명하는 것일 수 있다.

요점

헌팅턴 병은 헌팅틴을 암호화하는 유전자에서의 CAG 트리플렛 반복서열이 늘어나는 것에 기인한다. 돌연변이 단백질은 신경독성을 나타내는 집합체의 형태로 축적된다.

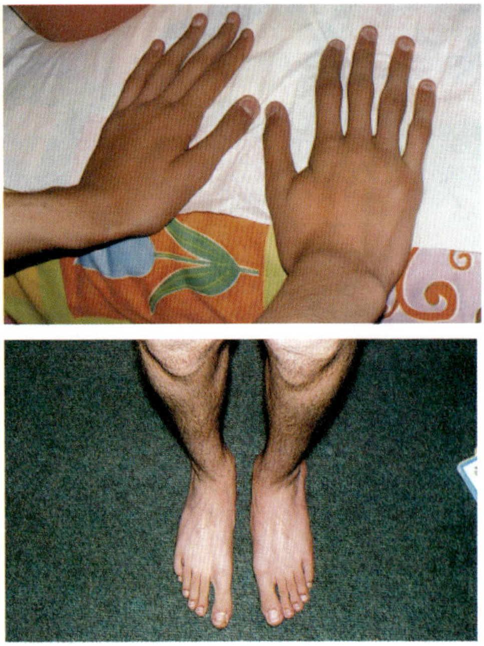

그림 5.6 마르판 증후군에서의 거미손발가락 증상을 보여주는 손과 발의 사진. 사진제공; Dr William Reardon, National Centre for Medical Genetics, Ireland.

마르판 증후군(MIM154700)

마르판 증후군은 프랑스의 소아과 의사의 이름을 따른 것으로, 그는 1896년에 이 증상에 대해 처음으로 보고했다. 10,000명당 1명 정도에 영향을 미치는 이 조건의 특징은 키가 크고, 손발가락이 매우 가늘고 길며(arachnodactyly – 그림 5.6), 결합조직이 매우 약하다. 이 때문에 관절 이완도가 증가하고, 척추측만증(scoliosis)으로 알려진 척추 만곡 현상, 수정체 이탈, 그리고 동맥류(aneurysm)를 일으키는 대동맥 확장증 등이 생긴다. 치료하지 않으면 심장 합병증이 생명을 위협할 수도 있다. 에이브러햄 링컨(Abraham Lincoln)도 이러한 조건에 영향을 받았을 것으로 생각되어 왔다(BOX 14.3 참조).

유전의 양상은 상염색체성 우성으로 완전 유전도에 가깝고 발현도는 다양하다. 따라서 병원성 돌연변이를 가진 거의 모든 이형 접합자들이 영향을 받지만 가족 내에서 증증의 정도는 차이가 뚜렷하다. 동형 접합성은 보통 유아 시기나 어린 아이 때 사망하게 한다.

마르판 증후군 유전자의 발견

콜라겐 유전자 군의 구성원을 포함한 여러 결합조직 후보 유전자들에 대한 표식자를 사용한 연관 실험에 기초하여 마르판 증후군 좌위를 지도화하기 위한 여러 시도가 이루어졌다. 그러나 이 모든 시도가 성공하지 못했다. 실망스러운 일이긴 했지만, 이러한 작업으로 상염색체성 유전체의 75%를 제외시킬 수 있는 배제지도(*exclusion map*)가 만들어졌다. 다형성 표식자를 이용한 나머지 25%에 대한 분석으로 마침내 1990년에 염색체 15q21에서 질병좌위가 지도화되었다.

세포외 미세섬유들의 한 성분인 피브릴린(fibrillin)이 많은 환자들에서 결핍되어 있다는 발견이 이루어진 시점에서는 행운도 작용했다. 피브릴린을 암호화하는 cDNA의 일부가 클론화되었었고 원위치 혼성화(*in situ* hybridization)로 염색체 15번에 지도화되었다. 따라서 피브릴린을 암호화하는 유전자는 마르판 증후군 유전자의 분명한 후보가 되었던 것이다. 첫 지도작성 연관 보고가 이루어지고 9개월 이내에 마르판 증후군은 *FBN1*(피브릴린 유전자의 이름을 땀)에서 돌연변이에 의해 발생한다는 확신이 서게 되었다.

연이어, *FBN1*은 65개의 엑손을 가진 커다란 유전자임이 밝혀졌다. 200가지 이상의 서로 다른 돌연변이들이 보고되어 왔다. 유전자가 매우 크고 두드러지는 돌연변이들도 상당히 다양하기 때문에 각 가족들에서의 돌연변이 분석은 매우 중요한 업무가 된다.

분자적 병인론 추적

피브릴린은 이제 세포외 미세섬유들의 주요한 성분으로 알려져 있으며, 엘라스틴과 다른 결합조직의 완전성을 유지하는 데 필수적인 기능을 수행한다. 각 단백질 분자는 5개의 뚜렷한 영역들을 포함하고 있는데, 그 중 2개는 표피성장인자(epidermal growth factor)와 상동성을 보이며 칼슘과 결합할 수 있다. 밝혀진 모든 돌연변이들은 70%가 과오(missense) 돌연변이이며, 이들 대부분이 칼슘 결합 모티프들 중 하나를 포함하고 있다. 대부분의 돌연변이들은 비정상 피브릴린 단위체들을 만들어 냄으로써 우성 음성 효과(dominant negative effect)를 발휘하는 것으로 생각된다. 비정상 피브릴린 단위체들은 야생형(정상형) 피브릴린 단합체와 상호작용하여 정상적인 미세섬유 복합체가 형성되는 것을 방해한다. 이로써 비정상 엘라스틴 섬유가 형성되고, 동맥의 벽이나 수정체의 현수 인대 같은 중요한 구조물들에서의 결합조직 약화가 발생한다.

요점

마르판 증후군은 피브릴린을 암호화하는 유전자에서의 돌연변이에 기인한다. 이것은 세포외 미세섬유의 주요한 구성성분이다.

낭포성 섬유증(MIM 219700)

낭포성 섬유증(cystic fibrosis)은 서부 유럽 조상을 둔 아이들에서 가장 흔한 중증의 상염색체성 열성 질병이다. 이들에서는 대략의 발병율이 1/2500이다. 이것은 보인자 빈도가 1/25임을 뜻한다(2pq = 2 × 49/50 × 1/50 = 대략 1/25 – p. 136 참조). 중증 형태의 낭포성 섬유증은 유아기나 이른 아동기에서부터 시작되는 재발성 폐감염이 특징으로, 결국 회복이 불가능한 폐 손상과 순환기 장애를 일으키게 된다(BOX 5.2). 가장 심각하게 영향을 받은 아이들은 이자액 결핍으로 인한 흡수장애도 나타낸다. 다른 합병증으로는 인슐린 의존성 당뇨병, 간경변, 그리고 비용종(nasal polyp) 등이 포함된다. 지금은 낭포성 섬유증이 좀 더 약한 형태로 나타날 수 있다는 것도 인식되고 있는데, 성인기에 시작되는 흉부감염에서부터 선천성 정관결여(congenital bilateral absence of the vas deferens, CBAVD)에 의한 원발성 남성 불임에 이르기까지의 범주로 나타난다. 물리요법, 항생제, 그리고 이자 효소 공급등의 치료는 수명을 크게 증가시킨다. 그러나 유전자 치료에 대한 집중적인 연구에도 불구하고, 이렇다 할 치료방법은 아직까지 개발되어 있지 못하다.

낭포성 섬유증 유전자의 탐색

이 질병의 분자적 발생기전에 대한 이해가 전혀 이루어지지 않고 있다는 것은 낭포성 섬유증 유전자를 찾는 데는 오직 위치지정 클로닝만이 단기간의 희망을 약속하는 것을 뜻했다. 5년 간의 노력 끝에 1985년 연관 분석으로 질병 좌위가 염색체 7q31에서 지도화되었다. 이 지역의 다른 표식자들을 사용하여 낭포성 섬유증 돌연변이와 인접 좌위 사이의 강한 연관 불평형이 있음이 분명해졌다. 이것은 집단 내의 많은 낭포성 섬유증 유전자들이 단일 창시자 돌연변이로부터 기인했을 가능성을 시사하는 것이다.

연관 분석으로 후보지역이 약 500kb 크기로 좁혀졌을 때, 파아지 클론과 코스미드 컨티그를 만들고 이 장의 앞 부분에서 설명한 방법들을 이용하여 전사체를 찾아내기 위한 탐색을

BOX 5.2 유명한 사례: 프레데릭 쇼팽

프레데릭 쇼팽(Frédéric Chopin)은 1810년 폴란드에서 태어났지만, 성인이 되어 대부분의 생애를 파리에서 보냈고 거기에서 피아노 연주자와 작곡가로서 널리 명성을 얻었다. 슬프게도, 쇼팽의 생애는 만성질환의 고통으로 얼룩져 있는데, 당시에는 결핵('소모성') 때문인 것으로 여겨졌다. 그러나, 그의 의료 기록을 자세히 살펴보면, 그가 낭포성 섬유증을 앓았을 가능성이 대두된다. 키가 컸지만, 그는 약하고 매우 말라서 운동도 잘 하지 못했으며 걸핏하면 땀띠가 났는데, 아마도 낭포성 섬유증에서 나타나는 심각한 염손실로 인한 것이었을 것이다. 그의 의료 기록 중 다른 특이 사항은 이러한 진단과 매우 일치하는데, 그가 복통과 설사 때문에 기름진 음식을 매우 싫어했으며, 자녀가 없었고, 어른이 되어서도 잦은 폐감염으로 고통을 받았다는 것이다. 결국 그는 39세의 나이에 겉으로 보기에는 심혈관계의 복합적 부전으로 사망하였다. 그의 가족력 중 주의할 점 하나는 그가 14세의 나이에 재발성 폐 감염으로 사망한 누이가 있었다는 것이다.

19세기에는 알려져 있지 않았던 낭포성 섬유증이란 진단은, 뒤늦게 미루어 생각해보면, 비록 결핵이 낭포성 섬유증과 겹쳐 있었을 수 있고 완전히 배제할 수는 없겠지만, 전적으로 그럴만한 가능성이 있다. 이제는 낭포성 섬유증이 좀더 경한 증세의 성인기 발병도 있을 수 있으며, 서로 다른 정도로 영향을 받는 형제자매도 가능하다는 것이 잘 알려져 있다. 그러나, 항생제가 나오기 이전의 시대에 39세까지 생존한다는 것은 매우 특이한 일이다.

참고문헌

O'Shea JG(1987) Was Frédéric Chopin's illness actually cystic fibrosis? *Medical Journal of Australia*, **147**, 586-589.

함으로써 낭포성 섬유증 유전자를 클론화하려는 시도가 이루어졌다(p. 102). 이와 더불어 염색체 보행(chromosome *walking*)과 염색체 도약(chromosome *jumping*) 등의 다른 기술들도 사용되었다. 이들은 겹치는 클론들에 대한 유전체 라이브러리를 검색함으로써 염색체 상의 바로 옆이나 가까이 있는 서열들을 분리하는 과정을 포함한다. 결국에는 커다란 연속적 DNA 절편이 분리되었고, 이것은 4개의 유전자를 포함하고 있었다. 이들을 탐침자로 사용하여 낭포성 섬유증에 걸린 조직으로부터 전사체를 추적하였고, 마침내 1989년에 이들 네 유전자 중 하나가 낭포성 섬유증 유전자로 확인되었다.

낭포성 섬유증 유전자가 발견되었다는 확인은 엑손 10번에서의 508번 잔기의 페닐알라닌 암호 3bp가 결실되는 공통적인 돌연변이를 발견함으로써 이루어졌다. 이 돌연변이는 ΔF508로 표시되며 모든 낭포성 섬유증 염색체의 70%에서 발견되고, 유전자 지도화의 연관상 중에 관찰되는 강한 연관 불평형을 일으킨다.

분자적 병인론 추적

낭포성 섬유증 유전자는 *CFTR* (cystic fibrosis transmembrane conductance regulator)로 알려져 있다. 이것은 1480개의 아미노산으로 이루어진 단백질을 암호화하며, 염소 이온 통로로 기능한다. 예상된 단백질 구조는 2개의 뉴클레오티드 결합 접힘(nucleotide binding fold, NBF) 영역을 포함하고 있는데, 이것은 ATP를 분해하여 운반을 위한 에너지를 제공한다. 2개의 막통과(transmembrane, TM) 영역은 이 단백질을 막에 고정시키면서 통로를 구성한다. 그리고 하나의 조절(regulatory, R) 영역은 염소 통로가 열릴때 인산화된다.

1000개 이상의 서로 다른 돌연변이들이 CFTR에서 발견되었다. 이들은 단백질의 합성이나 기능에 미치는 영향을 근거로 대략 5가지로 분류된다.

- 조기 종결 단백질이나 비정상 mRNA를 만드는 '심각한' 돌연변이들(예, 넌센스, 틀 이동, 그리고 스플라이스 자리)에 의한 합성 감소.
- ΔF508과 같은 돌연변이들에 의한 결손 단백질의 생성으로 정상적인 CFTR 단백질의 세포막 장착과정을 방해하는 것.
- ATP 결합 영역에 관련된 돌연변이들에 의해 비정상적인 활성화를 일으키는 것.
- 염소 이온 통로에 관여된 돌연변이에 의해 전도력을 변화시키는 것.
- 조절 영역의 기능을 파괴하는 돌연변이에 의해 불완전한 조절양상을 보이는 것.

일부 돌연변이들에서는 강한 유전자형-표현형 연관관계가 드러난다. 흔한 ΔF508 돌연변이에 대해 동형 접합자들에서 나타나는 것 처럼, 정상적인 CFTR 단백질 활성의 수준이 3%이하인 경우, 심각한 조기발병 낭포성 섬유증이 나타나는데 호흡기 감염과 이자액 결핍을 동반한다. 3%이상인 경우는 CBAVD와 같은 좀 경한 표현형이 나타났다. ΔF508을 포함한 일부 돌연변이들은 심각한 발현과 분명한 연관을 가지지만, 다른 돌연변이들은 질병 발현을 예측하기가 훨씬 어렵다.

요점

낭포성 섬유증은 '낭포성 섬유증 막통과 전도력 조절자(cystic fibrosis transmembrane conductance regulator)'를 암호화하는 유전자에 생긴 돌연변이에 의해 발생한다. 이것은 염소 통로로 기능한다.

농축골형성 부전증(MIM 265800)

낭포성 섬유증과는 달리, 농축골형성 부전증(pyknodysostosis)은 툴루즈 로트렉(Toulouse Lautrec)이 걸렸을지도 모른다는 가능성 때문에 어울리지 않게 악명을 얻기는 했지만 아주 드문 질환이다(BOX 4.2 참조). 이러한 질병이 다른 흔한 질병들과 함께 여기에 포함된 이유는 이것이 자가접합성 지도화(autozygosity mapping)의 힘을 가장 잘 보여주는 훌륭한 예를 제공하기 때문이다.

농축골형성 부전증은 골격 형성 장애의 하나로 분류된다. 골격이 전반적으로 경화되며 약해진다. 임상적 특징으로는 대천문(anterior fontanelle)의 봉합이 지연되고, 턱이 작으며, 키도 작다. 유전양상은 상염색체열성이다.

농축골형성 부전증 유전자의 지도화

농축골형성 부전증 유전자는 1995년에 두 연구팀에 의해 독립적으로 지도화가 이루어졌다. 두 경우 모두 여러 명의 환자를 가진 커다란 혈족내 가족에 대한 분석을 바탕으로 한 것이었다. 첫 번째 친족들은 이스라엘계 아랍인 기원의 사람들로, 전 유전체에 걸쳐 285개의 미세부수체 표식자를 이용하여 자가접합성 지도화가 수행되었다(그림 5.4 참조). 이것은 연관이 염색체 1번의 동원체 주위 영역에 강하게 나타남을 제시하였다. 이 지역의 다른 표식자들을 이용함으로써 질병 좌위가 염색체 1q21에 있음이 확실시 되었는데, 최대 LOD 값이 $10^{11.72}$로 나타났다. 16명의 환자들과 그들 부모에서 수행된 연이은 단상형(haplotype) 분석에서 그 유전자는 4cM 영역으로 좁혀졌다.

두 번째 연구팀은 약간 다른 접근법을 이용하여 대규모의 멕시코인 가족들을 분석했는데, 이들은 가까운 친척들에서 10

명의 환자들을 포함하고 있었다. 이 연구는 모든 동형 접합성 환자들에서 전체 유전체에 363개의 산재한 다형성 표식자들을 사용하여 대립유전자 변이를 찾는 과정을 내고 있었다. 이론적 근거는 모든 환자들이 공통 조상에 의한 동형 접합성이라면 적어도 대립유전자 변이가 존재하는 표식자 근처 가까이에 질병 좌위가 존재할 것이라는 생각이었다. 여기서도 역시 질병 좌위와 염색체 1q21 근처에서 인상적인 최대 LOD 값이 얻어졌다.

농축골형성 부전증 유전자

이스라엘계 아랍인 가족들에 대한 계속된 연관 분석으로 후보 지역은 2cM의 유전적 거리로 좁혀졌고 이 지역을 포함한 YAC 컨티그가 만들어졌다. 동시에 카텝신 S(*cathepsin S*)라고 알려진 유전자가 이 지역에서 지도화되었고, 이 유전자는 뼈 재흡수 과정 중에 파골세포(osteoclast)에서 발현되는 라이소좀 효소중 하나를 암호화한다는 것이 알려졌다. 이것은 아주 훌륭한 후보 유전자로 생각되었다. 카텝신 S 일부에 대한 PCR 프라이머를 만들고 YAC 컨티그와 동일한 지역을 찾는 서열표식부위(*sequence tagged site, STS*) 서열 지도화가 수행되었다. 카텝신 S가 후보 지역 내에서 지도화되는 것이 가능해 보였다. 그러나, 그 가계 내의 환자들에서는 이 유전자내에서의 병인성 돌연변이가 전혀 발견되지 않았다.

아마도 진화적 중복의 결과로, 카텝신 S가 또 다른 리소좀 효소인 카텝신 K (*cathepsin K*) 유전자와 매우 가까이 있을 것이라는 추측이 제기되었고 연구팀은 카텝신 K를 후보지역에서 지도화하는 작업을 진행했다. 이들은 서로 다른 가족들의 여러 환자들로부터 이 지역의 병인성 돌연변이를 규명할 수 있었다. 정상 카텝신K와 돌연변이 카텝신K를 세포 발현 시스템에서 일시적으로 발현시키고, 노던 블롯팅과 단백질 생산 그리고 면역블롯팅 등을 사용하여 그 전사체 수준을 측정함으로써, 지속적인 증거들이 카텝신K 가 농축골형성 부전증 유전자임을 확인시켜 주었다.

카텝신 K는 시스테인 프로테아제(cystein protease)라는 라이소좀 효소를 암호화하며, 이것은 용골세포들에 의한 뼈 조직의 분해에 관여한다. 농축골형성 부전증 환자들의 뼈에 대한 조직 검사는 파골세포들이 커다란 콜라겐 섬유들을 포함하는 세포질 낭포들을 함유하고 있음을 보여준다. 따라서 어떻게 카텝신 K에서의 기능 상실 돌연변이가 뼈의 밀도를 증가시키는지, 즉 골경화증(osteosclerosis)을 일으키는지를 쉽게 확인할 수 있다. 비록 농축골형성 부전증이 극단적으로 드문 조건이긴 하지만 질병 유발 유전자의 발견은 훨씬 널리 응용될 수 있을 것이다. 예를 들어 뼈의 밀도가 감소하고 뼈가 소실되는 것이 특징인 골다공증(osteoporosis)같은 조건에서의 유전자 억제를 위한 방법이 발견될 수 있을 것이다.

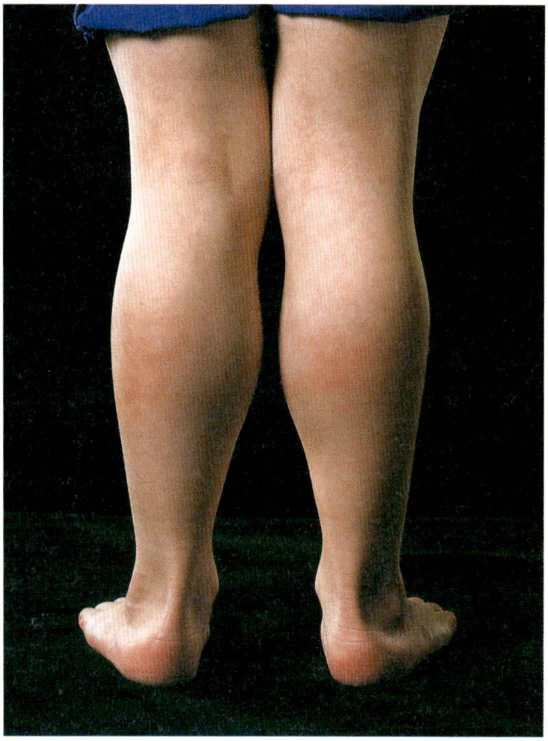

그림 5.7 의사비대증(pseudohypertrophy)을 나타내는 뒤센 근이영양증에 걸린 어린 소년의 종아리.

요점

농축골형성 부전증은 시스테인 프로테아제라는 라이소좀 효소를 암호화하는 유전자에서 돌연변이에 의해 발생한다. 이것은 정상적으로는 파골세포에 의한 골조직의 파괴에 관여한다.

뒤센 근이영양증(MIM 310200)

뒤센 근이영양증은 약 3500명의 소년들 중 1명에 영향을 미친다. 이것은 어린이 시기에 조기 발현되는 느린 진행성 기저부 근육 약화가 특징으로 퇴화성 근육 변화에 따른 종아리의 '가성 비대증(pseudohypertrophy)'과 연관되어 나타난다(그림 5.7). 대부분의 소년들은 10~12세에 휠체어에 의존하게 되며 보통 20~25세에 심혈관계의 이상으로 사망하게 된다(BOX 5.3). 영향을 받은 소년들 중 소수는 약한 학습 장애도 겪는다. 효과적인 치료법은 없다. 베커 근이영양증(Becker muscular dystrophy)은 임상적 특징은 매우 유사하지만 근육 퇴화속도가 훨씬 느리며 발병 시기도 훨씬 늦어서 비교적 정상적인 기대수명을 갖는다.

유전양상은 X-연관성 열성이다. 대부분의 이형 접합성 여성들은 약 5~10% 정도가 약간의 근육 약화를 경험하긴 하지

BOX 5.3 역사적 사례: 뒤센 근이영양증

1977년에 한 가족이 처음으로 유전 상담소를 찾았고 곧이어 그들의 큰 아들이 뒤센 근이영양증이라는 진단을 받았다.

부모들은 처음에는 아들이 15개월이 되도록 혼자 걷지 못하는 것에 대해 걱정을 했었다. 이들은 그것이 그다지 이상한 일은 아니며 남자 아이가 독립적 운동기능을 얻게 되는 것은 9개월에서 18개월까지의 사이라는 말을 듣고 안심을 했다. 예상대로, 그는 몇 달 후에 걷기 시작했고 부모의 걱정은 가라앉았으나 그가 4살이 되면서 학교에 다니기 시작했을 때 놀이시간에 친구들 따라가기를 매우 힘들어 한다는 것을 발견하였다. 주치의는 같이 걱정을 하면서 아이를 소아과 의사에게 의뢰했고 그는 곧 전체적인 검사를 수행했다. 이로써 그 작은 소년은 기부 사지 근육이 약하고 두꺼운 종아리를 가진 약간 독특한 뒤뚱이는 걸음걸이를 가졌음이 드러났다. 그는 또한 고우어 사인(Gower's sign)을 보였는데, 이것은 마루 바닥에 누워 있다가 일어날 때 손으로 다리를 차례로 짚으면서 일어나야만 한다는 것으로, 그가 대퇴사두근(quadriceps)이 매우 약하다는 것을 암시했다.

그 소아과 의사는 손상된 근육이나 영양결핍 상태의 근육에서 방출되는 근육 효소인 크레아틴 인산화효소(creatine kinase)의 혈청내 수준을 검사하는 것을 포함하여 많은 수의 검사를 주선했다. 어린 소년은 매우 높은 수준의 효소치를 가지고 있음이 드러났다. 뒤센 근이영양증의 진단은 내부핵을 가진 섬유 직경에서의 변이가 커지고 근육 생검에서의 지방 증가와 결합 조직 증가로 확진되었다.

유전 상담소에서 자세한 가족력이 조사되었고 이것으로 소년의 엄마에게 뇌성마비로 15세에 사망한 오빠가 있었음을 알게 되었다. 이에 대한 의학적 기록을 얻을 수는 없었다. 엄마에게서 크레아틴 인산화효소 분석이 실시되었고 결과는 그녀가 지속적으로 높은 수준을 나타내고 있어서 보인자임을 시사하고 있었다. 이 때 이 부부에게는 아들과 딸, 2명의 아이들이 더 있었다. 그들의 요청으로 작은 아들에서 크레아틴 인산화효소 검사가 수행되었고 다행히도 이 아이는 정상이었다.

그 가족에게 X-연관성 열성 유전에 대한 정보가 모두 제공되었고 앞으로 낳게될 아들이 1/2의 확률로 영향을 받을 수 있다는 권고도 주어졌다. 그 부부는 더 이상의 아이를 갖지 않기로 했지만 2년 후에 우연히 임신이 되었고 다시 유전 상담소를 찾게 되었다. 그녀는 임신중에 검사 받기를 매우 원했으며 아이가 영향을 받지 않았음을 확인하고 싶어했다. 그러나 당시에는 양수검사를 통한 염색체 분석으로 태아의 성별 검사만이 가능했다. 충분한 논의 끝에 그 부부는 이것을 선택했고 불행히도 그 태아는 남아였으며 그 부부는 임신 20주만에 임신 중절을 요구했다.

유전학 분과는 이 가족과 그 후로 오랫동안 비공식적으로 연락을 유지했고, 1988년 뒤센 근이영양증 유전자가 발견되었을 때, 이제는 휠체어 생활을 하고 있는 그 환자 소년에서 얻은 혈액 시료에 대해 돌연변이 검사를 수행했다. 이로써 그가 7번째 엑손에서 커다란 결실을 가지고 있으며 그의 엄마도 보인자임을 알 수 있었다. 그 가족은 자신의 딸도 보인자 검사를 해달라고 요청했지만, 논의 끝에 이 검사는 딸이 성인이 되어 자신이 직접 결정할 때까지 미루는 것이 좋겠다는 의견을 받아들였다. 여러 해 동안, 그 부서의 유전 상담원 중 1명으로부터 정기적인 전화 상담을 통해 그 가족과 연락이 유지되었다. 19세가 되자, 딸은 보인자 검사를 예약했다. 그녀는 만나는 사람이 있었고 미래에 대한 계획을 세우고 싶어 했다. 그녀와 그녀의 파트너 역시 그녀의 아픈 오빠가 최근에 사망한 것에 대해 매우 슬퍼하고 있었으며, 그녀가 만약 보인자라면 산전 검사를 받기를 바라고 있었다. 불행히도 돌연변이 검사는 그녀가 보인자임을 알려주었다. 그리고 지금은 임신 11주쯤에 융모막 돌기로부터 얻어진 DNA 검사에 의해 믿을만한 산전진단이 가능하다는 것도 설명되었다(p. 274).

이 사례는 뒤센 근이영양증에 대한 믿을만한 분자적 분석법의 발달이 질병에 영향을 받은 가족들에게 가능한 선택의 범위를 어떻게 바꾸어주었는지를 충분히 설명해 준다. 1980년대에는, 임신중에 제공될 수 있는 것이래야 1/2의 확률로 영향을 받을 가능성에 기초하여 임신 20주쯤에 남아의 임신중절을 높이는 태아의 성감별 뿐이었다. 이제는 보통 임신 11~12주 쯤에 분자적 검사에 의해 보인자 상태를 확정지은 여성에게 정확한 산전 진단이 제공된다. 많은 경우에 있어서 돌연변이 검사의 발달로 예전 같으면 아이를 갖지 않기로 결정했을 많은 여성들이 완전히 건강한 가족을 구성할 수 있게 되었다.

참고문헌

Emery AEHE, Muntoni F (2003) *Duchenne muscular dystrophy*, 3rd edn. Oxford University Press, Oxford.

만 증상을 나타내지는 않는다. 1980년대 중반까지도 산전진단을 제공할 방법이 없었고, 근육 효소인 크레아틴 인산화효소(creatine kinase)분석에 기초한 보인자 검사도 믿을만하지 못했다. 높은 발병율과 파괴적 성질은 뒤센 근이영양증이 위치지정 클로닝으로 근본적 결함을 찾아낼 수 있을 것이라는 희망을 주는 질병 목록의 상단에 올려놓게 되었다.

뒤센 근이영양증 유전자의 발견

세 가지 증거가 뒤센 근이영양증 좌위를 X 염색체의 단완 중간 부분인 Xp21에 지정할 수 있도록 했다. 이들은 연관분석, 영향을 받은 여성에서의 X-상염색체 전좌에 대한 연구, 그리고 연속적인 유전자 결실을 가진 환자 소년들의 확인이었다.

당시에 가능했던 소수의 표식자들을 사용한 연관 분석으로 처음에는 이 좌위가 Xp의 비교적 큰 부분으로 지정되었다. 이 접근법은 또한 뒤센 근이영양증과 베커 근이영양증 좌위들이 아마도 대립유전자성일 것임을 시사해 주었다. 동시에, 몇몇 여성 환자에 대한 보고들은 이들 모두가 Xp21에서 X 염색체 절단부분을 가진 균형 X-상염색체 전좌를 가지고 있음을 밝혀주었다. 이들 여성들에서 X 염색체 불활성화 후의 세포 생존 양식이 왜곡된다는 점을 고려하면(p. 102), 이것은 뒤센 근이영양증 좌위의 위치로 Xp21을 강하게 시사한다. 이에 대한 확증은 뒤센 근이영양증을 비롯하여 만성 육아종증과 중성구가 세균을 죽이지 못하는 면역 질환을 가진 몇몇 X-연관성 열성 질병을 가진 소수의 소년들에서 Xp21에 존재하는 아주 작은 연속적 유전자 결실을 발견하는 것으로 이루어졌다(BOX 5.1).

이 뒤센 근이영양증 유전자는 여러 접근법을 혼합하여 곧 클론화되었다. 여기에 사용된 첫째 방법은 연속 결실을 가진 소년에서 얻어진 DNA 시료와 49,XXXXY 핵형의 남자로부터 얻은 DNA 시료를 혼합하여 경쟁적으로 연합시키는 것이었다. 이론적 근거는 연합되지 않은 DNA는 결실 지역의 DNA일 것이라는 데 있다. 이로써 세포학적으로 관찰되는 결실을 가지지 않았던 다른 뒤센 근이영양증 소년들에서 실제 결실된 것으로 밝혀진 X 염색체 DNA 조각을 발견할 수 있었다. 동시에 여성 환자에서 발견된 X-상염색체 전좌에서의 Xp21 절단지점에서 얻어진 단편이 클론화되었고 이것은 21번 염색체의 리보솜 RNA 유전자와 X 염색체 일부를 포함하고 있음이 밝혀졌다. 이 X 염색체 물질이 뒤센 근이영양증 유전자의 일부를 나타내고 있다는 추론은 옳은 것이었다.

이들 잠정적 유전자 단편들을 서브클로닝하여 동물원 블롯팅(zoo blotting, p. 103)을 통해 보존 서열의 존재를 조사하여 연관 서브클론들을 찾아내고, 다시 이것을 탐침자로 사용하여 근육의 cDNA 라이브러리로부터 cDNA 클론을 분리하였다. 겹치는 cDNA 클론들에서 마침내 전체 전사 서열이 분리되었다. 뒤센 근이영양증 유전자는 인간에서 알려진 가장 긴 유전자로 밝혀져 79개의 엑손을 포함하며 14kb의 전사체를 만들고 유전자 크기는 2.5Mb에 이른다. 전체적으로 이것은 전체 X 염색체의 1%를 차지한다. 아마도 이러한 큰 크기 때문에 뒤센 근이영양증이 높은 빈도로 나타나는 것으로 생각된다.

이제는 뒤센 근이영양증과 베커 근이영양증 환자의 약 60%가 뒤센 근이영양증 유전자에서 하나 이상의 엑손 결실을 가진다는 사실이 알려져 있다. 뒤센 근이영양증에서는, 이들은 보통 틀 이동(frame shift) 돌연변이인 반면 베커 근이영양증에서는 틀 유지(in frame) 돌연변이이다. 환자의 약 5%정도는 중복을 가진다. 나머지 30~35%의 사례들은 점 돌연변이에 의한 것이다.

분자적 병인론 추적

뒤센 근이영양증 유전자는 이제 거대한 단백질(247-kDa)인 디스트로핀(dystrophin)을 암호화하는 것으로 알려져 있으며 이것은 심장근, 골격근, 그리고 평활근에서 발현된다. 이것은 골격근의 근세포막에 위치하며 디스트로핀 연관 단백질 복합체(dystrophin associated protein complex)라고 알려진 많은 다른 단백질들과 상호작용한다. 이들 골격근 단백질들을 암호화하는 다양한 유전자들에서의 돌연변이들이 여러 가지 다른 형태의 선천성 근이영양증 혹은 후발성 근이영양증을 일으킨다. 디스트로핀은 세포골격을 세포막에 장착시켜 근세포막 세포골격을 세포외 기질에 연결시키는 데 중요한 역할을 담당하는 것으로 생각된다. 이 세포외 기질의 거대한 크기가 '충격 흡수제'로서의 역할을 촉진시켜 근 수축시 근막을 보호하는 것 같다.

뒤센 근이영양증을 일으키는 돌연변이들은 단백질의 합성을 조기에 종결시키거나 번역틀을 손상시켜 디스트로핀이 거의 생성되지 못하게 한다. 반대로, 번역틀을 유지시키는 돌연변이들, 즉 틀 유지 결실들은 짧아진 단백질을 생산하도록 하지만 부분적으로는 기능을 하는 단백질을 만드는데, 베커 근이영양증에서 나타난다. 근육 생검 시료의 디스트로핀 단백질에서의 양적 결함은 면역형광법(immunofluorescence)으로 측정되며 뒤센형과 베커형 근이영양증의 구분과 진단 목적으로 사용될 수 있다.

유전자 치료에 근거한 새로운 치료법을 찾아내기 위한 열정적인 노력이 이루어졌지만, 이들 중 어느 것도 아직 성공적으로 증명된 것이 없었다. 그러나 뒤센 근이영양증 유전자의 발견은 이제 1명 이상의 환자 아들을 둔 가족들에 유전자 검사가 제공될 수 있다는 것을 뜻한다. 위치지정 클로닝의 성공적 응용의 직접적 결과로 이제 남자 환자의 여자 친척들에 대해 믿을 만하게 DNA에 기초한 보인자 검사와 산전 진단이 가능해져 이들에게 출산의 선택에 있어 정보를 제공할 수 있게 되었다(BOX 5.3 참조).

요점

뒤센 근이영양증은 디스트로핀을 암호화하는 유전자에서의 돌연변이로 발병한다. 디스트로핀은 근세포막을 지탱하는 단백질 복합체의 성분이다.

연약 X 염색체 증후군(MIM 309550)

이 증후군은 3,000명의 남자 중 1명이 발병하며 가장 흔한 유전성 정신 지체의 원인이 된다. (다운 증후군에서 정신 지체가 더 흔하지만, 이것은 거의 유전되지 않는다 – p. 55.) 보통 심각한 학습 장애에 더하여, 대부분의 남자 환자들은 얼굴이 길고 돌출된 턱과 커다란 귀를 갖는다. 다른 특징들로는 자폐적 행동과 사춘기 이후의 커다란 고환, 그리고 관절 유연성의 증가 등이 나타난다.

연약 X 증후군은 이 조건이 X 염색체의 Xq27의 장완 말단에 존재하는 **연약 부위**(fragile site)의 존재와 연관되어 있다는 것이 인식되기 시작한 1977년에 주목을 받기 시작했다(그림 5.8). 이것은 많은 가족들에서 관찰된 X-연관 유전양상과 일치했다. 그러나 유전양식은 다소 특이했는데 일부 여성들은 약하게 영향을 받으며 일부 남자들은 그들이 분명히 그 조건을 딸을 통해 영향을 받은 손자에게 전달했는데도 자신은 영향을 받지 않는다는 점에서 그러하다. 이러한 관찰들을 설명하기 위해 수 년 동안 독창적인 이론들이 제시되었지만 1991년 이 유전자가 발견될 때까지 설명되지 않고 있었다.

연약 X 유전자의 규명

연약 부위의 위치는 그 질병 좌위의 위치에 대한 강한 표식자를 제공하며 이것은 연관 분석으로 확인되었다. 연약 부위의 YAC 컨티그를 이용하여 CpG 섬이 분리되었으며, 환자에서는 과도 메틸화가 되어 있지만 영향 받지 않은 남성에서는 그렇지 않음이 밝혀졌다. 이것은 메틸화 감수성 제한 효소에 대한 저항성으로 증명되었다(p. 102). 이 CpG 섬에 근접한 지역을 서브클로닝 함으로써, *FMR1*으로 표시되는 연약 X 유전자뿐 아니라, 연약 X 염색체에서 CGG의 확장으로 증가하는 작은 부위를 포함하는 7kb 단편이 분리되었다. *FMR1*은 곧이어 17개의 엑손을 포함하고 있음이 드러났으며, 이것은 632개의 아미노산으로 이루어진 FMRP라 알려진 단백질을 암호화한다. 이것은 뇌, 정소, 림프구, 그리고 태반에서 발현된다.

연약 X 증후군을 가진 99% 이상의 환자에서, 돌연변이는 *FMR1*의 5′ 비번역 부위에 위치하는 CGG 반복 서열의 확장을 포함하고 있다. 정상적인 유전자는 6 — 54개의 CGG 트리플렛을 포함한다. 55개에서 200개 사이의 트리플렛을 가진 사람들은 **전돌연변이**(premutation)를 가졌다고 한다(표 5.2 참조). 이들은 영향을 받지는 않는다. 전돌연변이를 가진 남자들은 정상적인 전달자로 알려져 있으며, 이 전돌연변이를 그들의 딸에게 안정한 형태로 물려준다. 딸들은 아버지와 마찬가지로 영향을 받지 않는다. 전돌연변이가 여자에 의해 전달되면, 감수분열 중에 불안정해져서 크기가 200~2000번으로 증가할 가능성이 높다. 이들은 완전 돌연변이(full

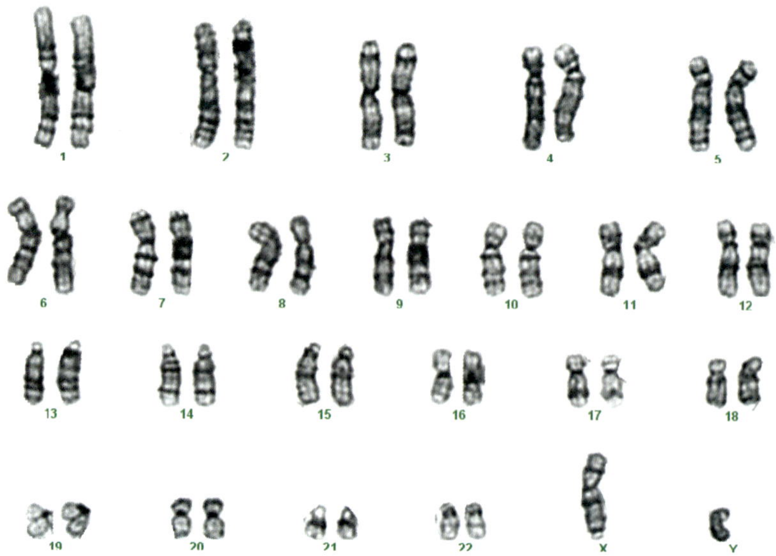

그림 5.8 연약X 증후군에 걸린 소년의 X 염색체에서 장완 끝에 연약 부위가 있음을 보여주는 핵형사진. 사진제공: Applied Imaging Corp.

mutation)를 나타낸다. 완전 돌연변이를 가진 남자는 완전한 연약 X 증후군의 영향을 받게 될 것이다. 하나의 완전 돌연변이를 가진 여자의 약 50%가 약한 정신 지체를 보인다.

대부분의 연약 X 증후군 사례에 존재하는 이러한 돌연변이 기작은 왜 일부 전달성 남자들이 영향을 받지 않으며, 왜 전돌연변이를 가진 여자들이 *FMR1*을 불안정한 상태로 아들이나 딸에게 전달할 때만 표현촉진(p. 81)이 관찰되는지를 설명해준다. 영향을 받은 남자나 여자 모두에서 림프구들에서의 접합 후 불안정성이 나타난다는 것이 잘 알려져 있지만 왜 트리플렛 반복서열이 여성의 감수분열에서만 불안정하고 남성의 감수분열에서는 그렇지 않은지는 알려져 있지 않다. 200회 이상 크기의 트리플렛 증가는 *FMR1*을 포함한 인접 지역의 과도 메틸화를 일으킨다. 이것은 전사적 불응(silencing)을 초래한다. 정상적으로 FMRP는 뇌에서 mRNA 번역의 조절자로 작용하며 모든 신경세포성 전사체들의 4% 정도와 결합한다. FMRP가 없으면 아마도 많은 신경세포성 발현 mRNA들의 번역 프로파일이 바뀌게 되는 것 같다.

이런 형태의 돌연변이 기작은 이전의 어떤 생물에서도 관찰되지 않은 것이다. 염색체에서의 연약 부위의 기원에 관한 설명 제공과 더불어, *FMR1*에서의 CGG 반복 서열의 발견은 연약 X 증후군을 가진 가족들이 정확한 보인자 검사와 산전 진단을 받을 수 있음을 뜻한다. 곧이어 혈액에서의 FMRP 존재에 대한 단일클론 항체를 사용한 검사가 개발되었다. 이것은 *FMR1*에서의 점돌연변이에 의한 1%미만의 사례들이 단번에 믿을만하게 진단될 수 있다는 것을 뜻한다. 불행히도 이러한 발견들로부터 얻어진 효과적인 치료법은 없다.

X 염색체 상의 또 다른 유전자가 관심을 끌며, *MECP2* (methyl-CpG-binding protein 2)라고 알려져 있는 것이다. 이것은 정상적으로는 메틸화된 CpG 2개의 뉴클레오티드에 결합하여 전사를 억제하는 것에 관여한다. *MECP2*에서의 돌연변이들은 레트 증후군(Rett syndrome, MIM 312750)을 일으키며, 영향을 받은 여자들은 늦은 유아기에 시작된 정신운동 퇴행(psychomotor regression)이 정신지체로 발달하는 증상을 보인다. 이 조건은 남자들에서는 치사성인 것으로 생각된다.

요점

연약 X 증후군은 *FMR1*에서의 CGG 반복서열의 팽창에 의해 발생하며 이 유전자는 뇌에서의 mRNA 번역 조절자를 암호화한다.

요약

인간의 질병을 일으키는 유전자를 찾는데 사용되는 두 가지 주요 전략은 기능적 클로닝과 위치지정 클로닝이다. 기능적 클로닝(functional cloning)은 유전자 산물을 알고 있을 때 적용할 수 있다. 짧은 올리고뉴클레오티드 탐침자를 사용하여 그 유전자가 발현되는 조직으로부터 구성된 cDNA 라이브러리를 조사한다. 그리고 나서 cDNA는 목표 유전자를 찾기 위해 유전체 라이브러리를 조사하는데 사용할 수 있다.

위치지정 클로닝(positional cloning) 전략은 그 유전자 산물을 모를 때 적용된다. 연관분석(linkage analysis), 자가접합성(autozygosity) 지도화, 혹은 환자로부터 얻어진 염색체 재배열 정보 등에 의해 후보지역이 결정된다. 이후 후보지역을 아우르는 YAC 컨티그를 만들고 cDNA 라이브러리를 조사함으로써 CpG 섬의 검색, zoo blotting 그리고 엑손 트랩핑 등을 실시하여 후보 유전자를 규명하게 된다. 이러한 방법들은 이제 인간 유전체 데이터베이스를 찾는 것으로 대체되고 있다. 질병 유전자는 그 구조와 발현 양상에 기초하여 동정되고 서열화 작업으로 환자들에서 돌연변이를 찾게 된다.

위치지정 클로닝 전략은 지난 15년간 매우 성공적이었으며 이전에는 설명이 되지 않았던 일반적인 단일-유전자 질환들 대부분에 대한 이해를 높이는 역할을 해왔다. 이것은 헌팅턴 병, 마르판 증후군, 낭포성 섬유증, 뒤센 근이영양증, 그리고 연약 X 증후군 등에서 논의하였다. 이들 질병을 유발하는 유전자들의 발견은 이제 전임상적 단계에서의 유전자 검사, 산전진단, 그리고 보인자 검사 등이 가능해졌음을 뜻한다. 이들 유전자의 발견과 그들 단백질 산물들이 성공적인 유전자 치료의 길을 닦아줄 것이라는 조심스러운 낙관론이 존재한다.

심층 학습문헌

Cox TM, Sinclair J (1997) *Molecular biology in medicine.* Blackwell Scinece, Oxford.

Shaw DJ (ed.) (1995) *Molecular genetics of human inherited disease.* Wiley, Chichester.

Strachan T, Read AP (2003) *Human molecular genetics 3.* Garland Science, New York.

Swallow DM, Edwards YH (ed.) (1997) *Protein dysfunction in human genetic disease.* Bios Scientific Publishers, Oxford.

선다형 문제

1. 위치지정 클로닝에서 후보 지역을 지도화하는 데 사용될 수 있는 전략은 ____을 포함한다.
   (a) cDNA 라이브러리 검색
   (b) 연관분석
   (c) 자가접합성(autozygosity) 지도작성
   (d) 질병과 연관된 염색체 절단부위의 동정
   (e) 엑손 트랩핑

2. 헌팅턴 병의 특징은 __________을 포함한다.
   (a) 상염색체 우성 유전
   (b) 동형 접합체와 이형 접합체가 동등하게 영향을 받는다는 것
   (c) 돌연변이는 반복성 트리플렛의 확장을 포함한다는 것
   (d) 여성에 의해 전달될 때 예측(예상현상)이 나타난다는 것
   (e) 돌연변이는 기능상실 효과를 발휘한다는 것

3. 낭포성 섬유증의 특징에는 ________이 있다.
   (a) 상염색체열성 유전
   (b) 유전자형과 표현형 사이의 정적 상관관계(positive correlation)
   (c) 가장 흔한 돌연변이는 페닐알라닌 코돈이 하나 삽입된다는 것
   (d) 유전자는 전사인자를 암호화한다는 것
   (e) 돌연변이들은 기능상실 효과를 발휘한다는 것

4. 뒤센 근이영양증의 특징은 ________.
   (a) X-연관 열성 유전이다.
   (b) 기본적 결함은 크레아틴 인산화효소를 암호화하는 유전자에 존재한다.
   (c) 가장 흔한 돌연변이들은 번역틀이 유지되는 결실(in frame deletion)이다.
   (d) 베커 근이영양증은 대립유전자 차이에 의한 조건이다.
   (e) 보인자 검사는 돌연변이 분석이나 연관 분석에 의해 가장 잘 수행된다.

5. 연약 X 증후군의 특징들에는 ________이 있다.
   (a) 유전자가 X나 Y 염색체의 단완 끝에 존재한다.
   (b) 남성과 여성이 동일하게 영향을 받는다.
   (c) 돌연변이는 반복성 트리플렛의 확장을 포함한다.
   (d) 남성에 의해 전달될 때 예측(예상현상)이 나타난다.
   (e) 돌연변이는 기능획득 효과를 발휘한다.

해답

1. (a) 오답 — cDNA 라이브러리의 검색은 유전체 DNA가 후보 유전자 지역에서 얻어졌을 때만 수행될 수 있다.
   (b) 정답 — 이것은 아직까지도 가장 흔히 사용되는 방법이다.
   (c) 정답 — 이 방법은 희귀한 상염색체열성 질병들을 지도화하는 데 매우 성공적으로 사용되어왔다.
   (d) 정답 — 염색체 절단지점은 단일-유전자 질병 좌위를 찾는데 매우 유용한 단서를 제공할 수 있다.
   (e) 오답 — 엑손 트랩핑은 유전체 DNA에서 일단 후보 지역이 지도화 된 후에 엑손을 찾아내는데 사용하는 기술이다.

2. (a) 정답
   (b) 정답 — 헌팅턴 병은 동형 접합자가 보통 이형 접합자나 비슷한 정도로 영향을 받는다는 점에서 특이하다.
   (c) 정답 — 첫째 엑손에서 CAG 반복서열의 확장이 발견된다.
   (d) 오답 — 헌팅턴 병은 남자에 의해 전달될 때 예측 현상을 보인다.
   (e) 오답 — 이 돌연변이는 독성이 있는 기능 획득 효과를 나타낸다.

3. (a) 정답 — 낭포성 섬유증은 서유럽 집단에서 가장 흔한 상염색체열성 질병이다.
   (b) 정답 — ΔF508과 같은 어떤 돌연변이들은 심각한 질병발현과 관련되지만, 다른 돌연변이들은 선천성 정관 부재와 같은 좀 덜 심각한 질병 발현 양상을 나타낸다.
   (c) 오답 — 가장 흔한 돌연변이는 페닐알라닌 코돈의 결실이다.
   (d) 오답 — 이 유전자는 염소 채널을 암호화한다.
   (e) 정답 — 돌연변이들은 모두 염소 채널의 합성이상이나 기능이상을 일으킨다.

4. (a) 정답
   (b) 오답 — 크레아틴 인산화효소 수준이 상승하는 것은 이 유전자 결함의 2차 효과이다.
   (c) 오답 — 가장 흔한 돌연변이들은 번역틀이 바뀌는(out of frame) 결실 돌연변이이다.
   (d) 정답 — 베커 근이영양증은 번역틀이 바뀌지 않는 결실 돌연변이로 보통 증상이 더 순하다.
   (e) 정답 — 이들은 크레아틴 인산화효소 분석법에 기초한 예전 방법들보다 더 믿을만하다.

5. (a) 오답 — 그 유전자는 X 염색체 상의 장완 말단에 위치한다.
   (b) 오답 — 남자들은 여자들보다 더 심각하게 영향을 받는다.
   (c) 정답 — 5′ 말단의 비번역 부분에서 CGG 반복서열이 확장됨.
   (d) 오답 — 연약 X 증후군은 여성에 의해 전달될 때 표현 촉진 현상을 보임.
   (e) 오답 — 이 돌연변이는 기능상실 효과를 발휘함.

6장

다원유전과 복합질병

장의 소목차

지금까지 이 책에서 논의된 장애의 대부분은 하나의 확인된 염색체 이상에 의해서 또는 한 유전자의 돌연변이에 의한 간단한 유전적인 메카니즘에 근거하여 설명될 수 있다. 이들 조건 중 주목할 만한 형질 중 하나는 몇몇 예외를 제외하고는 매우 드물다는 것이다. 이와는 대조적으로 흔히 볼 수 있고 가계특이성을 나타내며 전통적인 멘델유전으로는 설명할 수 없는 장애들이 많이 있다. 이들 질환들은 흔히 볼 수 있는 질환 또는 복합질환이라고 하며 오늘날 그들을 분석하기 위해 분자수준에서 그리고 임상 수준에서 인류유전학과 의학유전학의 가장 활발한 연구 분야를 구성하고 있다.

일반적으로 이 범주에 속하는 장애는 두 그룹으로 나눌 수 있다. 즉 하나는 비증후적 심장 결손과 히르쉬스프룽병과 같이 태생 시 또는 유아기에 나타나는 것이고 다른 하나는 (진성)당뇨병과 정신분열증과 같이 후년에 발생하는 것이다.

광범위한 연구에도 불구하고 이들 장애의 대부분은 그 기초가 되는 분자적인 장애의 원인이 불명료한 채로 남아있다. 일반적으로 유력한 증거는 둘 이상의 좌위의 유전자들(여기에서는 일 유전자성에 대항하여 소수 **유전자성** 또는 **다유전성**)과 출생 전 또는 출생 후 수반되는 환경인자들과의 사이에 매우 복잡하고 잘 알 수 없는 상호작용임을 시사하고 있다. 환경인자와 복수 유전자(multiple genes)를 고려하여 이 그룹의 장애들에 적용되는 유전양상은 **다인자성**(mutifactorial)이라고 알려져 있다.

다인자성 장애(multifactorial disorder)의 동정

정의에 의하면 다인자성 장애는 단순한 멘델의 유전양식으로는 설명할 수 없는 가족성 구성요소를 가지고 있다고 정의되어 있다. 이것들은 부모를 통해서 자녀들에게 전달되지만 극소수를 제외하고는 이에 대한 유전자 검사(genetic test)를 이용할 수 있는 것이 없다. 그래서 과학자들이 근원이 되는 유전적 환경적 요소들이 있을 것으로 유추할 수 있는 이 장애의 특징은 무엇인가? 다음과 같은 접근방법이나 또는 그 방법들의 결합의 기초 위에 이러한 대부분이 결론에 도달하게 되있다.

가계 조사 연구

가계조사는 필수적으로 어느 가계에서 한 사람 이상이 어떤 특정 장애를 가지고 있음을 확인하는 것과 그래서 다른 가족 구성원들 중 그 장애의 발생 율을 조사하는 것으로 이루어진다. 이 두 단계는 모두 상당히 주의를 기울여야 한다. 그 장애가 발생한 개인을 확인하는 첫 번째 단계에서 중요한 것은 어떤 특정 집단에서 전체 확인을 이루도록 노력하는 것이다. 만약 병원 조사를 통하는 것과 같은 중증 이 환자만 확인한다거나 또는 유전학적 임상방법을 이용한 두 사람 이상 걸린 가계만을 확인한다면 이는 한 쪽에 치우친 편견을 이끌어낼 것이다. 소문에 의해 그 장애에 걸린 친척이 있다면 진단에 의한 확정은 필수적이나 비밀 때문에 또는 분류 문제 때문에 곤란에 처할 수 있다. 그 친족들은 치료를 받고 있다는 것을 나타내려 하지 않을 수 있기 때문에 이것은 특히 정신질환 연구와 관련이 있다.

가계를 확인한 후, 다음 단계는 친척 중에 이환된 사람을 조사하여 그 수가 얼마나 되는지 비율을 결정하는 것이다. 이것은 일반적으로 색인 사례, 즉 표 6.1에서 보는 바와 같이 이것에 의해 가계가 확인 된 사람의 혈연관계 계급을 기초로 하여 결과를 분석함으로써 얻어진다. 이것은 혈연관계가 있는 사람의 수가 정확히 몇 명인지 그 수에 대한 정확한 정보와 그들이 그 장애에 걸린 적이 있는지 여부를 필수적으로 알아야 한다는 것이다. 가끔 많은 혈연관계의 사람들이 위험 기를 지나서 까지 살아있지 않는다는 사실에 부응하여, 다양성을 고려하거나 또는 발병시기가 후년기라는 것을 고려하여 조정을 해야 하는 경우도 있다.

표 6.1 혈연관계의 도

Degree	Proportion of genes shared (on average)	Examples of relationship
First	50% (1/2)	Parents, siblings (brothers and sisters), children
Second	25% (1/4)	Grandparents, grandchildren, uncles, aunts, half-siblings
Third	$12^1/_2$% (1/8)	Great-grandparents, greatgrandchildren, half-uncles, half-aunts, first cousins

결국, 그 장애의 발병율 또는 더 정확하게는 수명예측 또는 이환 위험성은 혈연관계에 따라 다양하게 결정된다. 이것은 일반 집단 위험도와 비교하여 상대적 위험도로 또는 백분율로 말할 수 있다. 상대적 위험도는 가끔 λ_R로 표시되는데 이는 집단위험도와 비교하여 상대석인 R에 대한 위험도이다. 그래서 만약 λ_S가 10이라면 형제자매가 그 이상을 나타낼 위험도는 일반 집단에서의 발생 율 보다 10배 더 크다.

어떤 질환이 단순히 가족성 유집(類集)을 이룬다고 해서 다인자성 유전이라고 단정하기에는 충분치 않다는 것에 주의를 기울일 필요가 있다. 그 장애는 감염이나 영양결핍과 같은 공유된 환경 인자에 의해서만 발생한다. 그래서 유전적인 기여의 확정은 쌍생아에 대한 연구 또는 입양아 연구와 같은 형태로 더 많은 분석이 요구된다.

쌍생아 연구(Twin studies)

쌍생아에서 일치율 분석은 특정 장애의 원인이 환경과 유전자 중 어느 쪽이 상대적으로 기여도가 높은지에 대한 매우 소중한 정보를 제공할 수 있다. 쌍생아는 병에 걸리면 양쪽 모두 걸리고 안 걸리면 양쪽 모두 안 걸리는, 즉 **일치성**(concordant)을 나타낸다. 그러나 그들이 만약 한 쪽만 걸린다면 **불일치**(discordant)이다. 대략적으로 모든 쌍생아 쌍의 3분의 1은 **일란성**(monozygotic)이며 나머지 3분의 2는 **이란성**(dizygotic) 이다. 일란성 쌍생아는 1개의 수정된 접합자에서 발생하여 둘로 나누어진 것이기 때문에 유전적으로 일치한다. 매우 드문 경우이지만 접합자 후 (말하자면 후 수정) 돌연변이 또는 쌍생아 중 한 쪽만 걸리는 비분리를 제외하고. 이란성 쌍생아는 2개의 난자가 각각 다른 정자에 의해 수정되어 발생하며 다른 자매들이 유전적으로 일치하지 않은 것처럼 그들도 일치하지 않기 때문에 그들의 유전자 가운데 평균 50%의 유전자를 공유한다.

만약 어떤 장애가 온전히 유전적이라면 일치 율은 일반적으로 일란성 쌍생아에서는 100%이지만 이란성 쌍생아의 경우는 이보다 훨씬 낮다(표 6.2). 만약 장애가 다인자성이라면 일치율은 이란성 쌍생아에서 보다 일란성 쌍생아에서 더 높지만 100%인 경우는 드물다. 왜냐하면 일란성 쌍생아들이 자궁 내에서조차도 동일한 환경을 공유하지 않을 것이기 때문

표 6.2 유전 양식에 따라 일란성(MZ)과 이란성(DZ) 쌍생아에서 예상되는 일치율

Pattern of inheritance	MZ	DZ
Chromosome abnormality		
De novo, e.g. trisomy 21	100%	<1%
Inherited, e.g. unbalanced translocation	100%	10%(approximate)
Autosomal dominant		
New mutation	100%	<1%
Transmitted from a parent	100%	50%
X-linked recessive		25%
New mutation	100%	<1%
Transmitted from a carrier mother	100%	50% (if both are male)
Multifactorial		
High heritability	>50%	<50%
Low heritability	<50%	<<50%
Environmental—no genetic influence	Same as for DZ twins	Same as for MZ twins

이다. 결국 어떤 장애의 원인이 오로지 환경성이라면 일란성과 이란성 쌍생아의 일치율은 대략 같을 것이다.

쌍생아 연구를 통해 유전인자와 환경인자의 상대적 기여도를 통찰할 수가 있다. 이란성 쌍생아에서보다 일란성 쌍생아에서 일치율이 더 높은 것은 다인자 유전을 강하게 나타내는 것이다(표 6.2). 그러나 가계연구에서와 같이 여기에도 일반 집단에서 쌍생아의 상대적인 희소성이 최소가 아닌 한계(대략적으로 모든 임신의 80 중 하나가 쌍생아 임신이다)가 있다. 다른 혼동 인자는 불일치 쌍생아 쌍보다 일치하는 쌍생아 쌍이 더 많이 확인되는 것 같은 것이며 아마 일란성 쌍생아는 이란성 쌍생아 보다 더 많은 환경인자를 공유한다. 출생 시 갈라져서 양육된 쌍생아에 대한 연구는 이러한 논쟁의 상당 부분을 해결할 수 있을 것으로 보이나 사실상 이런 쌍생아 쌍은 매우 희귀한 것이 흠이다.

입양아 연구(Adoption studies)

위에서 지적한 바와 같이 질병을 일으키는 원인이 유전적인 영향인가 또는 환경의 영향('자연과 양육')인가를 구별하기 위한 이상적인 시나리오는 출생과 동시에 헤어진(별거한) 일란성 쌍생아의 연구를 필요로 한다. 명확한 이유로 이러한 연구는 거의 수행되지 않았다. 대신에 연구는 세 가지 다른 전략 중 하나 이상을 이용한 양자연구에 초점이 맞추어 졌다.

- 어떤 장애를 가지고 있는 생물학적인 부모로부터 멀리 입양된 아이들에게서 그 장애의 발생율 연구
- 입양된 후 그 장애가 발생한 어린이들의 생물학적인 부모와 다른 친척들에게서 그 장애의 발생율 연구
- 이환된 생물학적인 부모와 이환되지 아니한 입양 부모를 가진 입양아들과 이환되지 아니한 생물학적인 부모와 이환된 입양 부모를 가진 입양아들에게서 그 장애의 발생율 연구

이상의 모든 접근방법에서 혈연관계가 없는 입양 가족에 비해 생물학적인 혈연관계에서 더 높은 발생율을 보인다면 그것은 유전 인자가 그 장애에 기여하였음을 의미하는 것이다. 세 번째 전략을 사용하여 이환된 가계로 입양된 어린이들에게서 발생율이 더 높다면 이는 환경인자를 강력하게 지시하는 것이다.

요점

다인자 유전은 유전인자와 환경인자가 다 같이 영향을 미치는 것을 의미한다. 이러한 유전 양상은 가계 연구, 쌍생아 연구 그리고 입양아 연구에 기초하여 유추한다.

소수유전자성 유전과 다유전자성 유전

유전학에서는, 예를 들면 키, 체중, 머리둘레, 피부색, 혈압, 그리고 지능 등을 포함하여 몇 가지 사람의 특징들이 정상적인 연속 분포를 나타내는 것으로 여러 해 동안 알려져 왔지만 논쟁의 대상이 자연인가 교육인가에 대하여 아직도 맹렬한 논쟁거리로 남아있다. 그래서 만약 많은 수의 사람들의 키를 그래프로 만들어 보면 그들의 분포는 종모양의 정상적인 곡선 형성한다. 정상 곡선의 모양은 평균편차와 표준편차로 정의된다.

정상분포를 나타내는 관찰은 **연속적인**(continuous) 표현형을 가졌다고 말하고 연속적인 형질에 대한 연구를 **양적인 유전학**(quantitative genetics)이라고 한다. 같은 의미로 연속적인 표현형을 나타내는 데 이바지하는 좌위는 **양적인 형질 좌위**(quantitative trait loci)로 알려지고 있다.

초기 유전학자들은 키와 같은 사람의 특징이 어떻게 유전되는지에 대하여 흥미를 가졌으며 비교적 적은 수의 좌위에서 다른 대립유전자들의 무작위적인 분리가 정상 분포를 가진 연속적인 표현형을 어떻게 설명할 수 있는지에 주목하였다(그림 6.1). 이러한 관찰은 그와 관련된 사람의 특징이 다유전자로 알려진 하나 하나의 유전자가 전체적인 표현형에 작은 공헌을 하는 다양한 수의 유전자들의 상승작용이 원인이

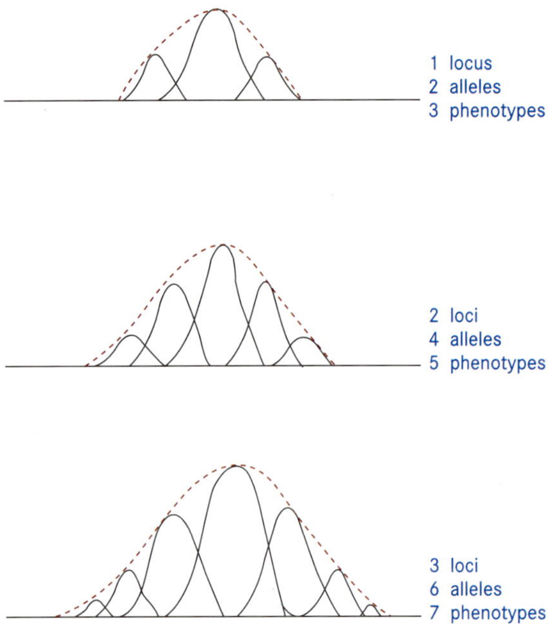

그림 6.1 각각 2개의 대립유전자를 가지고 있는 소수의 좌위에 의해 결정된 형질이 연속 분포를 나타낸 수 있는 방법. 1, 2 와 3 좌위에서의 변이는 각각 1:2:1, 1:4:6:4:1 그리고 1:6:15:20:15:6:1의 분포를 제공한다. P McGuffin, MJ Owen, II Gottesman (*Psychiatric genetics and genomics*, Oxford University Press, Oxford, 2002)에서 전재하였다.

라는 제안과 더불어 **다유전자성 유전**(polygenic inheritance)의 개념으로 인도되었다. 다유전자성 유전 가설은 가계 내에서의 건강상태에 대한 연구에 의해 지지를 받았다. 예를 들면 키와 같은 특징은 말하자면 10개의 좌위에 있는 20개의 유전자(각 좌위는 2개의 대립유전자를 가진다) 의 상호작용에 의해 결정된다. 따라서 혈연관계가 제1도인 그룹은 이들 유전자 중 평균 10개를 공유할 것이다. 이것들은 키에 대해 50% 또는 0.5의 상관관계 나타낼 것으로 기대되며 관찰결과 그렇게 나타났다. 이 개념을 확장하면 아이들의 부모의 중간 부모의 키에 기초한 아이들의 예상되는 키를 예측하는 도표를 만들 수 있게 되었다. 이러한 도표들은 현재 유년시절의 성장을 모니터하기 위한 임상실습에 널리 이용되고 있다.

다인자성 유전에 대한 대안으로, 그리고 단일-유전자 유전과 다유전자성 유전의 양극단간의 타협으로서 **소수유전자성 유전**(oligogenic inheritance)개념이 널리 퍼지게 되었다. 이는 어떤 형질이나 질병이 비교적 적은 수의 좌위에 있는 유전자들에 의해 나타날 수 있으며 또한 한 좌위의 유전자들로 하여금 다른 좌위의 대립유전자들 보다 더 많은 영향을 나타내도록 허용한다. 따라서 이 모델은, 말하자면 소수유전자성 유전의 배경에 작용하는 우성, 다른 유전자들의 표현에 영향을 주는 몇몇 유전자들, 즉 **상위**(epistasis) 라고 하는 유전자들과 함께 주된 감수성 좌위의 영향과 일치한다. 소수유전자성 유전의 개념은 이장의 뒷부분에서 서술한 히르쉬스프룽병(Hirschsprung disease) 에 대한 연구를 수행한 결과로써 신빙성을 획득하였다.

다유전자성 모델이 어떻게 다인자 질병의 원인이라고 할 수 있는지에 대해 생각해 보기 전에 먼저 **유전력**(heritability)의 개념에 대해 언급해야 하겠다. 유전력은 유전적인 첨가효과가 원인이 되는 전체 변량의 비율(크기)로 나타낸다. 어떤 조건이나 형질의 유전력을 측정하여 다른 좌위에 있는 대립유전자들이 표현형의 다양성에 어느 정도 기여하는지 그 정도를 알 수 있다.

따라서 만약 키 또는 IQ와 같이 연속적인 표현형의 유전력이 높다고 설정되면 이는 그 유전력의 크기를 측정한 집단에서 보여준 IQ 또는 키에 있어서 유전적인 인자들이 관찰된 차이의 큰 비율이 원인임을 지시한다. 유전력은 H로 표시하는데 이는 1의 분수로써, 예를 들어 0.6, 또는 퍼센트로, 예를 들면 60%로 나타내기도 한다.

다유전자와 환경 – 다인자성 유전

다유전자성 유전 개념의 발전은 두 가지 목적에 이바지한다. 즉 유전자들이 어떻게 연속적인 표현형을 만드는지에 대한 설명을 하는 것과 같이 밑에 놓인 질병 이환성이 가계 내에서 어떻게 전달 될 수 있는지 통찰(간파)하기도 한다. 그 도전은 그래서 밑에 놓인 정상적으로 분포된 연속적인 이환성이 어떻게 **불연속적인** 또는 양분된 질병의 표현형, 즉 감염 또는 비감염의 원인이 될 수 있는지를 설명하기 위해 그 개념을 발전시키는 것이었다.

가장 널리 받아드려지고 있는 (해석)설명은 1960대에 팔코너(Falconer)에 의해 제안되었으며 책임 한계 (역치)모델로 알려져 있다. 이 모델에 의하면 유전과 환경 두 인자를 모두 포함하고 있으며 **책임**(liability)으로 알려진 밑에 놓인 질병

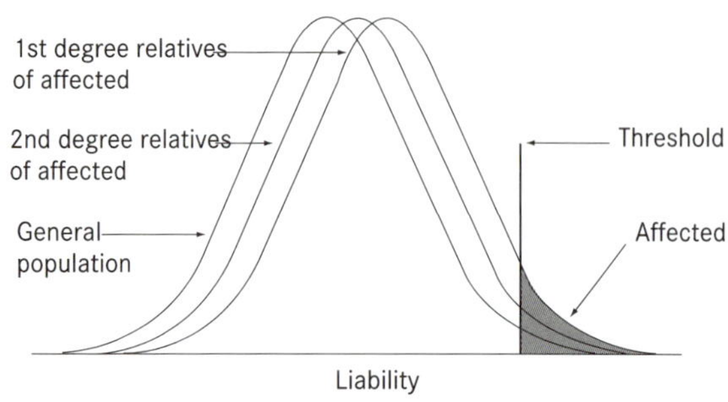

그림 6.2 책임-역치 모델. 이환된 사람의 가까운 친척에 대한 책임 그래프는 오른 쪽으로 이동한다.

이환성은 집단에 정상적으로 분포되어 있다. 이 책임 커브의 오른 손 쪽 방향에 모든 개체가 이환된 범위를 넘어서 한계치에 이르고 있다. 이환된 사람들의 혈족에서는 그들이 공유하고 있는 유전자와 환경 때문에 친척들에 대한 위험성이 일반 집단과 비교하여 증가되도록 책임커브는 오른 쪽으로 이동되었다(그림 6.2).

그 모델은 정상분포의 통계학에 기초를 둔 건전한 수학적 기초를 가지고 있으며, 매력적이고 그럴듯하다. 예를 들어 구개 폐쇄가 어쩌면 세포 이주, 세포 유합, 그리고 혀의 길이와 같이 20개 정도의 유전자 결정인자들의 지배하에 있다고 너무나 극단적으로 단순화하여 가정할 수 없다. 만약 너무 많은 이들 유전자들이 비정상이거나 또는 자궁 내에서 어쩌면 유해한 환경인자 때문에 비정상적으로 상호 작용한다면 기형적인 구개폐쇄에 대한 한계치에 이르게 되며 구개열을 가진 아기가 태어난다. 제1도 혈족들은 이 유전자들의 평균 10%를 공유하게 되며 따라서 그들로 하여금 이환되기에 충분한 수의 '나쁜' 유전자들이 유전될 위험성이 있다.

책임한계 모델의 특수한 매력 중 하나는 가계 연구를 통해 관찰된 것과 일치한다는 것이다. 이를 요약하면 다음과 같다.

- 위험성은 이환된 사람의 가장 가까운 혈연관계인 사람들 사이에서 가장 크고 혈연관계가 멀면 멀수록 급격히 감소한다. 이는 혈연관계의 등급이 다르면 책임 커브의 변화정도가 다름으로써 설명된다(그림 6.2).
- 가계 내에 이환된 사람이 2인 이상 있으면 위험성은 증가된다. 이환된 사람이 많이 있는 것은 그 가계가 그 책임에 대해 기여하는 현저하게 많은 수의 유해한 인자들을 가지고 있음을 의미한다.
- 어떤 경우, 그 중에서도 특히 구순열 또는 구개열에 대한 위험성은 이환정도가 가장 심한 사람들의 친족들에게서 보다 더 크다. 이는 가장 심한 표현을 나타내는 사람들은 책임 커브의 맨 끝에 있다는 것을 의미한다.
- 성에 따라 발생 율이 현저하게 차이가 난다면 그 위험성은 덜 민감한 성의 이환된 친족을 가진 더 민감한 성의 사람들이 가장 크다. 따라서 예를 들어 어떤 이상이 소녀들 보다 소년들에게서 더 흔하다면 가까운 친족에 대한 위험성은 이환된 소녀의 남성 친족들에게서 가장 클 것이다. 이는 소녀들이 이환될 소년들보다 책임 커브를 따라 보다 멀리 놓여야 한다는 근거에서 설명될 수 있다. 그래서 그들의 가까운 친족들은 성에 따라 민감성이 다르기 때문에, 여성 친족들 보다 위험성이 더 큰 남성 친족들과 함께 역시 그 커브의 끝에 위치할 것이다.

경고 – 사실인가 꾸민 이야기인가?

다인자성 유전에 대한 책임한계 모델은 그럴듯하고 관심을 끌며 정교하다. 그것은 널리 인용되고 상당히 이해하기 쉽다. 또한 선다형 문제를 위해 탁월한 주제를 만든다. 문제는 그것이 전체적으로 입증되지 않았으며 오늘날의 기술을 가지고서도 입증될 수 없다는 것이다. 분자적인 연구가 다인자성 유전의 미스테리를 해명할 때까지 책임한계 모델은 복합질환을 고찰하는데 있어 대단히 유용한 뼈대를 제공한다. 그러나 그것의 타당성이 확립되었을 것이라고 추정하는 것은 옳지 않으며, 때가 되면 올바르게 잘 입증될 것이다. 그러나 그때까지는 그것은 모델에 지나지 않으며 과학적으로 입증된 사실이 아니라는 것을 기억해야 한다.

요점

다인자성 유전에 대한 책임 한계 모델은 책임으로 알려진, 밑에 놓인 연속적이고 정상적으로 분포된 감수성이 어떻게 불연속적인 표현형을 만들어낼 수 있는지를 설명하기 위해 발전되어 왔다.

감수성 유전자를 찾기 위한 접근방법

다인자성 장애를 일으키는 유전자를 밝히는 일은 과학계 가운데 제약 산업과 연구기금 이 둘을 통해 막대한 자금이 투자되고 있는 열정적인 활동분야의 하나이다. 그 목적은 임상적인 검출 이전에 발전적인 테스트에 대한 관점과 치료와 예방을 위해 새로운 유전적으로 기초한 접근 방법으로 보통 성인의 장애에 대한 감수성을 전달하는 데 있어서 중요한 역할을 하는 유전자들을 밝히는 것이다.

유감스럽게도 주된 투자와 연구가 시작 된지 10여 년이 족히 지날 때까지 다인자성 질병에 대한 소수의 감수성 유전자들만이 밝혀졌을 뿐 진행은 실망을 안겨주었다. 세 가지 주된 전략인 연관 분석, 연합연구, 그리고 연관비평형이 적용되었다.

연관분석(Linkage anaysis)

위치추적 클로닝을 촉진하기 위해서 그리고 위험 평가를 위해 단인자 장애의 상황에서 연관 분석의 이용은 4장(p. 91)과 5장(p. 100)에서 대요를 설명하였다. 분석 절차의 매개변수가 분명하기 때문에 이것은 **제한적인**(parametric) 연관분석이라고 부른다. 매개변수에는 유전양식, 침투도, 그리고 유전자 빈도와 같은 인자들이 포함된다. 다인자성 장애에서는 이들 매개변수가 하나도 알려져 있지 않다. 그래서 다인자성 장애에 대한 연관 분석을 **비매개변수적**(non-parametric)이라 하고 예측컨대 대단히 어렵고 덜 특이적이다.

가장 흔하게 사용하는 방법은 우연에 의해 기대되는 것보다 이환된 형제자매에 의해 더 자주 공유된 유전체의 부분을 찾기 위해 이환된 근친들의 분석을 필요로 한다. 근원적인 원리는 그림 6.3에서 설명하는 바와 같다. 근친들은 1 : 2 : 1인 특정 좌위에서 평균 2, 1 또는 0개의 대립유전자를 공유할 것으로 기대된다. 만약 어떤 좌위에서 특정장애를 가진 많은 수의 근친들이 이 비율로부터 통계적으로 유의한 편차를 보이는 것으로 확인되면 이는 이 좌위 또는 가까이 인접하여 연관된 좌위에 있는 대립유전자들이 어떤 방법으로 그 장애를 일으키는 원인에 관련되어 있음을 지적하는 것이다.

한 특징적인 연구에서 최소 200개의 이환된 근친들의 표본이 다형성인 마이크로새털라잇 패널 또는 단일 뉴클레오티드 다형성(SNPs – p. 141)을 이용하여 약 300개의 평평하게 공간을 둔 좌위에서 그들의 부모와 함께 분석되었다. 이것은 연관을 검출하는데 중대한 개연성을 가져온다. 수학적인 분석은 MAPMAKER/SIBS와 GENEHUNTER 라는 컴퓨터 프로그램을 사용하여 행한다. 이러한 방법으로 확인된 유전체 구역은 공유 단편(*shared segments*)이라고 하며 이들 좌위에 있는 대립유전자들은 후손에서 동일하게 된다고 한다 (*identical by descent*; IBS).

이러한 형태의 연관분석은 때로는 전체 유전체 스캔닝라고 하며 1개 또는 그 이상의 감수성 좌위를 포함하는 유전체의 큰 단편을 검출할 수 있는 비교적 강력한 분석 방법이다. 안타깝게도 이들 단편들은 너무 커서 관련된 유전자(들)을 검출하기가 쉽지 않다. 이를 이루기 위해서는 연합과 연관 비평형 분석을 연합한 방법을 채용한 다음 수준의 연구로 이동할 필요가 있다.

연합연구(Association studies)

이 접근방법의 기초가 되는 원리는 비교적 간단하다. 어떤 특정 좌위의 대립유전자가 비교가 잘 된 장애를 갖지 아니한 대조 집단 보다 어떤 장애를 가진 사람들에게서 많이 나타난다면 이는 그 대립유전자는 이 질환과 관련되어 있음을 암시한다. 분자적인 분석기술이 이용되기 전에는 연합연구는 HLA 시스템(인체 백혈구 항원 계)과 ABO 혈액형과 같은 생물학적인 표지의 사용에 초점을 맞추었다. 때로는 이들은 HLA B27 대립유전자와 강직성 척수염(ankylosing spondylitis) 사이에서와 같은 중요한 연관관계를 이끌어내기도 했지만 더 흔하게는 그 중요성을 설명할 수 없을 만큼 연관관계가 약함이 알려졌다. 지금, 표준 접근법은 가능한 한 개체 수가 많으면, 흔히 microarray 기술(p. 21)을 사용하여 미세부수체(microsatellite)나 SNP와 같은 큰 패널의 표지를 분석하는 것을 포함하고 있다.

연합연구에서 주된 이로운 점은 연관분석과는 달리 한 사람만 이환된 가계가 이용될 수 있다. 주된 불리한 점은 가능한 연관이 나오면 고려되어야 할 다음과 같은 적어도 네 가지 가능한 설명이 있을 때, 어떤 분명한 연관이 사실상 원인으로서 적당하지 않을 수도 있다.

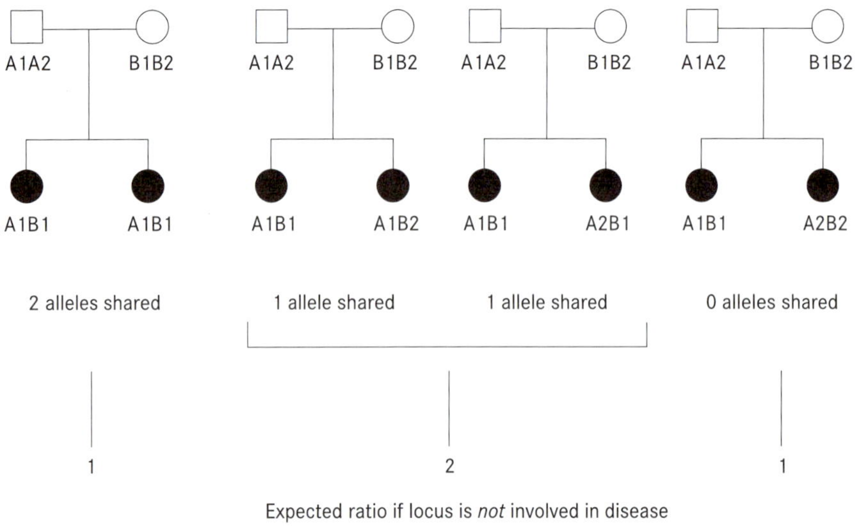

그림 6.3 연관분석에서 이환된 형제자매 쌍을 이용한 후 이론적 근거.

- 연합은 진정한 원인이 되는 연합이 이상적이다. 그러나 그 질병이 알려지지 아니한 미세부수체이나 SNP와 연관되어 있다면 사실상 바람직하지 않다. 그러나 SNP와 같이 DNA에서 다형성 변이가 유전자 발현에 영향을 미칠 수 있다는 것이 알려져, 양적인 형질 좌위 같은 적당한 다형성 표지들이 위치할 좌위에 명칭을 붙일 정당성이 있게 되었다. 사실상 연합은 그것이 받아드려지기 전에 그럴듯하게 되는 것이 바람직하다.
- 집단 층별화 때문에 연합은 겉치레이다. 이는 그 장애와 분명하게 연관된 대립유전자가 연구가 이루어질 집단에서 흔히 볼 수 있다는 것을 의미한다. 이를 시험할 한 가지 방법은 전달 비평형 테스트(*transmission disequilibrium* test)를 수행하는 것이다. 이 테스트는 적절한 대립유전자가 부모(이환되지 아니한)로부터 다른 이환되지 아니한 아이들에게 보다 이환된 아이에게 더 자주 전달되는지 아닌지를 보여주는 것을 필수적으로 포함하고 있다.
- 연합은 통계적인 오류 때문에 겉치레이다. 만약 상당히 많은 수의 표지들이 분석되었다면 단순히 기회에 의해 하나 이상이 그 질환과 분명한 통계적인 관련을 보여줄 가능성이 농후하다. 그 분석을 장담할 때 이에 대한 찬성은 매우 조심성이 요구된다.
- 연관 비평형. 4장(p. 90)에서 대강을 설명한 바와 같이 연관 비평형은 기회에 의해 기대되는 것보다 얼마간은 연관된 좌위에 있는 특정 대립유전자들의 연합 때문이다. 때문에 두 개의 연관된 좌위에 있는 대립유전자들이 비평형 상태라면 표지와 다인자 질병간에 명확한 연관이 그것이 비평형에 있는 대립유전자와 그 질병 사이에 연관이 있음을 사실상 반영한다. 이 가능성은 더 탐구될 수 있으며 감수성 좌위를 확인하기 위한 효율적인 방법임이 입증되었다.

연관 비평형(Linkage disequilibrium)

일단 대략적인 위치지정이 연관분석 또는 연합연구에 기초를 두어 이루어지면, 다음 단계는 일반적으로 연관 비평형을 이용하여 후보 부위 상에 근거지를 마련하기 위한 시도를 포함한다. 이 접근방법에 대한 원리는 연구대상인 집단내의 이환된 사람들 대부분은 동일한 조상으로부터 그들의 감수성 대립유전자를 유전 받았다(다시 말해서 동일한 후손)는 가설에 근거를 두고 있다. 따라서 만약 감수성 대립유전자가 그리 오래되지 아니한 과거에 돌연변이에 의해 생겨났다면 감수성 대립유전자에 가까이 연관된 대립유전자들 역시 동일할 것이다.

다른 방법을 살펴보면 그 집단의 이환된 구성원 전부는 아니더라도 대부분은 그들의 감수성 대립유전자 주위에 있으면서 공통 단상형(haplotype)에 상당하는 짧은 공유단편을 가지고 있을 것으로 기대된다. 만약 연구할 집단이 작고, 안정되어 있으며 이주로부터 고립되어 있어서 동질성이라면 특히 그러할 것이다. 인구가 대략 2십7만 명으로 비교적 작은 집단이고, 장기간 동안 안정되어 있고, 양호한 의료시설과 잘 정리된 역사적인 기록 때문에 아이슬랜드가 이러한 종류의 연구를 위해 대표적으로 이상적인 장소이다. 이들 인자들은 아이슬랜드 집단으로부터 DNA 표본을 사용한 이 형태의 연구를 정확하게 수행할 목적으로 아이슬랜드 정부와 계약을 협상하기 위해 디코드(DeCode)라고 하는 한 유전체 회사를 자극하였다.

그래서 실재로 일단 대략적인 위치가 확인되면 이 지역은 다형성 DNA 표지, 보통 SNP를 이용하여 그 지역까지 지도를 작성하여 관심대상의 지역을 범위를 좁혀서 철저히 분석이 이루어진다. 이것이 보다 정밀한 조사를 위해 적당한 크기로 감소되면 후보유전자를 확인하기 위한 시도가 이루어지고 돌연변이 분석이 행해진다. 이 접근방법은 인류 유전체 계획(Human Genome Project)과 알려진 유전자와 적절한 부위에 대한 염색체지도에서 발현된 염기서열에 자세한 내용을 제공하는 인터넷-접근 가능한 유전자 데이터베이스(Internet-accessible genetic databases)에 의해 크게 촉진되었다.

안타깝게도 이것은 그리 간단하지 않다. 기술적인 요구가 막대하고 전체 유전체를 망라한 연합/연관 비평형 연구를 수행하는데 포함된 일의 양이 막대하다. 만약 집단이 이질적이라면 1개 이상의 감수성 대립유전자에 대한 몇 개의 다른 창립자들이 있을 수 있다. 그러므로 연관 비평형은 검출하기가 대단히 어렵다. 서로 다른 인종 집단은 동일한 질병을 전체적으로 다른 원인으로 잘 일으킬 수도 있기 때문에 매우 다른 유전적인 감수성을 가지고 있다. 최종적으로 다인자성 질환을 일으키는 유전자 발현에 작은 이상의 원인이 되는 유전적인 변이는 단일-유전자 질환의 원인 보다 명확한 돌연변이와는 아주 다를 수 있다. 적어도 이러한 여러 한계 중 어떤 것에 역점을 두기 위한 시도에서 영국 정부는 최근 복합 질병에 대한 유전적인 연구를 위한 자원으로서 성인 50만 명으로부터 표본을 제공받을 목적으로 주된 생물은행 계획(major Biobank project)에 착수하였다. 이 창의적인 제안은 보편적인 지지를 얻지 못했다(BOX 6.1).

이들 요인 모두가 오늘날에 이르기까지 진행을 느리게 한 원인이 된 것 같다. 그렇지만 꽤 많은 통찰이 다음 절에서 개요를 설명하는 바와 같이 가장 흔한 다인자성 장애 가운데 몇 예를 얻게 되었다.

요점

흔한 다인자성 장애에 대한 감수성을 전달하는 유전자를 확인하기 위한 활발한 노력들이 기울여지고 있다. 사용 방법은 연관분석, 질병 관련과 연관비평형을 포함하고 있다. 오늘날까지의 진행은 매우 제한적이다.

다인자성 장애의 예

다인자성 유전으로 보이는 것으로 믿고 있는 질환의 대부분은 선천적인 기형 또는 유년시절이나 성년에 후천적인 장애, 이 둘 중 하나로 분류될 수 있다(표 6.3). 이들 모든 기형은 복합적인 기형증의 주요부분으로 생길 수 있으나 그렇지 않고 건강한 아이들에게서 분리되어 존재한다면 그것들은 일반적으로 다인자성 유전을 보인다. 이와 비슷하게 성년에 얻어지는 많은 질병들은 보다 복잡한 의학적인 진단의 주요부분이 될 수 있으나 또다시 따로 떨어져서 그것들은 일반적으로 다인자성 유전의 증거가 된다. 단일-유전자 유전을 연상시킬 정도로 특히 높은 빈도의 다인자성 장애를 가진 가계는 아주 드물지만 이들 가계들은 감수성 좌위를 확인하는데 있어 특별히 소중한 것으로 증명되었다.

표 6.3 다인자성 유전을 나타내는 것으로 믿어지는 장애의 예

Present at birth or onset in infancy	Acquired with onset in childhood or adulthood
Cardiac defects, e.g. atrial septal defect, tetralogy of Fallot, ventricular septal defect	Alzheimer disease
Cleft lip/palate	Asthma
Congenital dislocation of the hip	Autism
Hirschsprung disease	Coronary artery disease
Neural tube defects	Depression—unipolar and bipolar
Pyloric stenosis	Diabetes mellitus—types 1 and 2
Talipes	Hypertenision
	Inflammatory bowel disease, Crohn disease and ulcerative colitis
	Schizophrenia

BOX 6.1 유명한 사례: 영국 바이오뱅크

성인이 되어 발병하는 흔한 장애에 대한 연구의 진척이 지지부진함에 실망하여 의학 연구위원회(Medical Research Council)와 Wellcome Trust 사와 함께 영국의 보건성(UK Department of Health)은 4천 5백만 파운드를 생물의학 연구를 위한 국가 기금의 설립을 위해 지급하였다. 이것은 영국 바이오뱅크(UK Biobank)로 알려져 있다. 그것은 그들의 의료력, 생활방식, 그리고 먹는 것에 대한 정보도 제공할 45~69 세의 성인 5십만명으로부터 채집한 혈액 표본이 기초를 형성할 것이다. 뇌혈관성 사고(뇌졸중), 심장병, 그리고 당뇨병과 같은 만성 장애의 진행과 발생에 대해 정보를 얻을 수 있도록, 여기에 참여하는 사람들의 건강은 적어도 10년의 기간 동안 모니터 될 것이다.

그 기초가 되는 원리는 이 발의가 과학자들로 하여금 세계에서 가장 큰 집단 자원이 되는 그들에 대한 연합/연관 연구와 다른 연구를 수행할 수 있게 하는 것이다. 장기간의 목적은 이들 장애의 생물학 이해를 향상시키고 '향상된 진단 도구, 예방 전략과 맞춤 치료'를 발전시키는 것이다.

이러한 형태의 연구에서 직면할 어려움이 가해진다면 이 발의가 보편적인 열정으로 맞아드려 지지 않는다고 해서 아마도 그리 놀랄 일은 아니다. 2003년, 하원 과학 기술 위원회(House of Commons Science and Technology Committee) 보고서는 그 계획이 모험적이고 정치적으로 억지로 성립시킨 것이며, 그 기금을 다른 곳에 사용하는 것이 더 바람직하다고 특별한 비판과 주장을 하였다. MRC(의학연구위원회)는 인류의 건강 증진 목적을 위해 장기간의 기초 위에 기획과 투자가 요구되며 바이오뱅크는 국가적인 관심사항 이라고 반격하였다.

결국 바이오뱅크가 과연 장기간의 시간을 들여 투자할만한지 어떤지를 시간만이 밝혀 줄 것이다. 만약 집단 이질성과 복합 통계분석 같은 문제들이 해결될 수 있다면 일반 장애를 보다 잘 이해하도록 유도하여 바이오뱅크 설립이 지극히 현명한 결정이었음을 의심하지 않을 수 있다. 만성 질환-건강에 대한 연구를 위한 기금마련인가 아니면 핵무기와 우주탐사 같은 다른 발의 사이에 선택이 주어진다면 비록 짧은 기간에는 보상이 최소가 된다할지라도 대부분의 사람들은 아마도 전자를 선택할 것이다.

참고문헌

영국 바이오뱅크에 관한 자세한 것은 바이오뱅크 웹사이트에서 찾을 수 있다.

www.ukbiobank.ac.uk

알츠하이머병

알츠하이머병은 80세 이상의 노인 인구에서 약 20%의 이환율을 가진 노인성과 전노인성 치매의 가장 흔한 요인이다. 임상적으로 이 병은 진행성 기억상실, 정서장애, 그리고 지적인 기능상실을 나타낸다(BOX 6.2). 신경병리학적 소견은 아밀로이드 선구물질 단백질로부터 유도된 AB로 알려진 아밀로이드 섬유로 이루어진 노인성 반(플라크)과 신경독성이 있는 타우 단백질 (tau protein)로 구성된 신경원섬유가 혼재되어 있다.

알츠하이머병이 유전성이라고 주장하는 데는 근원적으로 가계연구와 쌍생아 연구에서 비롯되었다. 이환된 사람의 제1도 혈족들에서 알츠하이머병이 생애동안 발생할 것으로 예상되는 위험성은 대조군에 비해 3~4배 증가된다. 다른 연구에서 쌍생아 일치율은 이란성 쌍생아에서는 10에서 40%, 일란성 쌍생아에서는 30에서 80%로 다양하다. 유전력은 0.44에서 0.8로 다양하게 평가되었다.

BOX 6.2 유명한 사례: 아이리스 머독(Iris Murdoch)

아이리스 머독(Iris Murdoch)은 20세기의 위대한 문학가 거물이다. 그녀는 1919년 더블린에서 잉글랜드계 아일랜드인 부모에게서 태어났으며 생애의 거의 대부분을 잉글랜드에서 보냈다. 그녀는 옥스퍼드대학교에서 고전, 고대역사, 그리고 철학을 연구한 후에 옥스퍼드 대학에서 25년 동안 철학 강의를 계속하였다. 그녀의 첫 번째 저술 작품은 프랑스의 소설가이며 철학가인 쟝 폴 사르트르에 관해서 이다. 그녀는 계속해서 ***도덕에 대한 길잡이로서의 형이상학, 선의 주권과 다른 개념***을 포함하여 철학에 관한 여러 권의 다른 작품들을 저술하였다. 그러나 그녀를 가장 잘 기억되도록 하는 것은 26권의 소설 작품에 의해서 이다. 그중 하나가 1978년 부커상(Booker prize)을 획득한 ***바다! 아름다운 바다!*** 이다.

그녀의 어머니는 알츠하이머병으로 사망하였지만 아이리스 머독과 옥스퍼드에서 영어 교수이었던 그녀의 남편은 아무도 그녀의 나이 75세 때에 초기 증상이 발생할 때까지 그 질환은 유전될 수 있다는 것을 알아채지 못했다. 그녀의 남편의 그 병에 대한 이야기는 눈물 없이는 읽을 수 없게 한다. 그는 알츠하이머병을 '모르는 사이에 진행되는 안개와 같은' 것이며 문학에 통달한 천재에게서 그녀가 즐겨 시청하는 TV 프로그램이 텔레토비(*Teletubbies*)인 어린아이와 같은 상태로 그의 부인의 지능이 쇠퇴되고 있다는 사실을 듣는 것은 침울하게 만든다고 기술하고 있다. 그 병은 결국 1999년 그녀의 80회 생일을 몇 달 앞두고 그녀를 죽음으로 이끌었다.

아이리스 머독은 몇몇 전기의 주제가 되었다. 그 중 하나가 그녀의 남편 죤 베일리(John Bayley)에 의해 주디 덴크(Judi Dench), 짐 브로드벤트(Jim Broadbent), 그리고 케이트 윈슬렛(Kate Winslett)이 주연한 영화 **아이리스**(*Iris*)의 기초를 제공하였다. 이들 모두 오스카상에 추천되었다. 그 영화에서 묘사된 바와 같은 그녀의 지능 쇠퇴는 많은 노인환자에게서 보이는 특징적인 자연스러운 병력이다.

참고문헌

아이리스. 이아리스 머독의 회상. J Bayley (1998). Duckworth and Co. London.

상염색체성 우성 알츠하이머병(MIM 104300)

가계력을 관찰해 보면 65세 이전에 증상이 나타나는 소부분 가계에서는 상염체성 우성적으로 유전됨을 시사하고 있다. 첫 번째 관련 유전자는 21번 염색체상의 *APP* 유전자이다. 이 유전자는 아밀로이드 선구체 단백질을 암호화하고 있다. *APP* 유전자에서 확인된 적은 수의 돌연변이는 APP 단백질과 AB의 생산 증가를 유도하며, 이것이 특징적인 노인성 플

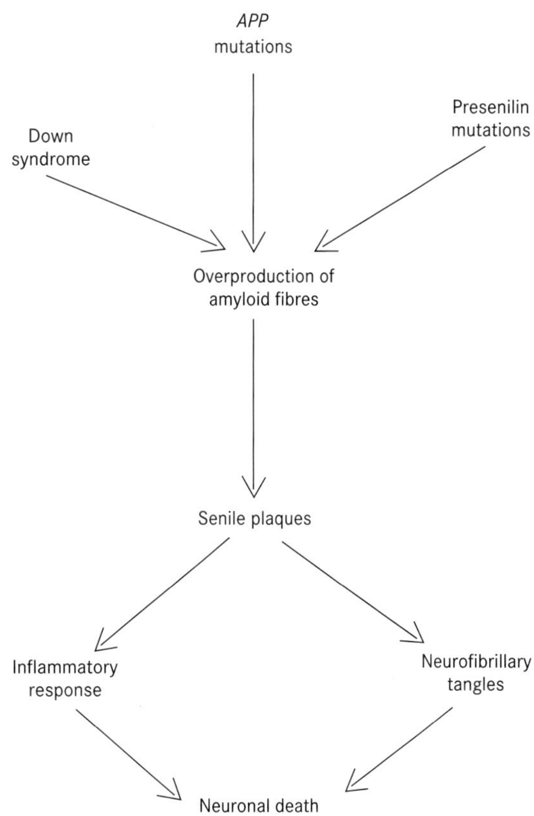

그림 6.4 알츠하이머병의 병 원인을 설명하기 위한 약도.
P McGuffin, MJ Owen, II Gottesman (*Psychiatric genetics and genomics,* Oxford University Press, Oxford, 2002)에서 전재하였다.

라크의 주된 구성요소가 된다. 이 관찰결과가 다운증후군을 가진 고령층에서 알츠하이머병의 높은 이환율을 설명한다고 생각된다(p. 55).

APP 유전자의 돌연변이가 5% 밖에 안 되는 희귀한 상염색체성 우성 가계의 원인이라는 것이 곧 명확하게 되었다. 동시에 연관분석에 의해 현재 프레스넬린-1(Presenellin-1) (*PS1*)과 프레스넬린-2(Presenellin-2) (*PS2*)로 알려진 유전자들이 분리된 14번 염색체와 1번 염색체 상의 감수성 좌위를 확인하였다. 이들 유전자의 돌연변이는 대략 70%와 모든 전노년기 이환 상염색체성 우성 가계의 각각 5% 미만으로 설명되는 것으로 나타났다. *PS1*과 *PS2*는 APP 처리를 촉진함으로써 작용을 하는 것으로 생각되며 AB의 과잉생산을 선도하여 차례로 노인성 플라크와 신경원섬유 혼재를 선도한다(그림 6.4).

다유전자성 알츠하이머병

알츠하이머병을 가진 대부분의 가계에서 유전양식은 상염색체성 우성 유전보다는 이환된 사람들 대부분이 65세 이후에 증상이 나타나며 자손에서 나타날 위험성이 50%에 훨씬 못 미치는 다유전자성 유전과 아주 많이 일치한다. 이들 가계에서의 연관 연구는 APOE 좌위에서의 다형성이 노년이 되어 발병하는 알츠하이머병과 강력한 연관을 보이는 것으로 알아낸 19번 염색체에 주의를 집중하게 되었다. 어포지질단백질 E(Apolipoprotein E) (ApoE)는 간과 뇌에서 합성되며 지질대사와 조직수선과 관련이 있다. APOE 좌위에는 E2, E3, E4 등 3개의 통상 대립유전자가 있다. E4 대립인자의 빈도는 알츠하이머병 환자들에게서 유의하게 증가되어, E3E3 동형접합체인 사람과 비교하여 E4E4 동형접합체인 사람에서 알츠하이머병을 일으키는 불평등 율이 12배까지 증가된다. 이것은 평생 동안 알츠하이머병을 일으킬 위험성이 E4E4 인 남성은 약 35% 정도이고 E4E4인 여성은 50% 정도로 계산됨으로써 알려진 가장 강력한 질병연관 중 하나로 입증되었다(표 6.4). 이 연관의 발견은 유전자 감수성 시험 산업에 왕성한 성장을 일으키기도 했으나 한편 물의를 야기하였다(p. 130). 연관분석은 노인이 되어 발병하는 알츠하이머병에 대한 감수성을 전달하는 다른 유전자가 적어도 4가지가 있다고 제안하고 있으나 아직까지 이들이 확인되지는 않았다.

표 6.4 ApoE4 인자형에 의존하는 알츠하이머병의 생애 중 발생 위험성

Genotype	Risk Males (%)	Females (%)
Unkown	6.3	12
No E4 allele	4.6	9.3
One E4 allele	12	23
Two E4 alleles	35	53

P McGuffin, MJ Owen, II Gottesman (*Psychiatric genetics and genomics*, Oxford University Press, Oxford, 2002)에서 전재하였다.

요점

대부분의 가계에서 알츠하이머병은 다인자성 유전을 나타낸다. 상염색체성 우성 조기발병 알츠하이머병은 적어도 3개의 다른 유전자의 돌연변이가 원인이 되어 발생할 수 있다.

관상동맥 질환(Coronary artery disease)

동맥경화 형태의 관상동맥 질환으로 미국에서는 1년에 거의 1백만 명에 달하는 사람들이 죽고 있어 오늘날 이것이 주된 사망 원인이 되고 있다. 이는 여성에서보다 남성에서 더 많이 발생하며 일본인에 비해 미국인에서 6배나 더 많다. 그러나 일본인이 미국으로 이주하면 관상동맥 질환 발생율이 3배나 증가된다. 이는 환경요인의 중요성을 잘 설명해 주고 있으며, 여기에는 흡연, 식품, 그리고 운동부족 등이 포함된다.

이주 일본인에서 이와 같이 발생율이 증가된다는 연구에 근거하여 55세 이전에 발병하는 조발성 관상동맥 질환에 대한 유전력이 0.5~0.6으로, 동맥경화증의 위험성의 대략 50%가 유전적인 요인이 원인으로 평가되고 있다. 조발성 관상동맥 질환을 가진 남성 발단자의 형제들에서의 위험성은 3~5인자 중 하나에 의해 증가되고, 여성 발단자의 자매들은 7인자 중 하나에 의해 증가되고 있다. 이러한 관찰 결과는 이환될 남성보다 여성이 더 큰 유전적인 감수성을 필요로 함을 암시하고 있다. 일치율은 일란성 쌍생아에서 40 내지 65%로, 이란성 쌍생아에서 15 내지 30%로 다양하다.

관상동맥 질환은 잘 알고 있는, 지질대사를 포함하는 몇 개의 단일유전자 장애들의 합병증이다. 이들은 가계성 고지혈증(hypercholesterolemia)(p. 213)과 가계성 고지혈증의 다양하고 희귀한 다른 형태들을 포함하고 있다. 20 가지가 넘는 유전자들이 다유전자성 관상동맥질환의 후보유전자로 제시된 바 있다. 이들은 지질대사 혈압, 혈액응고와 섬유소용해 등을 조절하는 유전자들을 포함하고 있다. 길이에 대해 연구된 한 특정 다형성은 앤지오텐신 I(angiotensin I) (혈액 중에 만들어지는 혈압상승 물질)을 앤지오텐신 II로 전환하는 효소를 암호화하는 유전자인 ACE 유전자의 16번째 인트론의

첨가(I)/결실(D)에 관한 것이다. 인자형이 DD인 동형접합체는 그 효소의 혈장과 조직 내 수준이 ID 또는 II 인자형인 경우보다 높다. 흡연, 고혈압, 당뇨병, 그리고 비만 같은 다른 위험성 인자들이 없는 상태에서 ACE DD 인자형이 심근경색 환자의 35%에서 원인이 된다고 제안한 한 연구와 일치하여 그들은 또한 관상동맥 질환의 높은 발생율을 보인다.

오늘날 몇몇 회사들이 콜레스테롤 분석과 ACE의 결실/첨가의 다형성과 같은 유전적인 변이의 유인을 검사하여 관상동맥 질환에 대한 감수성을 결정할 목적으로 고안된 킷트(kits) 매매에 나서고 있다. 음식물 조절과 3-하이드록시-3 메틸글루타릴 코엔자임 A 억제제(스타틴) 같은 콜레스테롤 합성을 억제하는 약물을 이용하여 높은 콜레스테롤 수준을 낮추는 방법이 강력한 가계력을 가진 사람들과 노인층에서 널리 권장되고 있다. 유전적인 감수성 검사의 역할에 대해서는 상당한 논쟁거리 이다(p. 130).

(진성) 당뇨병(Diabetes mellitus)

(진성)당뇨병에는 2가지 주된 형태가 인정되고 있다. 둘 다 다인자성 유전 양상을 나타낸다.

제1형 당뇨병-인슐린 의존성(진성) 당뇨병(IDDM)

발생빈도가 200명 중 1명의 비교적 드문 형태의 이 당뇨병은 일반적으로 유년시절이나 성인 초기에 나타난다. 이는 인슐린을 생산하는 췌장의 β-세포가 자가면역에 의한 파괴가 원인이다. 가계연구와 쌍생아 연구 모두에서 다인자성 유전으로 일치를 나타내었다. 이환된 사람의 자녀 또는 형제자매에 대한 재발 위험성은 5~6% 이다. 일란성 쌍생아의 일치율은 대략 30~40%, 이란성 쌍생아의 일치율은 5~10% 이다.

감수성 유전자 탐색 결과 2개의 결정적인 좌위가 확인되었다. 첫째는 HLA 시스템(사람백혈구 항원계)으로 전체 유전적인 감수성의 30~40%의 원인이 된다. 모든 이환된 사람의 95% 정도가 HLA-DR3와/또는 HLA-DR4 항원을 가지고 있는 것에 반하여 일반 집단에서는 50%에서만 발견된다. 이 좌위는 *IDDM1*으로 명명되었다. 둘째 좌위인 *IDDM2*는 14 염기쌍으로 된 미세부수체(microsatellite) 반복 서열의 많은 카피를 포함하고 있는 아주 가까이 인접한 상위 부위를 가진 11번 염색체 위에 있는 인슐린 유전자를 포함하고 있다. 짧은 수의 반복은, 아마도 태아 흉선에서 인슐린 유전자의 발현을 감소시킴으로써, 그것에 의해 차후에 일어나는 인슐린에 대한 면역학적인 내성과 췌장에서 인슐린 생산 세포에 대한 면역학적인 내성을 감소시켜, 제1형 당뇨병에 대한 감수성을 운반한다.

*IDDM1*과 *IDDM2*는 다 같이 제1형 당뇨병에 대한 전체 유전적인 유인의 약 50%의 원인이다. 다른 감수성 좌위를 확인하기 위해 상당히 많은 수의 이환된 형제자매 쌍을 이용한 전체 유전체 연관분석에 근거하여 많은 시도가 이루어졌다. 많은 가능성 있는 좌위가 확인되었지만 이것들은 매우 크고 더 이상 특수한 감수성 유전자는 분리되지 않았다.

제2형 당뇨병-장년기 발병 당뇨병

제2형 당뇨병은 45세가 넘은 성인의 약 5%에 영향을 미치며 대부분의 환자들은 어느 정도는 내인성 인슐린 생산을 유지하고 있기 때문에 때로는 음식물이나 경구용 혈당강하 약물로 치료될 수 있다. 제1도 혈족에 대한 위험성은 10~15%로 일반 집단에서의 위험성의 2~3배이며 일란성 쌍생아에서의 일치율은 90%로 유전적인 병인론을 찬성하는 강력한 증거가 된다.

성인 발병 당뇨병 중에 노인이 되어 발병하도록 하는 유전자를 발견하는 일은 그 진도가 느리다. 연관 연구와 연합연구에 의해 20개 이상의 다른 좌위가 확인되었으나 때로는 최초의 발견들이 다음의 연구에서 반복성이 없어 충돌을 초래하고 있다. 현재 제2형 당뇨병에 대한 감수성을 운반하는 유전자들은 알기 어려운 상태이며 가까운 장래에 이 유전자들을 성공적으로 확인하기는 쉽지 않아 보인다.

조기 이환되는 비 인슐린의존성 당뇨병을 가진 가계에서는 분명히 상염색체성 우성적으로 유전된다. 이 가계들은 제2형 당뇨병과는 다른 질병 상태, 즉 젊은이에게 성인 발병 당뇨병으로 알려진 것(MODY-MIM 125850)과 같은 상태를 나타낸다. 간세포핵성 인자-4-α 유전자(hepatocye nuclear factor-4-α gene) (*MODY1*)와 글루코키나아제(glucokinase) 유전자(*MODY2*), 간 전사인자-1(hepatic transcription factor-1) 유전자(*MODY3*), 그리고 십이지장 호메오박스-1 섬(islet duodenum homeobox-1)(*IDX1*) 유전자(*MODY4* – p. 170) 를 포함한 몇 몇 유전자들에서 돌연변이가 확인되었다. MODY의 원인이 되는 유전자들의 대부분은 인슐린 유전자의 발현 또는 췌장 발생을 조절하는 전사인자들이다.

히르쉬스프룽병(Hirschsprung disease)

히르쉬스프룽병은 결장과 직장의 끝에 신경절 세포의 부재가 원인이다. 이것은 S 자형 결장의 끝 부분에 질환이 있는지 또는 없는지 여부에 따라 긴 분절형(L-HSCR)과 짧은 분절형(S-HSCR)으로 나뉜다. 표현은 일반적으로 태생 시 또는 초기 유아기에 급성 장 폐색과 복부 팽창증이다.

모든 케이스 중 대략 30%가 다른 기형이나 다운증후군과 같은 질병의 일부와 연관되어 발생한다. 주로 가계연구의 결과에 근거하여, 분리된 비증후군성 질환의 나머지 70%에 대

표 6.5 비증후군성 히르쉬스프룽병에서 형제자매에 대한 위험성

Sex of affcted sibling	Recurrence risk for	
	Brothers (%)	Sisters (%)
Short segment(S-HSCR)		
Male	4.7	0.6
Female	8.1	2.9
Long segment(L-HSCR)		
Male	16.1	11.1
Female	18.2	9.1

PS Harper의 *Practical genetic counselling*, 5th edn. Arnold, London 에서 전재한 자료.

해서는 오랫동안 다인자성 유전을 하는 것으로 추정해 오고 있다. 이들은 짧은 분절 질환을 가진 사내아이의 여자 자매들은 약 2%에서부터 긴 분절 질환을 가진 여아의 남자 형제에서는 17%에 이르는 다양한 형제자매에 대한 재발 위험성을 나타낸다(표 6.5). 이 관찰결과 는 이환된 사람들에서 남성 대 여성의 비는 4 : 1이며 L-SHCR은 S-HSCR보다 증상이 훨씬 심각한 형태를 말한다고 주어진 책임-역치 모델과 일치하는 점에 유의하라.

대부분의 다인자성 질환과는 대조적으로 최근의 연구는 기초가 되는 분자 병인론에 상당한 조명을 하고 있다. 원종양 유전자 *RET*(p. 198)는 모든 가계성 질환의 약 50%와 L-SHCR을 가진 모든 어린이들의 75% 까지 에서 확인된 이형접합 돌연변이를 가진 주 감수성 좌위라는 것이 밝혀졌다. 이들 돌연변이들은 기능상실 효과를 발휘한다. RET 유전자는 배아의 내장 신경계에서 세포 신호전달을 중재하는 막 관통 티로신 키나아제 수용체(transmembrane tyrosine kinase receptor)를 암호화한다. *RET* 돌연변이를 가진 모든 가족원들이 이환되는 것은 아니며 이는 *RET* 돌연변이의 침투도가 불완전하다는 것을 가리킨다.

아주 적은 수의 이환된 어린이에게서 몇 개의 다른 유전자에서도 돌연변이가 확인되었다. 여기에는 내피 유전자인 *EDNRB*와 그의 리간드(ligand)인 *EDN3*와 함께 RET 리간드인 *GDNF*와 *NTN*을 포함하고 있다. *EDNRB*는 또한 내장신경계에서 유래된 신경습(neural crest)의 정상적인 발생과 이동에 포함되어 있는 것으로 알려져 있다. 이제까지 돌연변이는 신경발생에 포함된 총 9개의 유전자에서 확인되었으며 알려져 있지 아니한 2개의 다른 좌위의 유전자들이 RET 유전자발현의 변경자로서 작용한다고 믿고 있다.

이 모든 유전자들과 그들이 암호화한 생산물이 상호작용

히르쉬스프룽병의 병원성 관련 단백질체 네트웍

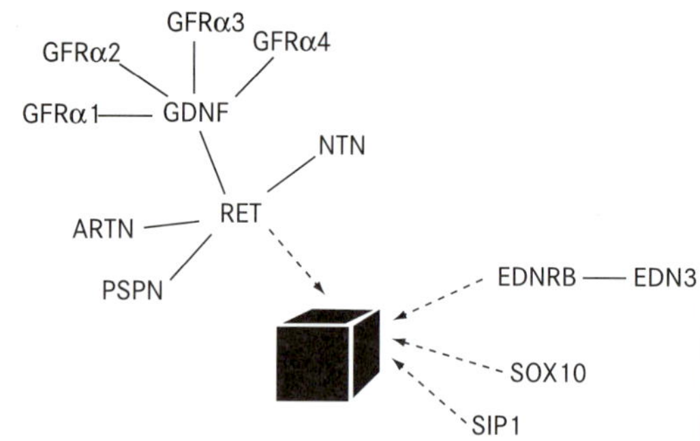

단백질과 연결하는 실선 = 연결망을 이룬 상호작용. 점선 화살표 = 추정되는 각 단백질의 병원성 관계와 히르쉬스프룽병 표현형(검은색 상자)에 대한 낮은 단계의 연결망.

RET = 수용체 티로신키나아제, NTN = 뉴트린, GDNF = 신경교 세포계통에서 유래된 향신경성 인자, GFRα = GDNF 수용체, ARTN = 아르테민, PSPN = 페르세핀, EDNRB = G-단백질-연관 엔도테린 B 수용체, EDN3 = 엔도테린3, SOX10 = 성 결정인자 관련 상자, SIP1 = 운동-신경의 생존에 상호 작용하는 단백질-1

그림 6.5 히르쉬스프룽병에 대해 추천된 병 원인을 보여주는 단순화한 그림. 그림은 관련이 있는 것으로 믿어지는 여러 가지 수용체와 리간드를 보여주고 있다. ERB McCabe의 허락에 의해 Hirschsprung's disease dissecting complexity in a pathogenic network (병원성 네트웍에서 히르쉬스프룽병의 복잡성 해부)(*Lancet*, 359, 1169-1170, 2002)에서 전재하였다.

하여, 그림 6.5에 표시된 큰 흑색 상자를 가리키고 있는 화살표들을 가진 다양한 유전자들을 묘사하고 있는 최근의 재검토에서 간단히 인정된 사실인 히르쉬스프룽병을 어떻게 일으키는지 알려지지 않았다. 그러나 히르쉬스프룽병은 기초가 되는 주된 유전 경로가 밝혀진 단 하나의 다인자성 질환이다. 비교적 적은 수의 유전자들이 연좌하여 소수유전자성 장애로 분류된 히르쉬스프룽병을 일으키고 있다. 다른 좌위에 있는 소수의 돌연변이체 대립유전자들의 상호작용에 의해, **상호의존적인 이형접합성**(synergistic heterozygosity)이라는 새로운 단어를 만들어 내었다.

요점

최소한 9개의 유전자들이 히르쉬스프룽병에 대한 감수성을 운반하는데 관련되어 있다. 이들 중 가장 중요한 것은 가족 사례 중 50%에서 돌연변이를 가진 *RET*이다.

신경관 결손(Neural tube defect)

이것은 초기 배 발생 동안에 신경관(neural tube) 부분이 완전히 닫히지 못한 일군의 심각한 장애를 포함한다. 인지된 임상적인 표현은 무뇌증(anencephaly), 후두뇌실(occipital encephalocoele) 그리고 요천이분척추(lumbosacral spina bifida)를 포함하고 있다. 몇몇 신경관 결손은 복합 기형증후군 또는 염색체 이상 일부분으로 발생한다. 그러나 대부분은 분리되어 발생하며 비증후군성으로 분류된다. 유전인자들이 포함되어 있다는 증거가 확실하다. 가계연구에 의하면 발병율이 높은 지역에서 제1도와 제2도 혈족에 대한 위험성은 각각 약 4%와 1%로 나타났다. 유전력은 대략 0.6으로 산출되었다.

생쥐를 대상으로 한 연구에서 돌연변이가 신경관 결손의 원인이 될 수 있는 유전자는 60개 이상 확인되었다. 그러나 극히 적은 예외를 제외하고 이 연구의 어떤 것도 사람에서는 반복성이 없었다. 단 하나 일치되는 것으로 드러난 것은 677번째 뉴클레오티드에서 C가 T로 변한 돌연변이를 포함하고 있는 유전자에서 흔한 다형성이, 만약 어머니가 동형접합이면, 신경관 결손에 대한 위험성은 2~4배 증가되어 자손에게 전달된다. 만약 어머니와 아기 양쪽 모두 동형접합체이면 그 위험성은 6~7배로 증가한다. *MTHFR* 유전자는 메틸렌테트라하이드로폴레이트 환원효소(methylenetetrahydrofolate reductase) 를 암호화하며 테트라하이드로폴레이트(tetrahydorfolate)이 5-메틸테트라하이드로폴레이트(5-methyltetrahydrofolate)으로 전환되는 단계를 촉매하며 차례로 메티오닌을 형성하기 위해 호모시스테인의 메틸화를 위한 공동 기질로써 작용한다. 677C가 T로 전한된 다형성에 대한 동형접합성은 적혈구의 엽산수준 감소와 관련이 있으며 이 다형성은 임신전후 엽산을 보충해 주면 방어 효과가 50%까지 되는 것으로 산출되었다(BOX 6.3).

신경관 결손에 대한 감수성을 운반하는 좌위를 확인하는 과정이 느리기는 했지만 임신전후에 엽산 보충이 모든 사례의 80%까지 예방할 수 있다는 논증이 그 나름대로 변형될 수 있으며 유전적인 감수성과 상호 작용하는 환경 인자를 확인하기 위해 애쓰는 중요성에 주의력을 맞추었다. 안타깝게도 다른 다인자성 장애의 어떤 것에서도 그러한 인자들은 거의 확인되지 않았다. 이것은 특히 우울증과 정신분열병과 같은 정신과장애에 적용된다.

요점

임신 전 후 엽산 보충은 모든 비증후군성 신경관 결손의 약 80%를 예방할 수 있다.

BOX 6.3 역사적 출판물: 엽산과 신경관 결손

영양인자가 신경관 결손의 원인으로 역할을 한다는 것은 오래 전부터 알려져 왔다. 그러나 1980년까지는 음식물을 변경함으로써 이러한 장애를 예방할 수 있을 것이라는 가능성에 진지하게 주의를 하지 않았다. 스미텔스(Smithells) 등이 비타민 보충에 대해 그들이 연구한 예비 결과를 이 해에 발표하였다.

신경관이 결손된 아이를 분만한 경험이 있는 여자들이 그들의 다음 임신 전과 임신 초기동안에 종합비타민 제제 투여를 포함한 연구에 참여하도록 초청되었다. (종합비타민을) 충분히 보충을 받은 여성에 의해 임신한 178 건의 임신 중 한 유아가 신경관 결손에 걸렸다. 이와 대비하여 (종합비타민) 보충을 받지 아니한 산모 260건의 임신 중 유아 13명이 신경관 결손에 걸려 5%의 발병률을 나타내었다.

이 연구가 진행된 시기에 신경관 결손은 영국의 어떤 지방에서는 200명 중 1명에 가까운 발병률을 기록하였다. 따라서 이러한 연구 결과가 대단한 흥미와 평판을 일으킨 것은 놀랄만한 일이 아니다. 추측상 그들은 또한 보충을 받지 아니한 산모들은 유효한 대조군을 구성하지 않은 이해관계가 많이 있어서 상당한 회의론으로 맞아들였다. 그 상황을 해결하고 종합비타민 칵테일 중 어떤 비타민이 어떻든 간에 유효하다는 것을 해명하기 위해 압력의 필요성에 자극을 받아 의학연구위원회는 전 영국을 통틀어 중요한 다중중앙 시험 보충용 여성들을 조직하였다. 그 결과는 엽산이 유효한 예방 약품임을 강력히 지시하였다.

이 연구와 또 다른 연구에 근거하여, 비록 지금까지 경험은 순응이 빈약하다고 지적하고는 있지만 오늘날 영국에서는 모든 임신한 여성을 위해 소량의 엽산 보충이 추천되고 있다. 북아메리카에서는 이 문제는 밀가루에 의무적으로 영양가를 강화하는데 역점을 두어 다루어 오고 있다. 엽산 보충의 유익한 효과가 어떻게 중재되는지는 아직도 참말로 분명하지는 않다. 그러나 MTHFR 다형성을 가지고 경험한 바로는 음식물 보충이 태아형성 동안에 결정적인 중요성이 될 수 있는 엽산 대사에서 미묘한 유전적으로 결정되는 변이를 보상할 수 있다.

참고문헌

Smithells RW, Sheppard S, Schorah CJ *et al* (1980) Possible prevention of neural-tube defects by periconceptional vitamin supplementation. *Lancet*, **i**, 339-340

MRC Vitamin Study Research Group (1991) Prevention of neural tube defects: results of the Medical Research Council vitamin study. *Lancet*, **338**, 131-137

정신분열병(Schizophrenia)

유전 인자들이 정신분열병을 일으키는 데 주된 역할을 한다는 강력한 증거가 있다. 가계연구를 통해 제1도 친족은 10~12%, 제2도 친족은 2~4%, 제3도 친족에서는 약 2%의 위험성이 밝혀졌다(표 6.6). 일치율은 일란성 쌍생아에서 50~70%, 그리고 이란성 쌍생아에서 10~15%로 다양하다. 모든 형태의 입양아 연구에서(p. 119) 입양가족과 비교하여 생물학적 친족에서 정신분열병의 발생율이 높은 것으로 나타나 일치를 보였다. 따라서 분류와 진단 문제에도 불구하고 주 병인이 유전적이라는 증거가 압도적이다. 유전력은 0.8~0.85로 다양하게 산출되었다.

유감스럽게도 감수성 대립유전자를 확인하는 진행 과정이 느리다. 전체 유전체 연관분석 결과에 근거하여 또는 염색체 이상을 가진 사람들(디죠지증후군 DiGeorge syndrome의 원인이 되는 22번 염색체 결실과 같은–p. 65) 은 유사 정신분열병 증상을 일으키기 때문에 몇몇 염색체 부위가 관련되었다(그림 6.6). 그러나 몇몇 연구에서 *DTNBP1*과 *NRG1* 유전자가 강력한 후보유전자로 지적되기는 하였으나 특수한 감수성 유전자는 확인되지 않았다.

*DTNBP1*은 그것의 정확한 기능은 잘 모르지만 뇌에서 시냅스 기능 역할을 하는 것으로 생각되는 디스빈딘(dysbindin)으로 알려진 단백질을 암호화하고 있다. *NRG1*은 수초형성을 유발하는 뉴로레글린 1(neuroreglin 1)을 암호화한다. 이 두 유전자는 몇몇 독립적인 연관과 연합/연관불평형 연구에 의해 확인되었지만 어느 유전자에서도 병의 원인이 되는 특수한 돌연변이는 확인되지 않았다. 따라서 원인이 되는 역할에 대한 증거가 확고하다 해도 이들 두 유전자 중 하나 또는 모두가 정신분열병에 대한 감수성을 운반하는 확실한 증거는 없다.

표 6.6 정신분열병의 가계 내 위험성

Relationship to index case	Lifetime risk for development of schizophrenia(%)
Identical twin	50
Non-identical twin	15
Sibling	9
Half sibling	6
Child	13
Grandchild	5
Nephew/niece	4
First cousin	2

자료는 P McGuffin, MJ Owen, II Gottesman (*Psychiatric genetics and genomics*, Oxford University Press, Oxford, 2002)로부터 전재하였다.

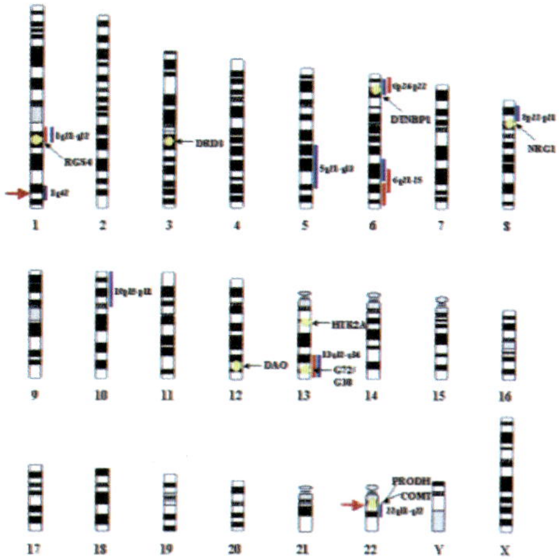

그림 6.6 정신분열병에 대한 연관 연구에 의해 관련이 있는 것으로 보이는 주 염색체 부위를 보여주는 핵형도. 청색 선은 제안된 연관의 증거가 1개 이상의 자료 세트에서 발견된 지역을 가리킨다. 적색 선은 연관의 증거가 유전체 전체로 중요성을 획득한 부위를 가리킨다. 황색 원은 정신분열병 감수성 좌위 가능성이 있는 위치를 가리킨다. MC O'Donovan, NM Williams, MJ Owen의 허락에 의해 Recent advances in the genetics of schizophrenia. *Human Molecular Genetics*, 12, R125-134 (2003)에서 전재하였다.

다인자성 장애에 대한 감수성 검사

이장의 앞부분에서 대강을 설명한 방법을 이용하여 감수성 좌위를 확인하는 것은 흔한 다인자성 장애에 대한 감수성 시험을 일반대중에게 이용할 수 있도록 하는 가능성을 증가시켰다. 현재 주로 영국과 미국에 기초를 두고 있는 영리회사들에 의해 소규모로 이것이 제공되고 있다. 이들 회사들은 골다공증, 천식, 고혈압, 그리고 관상동맥질환과 같은 질병에 대해 '예언적인 유전체 윤곽그리기'를 제공하고 있다. 또 어떤 것은 니코틴과 알코올과 같은 독성 성분을 처리할 신체의 능력을 예측할 수 있기를 요구하고 있다. 한 신문기자가 이들 회사 중 하나에 대한 다음과 같은 평가를 데일리 텔레그라프지 (Daily Telegaph)(2003년 10월 25일자)에 보도하였다.

> 나는 가까운 장래에 혈액을 응고시키고 싶지 않다. 그리고 알츠하이머와 고콜레스테롤과 연관된 다형성을 갖고 있지 않다. 나는 니코틴과 오! 행복, 행복한 단어 알코올과

같은 약물에도 아랑곳없이 크고 길게 웃는 유전적인 구성의 축복을 받았다.

이것은 분명히 훌륭한 저널리즘을 만들 것이며 어쩌면 아마도 훌륭한 상업적인 이득도 만들어 낼 것이다. 그러나 기술 형편의 목적하는 평가는 이들 결과의 해석은 지나치게 낙천적일지 모른다고 암시하고 있다. 이것은 알츠하이머병과 ApoE4 의 관련을 고려함으로써 설명될 수 있다. E4/E4 동형접합체인 사람이 살아생전에 알츠하이머병에 걸릴 위험성은 남성은 35%, 여성은 50%인 반면 E4 대립유전자를 가지고 있지 아니한 남성은 4.5%, 여성은 9.3%이다. 그러나 고령이 되면 발병 위험성은 커지며 지금으로서는 그 병이 언제 시작하게 될 것인지 확실한 예측 방법이 없다. 게다가 E4/E4 동형접합인 사람의 50%는 알츠하이머병에 절대로 걸리지 않으며 그 집단의 5~10%는 E4 대립유전자를 하나도 갖고 있지 않음에도 불구하고 그 병에 걸리게 될 것이다. HLA B27 대립유전자와 강직성 척추염(ankylosing spondylitis)의 관련은 일반 집단에서 감수성 검사를 위해 그것의 이용을 정당화하기 위해 충분히 강력하다고 생각되지 않는 질병 관련의 다른 예를 설명하고 있다(p. 145).

이 관찰 결과 이들 시험의 가치에 대해, 그리고 실지 임상적으로 사용해야할 것인지 또는 유전적인 윤곽을 그리기 위해 상업적으로 쓸모가 있게 될 것인지 매우 현실적인 문제들이 생겼다. 긍정적인 결과는 고용, 보험과 불안한 개인의 정신 상태에 대해 반대되는 영향을 갖게 될 것이다. 이와 관련하여 영국의 알츠하이머병 유전학 콘소시움(the UK Alzheimer's Disease Genetics Consortium), 미국 대학 의학유전학회(The American College of Medical Genetics) 그리고 미국 인류유전학회(the Amrican Society of Human Genetics) 등 모두가 ApoE 테스트를 일상적인 임상진단이나 알츠하이머 예측 검사에 이용해서는 안 된다고 추천하였다. ApoE 테스트가 받아드려 질 것이라고 예측되는 단 하나의 시나리오는 사람의 ApoE4 상태에 대한 지식에 근거하여 어떤 치료법이 개발된다면 하는 것이다.

실지 관찰에 의한(empiric 이론적이 아닌) 재발 위험성의 이용

다인자성 유전에 관련된 기본적인 메커니즘에 대한 이해 부족은 이론적인 기초위에서 재발 위험성을 추론하는 것이 일반적으로 불가능하다는 것을 의미한다. 유전은 기초가 되는 정상적으로 분포된 경향에 의해 결정된다는 것이 확실히 알려진다면 이론적으로 재발위험성은 일반집단 발병율(I)의 지식과 정상분포의 통계에 기초를 둘 수 있다. 이 상황에서 제1도, 2도, 3도 친족에 대한 이론적인 재발 위험성은 각각 $I^{1/2}$, $I^{1/4}$, $I^{7/8}$ 으로 나타났다. 1000명 중 하나의 발병율을 가진 장애에서 제1도, 제2도, 제3도의 친족에 대한 위험성은 각각 대략 1/30, 1/200, 그리고 1/500이 될 것이다.

표 6.7 다인자성 장애에 대한 상담을 위해 이용한 실재 관찰에 의한 대략적인 재발 위험성

Disorder	Recurrence risk for Siblings(%)	Offspring(%)
Autism	3-5	Not known
Cardiac defects	2-4	2-6
Cleft lip/palate	2-6	4
Depression		
Unipolar	10-15	10-15
Bipolar	7-10	7-10
Diabetes		
Type 1	5-6	5-6
Type 2	10-15	10-15
Neural tube defects	4	4
Schizophrenia	9	13

실재로 대부분의 다인자성 장애의 기초가 되는 유전적인 메커니즘에 대한 확신은 불가능하다. 따라서 이론적인 위험성 대신에 가계연구에서 얻어진 다양한 혈연관계에서 관찰된 발병율 양상에 의해 이용법이 만들어진다. 이것을 **관찰에 의한 위험성**(empiric risk)이라 한다. 왜냐하면 그것들은 이론이 아니라 관찰에 기초를 두었기 때문이다. 보다 흔한 다인자성 장애 중 어떤 것에 대하여 상담할 때 이용될 관찰에 의한 위험성의 예를 들면 표 6.7에서 보는 바와 같다.

요약

다인자성은 가계적인 집중발생을 보이지만 이제까지 알려진 어떤 단일-유전자 유전 양식과 일치하지 않는, 많은 수의 장애에서 나타나는 전달 양식에 대해 주어진 술어이다. 이들 장애는 몇몇 흔히 볼 수 있는 선천적인 기형과 유년시절과 성인이 된 후 얻은 후천적인 장애를 포함하고 있다. 그 기초가 되는 기구는 환경인자와 비교적 많은 수의 유전자들 — 그러므로 소수유전자성 또는 다유전자성 — 의 상호작용을 필요로 하는 것으로 생각된다. 기초가 되는 연속적인 유전적인/환경적인 책임으로부터 어떻게 비연속적인 표현형이 만들어질 수 있는지를 설명하기 위해 책임-역치 양식이 추천되었다.

다인자성 유전을 나타내는 장애들은 가계연구, 쌍생아 연구와 입양아 연구의 연합에 의해 확인될 수 있다. 가계연구는 가까운 친족에서 질병 발병율의 평가를 필요로 한다. 이것들은 또 관찰에 의한 재발 위험성을 제공하여 유전상담에 이용할 수 있다. 쌍생아 연구는 일란성 쌍생아 쌍과 이란성 쌍생아 쌍에서 일치율의 비교에 의한다. 입양아 연구는 생물학적인 친척과 입양 친척에서 장애의 발병율 비교를 필요로 한다.

주된 연구는 흔히 볼 수 있는 다인자성 장애에 대한 감수성 유전자를 확인하는 것이 주 임무이다. 이용된 접근방법은 연관분석, 연합연구와 연관비평형 연구를 포함하고 있다. 유전체 전체를 스캐닝 한 결과에 근거한 연관은 주된 영향을 미치는 유전자를 확인할 수 있으나 이것들은 보통 유전체의 큰 분절에 있기 때문에 분리하기가 매우 어렵다. 연관비평형과 연합연구는 짧은 거리에 있는 보다 작은 영향의 유전자를 확인 할 수 있다. 그러나 이들 연구는 기술적으로 더 많은 것이 요구된다.

이러한 접근방법을 이용하여 적은 수의 감수성 좌위/유전자들이 알츠하이머병, 제1형 (진성)당뇨병과 신경관 결손을 포함하는 몇몇 흔히 볼 수 있는 다인자성 장애로 확인되었다. 그러나 상당히 진전된 히르쉬스프룽병을 제외하고 대부분 다인자성 장애의 원인이 되는 본질은 아직 모른다.

심층 학습문헌

Bishop T, Sham P (eds) (2000) *Analysis of multifactorial disease.* Bios Scientific Publishers, Oxford

Falconer DS, Mackay TFC (1996) *Introduction to quantitative genetics.* Longman, Harlow.

King RA, Rotter JI, Motulsky AG (ed.) (2002) *The genetic basis of common diseases*, 2nd edn. Oxford University Press, Oxford.

McGuffin P, Owen MJ, Gottesman II (ed). (2002) *Psychiatric genetics and genomics.* Oxford University Press, Oxford.

Post SG, Whitehouse PJ (ed.) (1998) *Genetics testing for Alzheimer disease: ethical and clinical issues.* Johns Hopkins University Press, Baltimore.

선다형 문제

1. 다음은 혈연관계 도의 예이다.
   (a) 일란성 쌍생아 — 제1도
   (b) 이란성 쌍생아 — 제2도
   (c) 부모와 자녀 — 제1도
   (d) 조부모와 손자손녀 — 제2도
   (e) 사촌 간 — 제3도

2. 다인자성 유전의 책임/역치 모델에 따르면;
   (a) 재발위험성은 가장 심하게 걸린 환자의 친족들에게서 보다 더 크다.
   (b) 재발위험성은 이환된 친족의 수에 영향을 받지 않는다.
   (c) 그 장애가 남아에서 보다 여아에서 더 흔히 나타난다면 재발 위험성은 이환된 남아의 친족에게서 보다 이환된 여아의 친족에게서 더 크다.
   (d) 제2도 친족에 대한 책임 커브는 제1도 친족에 대한 커브의 오른 쪽에 놓인다.
   (e) 일반 집단에 대한 책임 커브는 이환된 사람에 대한 커브의 왼쪽에 놓인다.

3 일란성 쌍생아는;
   (a) 2개의 정자가 난자 하나를 수정 시켜 이 수정란이 둘로 나누어져서 생긴다.
   (b) 21번 3염색체성에 대해 100% 일치를 나타낼 것으로 기대된다.
   (c) 이란성 쌍생아 보다 다인자성 장애에 대하여 더 높은 일치를 보일 것으로 기대된다.
   (d) 이란성 쌍생아 보다 다인자성 장애에 더 잘 걸릴 것 같다.
   (e) 키메라현상의 원인이 될 수 있다.

4. 45세인 남성의 어머니가 82세에 알츠하이머병을 일으켰기 때문에 그는 이 병에 걸릴 위험성이 클 것으로 우려된다. 그에게 다음과 같이 말하는 것이 옳다.
   (a) 그의 가계력은 상염색체성 우성 유전임을 암시한다.
   (b) DNA 돌연변이 분석은 그 사람이나 그의 자녀들에게 쓸모가 없다.
   (c) 다운증후군을 가진 그의 형이 그 병에 걸렸기 때문에 그의 위험성은 증가된다.
   (d) 만약 ApoE 테스트결과 그는 E4 대립유전자를 가지고 있지 않다고 나왔다면 그는 결정적으로 그 병에 걸리지 않을 것이다.
   (e) 그가 그 병에 걸릴 위험성은 증가되지만 그 위험성은 높지 않다.

5. 다인자성 유전을 나타내는 것으로 알려진 장애를 연구하고 있는 과학자들은 A 혈액형을 가진 사람들에게서 더 흔히 발생할 것임을 안다. 이는 다음과 같은 이유 때문이다.
   (a) 혈액형 A는 연구대상인 집단에서 아주 흔히 볼 수 있다.
   (b) 혈액형 A를 암호화하는 대립유전자는 그 병의 원인이 되는 대립유전자와 연관 비평형에 있다.
   (c) 혈액형 A 항원은 사실상 그 병의 원인이다.
   (d) 혈액형 A는 이란성 쌍생아에서 보다 일란성 쌍생아에서 더 흔하다.
   (e) 혈액형 B는 그 병의 발생을 막는다.

해답

1. (a) 정답 — 일란성 쌍생아는 유전자를 제1도에 대해 적용한 50%가 아닌 100% 공유한다.
   (b) 오답 — 이란성 쌍생아는 제1도 친족이다.
   (c) 정답 — 부모와 자녀는 유전자를 50% 공유한다.
   (d) 정답 — 손자손녀는 4명의 조부모를 가지기 때문에 각 조부모의 유전자의 평균 25%를 공유한다.
   (e) 정답 — 사촌은 그들의 유전자의 약 1/8을 공유한다.

2. (a) 정답 — 이론에 의하면 가장 심하게 이환된 사람은 책임 곡선의 가장 오른 쪽에 놓인다.
   (b) 오답 — 이환된 친족이 많으면 많을수록 위험성도 커진다.
   (c) 오답 — 남자아이들은 여자아이들 보다 이환될 더 많은 '나쁜 유전자'를 가져야 한다. 따라서 그들의 친족들은 위험성이 더 크다.
   (d) 오답 — 제2도 친족에 대한 커브는 제1도 친족에 대한 커브의 왼쪽에 놓인다(그림 6.2).
   (e) 정답 — 그림 6.2를 보시오.

3. (a) 오답 — 일란성 쌍생아는 하나의 난자가 하나의 정자에 의해 수정되 어 수정란을 형성한 다음 둘로 나누어져서 생긴다.
   (b) 정답 — 수정 후 유사분열 비분리현상에 의해 모자이크 다운증후군의 희귀한 예외
   (c) 정답 — 다인자성 유전을 증명하기 위한 방법 중 하나
   (d) 오답 — 다인자성 장애를 일으키기 위한 증가된 위험성을 운반하지 않는 어떤 접합성이건 간에 단순하게 쌍생아가 되는 것.
   (e) 오답 — 키메라는 다른 수정란에서 유래된 2개의 세포주를 가진다.

4. (a) 오답 — 상염색체성 우성형은 '조기' 전노년기 발병을 보이는 경향이 있다.
   (b) 오답 — 특수한 돌연변이 분석은 알츠하이머병의 다유전자성/다인자성 형태에 이용할 수 없다.
   (c) 오답 — 유전자량 효과 때문에 다운증후군을 가진 대부분의 시람들은 50세 이후에 알츠하이머병을 일으킨다. 이것은 다른 친족들이 위험성이 증가된다는 것을 의미하는 것은 아니다.
   (d) 오답 — 아직도 그가 그 병에 걸릴 작은 위험성이 있다(표 6.4를 보시오).
   (e) 정답 — 3~4의 인자에 의한 그의 위험성은 증가된다. 그러나 상염색체성 우성인 가계에 대한 위험성에 비해 비교적 훨씬 낮다.

5. (a) 정답 — 이것은 집단의 층별에 의한다.
   (b) 정답 — 연관비평형은 질병 연관에 대한 가장 흔한 설명 중 하나라고 생각된다.
   (c) 정답 — 정말 같지 않으나 가능함
   (d) 오답 — 혈액형은 쌍둥이를 낳는 것과 상관없다.
   (e) 정답 — A형의 존재보다 오히려 감수성을 운반하는 B형의 결핍이 될 수 있다.

7장

유전자와 집단

장의 소목차

어떤 유전병은 어떤 집단에서는 다른 집단에서 보다 더 자주 일어난다. 성인이 된 후 발생한 다인자성 후천적 장애의 경우 앞 장에서 설명한 바와 같이 이것은 생활양식과 음식물과 같은 다른 환경 인자의 노출에 의해 설명될 수 있다. 그러나 음식 인자들이 어떻게 수많은 단일-유전자 장애의 빈도에서 보인 현저한 차이에 대한 원인이 될 수 있었는지 상상하기 어렵다. 주목할 만한 예에는 낭포성 섬유증(p. 107), 낫형 적혈구빈혈병(p. 156), 그리고 α/β-지중해성빈혈증(p. 159)이 포함되며 이들은 모두 특정 인종 집단에서 특히 높은 발병율을 보인다(낭포성섬유증은 백인집단에서, 낫형 적혈구빈혈병은 흑인집단에서, 그리고 지중해성빈혈증은 지중해 연안과 아시아인 집단에서).

따라서 집단에서 유전자의 분포를 연구하는 **집단유전학**(population genetics) 은 단순히 인류유전학에 대한 흥미를 일으키는 과제가 아니다. 생물학자들이 어떤 질환은 왜 자주 일어나는가를 이해하는 것은 그 기초가 되는 병인의 기초를 비추는데 도움을 줄 수 있다. 의학유전학자들에게는 어떤 집단에서 보인자의 빈도를 아는 것은 유전상담에서 위험성을 산출하기 위해 필수적이다. 결국 공중보건 의사들에게는 특정 질환의 이환율과 그 질환에 대한 보인자 빈도에 대한 정보는 보인자 스크리닝 프로그램을 계획하고 보건과 관계되는 재원을 배정하는 데 필수적이다.

이 장은 집단유전학의 거의 모든 관점에 기초가 되는 개념인 하디-바인버그 법칙을 개관하는 것으로 시작된다. 다음으로는 어떤 집단에서는 다른 집단에서 보다 어떤 질환이 더 자주 일어나도록 유도하는 유전자 빈도에 영향을 줄 수 있는 인자들에 대한 문제이다. 이어서 인류 집단에서 관찰된 보다 흔한 몇몇 다형현상의 원인에 대해 논의가 이루어 질 것이다. 끝으로 임상과 관련된 집단유전학은 보인자 스크리닝 프로그램에 대한 표준의 테두리를 설정하는데 그리고 이것들을 어떻게 다양화 성공에 일치하는지 역점을 둘 것이다.

하디-바인버그 법칙

하디-바인버그 법칙은 무슨 이유로 우성인 질병은 집단에서 점차적으로 더 많이 발생하지 않는지, 그 이유를 설명하기 위해, 1909년 영국의 수학자 하디(Hardy)와 독일의 물리학자 바인버그(Weinberg)에 의해 각각 독립적으로 제안되었다. 하디-바인버그 법칙(Hardy-Weinberg principle)에 의하면 이상적인 집단(또는 모집단)에서는 서로 다른 유전자형들의 **상대적인 비율**(*relative proportions*)은 대대로 계속해서 일정하게 머무른다는 것이다. 따라서 한 집단의 크기가 증가하면 우성 또는 열성형질을 가진 개체의 수가 증가한다. 그러나 서로 다른 유전유전자형의 상대적인 비율은 일정하게 남아있을 것이다. 이러한 경우 그 집단은 **하디-바인버그 평형**(Hardy-Weinberg equi-librium)에 있다고 말한다. 이것은 모델집단에만 적용되는 것이며, 하디-바인버그 평형을 혼란시킬 수 있는 여러 가지의 인자가 있다는 것을 명심하라. 이것들에 대해서는 나중에 고찰하게 될 것이다.

하디-바인버그 법칙에 따라서, 한 좌위에 A1과 A2 2개의

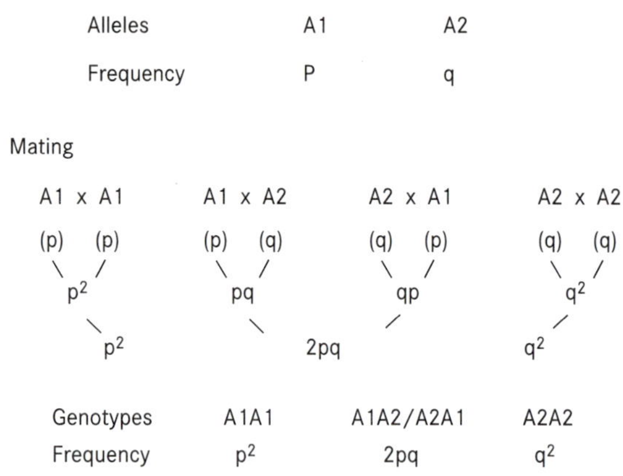

그림 7.1 대립유전자 A1과 A2가 무작위적으로 분리된 다음의 유전자형 빈도.

대립유전자가 있고, A1의 빈도 p, A2의 빈도 q를 가지고 있다면, 그리고 그 집단이 평형상태에 있다면, 각 유전자형의 빈도? A1A1은 p^2, A1A2는 2pq, 그리고 A2A2는 q^2가 될 것이다(그림 7.1). A1A1 자손의 빈도는 A1 대립유전자가 다른 A1 대립유전자와 만날 확률, 즉 p^2이다. 비슷하게 A2A2 자손의 빈도는 q^2이다. 이형접합인 자손의 빈도는 A1을 가진 정자가 A2를 가진 난자를 수정하는 확률(즉 pq)과 A2를 가진 정자가 A1을 가진 난자를 수정할 확률(즉 pq)을 모두 합한 2pq 이다. 수학적으로 푼다면 이는 간단한 이항전개식, 즉 $(p + q)^2 = p^2 + 2pq + q^2$를 의미한다.

표 7.1 집단에서 하디-바인버그 평형의 유지

Genotype	AA	Aa	aa
Frequency	p^2	2pq	q^2

At equilibrium		Genotypic probability in offspring			Genotypic frequency in next generation		
Mating type	Frequency	AA	Aa	aa	AA	Aa	aa
AA×AA	p^4	1	0	0	p^4	0	0
AA×Aa	$2p^3q$	1/2	1/2	0	p^3q	p^3q	0
AA×aa	p^2q^2	1	1	0	0	p^2q^2	0
Aa×AA	$2p^3q$	1/2	1/2	0	p^3q	p^3q	0
Aa×Aa	$4p^2q^2$	1/4	1/2	1/4	p^2q^2	$2p^2q^2$	p^2q^2
Aa×aa	$2pq^3$	0	1/2	1/2	0	pq^3	pq^3
aa×AA	p^2q^2	0	1	0	0	p^2q^2	0
aa×Aa	$4pq^3$	0	1/2	1/2	0	pq^3	pq^3
aa×aa	q^4	0	0	1	0	0	q^4

Total frequency of
AA = $p^4 + 2p^3q + p^2q^2 = p^2(p^2 + 2pq + q^2) = p^2$
Aa = $2p^3q + 4p^2q^2 + 2pq^3 = 2pq(p^2 + 2pq + q^2) = 2pq$
aa = $q^4 + 2pq^3 + p^2q^2 = q^2(p^2 + 2pq + q^2) = q^2$
Adapted from khoury MJ, Beaty TH, Cohen BH(1993) *Fundamentals of genetic epidemiology*. Oxford University Press, New Youk.

표 7.2 하디바인버그 평형으로 추정되는 유전자형 빈도 요약

Autosomal disorders		
Gene frequency	A1	p
	A2	q
Genotype frequencies	A1A1	p^2
	A1A2	2pq
	A2A2	q^2
X-linked disorders		
Gene frequency	X1	p
	X2	q
Genotype frequencies Males	X1	p
	X2	q
Females	X1X1	p^2
	X1X2	2pq
	X2X2	q^2

직관적으로 봐서 집단이 번식하면 대립유전자들은 특정 유전자형에 대하여 호의적이거나 또는 그와는 반대되는 선택과 같은 외부요인이 없는 한 비례적으로 번식될 것이 확실하다. 따라서 유전자형 비율은 A1A1은 p^2, A1A2/A2A1는 2pq, 그리고 A2A2는 q^2으로 남아있게 될 것이다. 이것은 연속적인 세대에서 각각의 유전자형의 빈도를 보여주는 표를 그림으로써 수학적으로 증명될 수 있다(표 7.1).

대립유전자 X1과 X2를 가지고, 이들 각각의 빈도가 p와 q인 X-연관 형질에 대하여 남성에서의 X1과 X2의 빈도는 단순히 p와 q가 될 것이다. 여성에서 유전자형 X1X1, X1X2/X2X1, 그리고 X2X2의 빈도는 각각 p^2, 2pq, 그리고 q^2이 될 것이다 (표 7.2).

보인자 빈도 결정을 위한 하디-바인버그 법칙 이용

한 집단이 특정 좌위에 있는 2개의 대립유전자에 대해 하디-바인버그 평형에 있다고 가정된다면 유전자형 분포(p^2, 2pq, q^2)의 이해는 보인자 빈도를 결정하는데 이용될 수 있다. 정의 대로 하면 보인자는 표현형적으로 정상이여서 한정된 집단 내에서 보인자를 계산해서 그 빈도를 결정한 방법은 없고, 그것은 주로 상염색체열성 장애와 X-연관 열성 장애에 대해서 결정하는 것이 적절하다.

상염색체성 열성 유전

한 집단의 상염색체성 열성 장애의 발병율을 알고 있다면 보인자 빈도를 결정하는 것은 비교적 간단한 일이다. 그 장애의 발병율은 이환된 동형 접합체의 발병율, q^2과 같다. 유전자 빈도 q는 그 병의 발병율의 평방근과 같고, 보인자 빈도는 2pq 이다. 여기에서 $p + q = 1$이다. 때문에 조상이 서 유럽인 아이들 대략 2천5백 명 중 1명이 걸리는 낭포성 섬유증과 같은 질병을 고려해 본다면, $q^2 = 1/2{,}500$, 따라서 $q = 1/50$. 보인자 빈도는; $2pq = 2 \times 49/50 \times 1/50$, 대략 1/25 (49/50 = 1 이라고 추정하고). 그러면 보인자 빈도의 계산은 그 병의 발병율(I)의 평방근을 2배함으로써 빠르게 계산할 수 있다. 즉 보인자 빈도 $= 2\sqrt{I}$.

계산이 옳은지를 조사하기 위해 상황을 역으로 한 다음 보인자 빈도의 이해에 근거하여 질병 발병율을 계산하고 있다고 상상해 보라. 두 요소의 조합이 보인자가 될 기회는 $1/25 \times 1/25 = 1/625$이다. 대체로 이러한 조합으로 태어난 아이들의 1/4은 이환될 것이다. 따라서 그 장애의 발병율 기대치는 $1/625 \times 1/4$, 우리가 출발한 1/2,500의 그 질병 발병율로 되돌아가게 된다. 만약 다른 답이 나오면 어디선가 잘못된 것이다.

여러 가지 상염체성 열성 장애에 대한 대략적인 유전자 빈도의 값, 질병 발병율과 보인다 빈도는 표 7.3에서 보여주는 바와 같다. 이론적으로 이들 수치는 그 장애가 하디-바인버그 평형에 있을 때에만 유효하다. 실제로 유전상담에서는 이것이 그 케이스인 것으로 일반적으로 추정된다. 보인자 빈도를 이용하여 유전적인 위험성을 어떻게 산출해 낼 수 있는지에 대한 예를 13장에서 보여주고 있다(p. 249).

표 7.3 상염색체열성 장애에 대한 대략적인 발병율과 보인자 빈도

Incidence (q^2)	Carrier frequency (2pq)	Disorder
1/400	1/10	Haemochromatosis Sickle cell disease α- and β-thalassaemia
1/2000	1/22	Cystic fibrosis
1/3600	1/30	Tay-Sachs disease
1/5000	1/35	Congenital adrenal hyperplasia
1/10,000	1/50	Oculocutaneous albinism Phenylketonuria Spinal muscular atrophy
1/40,000	1/100	Friedreich ataxia
1/160,000	1/200	Hurler syndrome
1/250,000	1/250	Ataxia telangiectasia

X-연관 열성 유전

상염색체열성 유전과 같이 여성에서 보인자 빈도(2pq)는 남성에서 그 질병 발병율(q)의 정보에 근거하여 빠르게 계산할 수 있다. 따라서 남자 5천명 중 1명에서 발병율을 가진 혈우병 A와 같은 질병에 대한 보인자 빈도는 $2 \times p \times 1/5{,}000$, 대략 1/2,500이다. 동형 접합성으로 인해 이환된 여성의 발병율은 q^2, 즉 $(1/5{,}000)^2 = 1/2$천5백만 이다. 이것이 옳은지 빠른 조사는 이환된 남자는 보인자 여성($1/5{,}000 \times 1/2{,}500$)의 배우자가 될 확률을 간주함으로써 만들어진다. 평균해서 그들의 딸의 절반은 동형접합으로 병에 걸리게 된다. 이환된 동형접합자의 전체적인 발병율은 $1/5{,}000 \times 1/2{,}500 \times 1/2$로서 $(1/5{,}000)^2$, 즉 1/2천5백만이 된다

> **요점**
>
> 한 집단이 하디-바인버그 평형에 있다면 보인자 빈도는 상염색체열성 장애에 대한 질병 발병율의 제곱근의 2배에 접근하며, X-연관 열성 장애에 대한 남성에서 발병율의 2배에 가깝다.

우생학이 잘 되어가지 않는 이유

하디-바인버그 평형을 혼란시킬 수 있는 요인들을 고려하기 전에 한 집단을 '유전적으로 정화하기' 위해 우생학 원리를 적용한 이면에 오류를 증명하기 위해 우리가 이 법칙을 어떻게 적용할 수 있을 것인가에 대해 곰곰이 생각해 보는 것은 그럴만한 가치가 있다. 한 집단의 유전적인 특성을 개량하기 위해 시도하는 학문이라고 정의를 내릴 수 있는 **우생학**(eugenics)은 14장에서 논의 된 바와 같이 20세기 초중반에 당연히 끔찍한 평판을 얻었다.

광기의 순간에 정부가 안피부백색증(oculocutaneous albinism) (MIM 203100)이 바람직하지 않는 형질이라고 결정하여 백색증들은 생식하지 못하도록 결정한다고 상상해 보라. 안피부백색증은 1만 명중 1명이 발병하는 상염색체성 열성 질환으로 눈에 띄는 환자 중에는 유명한 성서 속의 노아와 단어의 첫 번째 글자를 상호적으로 위치를 바꾸어 놓아서 남에게 사랑을 받는 습관을 가진 — 여기에서는 '스푸너리즘(spoonerism), 두음전환' — 옥스퍼드 대학교수인 성직자 스푸너 박사가 포함되어 있다. 유명한 예는 '나의 신비한 강연을 비난한' 학생들과 '두 마리의 벌레 맛을 알' 만큼 충분하게 열심히 일하지 아니한 학생들에 대해서 한탄하는 것을 포함하고 있다.

만약 우리가 백색증들이 사회적으로 이 어리석은 정부 포고를 승낙하기에 충분히 어리석다고 추정한다면 유전자 빈도가 심각한 쇠퇴를 보이는데 얼마나 걸릴지 상상해 보라.

만약 그 집단이 하디-바이버그 평형에 있다면 이환된 동형접합자에 대한 보인자의 빈도는 $2pq : q^2$이 될 것이며 $2p : q$로 통분된다. 이환된 동형 접합자의 발병율이 1만 명중 1명이라면 $q^2 = 1/10{,}000$, $q = 1/100$, 그리고 $p = 99/100$. 따라서 동형접합자에 대한 보인자의 비는 198 : 1이 된다. 이것을 보는 다른 방법은 1만 명 중에 이환된 동형 접합자인 사람은 1명이고 보인자는 198명이 될 것이라는 것이다. 만약 이환된 사람이 생식에 실패한다면 돌연변이 대립유전자는 잃어버리게 되지만 198명의 보인자들은 계속하여 정상적으로 생식을 할 것이다. 이 논지를 발전시키면 그 유전자 빈도가 50%로 감소되는 것은 사실상 100 세대, 내략 2,000년이 길릴 것으로 보인다.

하디-바인버그 분포에 영향을 미칠 수 있는 요인들

하디-바인버그 원리는 그 집단 내에서 대립유전자들의 분포를 혼란시킬 수 있는 내부 요인들이 작용하지 않는 이상적인 집단이나 모범집단에 적용된다. 따라서 집단의 크기가 작고, 유전자형에 따른 배우자 선택이 없고, 유전자 풀 내로 새로운 유전자의 이주도 없기 때문에 이것은 새로운 돌연변이 사건, 특정 유전자형에 대한 선택, 기회적인 방황변이가 절대로 없음을 의미한다. 따라서 이상적인 집단은 크기가 크고 무작위 교배로 안정적이며 새로운 돌연변이가 없어야 한다. 비록 하디-바인버그 평형이 유전상담을 위해 보인자 빈도를 계산할 때 일반적으로 추정되기는 하지만 사실상 그런 집단은 존재하지 않는다. 현재 다음과 같은 요인들이 하디-바인버그 분포를 혼란시킬 수 있을 것으로 고려되고 있다.

- 부등돌연변이-선택 평행
- 이형 접합자에 대한 선택(이형 접합자 우세)
- 창시자효과와 유전적 부동
- 비무작위 교배
- 이주와 유전자 확산

돌연변이-선택 평형

집단의 크기가 크고 무작위 교배가 이루어지고 있는 집단에서 유전자 빈도에 가장 영향을 미칠 것 같은 두 유전자는 새로운 돌연변이와 이환된 동형 접합자에 반대되는 선택이다. 특히 만약 그 집단이 평형에 있다면 관찰된 보인자 빈도가 기대되는 보인자 빈도와 같음을 보이는 보인자 테스트가 가능하다면, 사실상 이것들은 가끔 서로 필적하는 것으로 추정된다.

이러한 상황에서 대수학을 적용함으로써 돌연변이가 일

표 7.4 돌연변이-선택 평형으로 추정되는 돌연변이율 계산 공식

Inheritance	Formula
Autosomal dominant	$\mu = 1(1-f)/2$
Autosomal recessive	$\mu = 1(1-f)$
X-linked recessive	$\mu = 1^M(1-f)/3$

μ, mutation rate; I, incidence; I^M, incidence in males; f, reproductive fitness.

어나는 율을 결정하는 데 사용할 수 있는 간단한 공식을 이끌어낼 수 있다(표 7.4). 일반 집단과 비교하여 아이를 가질 능력에 의해 정의를 내리는 것과 마찬가지로, 다음의 논의에서 μ는 돌연변이율을 나타내며 I는 질병 발병율을 나타내고, f는 이환된 사람들의 생식 **적응도**(fitness)를 나타낸다.

상염색체우성 유전

그 질병이 평형상태에 있다면 새로운 돌연변이(세대마다 2μ)는 이환된 사람들에 반대되는 선택을 통하여 돌연변이 대립유전자를 상실함으로써 평형이 된다. 따라서

$2\mu = I(1-f)$ 또는 $\mu = I(1-f)/2$

예를 들어 1만 명 중 1명의 발생빈도와 적응도 0.5 (이환된 사람들의 자녀의 수는 이환되지 아니한 사람들의 자녀의 수의 평균 절반을 갖게 된다는 것을 가리킴) 를 가진 질병에 대하여 돌연변이율은 4만 명 중 $I(1-f)/2 = 1$ 이다. 이는 4만개의 배우자 중 1개가 새로운 돌연변이를 갖고 있음을 의미한다.

상염색체열성 유전

평형상태에서 상염색체열성 장애에 대하여는

$2\mu = I(1-f) \times 2$ 또는 $\mu = I(1-f)$

이 경우 2개의 돌연변이 대립유전자가 번식에 실패한 이환된 동형 접합자 각각과 함께 상실된다. 따라서 둘 중 한 유전자가 등식의 오른손 쪽으로 도입된다. 1만명 중 1명의 발생율과 적응도 0.5를 가진 질병에서 돌연변이율은; $I(1-f) = 2$만 명 중 1명.

X-연관 열성 유전

평형상태의 X-연관 열성 장애에 대하여,

$3\mu = I^M(1-f)$ 또는 $\mu = I^M(1-f)/3$

이 경우는 매 세대 부부쌍마다 3개의 X 염색체를 전달한다. 그래서 돌연변이가 일어날 기회가 3번 있다. I^M은 남성에서 그 질병의 발병율을 의미한다.

듀쉔 근이영양증(Duchenne muscular dystrophy)(p. 109)은 X-연관 열성 질병의 한 예로 이환된 남자 아이는 생식이 거의 안 되며 생식적응도는 0이다. 이 질병은 대략 남아 3,000명 중 1명이 걸리며 돌연변이율은 $\mu = I^M(1-f)/3 = 1/9{,}000$ 이다. 이는 9,000개의 배우자 중 1개가 새로운 듀쉔 근 이영양증 돌연변이를 갖고 있음을 의미한다. 때문에 평균 1억개의 정자가 포함된 남성의 1회 사정액 중에는 대략 11,000개가 새로운 듀쉔 근이영양증 돌연변이를 가지고 있다. 이렇게 높은 돌연변이율은 듀쉔 근이영양증 유전자의 크기가 크다는 것을 말해주고 있다(p. 111).

이형 접합자에 대한 선택(이형 접합자 우세)

어떤 질병이 큰 집단에서 높은 발병율을 보인다면 가능한 설명은 두 가지가 있다. 듀쉔 근이영양증에 적용된 것처럼 돌연변이율이 매우 높거나 또는 증가된 생식 적응도의 결과로서 보인자들이 비보인자에 비하여 생물학적인 우세를 가지고 있다. 이것을 **이형접합체 우세**(heterozygote advantage)라 한다. 이형접합체 우세는 혈색소병증(haemoglobinopathy), 낭포성 섬유증(cystic fibrosis), 그리고 테이-삭스 병(Tay-Sachs disease)에 대해 관찰된 비교적 높은 유전자 빈도를 최소한 부분적으로 설명하고 있다고 생각된다.

낫형 적혈구빈혈증(sickle-cell trait)의 경우 이형접합체 우세는 열대열 말라리아(falciparum malaria) 감염에 대한 저항성으로 설명 된다(p. 157). 이것은 낫형 적혈구빈혈병(sickle-cell disease) 과 말라리아에서 나타난 거의 동일한 지구상의 분포를 근거로 하여 처음으로 추측되었다. 낫형 적혈구빈혈증을 가진 아이들에게서 그 형질을 가지지 아니한 아이들에게서 보다 말라리아 기생충혈증(malaria parasitaemia)의 발병율이 낮다는 것을 증명함으로써 확정되었다. 또한 낫형 적혈구빈혈증을 가진 성인 지원자와 갖지 아니한 성인 지원자들에게 말라리아 기생충을 접종한 후 기생충혈증은 후자에서만 발생한 것으로 나타났다. 아주 최근에 β 글로빈 좌위에 근접한 단상형(haplotype)의 분자적인 분석에 의해 말라리아에 대한 저항성에 의해 운반되는 선택적 압력 때문에 설립된 최초의 낫형 세포 돌연변이가 아마도 3~4개가 있을 것으로 지적 되었다.

낫형 적혈구빈혈증의 말라리아에 대한 저항성의 기초가 되는 메커니즘은 말라리아 기생충의 침입으로 낫 형으로 변하는 적혈구를 선택적으로 제거하는 것을 포함하고 있는 것으로 생각되고 있다. 지중해성 빈혈증에서 이형 접합자 우세에 대한 설명은 그리 잘 이해되지 않고 있다. 그러나 α-지중해성빈혈증과 β-지중해성 빈혈증, 이 두 빈혈증과 말라리아의 분포가 밀접하게 겹쳐지는 것은 특정 집단에서 그들의 유전자 빈도가 높은 것에 대한 설명이 가능한 말라리아에 대한 저항성과 일치한다(p. 159).

낭포성 섬유증과 테이-삭스병의 이형 접합자 우세에 대한

설명 역시 어쩌면 감염 저항성에 있는 것 같다. 장티푸스는 중세기에 유럽에서 풍토병이었다. 원인균인 *Salmonella typhi*는 낭포성 섬유증 염화물 통로(channel)를 이용하여 위장 상피세포로 들어간다(p. 108). 흔히 있는 ΔF508 낭포성 섬유증 돌연변이에 대해 이형 접합자인 생쥐들은 동형 접합자인 정상 생쥐 보다 위장 점막에서 *Salmonella typhi*의 수준을 매우 낮게 가지고 있는 것으로 나타났다. 따라서 서유럽집단에서 낭포성 섬유증의 높은 발병율에 대해 예상되는 설명으로서 유력한 증거가 장티푸스에 대한 상대적인 저항성을 지적하고 있다.

이것이 어떻게 중재되었는지는 알려져 있지 않지만 테이-삭스병 보인자들이(p. 215) 결핵에 대한 면역이 증가된 몇몇 증거가 있다. 결핵은 세계의 아슈케나지 유태인 집단(Ashkenazi Jewish population) 중 많은 집단이 기원된 동부 유럽의 이들 지역에서 매우 흔하게 발생되었다. 세 가지 돌연변이가 이 집단에서 모든 테이-삭스병 돌연변이의 99%의 원인이 된다. 이들 '창립자' 돌연변이는 보인자에서 생물학적 우세를 운반하였음을 암시하며 30명 중 1명으로 높은 보인자 빈도를 유도하였다.

창시자 효과와 유전적 부동

창시자 효과(founder effect)는 한 집단이 어떤 특정 돌연변이에 대하여 비교적 높은 빈도를 보이게 하는 메커니즘을 나타낸다. 왜냐하면 최초의 작은 조상집단의 일원이 보인자이었기 때문이다. 이미 논의한 바와 같이 이형 접합자 우세 때문이거나 또는 집단의 크기가 작을 때 그 돌연변이를 유전하는 자손의 수에서 기회 방황변이 때문에 높은 유전자 빈도가 이룩될 수 있다. **유전적 부동**(Genetic drift)이라는 말은 대대로 계속하여 일어나는 무작위적 또는 기회 방황변이로 인한 유전자 빈도의 변화에 의한 것이다. 큰 집단에서 영향은 최소이지만 작은 집단에서 유전자 빈도에 큰 변화는 멘델의 유전법칙에 의한 분리의 운의 결과로서 단순히 수 세대 내에 일어날 수 있다.

창시자 효과와 유전적 부동에 대한 많은 사례가 관찰되었다. 남아프리카 백인들에서 많은 반문상 포르피리아(variegate porphyria)의 원인이 되는 특수한 돌연변이는 네델란드에서 이주하여 1688년에 케이프타운에서 혼인한 한 쌍의 네델란드 부부가 장본인인 것으로 밝혀졌다(p. 218). 오스트랄리아와 미국에 거주하는 아슈케나지 유태인 집단에서 약 2%가 *BRCA1* (185delAG) 또는 *BRCA2* (6174delT) 유전자에 특수한 돌연변이를 가지고 있다. 그로 인해 이 집단에서 가족성 유방암과 난소암(p. 200) 발병율이 비교적 높은 원인이 되는 것으로 확인되었다.

창시자 효과의 결과로 발생하는 상염색체열성 장애는 유전적으로 격리된 집단, 즉 특히 사회적, 지리적, 혹은 종교적인 이유로 배우자의 선택이 제한된 집단에서 흔히 나타난다. 미국 펜실베이니아의 아만파(17세기에 스위스의 목사 J. Amman이 창시한 신교의 일파인 Menno파의 한 분파. 펜실베이니아에 이주하여 검소한 생활을 함)의 사람들에서 흔하게 나타나는 엘리스-반 크레벨트 증후군(Ellis van Creveld syndrome) (MIM 225500)과 핀랜드에서의 연골-모발 발육부전(cartilage-hair hypoplasia) (MIM 250250) 등이 이 예에 포함된다.

비무작위적 교배(non-random mating)

하디-바인버그 법칙은 집단에서 무작위적 교배에 의해 대립유전자는 무작위적으로 분리될 것으로 가정한다. 두 가지 형태의 비무작위 교배가 하디-바인버그 평형을 혼란시킬 수 있다. **동류**(assortative) 교배와 **근친교배**(consanguinity)가 그것이다. 동류교배에서 개체들은 공유하고 있는 특징에 근거하여 서로 매혹된다. 동류교배는 때로는 시각장애 또는 청각장애와 같은 장애를 가지고 있는 사람들끼리 이루어진다. 이로 인해 전체적인 동형 접합자 비율의 증가를 유도하게 되고 작은 핵가족 내에 돌연변이 대립유전자의 밀집현상이 일어난다. 가까운 혈족 간 결혼(즉 근친결혼－p. 74)은 이와 비슷한 결과를 초래할 수 있다. 이것이 작은 근친번식 사회에서 이환된 개체의 발병율에 기초한 유전자 빈도의 산출이 부실하게 높은 결과를 제공할 수 있는 그 이유이다.

이주와 유전자 확산

유전자 확산이라고 알려진 현상인 이주와 다른 종족, 계급, 종교인 사이의 결혼의 결과로 집단내로 새로운 대립유전자의 도입은 이형접합 집단에 새로운 유전자 빈도를 나타내는 원인이 된다. 이것이 B 혈액형 분포가 동 유럽과 서 아시아에서 그 빈도가 가장 높고 서 유럽, 아프리카, 미국, 그리고 오오스트랄리아에서 매우 낮게 관찰된 미묘한 단계적인 변화에 대하여 제안된 설명이다.

더 극적인 유전자 이주의 예는 흔히 볼 수 있는 C28Y (Cys28Tyr) 돌연변이의 분포에 의해 실례를 들어 설명하고 있다. 이것은 대부분의 혈색소증(Haemochromatosis)(MIM 235200) 예의 원인이 되는 것이다. 이 상염색체 열성 장애는 장에서 철분의 흡수가 증가되어 결국 간장, 췌장, 그리고 심장에 과잉된 철분의 저장으로 이들 장기가 손상된다. 이 장애는 백인집단에서만 거의 독점적으로 일어난다. 그 흔히 볼 수 있는 돌연변이는 아마도 기아와 유혈 시에 보인자에서 중등도로 증가된 철분 흡수의 이점 때문에 확립된 단 하나의 원래의 돌연변이와 일치되는 단 하나 배경의 단상형 상에서 일어난다.

유럽에서 흔히 볼 수 있는 C282Y 대립유전자의 분포에 대

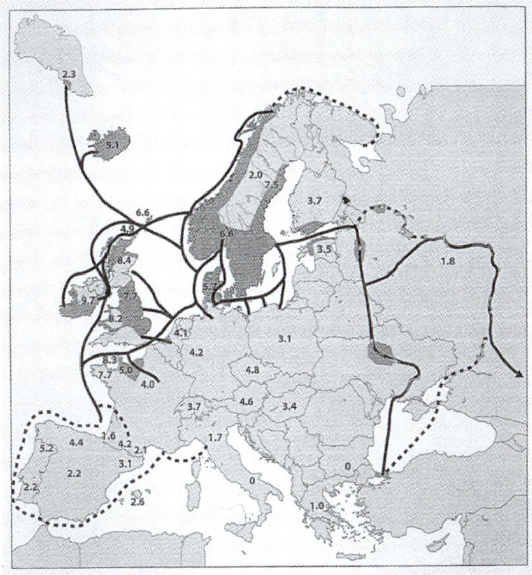

그림 7.2 흔히 볼 수 있는, 혈색소증의 원인이 되는 C282Y 돌연변이에 대한 유전자 확산 양상을 보여주고 있다. 실선은 바이킹이 이용한 주경로, 점선은 부경로를 표시한다. 그림은 C282Y 돌연변이의 지역에 따른 빈도를 가리키고 있다. HFE 유전자의 Cys282Tyr 돌연변이가 남부 스칸디나비아에 살고 있는 한 집단으로부터 유래하였으며 바이킹과 함께 전파되었다는 증거. Milman M, Pedersen P (2003)의 허락을 받아 전재하였다. *Clinical Genetics*, 64, 36-47. Published by Blackwell Publishing Ltd.

한 분석(그림 7.2)에 의하면 그것은 아마도 스칸디나비아 반도에서 발생하여 바이킹 정복자들에 의해 유럽 전체로 확산되었을 것으로 보고 있다. 유럽에서 혈색소증의 높은 유전자 빈도는 아마도 스칸디나비아인 조상 작은 집단에서 최초의 창시자 효과와 유전적인 부동이 원인으로 추정될 수 있으며 이주와 다른 종족 · 계급 · 종교인 사이의 결혼으로 대규모로 연결된 이형 접합자 우세로 이어졌다.

요점

하디-바인버그 평형은 돌연변이, 특정 유전자형에 대한 호의적이거나 반대되는 선택, 집단의 크기가 작은 것, 비무작위 교배와 유전자 확산을 포함하는 유전자들에 의해 혼란이 일어날 수 있다. 작은 근친번식 사회에서 이환된 개체들의 발병율에 근거한 유전자빈도의 산출은 부실하게 높은 수치를 제공할 것이다.

다형성(Polymorphism)

넓은 의미에서 다형성은 몇 개의 다른 형태로 존재한다는 뜻이다. 유전학에서는 아주 특별한 의미를 가지고 있다. **유전적 다형성**(genetic polymorphism)은 유전자, 염색체, 단백질의 변이로 인해 둘 이상의 형태로 존재하면서 각각의 빈도가 재발 돌연변이 만에 의해서 유지될 수 있는 것보다 더 큰 것을 말한다. 관례적으로 1%이상의 빈도를 나타내는 대립유전자를 다형성이라고 말하며, 반면에 1% 미만의 빈도를 가진 것을 드문 변이체(*rare variants*)라고 한다.

유전적 다형성은 매우 흔히 볼 수 있다. 다형성은 전체 유전체의 약 98%를 구성하고 있는 유전자 암호를 갖고 있지 아니한 뉴클레오티드 가운데에서 500 내지 1,000 염기쌍 중 하나에서 일어난다. 단백질 수준에서 모든 좌위의 20~30%가 다형이다. 분자 수준에서 높은 변이도는 사람 종에서 볼 수 있는 극단의 다양성이 원인으로, 또한 다양한 약물 감수성(p. 225)과 성인이 된 후의 흔한 질병에 대한 감수성(p. 121)을 포함한 약품과 관련된 요인들이 원인일 것으로 생각되고 있다.

의학적으로 중요성이 없는 대립유전자의 변이를 보이는 좌위에 대하여 독점적으로 '다형적(polymorphic)' 이라는 말을 사용하는 경향이 있다. 대부분의 인류의 다형성은 임상적으로 활동하지 않는 것이 분명한 사실이다. 그러나 개중에 어떤 것은 낭포성 섬유증의 ΔF508(p. 108)과 낫형 적혈구빈혈증의 βGlu6Val (p. 156)과 같이 분명하게 병원성 돌연변이를 나타낸다. 다른 것들은 수혈(예: ABO 혈액형) 또는 독성 물질에 노출(예: G6PD 결핍 – p. 227)된 다음과 같이 어떤 경우에만 분명하게 된다. 중요하지 않는 것으로 나타난 비암호화 부위의 다형성은 다인자성 장애의 병원성과 관련된 형질발현과 상호작용에 미묘한 영향을 미칠 수 있을 가능성도 있다. 이것은 왜 다형적 장애를 연구(p. 122) 하는데 있어 1개의 뉴클레오티드 다형성(SNPs) 연구에 주의력을 집중하고 있는지에 대한 여러 이유 중 하나이다.

유전적 다형성은 DNA, 염색체, 그리고 단백질, 이 세 가지 수준에서 확인될 수 있다. 이제 이들 각각에 대해 생각해 보기로 한다.

DNA 서열 다형성

유전체의 비 암호화 부위에서 보이는 높은 다형적 변이도는 진화상의 불이익이 주어지지 아니한 사실을 반영하는 것 같다. 진화적 또는 생물학적 이익 때문에 몇몇 비 암호화 다형성이 확립되었을 가능성이 분명하나 현재로서는 과학적인 수준에서 확정하기는 어렵다.

단일 뉴클레오티드 다형성(SNPs)

이름이 암시하는 바와 같이 SNP(보통 snip이라고 발음한다)는 단 하나의 뉴클레오티드의 변화를 필요로 한다. 이것은 보통 치환이지만 첨가 또는 결실의 형태를 취할 수도 있다. 4백만 개 이상의 SNP가 확인되었으며 유전체 전체에 분포되어 있음으로써 흔한 질병(p. 122)에 대한 감수성을 운반하는 좌위를 찾는 연합연구를 위한 대단히 유용한 유전적 표지를 제공한다. 유전자미세배열(microarray) 기술을 이용하여 단 하나의 분석에서 수많은 SNP를 확인하기 위해 자동화 된 방법들이 개발되었다. 이 과정을 첨단처리량 유전자형결정 방법(*high-throughput genotyping*)이라 한다.

제한 절편 길이 다형성(RFLPs)

RFLP는 서던블로팅(Southern blotting)(p. 15)에 의해 확인 될 수 있는 제한효소부위에서 일어나는 SNP에 의해 생성된다. 제한효소 부위는 제한효소에 의해 인지되는 DNA의 짧은 서열을 말하며 DNA 가닥의 분해로 생긴다. 제한부위의 존재 여부는 적당한 제한효소와 가까이 인접한 DNA 서열에 대한 탐침을 사용함으로써 검출될 수 있다(그림 7.3). 서던블로트에서 보이는 다른 밴드 양상이 RFLP의 표본이다. RFLP는 연관분석과 유전상담을 돕기 위해 유전자 추적을 위해 사용된 유전 표지 중 최초의 것이다(p. 91).

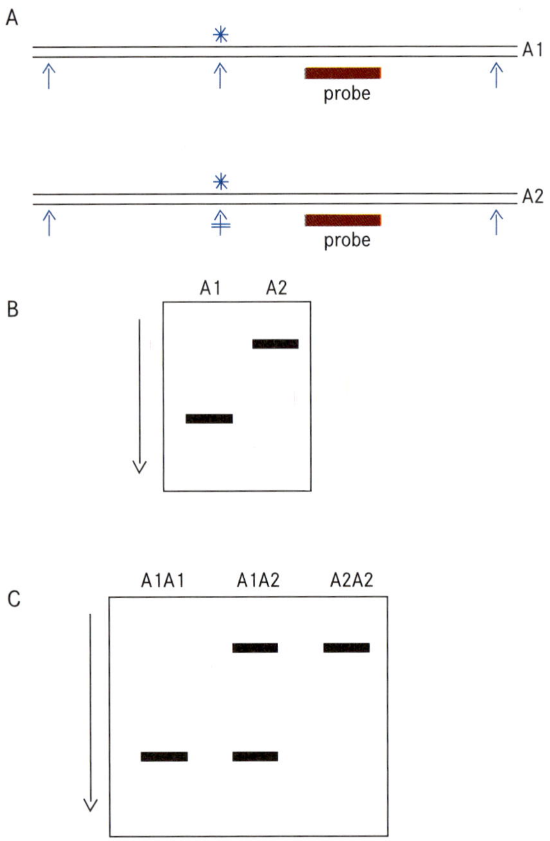

그림 7.3 다형적 제한효소부위*가 원인이 된 RFLP. A1과 A2는 상동 염색체이다. 제한효소가 A1 염색체는 쪼개지만 A2는 쪼개지 않는다. B는 각 염색체가 따로따로 분석될 수 있는지 어떤지 서던블로트에서 나타난 것을 보여주고 있다. C는 가능성 있는 다른 유전자형들에 대한 서던블로트상의 양상을 보여주고 있다.

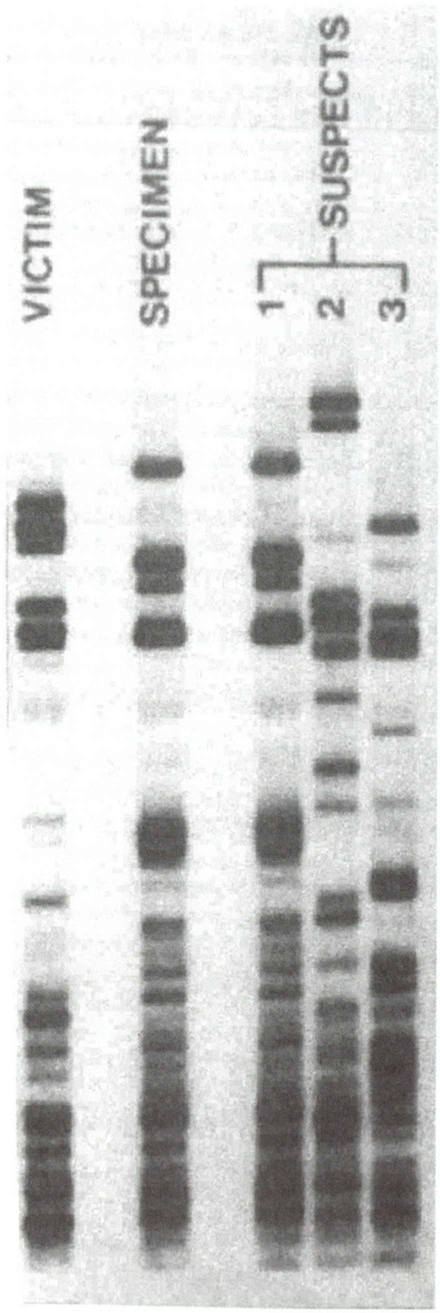

그림 7.4 범죄 가해자와 피해자, 세 사람의 용의자로부터 채취한 표본의 미소부수체 분석을 보여주는 유전자지문. 용의자 1번이 범죄자임이 확실하다. 사진은 Cellmark Diagnostics (Abingdon, UK)가 제공하였다.

미소부수체(Minisatellites)

미소부수체는 10~100-염기쌍의 핵심 DNA 서열이 잇따라 중복된 부위에 어떤 원인으로 염기가 첨가되어 이루어진 길이 다형성의 한 형태를 말한다. 이것은 고도로 다형성이어서 때로는 **염기쌍나열반복의 변수**(variable number of tandem repeat; VNTR) 다형성이라 한다. 미소부수체는 유전체 전체에 광범위하게 흩어져 있으며 핵심서열 탐침을 이용한 단일 서던블로트를 이용해 많은 수의 좌위에서 확인될 수 있다. 이것은 유전자 지문(*genetic fingerprint*)이라고 하는 각 개체 마다 개체 고유의 형을 형성한다. 대신에 단일 VNTR 다형성은 잇따른 반복에 바로 이웃한 고유한 좌위의 특수한 DNA 서열에 잡종결합을 하는 탐침을 사용하여 연구를 할 수 있다.

유전자 지문법 혹은 DNA 지문법은 진술된 가까운 혈족들이 그들의 부모나 자녀들이 이미 이주한 국가에 출입이 불허될 때, 부자의 관계 확인과 이민소원 같은 가족관계를 확인하기 위한 특별히 강력한 시험방법으로 입증되었다. 그러나 정액, 혈액과 같은 소량의 신체조직으로부터 고유한 DNA 지문을 얻을 수 있기 때문에 법의학 분야에 적용은 가장 넓고 가치 있는 것이다(그림 7.4) (BOX 7.1).

미세부수체(Microsatellites)

단순염기순서 반복(simple sequence repeats; SSRs)이라고도 알려진 **미세부수체**는 잇따른 반복서열의 중복 사본으로 구성된 점이 미소부수체와 유사하다. 그러나 이들은 반복된 핵심서열이 각각 2뉴클레오티드, 3뉴클레오티드, 4뉴클레오티드로 알려진 2개, 3개, 혹은 4개의 염기쌍으로만 이루어졌다는 것이 다르다. 10,000 이상의 다형성 미세부수체가 확인되었다. 이들은 위치추적 클로닝의 지도 작성 연구에(p. 100), 그리고 유전상담에서 질병좌위와 연결된 표지로서 대단히 유용하다(p. 91). 미세부수체들은 그들의 크기가 작기 때문에

BOX 7.1 유명한 사례: 나르보로 살인사건 Narborough murder

1987년 잉글랜드의 미드랜드(Midlands)에 있는 레쳐셔(Leicestershire)주의 작은 읍이 달갑지 않은 세계의 주목의 초점이 되었다. 왜냐하면 여기에서 대규모 집단 유전자 지문지법이 처음으로 보증되었기 때문이다. 이 슬픈 이야기는 1983년에 15살 된 Narborough 의 소녀 린다 만(Linda Man)이 자기 집 근처에서 난폭하게 성폭행당하고 살해되었다. 3년 후 다른 15세의 Narborough 소녀 돈 애쉬워스(Dawn Ashworth)가 동일하게 희생되었다.

두 번째 살인사건이 발생한 후 17세의 식당 종업원이 경찰 조사과정에서 그 죄에 대하여 자백하였다. 일 년 전 근처의 Leicester 대학교의 연구원 Alec Jeffreys(지금은 알렉 제프리스 경)가 다중 좌위에 있는 다형성 미소부수체들의 동시분석에 기초한 유전자 지문지법으로 알려진 기술을 발명하였다. 젊은이의 공판 전에 그의 유죄에 이의를 제기하거나 또는 유죄를 확정짓기 위해서 유전자 지문지법 사용이 결정되었다. 두 피살자의 질에서 면봉으로 모은 정액 표본을 분석하여 진술한 가해자의 DNA와 비교하였다. 놀랍게도 그의 DNA는 살해된 소녀들에서 채취한 정액표본 DNA와 일치하지 않는 것으로 드러났다. 그러나 그 DNA 지문은 두 소녀 모두 동일한 남성에 의해 살해당했음을 결정적으로 보여주었다.

근처에 살고 있는 것으로 추정되는 진범을 찾아내기 위한 시도로 경찰은 16세에서 34세 사이의 그 지역 모든 남성들로 하여금 DNA 분석을 위해 혈액 표본을 자진하여 제공하도록 요구하였다. 몇 달 후 관련된 남성 집단의 98% 이상이 혈액을 제공하였으나 범죄자는 확인되지 않은 채로 남아있었다. 경찰이 남아 있는 2%를 추적하는데 끈질기게 애를 썼기 때문에 빵집 종업원이 그 목적을 위해 동일성을 팔도록 그를 설득한 직장 동료의 대신에 혈액 표본을 제공한 것이 대담 중에 밝혀졌다. 이 소식이 경찰에 전해지자 그 종업원 동료 콜린 피치포크(Colin Pitchfork)가 체포되어 두 번의 범죄에 대해 정식으로 자백을 받았다. 그의 DNA 양상은 정액 착색의 그것과 일치하는 것으로 확인되었으며 다음 공판에서 그는 중복 종신형을 받았다.

이 최초의 극적인 살인범을 확인하기 위한 대규모 유전자 지문지법의 적용예는 전 세계에 법의학의 실행에 혁명을 일으킨 기술의 능력을 설명해 주고 있다. 서던 브로팅에 의한 분석은 많은 양의 DNA를 필요로 하기 때문에 사실상 미소부수체들(minisatellites)을 이용한 유전자 양상그리기(profiling)는 더 이상 선택의 여지가 없는 방법이다. 대신에 이들이 PCR에 의해 형상을 조사할 수 있고 보다 더 정확한 확률의 수학적인 계산을 허용할 수 있기 때문에 10개 정도의 고도로 다형성인 단일좌위 미세부수체들 (microsatellites)은 사용된다.

Narborough 살인사건에 대한 더 자세한 사항은 아래에 소개된 Joseph Wambaugh 가 쓴 책에서 얻을 수 있다.

참고문헌

Wambough J (1984) *The blooding*. Bantam Press, London.

미소부수체 (minisatellites)의 분석을 위해 더 많이 요구되는 기술인 사던블로팅 보다도 PCR 방법으로 분석될 수 있는 중요한 이점을 가지고 있다.

염색체 다형성

다른 여러 사람들로부터 채취한 염색체들은 일반적으로 동일한 모양을 가지고 있지만 특수 염색 과정(p. 29)을 이용함으로써 포착하기 힘든 이상들이 종종 관찰된다. 특히, 1번, 9번, 16번과 Y 염색체의 동원체에 인접한 이질염색질의 밴드는 크기와 위치에서 다형성 변이를 보인다. 이질염색질은 주로 반복 비암호화 DNA로 구성되었으며 C (동원체성 이질염색질) 밴딩 으로 알려진 특별한 기술을 사용함으로써 진하게 염색된다.

이질염색질의 다형성(이형성 *heteromorphic* 이라고도 알려짐) 밴드는 의학적으로는 중요하지 않다. 역사적으로 유명하게 된 것은 더피(Duffy) 혈액형으로 알려진 1번 염색체 상의 큰 이질염색질 부위에 대한 적혈구 항원의 연관이 1968년 증명되었다는 것이다. 이것은 사람의 상염색체에 대한 지도가 작성된 첫 번째 좌위이다.

단백질 다형성

폴리펩티드의 구조적인 변이는 인류에서 생리학적, 생화학적 다양성이 분명하게 많은 원인이다. 이제 보다 흔히 부닥치는 몇 몇 예를 다음과 같이 고려해 본다.

주조직적합성 복합체

주조직적합성 복합체(MHC)는 6번 염색체(그림 7.5)의 단완 상에 있는 4Mb(4백만 염기) 집단 내에 위치한 세 그룹 또는 부류(class)의 유전자로 구성되어있다. 첫 번째와 두 번째 부류의 좌위는 사람 백혈구항원(HLA) 유전자를 구성한다. 이것들은 면역반응을 일으킬 항원 펩티드와 결합하는 세포표면 단백질을 암호화 한다. 사람 백혈구항원 첫 번째와 두 번째 부류의 유전자는 A 좌위에서 200개 이상의 대립유전자를, B 좌위에서는 400개 이상의 대립유전자를 가진, 사람 유전체에서 암호화 서열 중 가장 다형성인 것으로 알려져 있다. 이러한 대립유전자 이질성은 점돌연변이, 유전자전환, 그리고 상호재조합 사건에 의해 형성된 것으로 생각된다. HLA 부위는 대립유전자들의 어떤 조합에 대하여 진화론에 의해 강력하게 선택되었을 것이라고 지적하면서 어쩌면 흔한 전염성 병원체에 운반된 보호 때문에 강력한 연관비평형을 보인다. 특수한 염색체상의 HLA 대립유전자들을 **단상형**(haplotype)이라 한다. 일반적으로 단상형은 원래대로의 단위로 유전된다. 제1부류와 제2부류 집단 사이에서 드물게 교차가 일어날 수 있지만 이들은 주조직적합성 복합체의 반대편 끝에 있다. 보다 일반적인 의미로 단상형은 또한 염색체상의 연관된 좌위에서 발견된 대립유전자의 양상과 관련되어 있다.

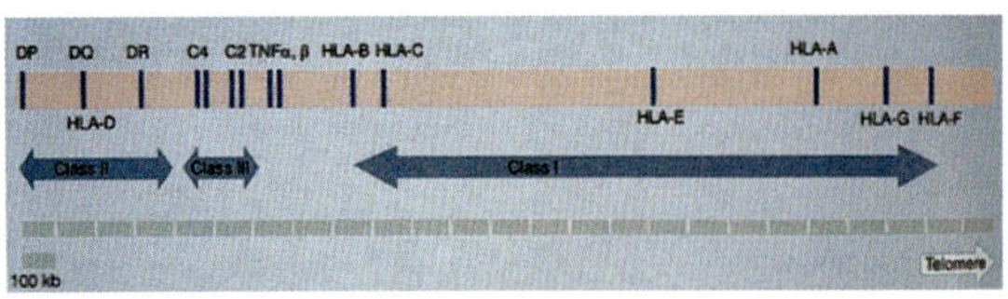

그림 7.5 염색체 6p 상의 주조직적합성 좌위의 개략적인 도표. TNF = 종양괴사인자. 21-하이드록시라제 결핍에 대한 좌위는 C2와 C4 보체성분에 가깝게 위치하고 있다. B. Lewin의 허락을 받아 *Gene VII* (Oxford University Press, New York) (2000)에서 전재함.

사람백혈구항원 (HLA)과 이식유전학

HLA 대립유전자에 대한 적합성(조직적합성 histocompatibility) 은 골수와 신장이식의 성공적인 결과를 결정하는데 있어 열쇠가 되는 인자이다. 이상적인 공여자는 HLA가 같아야 한다. 동기간에 동일한 HLA 단상형을 공유할 기회는 1/4이다. 한편 편친2염색체성(uniparental disomy)(p. 83)의 아주 희귀한 예외와 더불어 이것을 부모와 자녀에 적용하는 것은 매우 바람직하지 않다. 골수 또는 줄기세포 이식을 위해 HLA-동일 동기를 가질 것에 중점을 두어 그 아이의 조직이 이환된 손위 동기를 치료하기 위해 사용될 수 있는 장래 아이에 대한 착상 전 진단을 요구하기 위해 β-지중해성빈혈증(p. 161) 같은 질병을 가진 아이들의 부모들을 격려해 왔다. 이것은 '맞춤 아기(designer baby)' 계획입안의 윤리에 대해 상당한 논란거리가 되었다.

사람백혈구항원(HLA)과 질병관련

몇몇 자가면역 질환은 특정 HLA 대립유전자와 강력한 관련을 보이는 것으로 알려졌다. 예를 들면 B27과 강직성 척수염(ankylosing spondylitis), DQ2와 소아지방변증(coeliac disease), 그리고 DR3, DR4와 인슐린 의존성 당뇨병(p. 127)이 포함된다. 이들 질병관련에 대한 기초가 되는 설명은 모른다. 한 가지 가능성은 숙주세포와 외부항원-HLA 단백질 복합체 교차반응에 의해 면역 감응이 야기되었다는 것이다.

HLA 질병관련의 어느 것도 예언적인 진단목적을 위해 유용하게 될 만큼 충분한 힘이 되는 것으로 간주되지 않았다. 이것은 강직성 척수염과 B27 대립유전자 사이에 비교적 강력한 관련이 있음을 고려하여 도해로 설명될 수 있다. 일반 집단의 10%에 비해 강직성 척수염을 가진 모든 백인의 약

95%가 B27 양성이다. 강직성 척수염의 발병률은 대략 천 명 중 하나이다. 따라서 1,000명의 평균 집단 표본에서 1명이 강직성 척수염을 가질 것이고 100명이 B27 양성일 것이다. 그래서 B27 에 대하여 양성반응을 나타낸 사람의 1%만이 강직성 척수염을 일으키거나 가질 것으로 기대된다. 나머지 99%에 대하여 B27 양성 결과는 단순히 정당하지 아니한 관련을 일으킨 것으로 보인다.

결국 HLA 또는 질병관련과 진실한 연관 사이에, 질병좌위와 단일유전자 장애 사이에 중요한 차이가 만들어져야 한다. 두 가지 상염색체열성 질병, 21-하이드록시라제 결핍 (21-hydroxylase deficiency)(p. 179)과 혈색소증(p. 140)은 사실상 제3부류 집단 내에 위치한(그림 7.5) 21-하이드록시라제 좌위와 함께 6번 염색체상의 MHC와 단단히 연관되어 있다. HLA 좌위에 연관되어 있는 것과 마찬가지로 이들 두 가지 장애는 또한 특수한 HLA 대립유전자(21-하이드록시라제 결핍과 A3 그리고 혈색소증과 A8)와 연관비평형을 보인다. 이는 이들 질환들은 그들은 아직도 그들과 비평형인 특수한 HLA염색체상에서 일어나는 적은 수의 창시자 돌연변이가 원인이 되어 생긴다는 것을 암시한다. 따라서 연관비평형은 질병관련이 어떻게 일어날 수 있는지에 대해 다른 설명을 제공한다. 이것이 다인자성 질병에 대한 감수성 유전자를 찾는 연합연구와 연관비평형 연구의 이용 배후의 근본적 이유이다.

ABO 혈액형

사람의 일반적인 ABO 혈액형은 염색체 9q34상의 한 다양성인 유전자에 의해 암호화된 글리코실전달효소(glycosyltransferase)의 활성에 의해 결정된다. 대립유전자 A는 H 또는 O 항원으로 알려진 적혈구 세포표면단백질에 *N*-아세틸갈락토사민(*N*-acetylgalactosamine)을 첨가하는 전이효소 A를 암호화한다. B 대립유전자는 H항원에 D-갈락토스를 첨가하는 전이효소 B를 암호화한다. 대립유전자 O는 암호화 부위에 단일 틀이동(frame-shift) 결실을 포함하여 전이효소 활성을 상실하도록 유도한다(그림 7.6).

A와 B 대립유전자는 **공우성**(codominant)으로 둘 다 발현되는 반면 O대립유전자는 열성이다. 따라서 6개의 가능한 유전자형과 4개의 가능한 표현형, 즉 혈액형 A, B, AB와 O가 있다(표 7.5). 이상하게도 항원의 부재는 그 항원에 대항하는 항체 형성과 연관되어있는데 이는 환경 병원체의 항원과 교차반응 때문일 가능성이 있다. 이것은 A형이 아닌 사람은 A형으로부터 수혈 받을 수 없음을 의미한다. 동일하게 B형이 아닌 사람은 B형으로부터 수혈 받을 수 없다. AB형인 사람은 어떤 ABO 혈액형의 공여자로부터도 혈액을 안전하게 수혈

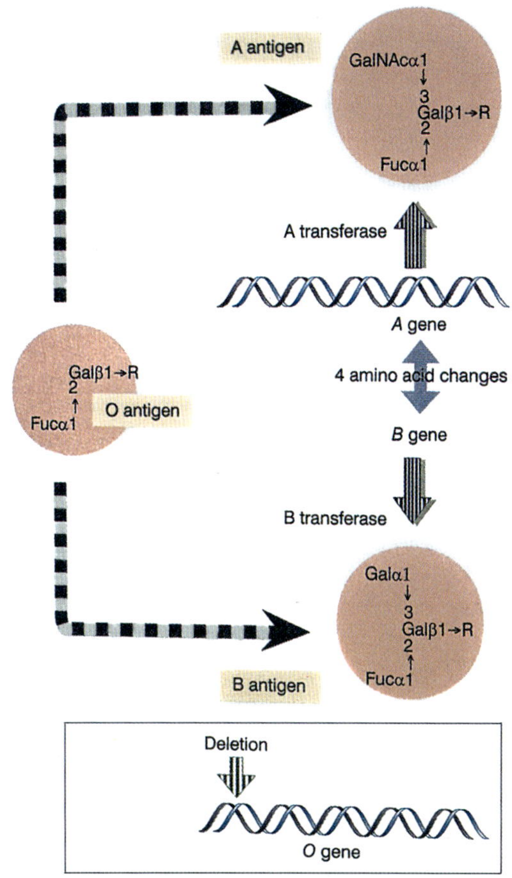

그림 7.6 ABO 혈액형이 어떻게 결정되는지 개략적으로 설명하는 그림. B. Lewin의 허락을 받아 *Gene VII* (Oxford University Press, New York)(2000)에서 전재함.

표 7.5 ABO 혈액형의 항원과 항체

Genotype	Phenotype	Antigen	Antibodies
AA	A	A	anti-B
AO	A	A	anti-B
BB	B	B	anti-A
BO	B	B	anti-A
AB	AB	A + B	none
OO	O	–	anti-A and anti-B

받을 수 있기 때문에 만능수용자라고 한다. 역으로 O형인 사람의 혈액은 ABO 혈액형 누구에게나 줄 수 있다. 따라서 그들은 만능 공여자라고 한다.

Rh 혈액형

Rh 혈액형 항원은 1번 염색체 상에 앞뒤 일렬로 위치한 두 유전자 *RHD*와 *RHCE*에 의해 암호화 되어있다. 최소한 기능적인 *RHD* 사본(RhDD 또는 Dd) 1개가 있으면 그 사람은 *RHD* 양성이다. *RHD* 사본을 하나도 갖고 있지 않은 사람은 *RHD* 음성(Rhdd)이 된다. RhC와 RhE 혈액형은 *RHCE*에 의해 결정된다. mRNA 전사물 전체가 전사되면 226번 아미노산에 단 1개의 점돌연변이가 있는지 없는지 여부에 따라 E 또는 e 항원을 생산한다. RhC 또는 Rhc 항원은 다양한 엑손의 이어맞추기에 의해 보다 짧은 전사물로부터 만들어지며 C와 c 사이의 차이는 4개의 점돌연변이에 의해 달라진다.

임상적으로 Rh식 혈액형의 중요성은 수혈을 위한 적합성과 신생아의 용혈성 병으로 알려진 질병에 기초를 두고 있다. 이 두 가지 목적에 대해 D 항원은 C 항원이나 E 항원보다 20배 이상의 효능이 있다. Rh D 양성, 즉 유전자형이 RhDD 또는 RhDd 인 사람은 Rh D 양성이나 Rh D 음성인 공여자로부터 혈액을 공급받을 수 있다. Rh D 음성인 사람(Rhdd)은 Rh D 음성인 공여자로부터만 혈액을 공급받을 수 있다. Rh D 음성 표현형(Rhdd)의 발생률은 유럽인에서 20~30%, 미국 내 아프리카인에서 7%, 그리고 중국인과 일본인에서는 1% 미만으로 다양하다.

요점

혈액형이 AB Rh 양성인 사람은 어떤 공여자에게서나 혈액을 제공받을 수 있다. O Rh 음성인 사람은 어떤 혈액형의 사람에게나 혈액을 제공할 수 있다.

신생아의 용혈성 병

Rh D 음성인 사람은 Rh D 양성 적혈구에 접하게 되면 항-D 항체를 형성하게 된다. 임신기간 동안 소량의 태아의 적혈구가 태반을 통해 산모의 혈류로 들어간다. Rh D 음성인 어머니가 Rh D 양성인 태아를 임신하면 임신 중 어느 시기에 임신모는 Rh D 항원에 감작된다. 이것은 일반적으로 첫째 번 임신에서는 영향을 미치지 않으나 Rh D 양성인 태아를 가진 다음번 임신에서 임신모의 항-D 항체가 태반을 통하여 건너

BOX 7.2 역사적 출판물: Rh 용혈성 병의 예방

Rh음성인 여자는 Rh양성인 아기를 출산한 후 Rh항체를 생산할 위험이 있다는 것이 여러 해 동안 인정되어 왔다. 또한 만약 ABO 혈액형 좌위에 부적합성이 있다면 이것이 어느 정도 보호하는 역할을 한다는 것을 주시하여왔다. 이것은 항원 적혈구들이 항-D 면역감응이 시작되기 전에 모체의 순환으로부터 제거되도록 모체의 항A 또는 항-B 항체에 의해 태아의 적혈구를 빠르게 파괴함으로써 ABO 부적합성의 보호효과는 중재된다는 가설을 이끌어내었다.

이 가설은 영국 리버풀의 혈액제공자와 미국 볼티모어의 메릴랜드 주립 교도소(Maryland State Penitentiary in Baltimore) 수감자로 구성된 Rh 음성인 남성 지원자에게 Rh 양성 혈액을 주사함으로써 조사되었다. 이들 지원자들은 무처리 대조군과 Rh 항체를 주사하여 처리된 연구군으로 구분되었다. Rh 항체는 Rh 항원에 대한 면역감응을 방해할 것임을 그 결과는 분명하게 보여주었다. 그래서 출산 후 Rh 면역글로불린을 주사 받은 몇 몇 그룹의 임신한 여성에서 임상시험이 실시되었다. 그 여성은 다음의 Rh양성 태아 임신에서 Rh 항체를 생산하는 데 실패함으로써 또 다시 이것은 Rh 동일 면역화를 방해하는 탁월한 효과적인 방법임이 확실하게 되었다.

산모와 아기의 혈액형을 조사하고 Rh양성인 아기를 낳은 Rh-음성인 산모에게 항-D 면역글로불린을 주사하는 것은 지금 모든 임신에서 표준 절차이다. 결과적으로 신생아의 용혈성 병의 발생률은 극적으로 감퇴되고 있다. 이것이 치료와 예방이 가능한 '유전적인' 장애의 첫 번째 예가 되었다. 당시에 이것은 다른 유전적이며 면역학적 질병의 예방을 위한 모델로서 작용할 것을 희망하였으나, 유감스럽게도 이 희망은 아직까지도 성취되지 않고 있다.

참고문헌

Clark CA, Donohue WTA, McConnell RB *et al.* (1963) Furhter experimental studies on the prevention of Rh haemolytic disease. *British Medical Journal*, **1**. 979-984.

가서 태아의 적혈구 세포를 파괴하게 된다. 이것은 용혈로 인한 황달과 함께 심한 태아빈혈이 빠르게 진행된다.

빈혈은 광범위한 수종의 원인이 되어 동형접합의 심한 α-지중해성빈혈증(p. 160)과 터너증후군(Turner syndrome) (p. 59)에서 보이는 것과 비슷한 심한 태아수종(hydrops fetalis)을 초래한다. 이것은 때로는 치명적이다. 태아가 출생 시 까지 생존한다면 순환중인 활용되지 못한 높은 수준의 빌리루빈으로 인해 심한 뇌손상 위험성이 있다. 높은 수준의 빌리루빈이 원인이 된 뇌병증(encephalopathy) 양상을 핵황달(kernicterus) 이라 한다.

1960년대까지 신생아의 용혈성 병은 유산과 신생아 사망의 흔한 원인이었다. 그 당시의 연구는 임신모의 항체반응은 Rh D 양성인 태아분만 시에 소량의 항-D 감마글로불린을 근육주사에 의해 예방될 수 있다는 것을 보여주었다(BOX 7.2). 이것은 태아의 적혈구와 결합하여 임신모의 면역반응을 차단한다. 이것이 오늘날 전 세계적인 표준 치료법이다. 신생아 용혈성 병은 ABO 와 Rh C 또는 E를 포함하여 다른 혈액체계 부적합성의 결과로도 일어날 수 있다. 그러나 이들은 희귀하고 결과는 보통 비교적 경미하다. 신생아의 용혈성 병의 예방은 20세기에 이룩한 중요한 의학적인 업적 중 하나로 평가된다.

요점

Rh-양성인 태아를 출산하였거나 유산한 모든 Rh-음성인 여성들은 장래 임신에서 신생아의 용혈성 병을 예방하기 위해 항-D 감마글로불린을 공급받아야 한다.

색맹

서부 유럽인들 중에서 남성 약 8%와 여성 0.7%가 '색맹'이다. 그들은 적색과 녹색 사이에서 정확하게 구별을 할 수 없다. 적색 광수용체 결손(제1색각이상)(protan) 을 가진 남성은 정상인 청색과 녹색 추상체를 가지고 있으나 녹색 추상체의 스펙트럼 감도 쪽으로 기울어진 스펙트럼 감도를 가진 비정상인 적색 추상체를 가지고 있다. 그들은 상태가 심하면 적색맹(또는 제1색맹)(protanopia) 또는 상태가 가벼우면 적색약(또는 제1색약)(protanomaly)을 가졌다고 말한다. 녹색 광수용체에 결손(제2색각이상)(deutan)을 가진 남성은 정상인 청색과 적색 추상체를 가지고 있으나 적색 추상체의 스펙트럼 감도 쪽으로 기울어진 스펙트럼 감도를 가진 비정상 녹색 추상체를 가지고 있다. 그들은 상태가 심하면 녹색맹(또는 제2색맹)(deuteranopia) 또는 상태가 가벼우면 녹색약(또는 제2색약)(deuteranomaly)을 가졌다고 말한다. 제2색각이상 결손은 제1색각이상 결손보다 약 3배 이상 흔하다.

이들 흔하고 비교적 해롭지 아니한 색맹의 형태는 염색체 Xq28에 위치한 인접한 적색색소와 녹색색소 유전자에 생긴 결손이 원인이다. 이들 유전자들은 고도로 동형접합성인 바, 불평등 재조합의 빈도가 높고 감수분열시 유전자들의 배열을 잘못되기 쉽게 하는 인자이다(그림 7.7). 제2색약에서 보이는 가장 흔한 분자적인 결손은 5′ 녹-적 3′ 인 잡종 유전자(hybrid gene) 이다. 녹색색소 유전자의 완전한 결실은 녹색맹의 원인이다. 역으로 5′ 적-녹 3′ 잡종 유전자는 제1색약의 원인이며 적색색소 유전자의 결실은 적색맹의 원인이다. 그것은 배열에 둘 이상의 유전자가 있을 때 첫 번째 두 유전자만이 발현된다는 것을 보여주고 있다. 이것은 배열에서 셋째

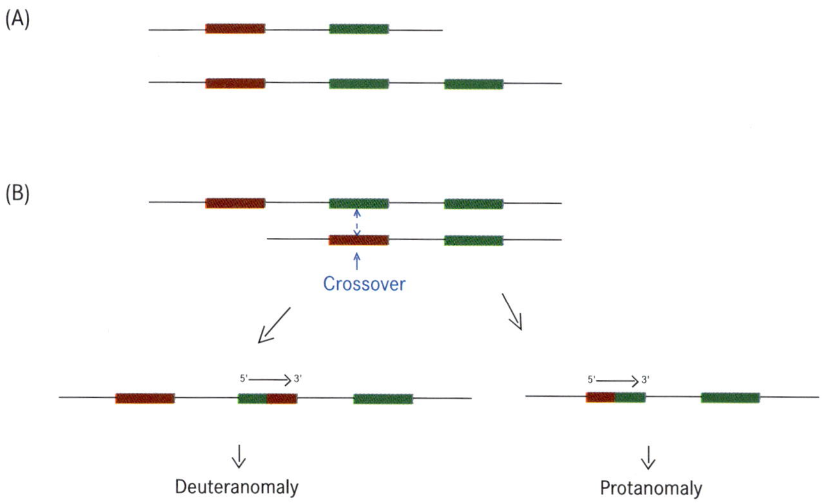

그림 7.7 염색체 Xq28 상의 적색과 녹색 색소 유전자의 도식적 표현: (A) 하나 또는 2개의 녹색 색소 유전자를 가진 정상적인 배열, (B) 녹색 색각이상(제2색약) 과 적색 색각이상(제1색약) 을 일으키는 불평등 교차의 결과.

표 7.6 집단 보인자 스크리닝을 위한 표준

Participation	Disease	Test
Voluntary	Common	Simple
Informed consent	Severe	Inexpensive
Counselling and support	Intervention available	Reliable with high sensitivity and specificity

위치에 있는 정상인 녹색색소 유전자의 존재가 왜 상류의 녹적 잡종 유전자의 결손을 보상하지 않는지를 설명해 주고 있다(그림 7.7).

보인자에 대한 집단 스크리닝

앞에서(p. 74) 논의한 바와 같이 대부분의 사람 좋은 적어도 1개의 상염색체성 열성 장애를 가지고 있다. 각 장애의 모든 보인자를 탐지하기 위한 프로그램을 계획하는 것은 사실상 불가능하다. 그러나 장애가 심한 경우는 특수한 집단에서 흔한 이들 장애, 예를 들면 혈색소병증, 낭포성 섬유증, 그리고 테이-삭스병과 같은 장애에 대한 보인자를 탐색하도록 할 수 있다.

상염색체열성 장애의 보인자를 위한 어떤 집단 스크리닝 프로그램은 몇몇 중요한 기준에 적합해야 한다는 것이 일반적인 협정이다(표 7.6). 관련된 장애는 집단 내에서 일어나고 있는 잠재적인 열망과 그 프로그램에 지급할 비용을 정당화할 만큼 아주 흔한 것이어야 한다. 그것은 또한 모두가 보인자로 발견될 부부를 위한 태아검진 진단의 형태에서 차후에 제공될 중재를 보장할 만큼 심하게 중증이어야 한다. 프로그램은 접근 방법이 공평해야 하며 잘 계획되어야 한다. 표적 집단을 위해 완전한 정보와 후원을 쉽사리 이용할 수 있어야 한다. 참여는 완전히 자의에 의해야 하며 성인에 한해야 한다. 끝으로 검사는 감수성과 특수성에 의해 결정될 만큼 간단하고 값이 싸야하며 신뢰성이 있어야 한다(표 7.7).

테이-삭스병(Tay-Sachs disease)

테이-삭스병(p. 215)은 15번 염색체상의 *HEXA* 유전자에 의해 암호화된 효소인 헥소사미니다제 A(hexosaminidase A) 결핍이 원인으로 영유아기에 발병하는 중증 신경변성장애(neurodegenerative disorder) 이다. 이환된 어린이가 4살을 넘기는 것은 드문 일이며 효과적인 치료방법이 없다. 아슈케나지 유태인 집단에서의 발병률은 대략 3,600명 중 1명이고 보인자 빈도는 30명중 1유전적이다($q^2 = 1/3{,}600$, $q = 1/60$, $2pq = 1/30$). 비유태인 집단에서의 발병률은 이보다 훨씬 낮다($<1/100{,}000$).

테이-삭스병은 이환된 어린이에서의 효소 수준과 정상인 동형 접합자와 이형 접합자 간의 차이가 분명한 효소결핍 장애 중 색다른 것처럼 보인자는 효소분석에 의해 검출할 수 있다. 보인자 상태는 아슈케나지 유태인 집단에서 모든 보인자의 99%에 원인이 된 3개의 흔한 돌연변이 중 하나를 위해 DNA 분석으로 확인될 수 있다.

테이-삭스병에 대한 보인자 스크리닝은 아슈케나지 유태인 집단에 대하여 처음으로 제공된 이래 50,000명 이상의 보인자와 임산부 중 1,400명 이상이 이환된 것으로 확인 되었다. 이 프로그램은 표 7.6에 목록으로 명세서 전부를 완료하였으며 표적 집단에 의해 만족스럽게 수용되었다. 이것은 지난 30년 이상 미국 아슈케나지 유태인 집단에서 테이-삭스병 발병률에서 약 95% 감소의 예증이 되고 있다.

낭포성 섬유증(Cyctic fibrosis)

테이-삭스병과 대비하여 낭포성 섬유증(p. 107)은 보인자 검출 스크리닝 프로그램을 정당화하는데 필요한 모든 표준에 적합하지 않다는 조건의 좋은 예를 제공한다. 그것이 특정 집단, 그중에서도 특히 서유럽 혈통의 백인에서 흔하다 해도 그 병의 추이는 다양하고 예측할 수 없다. 보도된 1,000개 이상의 다른 병원성 돌연변이와 함께 현저한 돌연변이성 이질성이 있기 때문에 보인자 검출은 어렵고 비용이 많이 들 수 있

표 7.7 감수성과 특수성

	Carrier	Not a Carrier
Positive test result	a	b
Negative test result	c	d
Sensitivity = proportion of carriers detected		= a/(a + c)
Specificity = proportion of non-carriers detected		= d/(b + d)
False positives = proportion of incorrect positive results		= b/(a + b)
False negative = proportion of incorrect negative results		= c/(c + d)

다. 결국 유년기에 진단받고, 그 후 강력하게 치료를 받은 아이들에게 평균수명 기대가 1955년에는 5년에서 계획된 50년 이상으로 증가된 조건에 대하여 임신 중절 제공의 윤리와 이해할 수 있는 관계가 있다.

이들 관련은 유럽과 미국에서 수행된 몇몇 지표 보인자 스크리닝 연구의 결과에 의해 도해로 설명하고 있다. 이것은 임신하지 아니한 성인들 중에서 낭포성 섬유증 보인자 검사를 위해 10~20%의 인상율과 함께 열의가 없음을 보였다. 그러나 이들은 만약 검사를 받기 위한 권고가 존경받는 가정의 또는 다른 보건 간호 전문가에 의해서 이루어졌다면 임신에서 70~80%로 증가한다.

2001년 미국 산부인과 대학(American College of Obstetrics and Gynaecology)이 추천한 낭포성 섬유증 보인자 스크리닝을 제공받아야할 사람들은:

표 7.8 돌연변이 스크리닝이 음성인 때 보인자 위험성을 결정하기 위한 베이스의 계산법(Bayesian calculation)

Probability	Carrier	Not a carrier
Prior	1/25	24/25
Conditional (negative mutation screen)	1/10	1
Joint	1/250	240/250
Odds	1 to 240	

Posterior probability for carrier status = 1/241.
For an explanation of Bayesian calculations, see BOX 13.2

낭포성 섬유증 가족력을 가진 사람, 낭포성 섬유증을 가진 사람의 생식 배우자, 그리고 한 쪽 또는 양쪽 배우자가 백인(보인자 빈도 1/20~1/30)이며 임신을 계획하고 있거나 태아기가 걱정되는 부부.

보인자 스크리닝을 위한 실험실 검사는 모든 보인자의 약 90%에서 원인이 되는 가장 흔한 25~30개의 돌연변이 검출에 기초를 두고 있다. 이는 음성검사 결과는 보인자가 될 개인의 위험성을 25명 중 1명에서 241명 중 1명으로 줄어든다는 것을 의미한다(표 7.8). 그리하여 그의 배우자는 검사결과 음성이고 배우자 중 한사람이 보인자로 나타나면 그들이 이환된 아이를 가질 확률은 $1 \times 1/241 \times 1/4 = 1/964$, 약 1/1,000 이다.

낭포성 섬유증 보인자 검사에 대하여 공중의 관심이 분명히 적어진 이유를 설명할 몇몇 해명이 제공되었다. 그 질병에 대한 지식은 제한되어있다. 장기간 예후는 예언할 수 없다. 보험과 밀접한 관련이 있다. 그리고 검사는 겨우 90%의 감도를 가지고 있다. 속행된 연구는, 몇 달 후 이의를 제기할 때, 검사를 받은 사람 중 50%까지 그들의 결과에 대한 자세한 사항을 취소할 수 없다고 밝혔다.

혈색소병증(The haemoglobinopathies)

낫형 적혈구빈혈병과 α/β-지중해성 빈혈증은 세상에서 가장 흔한 상염색체열성 장애를 대표한다. 그리고 세계의 많은 가난한 나라에서 이환율과 사망률의 주된 원인이다(p. 156). 초기 스크리닝 프로그램에 대한 반응은 다른 집단에서 다른

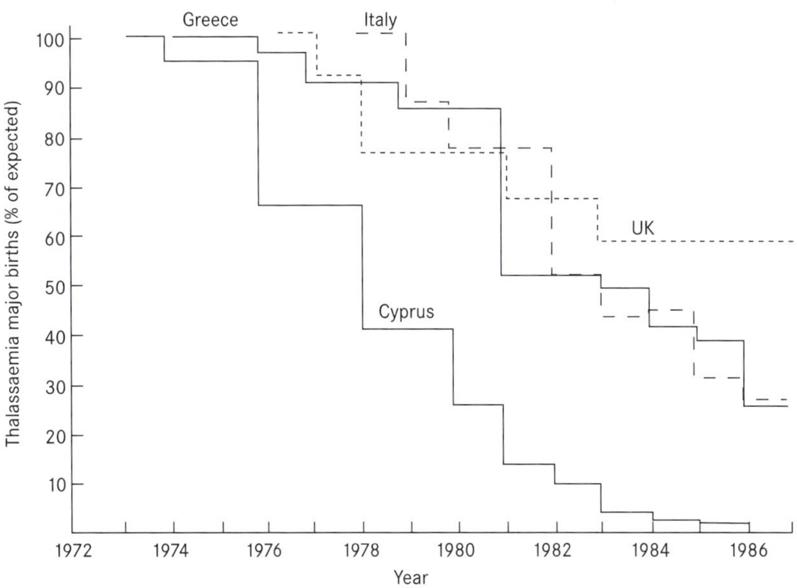

그림 7.8 국가적인 보인자 스크리닝 프로그램의 도입 후 β-지중해성 빈혈증에 대한 출생률의 저하. B. Madell, AM Kuliev, M Wagner의 하락을 받아 *Community genetics services in Europe. Report on a survey*에서 전재. WHO Regional Publication Series No. 38, WHO Regional Office for Europe, Copenhagen.

경우에 관찰될 수 있는 결과의 스펙트럼을 실례를 들어 설명하고 있다.

국제보건기구(WHO)의 지원과 함께 β-지중해성 빈혈증의 보인자에 대한 스크리닝은 1970년대 중반에 몇몇 지중해 연안 국가에 도입되었다. 10년이 넘는 기간 동안의 결과는 그림 7.8에 표시되었다. 그리스와 이태리에서는 동형접합인 이환된 영아의 출생률이 70%나 감소되었다. 사이프러스에서의 거의 99%에 달하는 놀랄만한 감소는 결혼 전에 보인자 검사를 받도록 강력하게 호소한 동방정교회의 활발한 지지가 그 원인임이 거의 확실하다. 일반적으로 이 프로그램은 동기를 부여하는 참모와 스크리닝을 받아드릴 수 있게 정보가 있는 표적 집단과 함께 조직화가 잘 되었다. 그러나 사이프러스에서 관찰된 99%의 감소는 강제의 도를 반영하는 것이며, 이것이 사실이라면 자발적인 참여의 기본원리와는 분명히 상충되는 것이다.

달갑지 않은 권위주의 압력의 가능한 역효과의 영향이 1970년대에 미국의 여러 지방에서 강제적인 낫형 적혈구빈혈병 보인자 스크리닝을 도입하려는 시도에서 충분히 설명되었다. 형질이라고도 알려진 보인자 상태와 동형접합의 이환된 질병 상태 간의 혼동은 고용자와 보험회사에 의해서 보인자에 대한 불합리한 차별대우와 결부되어 스크리닝 프로그램은 포기와 반항으로 빠르게 이어졌다. 자발적인 참여와 정보에 의한 상담으로 보인자 검사의 차후의 제공은 잘 받아드려지고 있다.

집단 스크리닝 – 옳은가 옳지 못한가?

테이-삭스병, 낭포성 섬유증, 그리고 혈색소병증에 대한 스크리닝 프로그램의 결과가 보인자 스크리닝에 대한 일반대중의 태도를 대표한다면 배워야할 중요한 과제가 많이 있음이 분명하다. 특히 표적 집단에게는 동기가 부여되어야 하고 정보를 잘 제공해야 한다. 그 병은 중대해야하고 검사는 정확해야 한다. 어떤 집단은 다른 집단보다 고분고분할 수도 있다. 내키지 않는 집단에 강제적으로 스크리닝을 시도하는 것은 실패할 것이 거의 확실하다.

집단 스크리닝의 방어에서는 잘 지도하면 개인적인 선택을 촉진하여 심하게 이환된 아이들의 수를 감소시킴으로써 병을 앓는 사람의 수를 줄이도록 이끌 수 있다는 것이 입증될 수 있다. 이것은 차례로 다른 보건 간호 요구에 대한 가치 있고 부족한 자원을 방출하는데 도움이 될 수 있다. 한편으로 보인자 검출은 개인적인 걱정, 고용, 보험과 연관되는 일에 함께 낙인을 찍는 위험성을 내포하고 있다. 게다가 참가하도록 비합리적인 압력이 잘못 도입된 우생학적인 목적이나 단순히 비용을 절약하기 위해 적용될 위험이 있다. 정보에 통달한 동의와 자발적인 참여의 중요성은 아무리 강조하여도 지나침이 없다.

요점

흔한 상염색체열성 장애의 보인자를 확인하기 위한 집단 스크리닝은 일정한 중요한 표준을 충족시켜야한다. 특히 프로그램은 표적 집단의 조건에 맞아야 한다.

요약

하디-바인버그 법칙에 의하면 교란인자를 가지고 있지 아니한 모범집단에서는 여러 유전자형의 상대적인 비율은 대대로 계속해서 일정하게 유지된다. 유전자 빈도 q와 p와 함께 A1과 A2 두 대립유전자를 가진 좌위에 대하여 유전자형 A1A1, A1A2 와 A2A2의 빈도는 각각 p^2, 2pq와 q^2가 된다. 만일 이환된 사람의 발병률 (I)을 알고 있다면 이것은 상염색체열성 장애의 보인자 빈도를 결정하는데 이용할 수 있다. 보인자 빈도(2pq)는 대략 $2\sqrt{I}$이다.

하디-바인버그 분포에 영향을 줄 수 있는 인자는 돌연변이-선택 평형의 교란, 이형 접합자 우세, 유전자 부동을 가진 창조자 효과, 동류교배, 근친교배와 유전자 확산을 포함한다. 집단이 평형에 있으면 돌연변이율은 상염색체우성 장애를 위해 공식 $\mu = I(1-f)/2$, 그리고 X-연관 열성 장애를 위해 공식 $\mu = I^M(1-f)/3$을 이용하여 계산될 수 있다.

유전적인 다형성은 각각 1% 이상의 빈도를 가진 다른 대립유전자들의 존재에 의한다. 이것은 매우 흔하고 인류 집단에서 보는 현저한 다양성의 원인이다. 다형성은 DNA, 염색체 그리고 단백질 수준에서 증명될 수 있다. DNA 다형성은 SNPs, RFLPs, 미소부수체, 그리고 미세부수체를 포함하고 있다. 이들은 연관분석을 위해, 그리고 법의학에 상당히 유용한 것으로 입증되었다. 단백질 다형성의 예는 사람백혈구항체(HLA)계 와 ABO와 Rh 혈액형, 그리고 적-녹색맹을 포함하고 있다.

보인자 스크리닝은 오늘날 테이-삭스병, 낭포성 섬유증, 낫형 적혈구빈혈병과 β-지중해성 빈혈증 같은 특정 인종집단에서 흔히 볼 수 있는 장애에 대해 제공된다. 이들 프로그램은 혼합된 좋은 결과와 만났다. 중요한 인자는 표적 집단에 대한 검사의 수용성, 관련된 질병의 통렬함, 그리고 검사의 정확성을 포함한다. 정보화된 일치와 자발적인 참여는 어떤 집단 스크리닝 프로그램의 필수적인 구성요소이다.

심층 학습문헌

Hartl DI, Clark AG (1997) *Principles of population genetics*, 3rd edn. Sinauer Associates, Sunderland, MA

Khoury MJ, Beaty TH, Cohen BH (1993) *Fundamentals of genetic epidemiology*. Oxford University Press, New York.

Vogel F. Motulsky AG (1997) *Human Genetics, problems and approaches*, 3rd edn. Springer-Verlag, Berlin.

선다형 문제

1. 하디-바인버그 평형에서 상염색체열성 장애는 신생아 6,400명 중 1명이 걸린다.
   (a) 그 돌연변이 대립유전자의 유전자 빈도는 1/80 이다.
   (b) 정상 (야생형) 대립유전자의 빈도는 39/40 이다.
   (c) 보인자 빈도는 약 1/40 이다.
   (d) 이환된 아이의 어머니가 보인자일 확률은 1/40 이다.
   (e) 이환된 사람의 이환되지 아니한 자매가 보인자일 확률은 1/2 이다.

2. 다음 중 하디-바인버그 평형을 교란시킬 수 있는 인자인 것들은?
   (a) 집단의 크기가 작은 것
   (b) 집단의 크기가 큰 것
   (c) 비동류교배
   (d) 근친교배
   (e) 이형접합자 우세

3. 혈액형이 AB, Rh 양성인 사람이 혈액형 O, Rh 음성인 여성과의 사이에 아이를 낳았다. 그러면,
   (a) 평균해서 아이들의 절반은 혈액형이 A형 이다.
   (b) 평균해서 아이들의 절반은 혈액형이 AB 이다.
   (c) 모든 아이들이 O 형일 것이다.
   (d) 모든 아이들은 확실하게 Rh 양성 이다.
   (e) 어머니의 다음 출산에서 Rh 동종면역의 위험성이 있다.

4. 적합성을 확정하기 위한 검사를 할 능력이 없는 응급 상황에서, 다음 중 혈액 공급이 안전한 것은?
   (a) 제공자는 O형, Rh 양성; 수용자는 A형, Rh 양성
   (b) 제공자는 A형, Rh 양성; 수용자는 A형, Rh 음성
   (c) 제공자는 AB형, Rh 음성; 수용자는 O형, Rh 음성
   (d) 제공자는 B형, Rh 음성; 수용자는 AB형, Rh 양성
   (e) 제공자는 O형, Rh 음성; 수용자는 AB형, Rh 양성

5. 집단 보인자 스크리닝은
   (a) 필수적으로 효과적임을 보장하여야 한다.
   (b) 영아기에 시행되어야 한다.
   (c) 낭포성 섬유증의 모든 보인자를 확인할 수 있다.
   (d) 낭포성 섬유증에서 생화학적인 분석에 기초를 두고 있다.
   (e) 선택된 집단에서 테이-삭스병에 대해 제공된다.

해답

1. (a) 정답 — q^2 =1/6,400, 따라서 q = 1/80
   (b) 오답 — q = 1/80 이면 p = 79/80
   (c) 정답 — 보인자 빈도는 2pq, 대략 2p = 1/40
   (d) 오답 — 이환된 아이를 낳았으므로 어머니는 분명히 보인자이다.
   (e) 오답 — 이환되지 아니한 자매가 보인자일 확률은 2/3(p. 73)

2. (a) 정답 — 크기가 작은 집단은 유전적 부동과 함께 창시자 효과로 이끌 수 있다.
   (b) 오답 — 큰 집단은 모범집단의 특징 중 하나이다.
   (c) 오답 — 비동류교배는 무작위 교배와 같다. 하디-바인버그 평형을 교란시킬 수 있는 것은 다양한 교배이다.
   (d) 정답 — 근친결혼은 이환된 동형 접합자의 수를 증가하도록 이끈다.
   (e) 정답 — 모범집단에서는 어떤 특정 유전자형에 대한 이롭거나 해로운 선택이 없다.

3. (a) 정답 — 그 결혼은 AB × OO이다. 따라서 아이들의 절반은 AO형 이다.
   (b) 오답 — 아이들 중 AB 유전자형의 아이는 없다.
   (c) 정답 — 아이들은 각각 어머니로부터 대립유전자 O를 물려받아야 한다.
   (d) 오답 — 아버지의 Rh 상태는 알려지지 않았다. +/+이거나 또는 +/ − 일 수 있다.
   (e) 정답 — 아기들 각자의 혈액형은 출산 후 조사되며 아기가 Rh 양성이면 어머니는 항 D를 맞아야 한다.

4. (a) 정답 — O형은 Rh 부적합이 아닌 이상 누구에게나 혈액을 줄 수 있다.
   (b) 오답 — Rh 양성인 혈액은 Rh 음성인 수용자에게 줄 수 없다.
   (c) 오답 — O형 혈액만이 O형 수용자에게 줄 수 있다.
   (d) 정답 — AB형이고, Rh 양성인 사람은 만능 수용자 이다.
   (e) 정답 — 이것은 만능 수용자에게 주는 만능 제공자의 한 예이다.

5. (a) 오답 — 참여는 자발적이어야 한다.
   (b) 오답 — 성인만 참여해야 한다.
   (c) 오답 — 돌연변이 검사/스크리닝은 모든 보인자의 85~90% 정도만 검출한다.
   (d) 오답 — 그것은 DNA 돌연변이 분석에 기초를 두고 있다.
   (e) 정답 — 이것은 아쉬케나지 유태인 집단에 의해 잘 받아드려졌다.

8장

유전자와 헤모글로빈

장의 소목차

집합적으로 혈색소병증(*hemoglobinopathies*)이라고 알려진 헤모글로빈의 구조와 기능이 유전되는 장애는 인류유전학과 의학유전학의 구별되고 풍부한 연대표의 역할을 한다. 역사적으로 헤모글로빈은 그 기본이 되는 아미노산 구조와 분자적인 기초가 밝혀진 최초의 사람 단백질 중 하나이다. 혈색소병증의 가장 흔한 형태 중 하나인 낫형 적혈구빈혈병은 이형접합자 우성과 그의 기본이 되는 메커니즘이 증명된 유전성 장애의 최초의 예이다. 낫형 세포 돌연변이의 지식은 중합효소 연쇄반응법(polymerase chain reaction)(p. 16)을 발전시킨 연구 그룹에 의해 개발되었으며 낫형 적혈구빈혈병은 연관분석을 이용하여 태아진단이 이루어진 최초의 유전 질환이다(p. 91).

그러나 의학유전학에서 혈색소병증의 중요성은 역사적인 중요성에 있는 것이 아니라 사람의 이환율과 사망률에 미치는 커다란 영향력에 있다. 1994년 그것은 전 세계 인구(현재 60억) 의 약 5%가 헤모글로빈 돌연변이를 가지고 있으며, 매해 350,000명 이상의 어린이가 헤모글로빈 구조(낫형 적혈구빈혈병) 또는 헤모글로빈 합성(지중해성 빈혈증)의 중증장애를 가지고 태어나고 있는 것으로 산출되었다. 이러한현상은 WHO가 몇몇 국가집단 스크리닝 프로그램을 활발히 발전시켜서 정보를 통한 생식선택과 그것에 의한 중증장애 어린이 수를 감소시키는 두 가지 목적을 개인수준과 세계적 규모로 발전시킨 영향력이 되었다. 이 프로그램은 7장(p. 149)에서 논의한 바와 같이 다양한 성공을 거두었다.

헤모글로빈 구조와 기능

헤모글로빈 분자는 정상적으로 2개의 α와 비 α인 다른 2개와 함께 4개의 폴리펩티드로 구성되었으며 각 폴리펩티드는 포르피린 환의 중앙에 위치하고 있는 철원자로 구성된 1개의 헴 몫을 각각 가지고 있다. 이 4합체는 4개의 헴 그룹이 서로 표면의 갈라진 틈의 등거리에 놓이도록 똘똘 말린 글로빈 사슬을 가진 둥근 공 모양의 구조를 하고 있다(그림 8.1). 4합체는 α와 비 α 사슬 사이에 결합수에 의해 서로 붙들고 있으며 4차 구조는 각 헴 그룹의 산소첨가반응에 의해 산소를 취하면 변한다.

정상적으로 산화헤모글로빈 해리 곡선은 S자 모양을 가지고 있는데 이는 산소 압력의 작은 증가 또는 감소에 의해 많은 양의 산소를 취하거나 방출한다는 것을 의미한다. 이것은 헴 그룹 상호작용에 의해 촉진된다. 4 합체 중의 헴그룹 하나가 산화되면 가깝게 이웃한 산화되지 아니한 헴그룹의 산소 친화력이 증가되어 구조적인 변화가 일어난다. α 사슬이 없는 비정상적인 헤모글로빈의 형은 생리적인 정상 산소 압력에서 산소방출을 방해하는 다른 양상의 산화헤모글로빈 해리 곡선을 가지고 비정상적인 소단위 상호작용을 나타낸다. 아래에서 논의된 바와 같이 태아헤모글로빈은 헤모글로빈의 산소가 제거된 형태를 정상적으로 안정화하는 2, 3-이인산글리세르산염(2, 3-diphosphoglycerate)의 4합체와 환원결합을 하고 있기 때문에 성인의 그것보다 더 큰 산소 친화력을 가지고 있다.

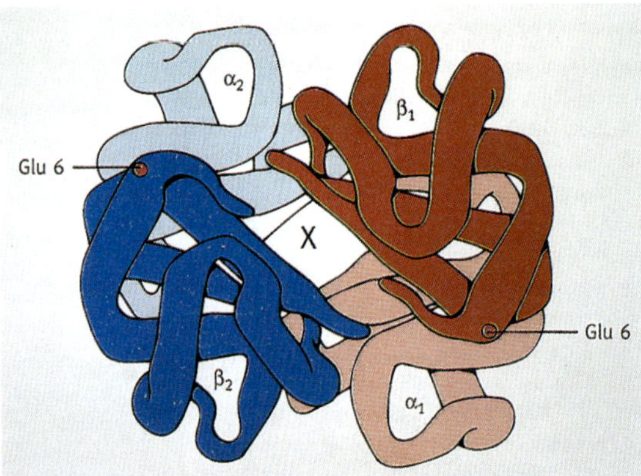

그림 8.1 헤모글로빈 분자의 3차원 구조. Glu 6 (6번 글루탐산)는 낫형 적혈구빈혈병의 원인이 되는 아미노산 치환 장소를 표시한다. X는 2,3-이인산글리세르산염이 산소가 제거된 상태에서 결합하고 있는 장소를 표시한다. Elliott WU, Elliott DC (2001)로부터 허락을 받아 전제. *Biochemistry and molecular biology*. 2nd edn. Oxford University Press, Oxford.

헤모글로빈 유전자와 사슬

사람의 헤모글로빈 유전자는 상당한 상동성을 나타내며 하나의 공통 조상 유전자로부터 발생되었음이 거의 확실하다. 그들은 16번 염색체 상의 α 또는 α-유사 복합체와 11번 염색체 상의 β 또는 β-유사 복합체(그림 8.2)인 2개의 집단으로 자리를 잡고 있다. 이들 각 집단은 적어도 1개의 **위유전자**(pseudogene)를 포함하고 있다. 위유전자는 기능적인 이웃 유전자와 상당히 유사하지만 그들에게 비활성을 부여한 돌연변이를 포함하고 있다. 그들과 거의 유사한 활성 유전자들 양쪽 모두는 공통의 조상 유전자로부터 유래하였을 것으로 생각된다.

α-유사 집단은 16번 염색체의 끝 16p13.3에 위치하며 3개의 위유전자(ψζ, ψα2, ψα1)와 3개의 기능 유전자(α1, α2, ζ)와 기능이 알려지지 아니한 1개의 유전자(θ)로 구성된다. ζ 유전자는 초기 배 기간 동안에 α-유사 ζ(zeta) 사슬을 암호화하며 약 6천만 년 전에 중복에 의해 생겨난 α1과 α2는 후기 배 기간부터 그 이후의 α-글로빈 사슬을 암호화한다. 그래서 정상인 사람은 α-글로빈 사슬을 암호화하고 있는 4개의 활성 α-글로빈 유전자를 가지고 있다.

β-유사 유전자 집단은 11번 염색체의 짧은 팔 11p15.5에 위치하고 있으며 약 60 kb의 구역에 걸쳐 있다. 이것은 각각 사슬을 암호화하는 1개의 위유전자(ψβ)와 5개의 활성 유전자(ε, $^G\gamma$, $^A\gamma$, δ, β)로 구성되어 있다. γ 사슬은 태아헤모글로빈(Hb F)을 형성하기 위해 α 사슬과 결합 할 때 $^G\gamma$ 와 $^A\gamma$에 의해 주로 태아기 동안 암호화한다. β-글로빈 합성은 출생 직후에 시작된다. 정상 성인의 헤모글로빈(Hb A)은 2개의 α-글로빈 사슬과 2개의 β-글로빈 사슬로 구성되어 있다. α-글로빈과 β-글로빈 사슬은 각각 141개와 146개의 아미노산으로 구성되어 있다. 성인 역시 2개의 α-글로빈 사슬과 2개의 δ-글로빈 사슬로 구성된 소량(2~3%)의 Hb A_2를 가지고 있다(표 8.1).

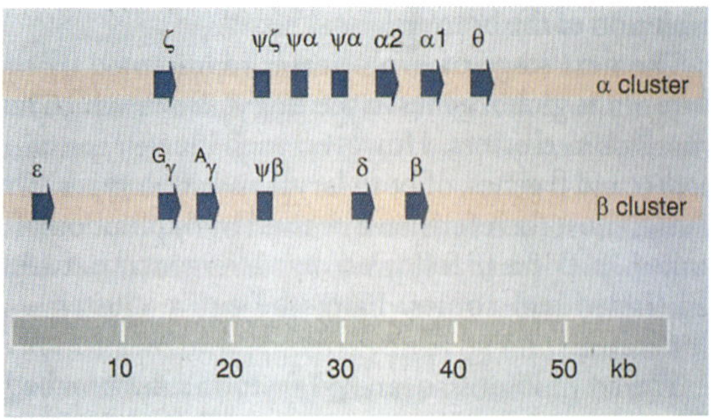

그림 8.2 16번과 11번 염색체상의 α와 β 글로빈 유전자 집단의 구조. Lewin B (2000) *Genes VII*, Oxford University Press, New York 로부터 허락을 받아 전재.

표 8.1 사람의 헤모글로빈

Haemoglobin	Chain structure	Expression pattern	% in normal adults
Gower I	$\zeta_2\varepsilon_2$	Embryonic	0
Gower II	$\alpha_2\varepsilon_2$	Embryonic	0
Portland	$\zeta_2\gamma_2$	Embryonic	0
Fetal(Hb F)	$\alpha_2\gamma_2$	Fetal	1
Adult(Hb A)[a]	$\alpha_2\beta_2$	Infancy →	97
Adult(Hb A2)	$\alpha_2\delta_2$	Infancy →	2~3

[a] A small amount of Hb A is glycosylated with a glucose moiety at the N-terminus. This is known as Hb A_{1C} Hb A_{1C} is raised in individuals with diabetes mellitus, in whom it gives an indication of the quality of diabetic control over preceding months(p. 183).

각 글로빈 유전자는 5′ 촉진유전자 부위, 캡 위치, 5′ 의 번역 안 되는 부위, 1개의 개시코돈, 3개의 엑손, 2개의 인트론, 종결코돈, 3′ 의 번역 안 되는 부위, 그리고 폴리에이 신호 꼬리(poly A signal tail)로 구성된 비슷한 구조를 가지고 있다. α- 와 β-유사 유전자 집단은 몇 가지 유형을 공통으로 공유한다. 그들은 둘 다 관련된 집단 내에서 활발하게 발현되는 유전자의 전사를 조절하는 상위에 위치한 조절부위(LCR α와 LCRβ)를 가지고 있다. 각 집단의 유전자들은 관련된 좌위 조절부위와 보다 가깝게 이웃한 증폭자 서열과 촉진유전자 부위에 의해 조절되는 시간적, 그리고 공간적인 발현 유형을 공유한다. 두 집단 모두에서 그 유전자들은 그들의 발생의 시간적인 발현 순서에 따라 순차적으로 배열되어 있는바 이것이 그들이 *HOX* 유전자군 집단과 공유하고 있는 특징이다 (p. 169). 공간적으로 글로빈 유전자들은 난황낭에서 처음으로 발현된 다음 배 기간 동안 간장에 의해서, 그리고 태아기 동안은 비장과 골수에서 발현된다.

α-글로빈과 β-글로빈 사슬의 시간적인 발현 유형이 다른 것은 혈색소병증의 다양한 형태의 발병 연령이 다른 이유를 설명해 준다. 중증의 α-지중해성 빈혈은 태아가 자궁 내에 있을 때 또는 출생 시에 나타난다. 반면에 β-지중해성 빈혈과 낫형 적혈구빈혈병은 β-글로빈 사슬이 합성되기 시작하는 유아기 초기까지 나타나지 않는다.

요점

태아헤모글로빈(HbF)은 2개의 α-와 2개의 γ-사슬로 구성된다. 성인 헤모글로빈(Hb A)도 역시 2개의 α-와 2개의 δ-글로빈 사슬로 구성된 소량의 Hb A_2를 가지고 있다.

글로빈 유전자 돌연변이의 스펙트럼

글로빈 생합성은 전령 RNA 전구체(pre-mRNA)를 생산하기 위한 전사; 5′-끝 모자 씌우기와 메틸화와 함께 전사 후 공정; 시작, 신장, 그리고 종결의 셋으로 나누어진 단계를 통하여 진행되는 번역; 그리고 마지막으로 성숙 헤모글로빈 형성을 위한 헤모글로빈 사슬간의 상호작용을 포함하는 복잡한 과정이다. 이 정도로 복잡하기 때문에 그 과정에서 많은 착오가 일어나는 것은 그리 놀랄 일이 아니다. 일반적으로 헤모글로빈 장애는 구조적인 이상으로 인한 장애와 글로빈 합성 감소로 인해 발생하는 장애로 구성되는 두 가지 중요 그룹으로 나뉜다.

헤모글로빈 구조 이상

비정상 헤모글로빈은 전부가 병을 일으키는 것은 아니지만 700 개 이상이 기록되어 있다. 그것들은 돌연변이의 기초가 되는 형에 근거하거나 또는 그들의 임상적인 결과에 따라 분류될 수 있다(표 8.2). 원래 헤모글로빈 변이체는 단백질 전기영동에 의해 확인되었으나 대부분 직접 DNA 순서결정 방법으로 대치되었다. 인지된 변이체 대부분은 점돌연변이의 결과로 아미노산 1개를 치환시킨다. 이들 중 몇몇은 임상적으로 침묵하지만 다른 것들은 헤모글로빈 분자에 아래와 같은 다양한 영향을 미침으로써 임상적으로 문제를 일으킨다.

- 4합체의 불안정성
- 비정상적인 3차원 구조의 형성
- 제2철의 철 환원 방해
- 정상 헴 결합 방해

몇몇 다른 돌연변이 메커니즘들이 구조적인 헤모글로빈 변이체를 초래하는 결과를 보여준다(표 8.2). 이것들은 틀 이동과 틀 내 결실/돌연변이, 사슬 종결 돌연변이, 그리고 부등교차를 유도하는 상동인 서열의 잘못된 짝짓기와 융합 δβ 유전자 형성을 포함한다. 융합 δβ 유전자 형성 메커니즘은 희귀 헤모글로빈 변이체인 Hb Lepore를 책임진다. 몇몇 다른 형의 Hb Lepore가 Hb 항-Lepore의 상보적인 형과 함께 확인되었다. 그들은 뒤이은 부등교차와 함께 모두 가깝게 상동인 δ-와 β-사슬의 잘못된 짝짓기에 의해 발생된다. 그 결과로 생기는 δβ 융합 사슬은 5′ δ 폴리펩티드와 3′ β 폴리펩티드를 포함하고 있다. 상보적인 항-Lepore 융합 사슬은 5′ β 폴리펩티드와 3′ δ 폴리펩티드로 구성되며 대응하는 헤모글로빈은 Hb 항-Lepore 또는 Hb Miyada로 알려져 있다.

표 8.2 변이체 구조 헤모글로빈과 그것들의 임상적 영향의 예

비정상 헤모글로빈	돌연변이	결과 및 임상적 영향
Hb S	단일 뉴클레오티드 치환 (βGlu6Val)	Hb가 중합하여 적혈구의 겸상화와 용혈성 빈혈을 일으킴
Hb C	단일 뉴클레오티드 치환 (βGlu6Lys)	Hb가 결정화되어 약한 용혈성 빈혈을 일으킴
Hb M (Boston)	단일 뉴클레오티드 치환 (αHis58Tyr)	Hb가 낮은 산소 친화도를 가지며 메트헤모글로빈혈증(Hb M 때문)과 연관된 무증상 청색증(cyanosis)를 일으킴
Hb E	단일 뉴클레오티드 치환 (βGlu26Lys) → 숨은 스플라이스 자리의 활성화	β-사슬 합성 감소로 약한 빈혈이 나타남
Hb Tak	틀 이동 삽입이 β-사슬을 확장	Hb의 산소 친화도가 높으며 적혈구 증가증이 유발됨
Hb Gun Hill	결실(β-codons 91-95)	불안정한 Hb 4합체가 용혈성 빈혈을 일으킴
Hb Constant Spring	중지 코돈 σ에서의 치환으로 α 사슬이 신장됨	불안정한 α-사슬이 약한 지중해빈혈증을 유발함
Hb Lepore	δ 사슬과 β 사슬 사이의 불균등한 교차	δβ 융합 사슬의 합성이 감소됨

일반적으로 헤모글로빈 변이형을 알파벳으로 표현 할 때는 언제나 처음 보고된 환자의 고향 이름으로 — 예를 들면 라이덴 헤모글로빈(Hb Leiden), 루이즈빌 헤모글로빈(Hb Louisville), 마드리드 헤모글로빈(Hb Madrid) 등과 같이 — 명명된 것에 주목하라. 때로는 변이형이 처음으로 확인된 가문의 이름이 사용되었으며, 그리고 이따금씩 그 변이형이 처음으로 인지된 병원 이름을 사용하기도 하였다.

헤모글로빈 합성 이상

정상 헤모글로빈 사슬의 하나 이상의 합성이 안 되거나 감소되는 것과 관련된 유전성 장애는 총체적으로 지중해성 빈혈증(thalassemia)(Thalassa는 그리스어로 바다를 뜻하며 지중해 연안에서 그 장애가 주로 발생하기 때문에 그렇게 명명되었다)으로 알려져 있다. 지중해빈혈증은 유전자 발현이 완전히(예: β^0) 또는 부분적으로 만(예: β^+) 억제되는지 그리고 포함된 글로빈 유전자(예를 들면 α-, β-, 와 δβ-지중해성 빈혈증)에 근거하여 분류된다. 그룹으로서 지중해성 빈혈증은 세계에서 가장 흔한 상염색체열성 장애를 구성한다.

지중해빈혈증에서 보통인 α-와 β- 형의 돌연변이 기초는 복잡하고 이질적이다. α-지중해빈혈증은 일반적으로 큰 결실이 원인이며, 반면에 β-지중해빈혈증은 점돌연변이와 작은 결실 또는 삽입과 함께 현저한 돌연변이 이질성을 보인다. 이것들은 RNA 공정, 절단, 그리고 아데닐산중합반응을 통하여 전사로부터 번역까지 다양한 단계에서 β-글로빈 합성에 영향을 줄 수 있다. 지중해 지역 태생의 사람들에게서 발견된 가장 흔한 β-지중해빈혈증 돌연변이는 β-글로빈 유전자의 첫 번째 인트론의 새로운 수용체 AG 삽입 부위의 창조로 생긴다. 대조적으로 인도에서 발견된 가장 흔한 β-지중해빈혈증 돌연변이는 β-글로빈 유전자의 3′ 끝을 포함하는 작은 619 염기쌍 결실로 생긴다.

요점

헤모글로빈 유전자에 생긴 돌연변이는 그것들이 헤모글로빈 구조 또는 헤모글로빈 합성에 영향을 주는지 여부에 기초하여 분류될 수 있다.

낫형 적혈구빈혈병

낫형 적혈구빈혈병(MIM 603903)은 아프리카계 미국인에서 발병률이 대략 625명 중 1명으로 산출된 세계에서 가장 흔한 유전성 질병 중 하나 이다. 이 질병은 1910년에 처음으로 기록되었으며 1949년 헤모글로빈에 생긴 이상이 원인인 것으로 알려졌다(BOX 8.1). 분자적인 기초와 근본이 되는 병리생리학은 상당히 이해되어 있으나 광범위한 연구에도 불구하고 치료는 치료이기 보다는 상당부분 환자의 체력을 유지시키는 수준에 머물러 있다. 낫형 적혈구빈혈병은 전 세계 흑인 집단에서 아직도 주된 질병상태의 원인이다.

유전학과 역학

낫형 적혈구빈혈병은 상염색체열성 유전을 보인다. 비록 그들이 심해잠수에서, 기압을 일정하게 유지하지 않은 항공기에 탑승, 또는 전신마취 중에 부딪칠 수 있는 산소 포화도가 매우 낮은 상태에서 혈관 폐색 발작(밑을 보라) 같은 임상적인 문제를 일으킬 수 있지만 낫형 적혈구빈혈병 경향(*sickle-cell trait*)을 가진 것으로 서술되는 보인자는 일반적으로 완전히 건강하다.

BOX 8.1 역사적 출판물: 낫형 적혈구빈혈병에서 기초적인 결손

지난 50년간의 기술적인 진보가 대부분의 유전성 장애의 기초 원인을 이해하기위해 얼마나 적은 비용을 지불해 왔는지를 지금 예측하기는 어렵다. 이환된 사람으로부터 편리하게 혈액을 입수하기 쉽기 때문에 여러 가지 방법으로 낫형 적혈구빈혈병은 유전되는 장애를 어떻게 연구해야 하는지에 대한 표본으로서 도움이 되었다. 이것은 두 가지 주된 출판의 획기적인 사건의 개설로써 설명될 수 있다.

첫 번째는 파사데나의 California Institute of Technology의 리누스 폴링(Linus Pauling)과 그의 동료들에 의해 1949년에 발간되었다. 헤모글로빈이 산소를 잃으면 적혈구 세포는 낫 모양으로 변한다는 것을 관찰함으로써 그들은 전기영동에 의해 이환된 사람과 정상인 사람으로부터 헤모글로빈을 비교하였다. 그 결과 이들 헤모글로빈들은 다르게 움직인다는 것을 분명히 지적하였다. 그들은 또한 낫형 적혈구빈혈병 경향(sickle-cell trait)인 사람의 헤모글로빈은 두 가지 형, 즉 하나는 정상인 사람에게서 발견되는 것과 같고 다른 형은 낫형 적혈구빈혈병을 가진 환자에게서 발견되는 것과 같다는 것을 보여주었다. 끝으로 폴링과 그의 동료들은 정상 헤모글로빈과 낫형 세포 헤모글로빈의 헴 성분을 비교하여 그들이 같다는 것을 알아냈다. 모두 합하여 이들 관찰은 낫형 적혈구빈혈병에서 기본적인 결손은 낫형 세포 헤모글로빈의 글로빈 구성요소에 있음을 강력하게 시사하고 있다.

낫형 적혈구빈혈병을 이해하는데 있어 그 다음 중요 단계는 1957년 캠브리지의 잉그램(Ingram)에 의해 보고되었다. 그는 트립신으로 분해시킨 정상 헤모글로빈과 낫형 세포 헤모글로빈에서 펩티드를 분리하여 그들을 전기영동과 분배 크로마토그라피의 연합에 맡겼다. 한 펩티드는 시종일관하게 다른 유형을 보였으며 뒤이은 분석에서 정상 Hb A에서는 글루탐산이고 Hb S에서는 발린으로 단 하나의 아미노산만이 다른 것을 발견하였다. 이 결과에 기초하여 잉그램은 글로빈 유전자의 DNA에서 단일 염기쌍의 치환은 관찰된 아미노산 변화와 낫형 적혈구빈혈병에서 본 계속해서 일어나는 임상적인 문제에 대한 이유가 될 수 있다는 것을 제시하였다. 이것은 멘델성으로 유전되는 장애에서 단인자 돌연변이가 1개의 아미노산 변화의 원인이 된다는 것을 처음으로 보여준 것이다.

현대 과학의 배경에 대하여 이 성취는 비교에 의한 단조로운 것으로 보인다. 그러나 그 당시 그들은 뒤따라오는 분자생물학에서의 특별한 혁명을 위해 길을 탄탄히 하고 새로운 길을 개척하고 있었다. 리누스 폴링은 특히 분자생물학의 기초를 만든 창시자의 한 사람으로서 널리 알려져 있다. 그의 많은 탁월성 중에서 그는 두 가지 노벨상, 1954년에 노벨 화학상과 1962년에 노벨 평화상을 단독으로 받은 유일한 사람이다.

참고문헌

Ingram VM (1957) Gene differences in human haemoglobin: the chemical differences between normal and sickle-cell haemoglobin. *Nature*, **180**, 326-328.

Pauling L, Itano HA, Singer SJ, Wells IC (1949) Sickle-cell anemia, a molecular disease. *Science*, **110**, 543-548.

낫형 적혈구빈혈병 경향의 빈도는 보인자들이 열대열 말라리아에 대하여 상대적인 저항성을 가지고 있는 적도 아프리카 출신 모든 집단에서 높다. 케냐와 우간다 같은 국가에서 보인자 빈도는 20%를 보였다. 말라리아 상습지역인 중동지방과 지중해 주변 국가들에서는 5~10%의 낮은 보인자 빈도를 보였다. 아프리카 출신 미국인에서의 보인자 빈도는 약 8%로 625명 중 1명($1/12.5 \times 1/12.5 \times 1/4 = 1/625$, p 136을 보라) 의 동형 접합자의 빈도와 일치한다.

분자적 병인론

낫형 적혈구빈혈증 돌연변이는 β-글로빈 유전자의 여섯 번째 코돈의 둘째 뉴클레오티드에 있는 A가 T로 변화되어 글루탐산을 발린으로 치환하는 결과를 초래한다(즉, GAG에서 GTG로) (그림 8.3). 이것은 탈산소 형에서는 불안정한 $\alpha_2\beta_2$ 4합체 형성을 유도한다. 산소 포화도가 85% 아래로 떨어지면

	Codon 5	Codon 6	Codon 7
Hb A	C C T (Pro)	G A G (Glu)	G A G (Glu)
Hb S	C C T (Pro)	G [T] G (Val)	G A G (Glu)
Hb C	C C T (Pro)	[A] A G (Lys)	G A G (Glu)

그림 8.3 β-글로빈 유전자에서 낫형 적혈구빈혈병의 원인이 되는 A에서 T로의 돌연변이. 헤모글로빈 C(HbC)의 원인인 G에서 A로 변한 돌연변이도 보이고 있다.

$\alpha_2\beta_2$ 4합체는 중합하여 평행의 막대 모양 구조를 형성함으로써 적혈구 세포로 하여금 낫 모양이 되도록 하는 원인이 된다.

적혈구들이 낫 모양이 됨으로써 초래하는 주된 두 가지 결과는;

- 낫 모양이 된 적혈구들은 깨지기 쉽고 생존기간이 짧아져서 만성 용혈성빈혈을 초래한다.
- 그것들은 서로 달라붙어서 응집을 형성하고 말초순환의 폐쇄로 이끌 수 있다.

이러한 점성이 증가된 경향과 말초혈관 폐색은 낫형 적혈구빈혈병의 보다 중대한 대부분의 합병증의 원인이 된다.

실험실 진단

낫 모양이 된 적혈구들은 말초혈액 도말표본에서 나타날 수 있다(그림 8.4). 결정적인 진단은 높은 수준의 Hb S(>80%)를 보이는 헤모글로빈 전기영동에 의해서, 또는 PCR에 기초한 기술을 이용하여 Hb S 돌연변이에 대한 직접적인 돌연변이 분석에 의해 이루어진다. 보인자들은 낮은 산소 포화도에 노출시킨 말초혈액 필름에서, 또는 보다 더 신뢰성 있게 헤모글

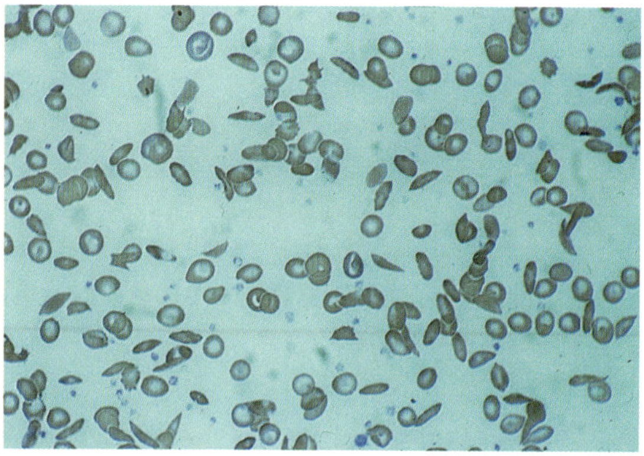

그림 8.4 낫 모양이 된 적혈구를 보여주는 혈액 필름. Clare Chapman 박사의 호의로 Leicester Royal Infirmary, Leicester에서 전재.

BOX 8.2 역사적 사례: 낫형 적혈구빈혈병

처음으로 보도되어 발표된 낫형 적혈구빈혈병 환자로부터 얻어낸 다음의 병증 사례 역사는 1910년에 발간되었다.

카리브해의 그레나다(Grenada in the Caribbean) 출신의 20살 된 한 학생이 5 주간 동안 계속되는 기침과 신열 때문에 의학적인 자문을 구하고 있었다. 어린이 시절 그는 스피로헤타가 원인균인 전염성 질환인 매종(yaws)을 앓은 적이 있다. 이것은 열대지방에서는 흔하며 궤양과 반흔을 남기며 치유가 더디고 농포성 육아종성 병변(pustular granulomatous lesions)이 원인이다. 그는 17세에 학교를 졸업하자마자 학업을 위해 시카고로 갔으며 거기에서 그는 심계항진과 온몸에 힘이 빠지고 숨을 헐떡거리는 일을 경험하기 시작했다. 그는 또 가끔씩 그의 공막이 옅은 황색을 띠는 것을 인지하였다.

검사결과 그는 황달의 징후인 정말로 황색 공막을 가지고 있는 것으로 확인되었으며 이 경우 거의 확실하게 용혈현상이 원인이다. 그의 점막은 창백하다고 기록되었는데 이는 빈혈증의 전형적인 특징이다. 또 그는 심장 확장 증거와 함께 흉부 감염증상이 뚜렷이 나타났다.

전체 혈액검사 결과 소적혈구증(microcytes)과 핵을 가진 적혈구와 함께 헤모글로빈 수치가 40%(6 g/100 ml 이하)로 밝혀졌다. 혈액 필름은 많은 수의 적혈구 모양이 '두껍고 길쭉하며 낫 모양과 초승달 모양'을 나타내었다. 환자의 소변에서 답즙 흔적이 관찰되었다. 임상검사에서 전염성 병원체는 확인되지 않았다.

환자는 4 주간 동안 휴식과 '충분한 영양 섭취'를 행한 결과 헤모글로빈 수준이 58%(8.4 g/100 ml)를 나타내었다. 일 년 이 년이 지날 때까지 몇 차례 기관지염 재발, 영속적인 빈혈, 부어오른 무릎의 심한 통증, 그리고 결정적으로 거의 확실하게 용혈성 발작을 나타내었으며 그 때마다 얼굴색의 창백, 황달, 숨이 참, 그리고 발열과 관련하여 등과 사지에 통증을 경험하였다. 이런 다음 그 환자는 접촉이 끊겼다. 후속 연구에 의하면 그는 그레나다로 돌아가서 거기에서 그가 32 세로 사망할 때까지 치과의사를 개업하였다. 그는 토착 원주민인 카리브 인디언들(Carib Indians)이 유럽인들의 침략에 의한 정복에 굴복하지 않고 집단으로 자살한 절벽 끝에 가까운 Sauteurs에 있는 가톨릭 묘지에 묻혔다.

때늦은 지혜의 은혜로 우리는 이 사람이 만성 빈혈증, 용혈증, 그리고 재발 감염과 함께 비교적 전형적인 특징의 낫형 적혈구빈혈병에 걸렸었음을 알 수 있다. 그는 치과의사로서의 자격을 얻기 위해 그리고 진단이나 어떤 효과적인 치료의 이익도 없이 32세 까지 살아남기 위해 어려운 일을 해 낸 것은 그의 자제심이 강한 용기에 대한 많은 것을 말해주고 있다.

참고문헌

Herrick JB (1910) Peculiar elongated and sickle-shaped red blood cells in a case of severe anaemia. *Archives of Internal Medicine*. 6, 517-521.

로빈 전기영동이나 직접적인 돌연변이 분석에 의한 낫형 세포 검출을 포함한 간단한 '낫형화' 테스트에 의해 검출될 수 있다.

임상적인 특징

발병은 β-글로빈 유전자의 발현이 γ-글로빈 유전자의 발현을 압도함으로써 영아기에 일어난다. 이환된 어린이는 용혈로 인하여 빈혈과 황달을 보이는데 평생 동안 지속된다. 병의 경로는 빈혈, 용혈, 그리고 특히 복부의 내장과 길이가 긴뼈를 포함하는 혈관폐색성 허혈로 인하여 정기적으로 되풀이 되는 고통스러운 낫형 적혈구빈혈병 발작(*sickle-cell crises*)이 특징이다(BOX 8.2). 뇌와 폐를 포함한 다른 기관들도 이환될 수 있다. 비장 경색은 폐렴 연쇄구균(*Streptococcus pneumonia*)과 인플루엔자 간균(*Haemophilus influenza*) 같은 세균에 감염될 감수성의 증가를 초래한다. 장기간 전망은 예측이 불가능하다. 특히 사회적-경제적으로 빈곤한 지역의 이환된 사람들은 감염으로 인하여 더러는 어린 때 사망하는 반면에 다른 사람들은 중년까지 잘 살아 남는다. 동반하여 발생하는 높은 수준의 Hb F는 가벼운 병 경과와 관련되는 경향이 있다.

치료와 예방

몇몇 접근방법이 이환율과 사망률을 감소시키는 효과가 있는 것으로 입증되었다. 이것들은 폐렴균 감염에 대한 면역성 부여, 감염을 예방하기 위해 페니실린으로 규칙적인 질병예방 치료, 그리고 빈혈을 악화시킬 수 있는 엽산 결핍 예방을 위해 엽산보충이 포함된다. 발증은 수액보충, 산소공급, 그리고 진통제로 처치한다. 수산화요소와 부티르산염 같은 약품이 고통스러운 발증의 발생을 감소시킴과 함께 태아의 헤모글로빈 생성을 증가하도록 유도한다. 수산화요소는 특히 낫형 적혈구빈혈병의 치료에 효과적인 것으로 입증되었다. 낫형 적혈구빈혈병 경향의 사람, 즉 보인자들은 그들을 포화 수준이 낮은 산소에 노출될 수 있는 심해 잠수와 기압을 일정하게 유지하지 않은 항공기에 탑승하는 것과 같은 활동을 피하도록 충고하는 것 외에는 다른 치료가 필요하지 않다.

비교적 적은 수의 낫형 적혈구빈혈병 환자에게 골수이식을 실시하여 약 90%의 성공률을 나타내었다. 혈관 폐색으로 인한 미리 존재하는 기관 손상은 보다 더 불행한 결과와 관련되어 있다. 골수이식을 지시할 것인지 아닌지를 결정하기가 어려운 것과 마찬가지로 낫형 적혈구빈혈병의 주된 문제 중 하나는 어린이에게서 결과를 예측하기가 매우 어려울 수 있다는 것이다. 일단 그 병이 중증 경로를 따를 것이 확실해지면 골수이식에 대한 성공률은 차선의 상태가 된다. 따라서 이상적인 방법은 치료를 위한 표준을 세울 수 있도록 앞으로의 질병의 위험정도를 예측하는 것이 필요하다.

이론적으로는, 많은 이환된 아이들의 출산은 집단 보인자 스크리닝 프로그램을 통하여 예방될 수 있을지 모른다. 그러나 7장(p. 150)에서 논한 바와 같이 불충분한 계획수립과 인종 차별주의자적 암시가 연상되기 때문에 왕왕 반항적으로 그리고 냉담하게 받아드릴 수 있다. 양 부모 모두 보인자로 알려진 경우 직접적인 돌연변이 검출에 기초한 태아검진 진단을 제공받을 수 있다.

요점

낫형 세포 돌연변이에 의해 β-글로빈 유전자의 여섯 번째 코돈의 글루탐산이 발린으로 치환되는 결과를 초래한다. 동형 접합자는 산소 포화도가 낮은 수준에 노출되면 적혈구가 낫형으로 변화하는 낫형 적혈구빈혈병에 걸린다. 이것이 용혈성 빈혈과 고통스러운 혈관 폐색성 낫형 세포 발증의 원인이다.

α-지중해빈혈증

α-지중해빈혈증(MIM 141800)은 보인자 빈도가 1/5인 동남아시아의 이곳저곳에서 건강치 못함의 주된 원인이다. 또한 이 질환은 말라리아가 상습인 지중해 지역과 아프리카 지역에서도 흔하다. 높은 보인자 빈도는 심한 말라리아, 특히 뇌형 말라리아에 대한 상대적인 저항성에 의해 중재되는 이형접합자 우세를 반영하는 것으로 생각된다. 그러나 그 기초가 되는 메커니즘은 불명확한 채로 남아있다.

유전학과 분자 병인론

α-지중해빈혈증은 하나 또는 2개의 연속된 α-글로빈 유전자의 결실로 가장 흔한 기초가 되는 돌연변이 메커니즘과 함께 α-글로빈 사슬 합성의 결핍이 원인이다. 이들 결실은 α-글로빈 유전자 집단에서 상동인 서열 사이에서 불평등 교차가 일어남으로써 발생한다(그림 8.5).

사람은 누구나 정상적으로 4개의 활성을 가진 α-글로빈 유전자를 가져야한다. 유전자 1개의 상실(αα/α-)은 임상적으로 중요성이 없는 침묵 보인자 상태를 구성한다(표 8.3). 2개의 유전자 상실(α-/α- 또는 αα/- -)은 가벼운 빈혈을 초래하며 α-지중해빈혈증 소질(trait)이라 부른다. 3개의 유전자 상실 (α-/- -)은 Hb H라고 알려진 $β_4$ 4합체를 형성하는 결과를 초래하며 Hb H 병이라 부른다. 끝으로 4개의 α-글로빈 유전자 모두의 상실 (- -/- -)은 태아가 어떤 태아헤모글로빈도 만들지 못하여 태아수증(hydrops fetalis)이라고 알려진 치사

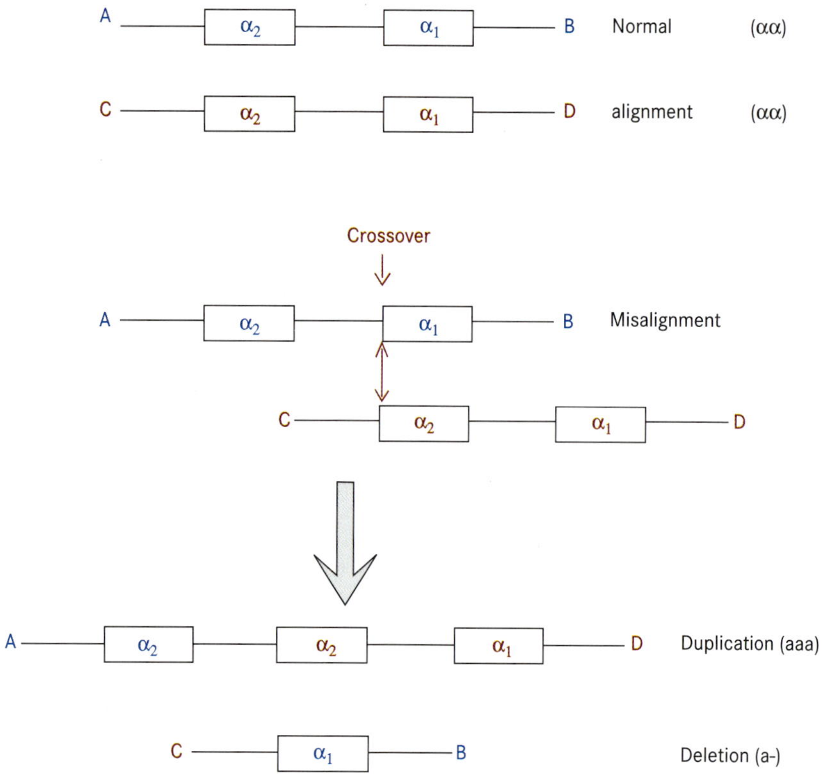

그림 8.5 감수분열에서 부등교차에 의한 배열 잘못이 α-글로빈 유전자 결실을 형성할 수 있는 방법.

조건의 원인이 된다. 그러나 그 대신에 Hb Barts라고 알려진 γ_4 4합체로 구성된 헤모글로빈을 만든다. αα/- - 인자형은 동남아시아인 사이에서 주로 발견되기 때문에 - - 형의 지중해빈혈증 소질에 대한 동형접합성은 거의 오로지 이 집단에서만 보인다.

임상적인 특징

α-지중해빈혈증 소질(αα/- - 또는 α-/α-)을 가진 사람은 다만 가벼운 빈혈증과 10-12 g/100 ml(정상 범위는 12~14 g/100 ml) 수준의 헤모글로빈 수치를 가지며 일반적으로 무증상이다. 반대로 Hb H 병(α-/- -)인 사람은 7~10 g/100 ml의 헤모글로빈 수준을 가지며 보다 더 중증의 빈혈증을 나타내며 감염증, 용혈현상과 비장종대와 관련되어 있다. 4개의 α-글로빈 유전자 모두를 상실하면 임신 중반기에 심한 빈혈증과 체액 과부하와 함께 태아수증의 임상소견을 나타낸다. 이러한 태아는 거의 대부분 자궁 내 사망을 초래한다.

다양한 형의 α-지중해빈혈증 진단은 비정상 혈액학적 지

표 8.3 α-지중해빈혈증의 분류

Condition	Number of functional α-globin genes	Main type of haemoglobin	Clinical outcome
Normal	4(αα/αα)	HbA ($\alpha_2\beta_2$)	Normal
Silent carrier or α^+-thalassaemia trait	3(αα/α–)	HbA ($\alpha_2\beta_2$)	Normal
α^O-thalassaemia trait	2(α–/α or αα/– –)	HbA ($\alpha_2\beta_2$)	Mild anaemia
Hb H disease	1(α–/– –)	HbA ($\alpha_2\beta_2$) and Hb H (B_4)	Moderate haemolytic anaemia
Hydrops fetalis	0(– –/– –)	Hb Barts (γ_4) and Hb Portland ($\zeta_2\delta_2$)	Death before birth

표(표 8.3)에 근거하여 의심을 둔 다음 헤모글로빈 전기영동과 PCR에 기초한 분자적인 분석에 의해 확정한다.

요점

α-지중해빈혈증은 일반적으로 α-글로빈 유전자의 결실이 원인이다. 3개의 유전자 상실은 Hb H(β_4) 병의 원인이다. 4개의 α-글로빈 유전자 모두의 상실은 Hb Barts(γ_4)를 가진 태아수종으로 인해 자궁 내 사망의 원인이다.

β-지중해빈혈증

중증 지중해빈혈증에 대한 처음 기록은 1920년대에 Cooley 등이Children's Hospital of Michigan에서 보았던 일군의 아이들을 보고한 것으로 믿어지고 있다. 오늘까지 이 질환은 Cooley의 빈혈증이라고 계속 불리고 있다. 다양한 형의 β-지중해빈혈증(MIM 141900)은 높은 빈도 때문만이 아니라 평생 수혈에 의존하는 결과를 초래하는 중증의 빈혈 때문에 지금 세계의 많은 지역에서 보건 봉사를 위한 중대한 도전의 구성 요소가 되고 있다. β-지중해빈혈증은 또한 근본적인 치료법, 골수이식이 몇몇 예에서 얼마나 치료성이 있는지에 대해 모델로 작용할 정도로 중요하다.

β-지중해빈혈증의 다른 중증도에 대해 사용되는 명명법은 혹시 혼란스러울지도 모른다는 것에 주의할 필요가 있다. 중증의 수혈 의존성 β^0-지중해빈혈증은 중증 지중해빈혈증(*thalassaemia major*)이라고 한다. 수혈의존성이 아닌 보다 경증의 β^+-지중해빈혈증은 때로는 중등도의 지중해빈혈증(*thalassaemia intermedia*)으로 분류한다. 일반적으로 무증상인 이형접합의 보인자는 경증 지중해빈혈증(*thalassaemia minor*) 또는 지중해빈혈증 소질(*thalassaemia trait*)이라고 한다.

유전학과 역학

β-지중해빈혈증은 지중해로부터 북아프리카와 중동을 통하여 인도와 동남아시아까지 이르는 광범위한 지역에서 발생하며 높은 보인자 빈도를 가지고 상염색체성 열성 유전을 나타낸다. 낫형 적혈구빈혈병과 α-지중해빈혈증과 같이 높은 보인자 빈도는 열대열 말라리아에 대한 상대적인 저항성에 있다고 생각된다. 20~25% 정도의 빈도는 사이프러스와 로드(Rhodes) 같은 몇몇 지중해의 섬에서, 인도와 동남아시아에서는 3~10% 정도의 보다 낮은 빈도로 관찰되었다. 많은 다른 형의 비정상 헤모글로빈, 그 중에서도 특히 Hb S와 Hb E는 또한 많은 이들 지역에서 상당히 흔하다. 이는 중증으로 이환된 동형 접합자와 복합 이형 접합자의 전체적인 발병률은 β-지중해빈혈증의 보인자 빈도만 계산에 넣은 것이긴 하지만 예측되는 것보다 더 높다.

분자적 병인론

β-지중해빈혈증과 관련된 많은 돌연변이들은 β-글로빈 유전자 발현(β^+ 형)을 감소시키거나 또는 그것을 완전히 억제한다(β^0 형). 순수한 영향은 β-글로빈 사슬의 합성을 감소시키거나 완전히 없이하는 것이다. 그 결과 과잉 α-글로빈 사슬을 가지고 α : β 사슬 비평형을 초래한다. 이것들은 불안정하고 적혈구 세포 전구체에 침전되어 봉입체를 형성한다. 유감스럽게도 이들은 적혈구의 성숙을 방해하여 적혈구 생산이 감소된다. 순환으로 들어간 이들 적혈구들은 비장에 의해서 일찍 파괴된다.

감소된 적혈구 생산과 증가된 적혈구 파괴의 연합은 심한 용혈성 빈혈증을 초래한다. 증가된 골수 내 적혈구 생산과 함께 다음에는 골수강이 팽창되어, 골 기형과 병리학적 골절 위험성으로 이끌어간다.

실험실 진단

중증의 경우 헤모글로빈 수준은 혈색소감소성(hypochromic), 소구성(micocytic) 적혈구와 함께 3~8 g/100 ml 범위 이다(그림 8.6). 골수는 현저한 적혈구 과형성을 나타낸다. β-지중해빈혈증에서는 Hb A는 없기 때문에 전기영동은 Hb A_2와 Hb F만 보인다. β-지중해빈혈증 보인자는 가벼운 빈혈을 나타내며 헤모글로빈 수준은 9~11 g/100 ml 정도이고 Hb F와 HB A_2가 각각 1~3%와 4~6%로 약간 상승된다.

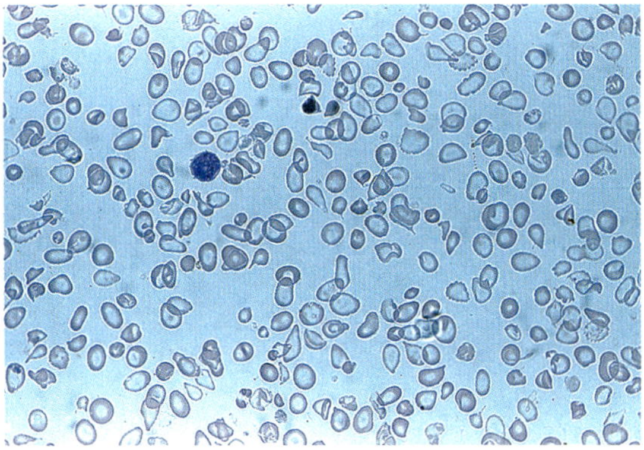

그림 8.6 혈색소감소증, 소적혈구증과 유핵적혈구를 보여주는 중증의 β-지중해빈혈증의 말초혈액 필름. Clare Chapman 박사의 호의로 Leicester Royal Infirmary, Leicester에서 전재.

임상적인 특징과 치료

β^o-지중해빈혈증(중증 지중해빈혈증)의 어린이는 일반적으로 γ-글로빈 사슬이 정상적으로 β-글로빈 사슬로 바뀌는 출생 후 약 6개월경에 나타난다. 증상은 잘 먹지 않고 성장을 멈추며 세균에 자주 감염된다. 정기적인 수혈로 교환해 주지 않으면 전신 쇠약과 감염으로 인해 건강은 내리막 경사로를 달리게 되어 어린 때 사망하게 된다. 정기적인 수혈은 전신적인 건강을 좋게 회복케 하지만 과잉 철분이 심장, 췌장과 간장에 침착되게 된다. 이것은 디스페리옥사민(desferrioxamine) 같은 약으로 철 킬레이트화(iron chelation) 요법에 의한 엄격한 식이요법을 지킴으로써 예방하지 않으면 성년이 되기 전에 치명적이 될 것이다. 이환된 어린이는 정기적인 수혈과 적절한 킬레이트화 요법을 조합하여 치료하면 성인으로 잘 성장할 수 있다. 이러한 치료법을 이용할 수 없는 경제적으로 가난한 국가에서는 살아남아서 성인으로 성장하기가 매우 어렵다.

적합한 HLA를 공유한 이환되지 아니한 친척 공여자로부터 골수이식을 받으면 치료가 가능하며 90% 이상의 성공률로 천 명이상의 어린이에게 실시되었다. 이러한 성공적인 치료 가능성이 몇몇 부모들로 하여금 착상 전 유전 진단에 의해 이환되지 아니한 HLA-적합 '구세주' 자매가 가능한 제공자로서 분만될 수 있도록 시험관내 수정 방법을 이용할 것을 요구하도록 자극하였다. 이것은 나이가 든 이환된 형제를 위해 정보를 받지 못한 그리고 동의하지 아니한 제공자로서 '설계자 아기(designer baby)'의 이용 가능성에 대한 중대한 윤리적인 문제를 일으킨 것을 이해할 수 있을 것이다(p. 144, p. 237).

예방

β-지중해빈혈증에 대한 보인자 검출 프로그램은 몇몇 지중해 연안 지역에 도입되어 참여할 것을 강력하게 독려하고 있는 사이프러스와 같은 국가들에서 괄목할 만한 성공을 거두고 있다(p. 149). 억압적인 참여와 낙태 같은 일련의 윤리적인 문제들과 제한된 재정적인 자원 때문에 효과적인 치료를 받을 희망이 거의 없는 국가들에서 이환된 아이들로 인해 받는 고통과 이해득실을 견주어 봐야 할 것이다.

요점

β-지중해빈혈증은 현저한 돌연변이성 이질성을 나타낸다. 중증의 β^o-지중해빈혈증은 수혈과 철 킬레이트화 요법으로 평생 치료를 받아야 한다. 조직적합성인 제공자로부터의 골수이식이 가능한 치료법이다.

$\delta\beta$-지중해빈혈증과 유전성 태아 헤모글로빈의 지속증

$\delta\beta$-지중해빈혈증과 유전성 태아헤모글로빈의 지속(증)(HPFH—MIM 142470)은 특히 α-와 β-지중해빈혈증의 중증형에 의해 만들어진 참화를 가져오는 영향력과 비교하면 제한된 임상적인 중요성의 희귀한 질병이다. 그러나 혈색소병증에 대한 논의에 그들이 포함된 것은 그들이 유전자 발현의 변이에 기초한 요법에 대한 가능한 접근법을 제공할 통찰력으로 정당성이 증명되었다.

두 질환은 δ-와 β-글로빈 유전자 발현이 없거나 감소되는 것이 특징이다. $\delta\beta$-지중해빈혈증은 가까이 인접한 δ-와 β-글로빈 유전자가 포함된 결실이 원인이다(그림 8.7). 이형 접합자는 무증상이고 동형 접합자는 가벼운 용혈성 빈혈증만을 나타낸다. 이것은 동형접합의 β^o-지중해빈혈증에서 본 중증 수혈의존성 빈혈과 상당히 대조적이다. 완전히 이해되지 아니한 이유로 γ-글로빈 유전자의 발현은 $\delta\beta$-지중해빈혈증에서는 억제되지 않는다. 그러므로 이형 접합자와 동형 접합자는 각각 4~18%와 100%의 Hb F 수준을 보인다. γ-글로빈 유전

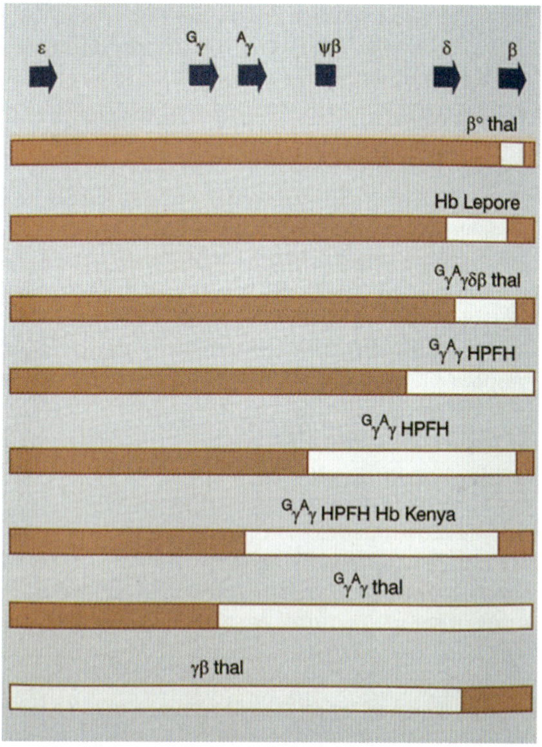

그림 8.7 β-글로빈 유전자 집단에서 여러 가지 다른 결실의 영향. Lewin B (2000)의 허락에 의해 *Gene VII*, Oxford University Press, New York에서 전재.

자의 증가된 발현은 평생 동안 계속되며 β-지중해빈혈증에서 적혈구 생산이 감소된 α : β-유사 글로빈 사슬 비평형의 해로운 영향과 관련된 사람을 보호한다.

비슷하게, δ-와 β-글로빈 좌위를 포함하는 결실에 의하거나 또는 β-글로빈 유전자 집단에서 다양한 돌연변이가 원인이 될 수 있는 HPFH에서 γ-글로빈 유전자 발현의 증가는 δ-와 β-글로빈 유전자 발현이 없거나 감소된 것을 보상한다. 이형 접합자와 동형 접합자는 무증상이며 Hb F 수준은 각각 약 20%와 100% 이다. γ-글로빈 유전자의 발현이 이들 조건에서 유지되고 있는지 그 이유는 아직 모른다. 가능한 설명은 γ-글로빈 유전자 조절부위의 점돌연변이 또는 결실에 의해 출생 후 γ-글로빈 유전자의 발현을 정상적으로 억제하는 것을 방해한다는 것이다.

몇몇 다른 조절 메커니즘을 잘 포함하고 있을지도 모르는 올바른 설명이 무엇이건 간에 이들 '자연의 사건'은 낫형 적혈구빈혈병에서 증가된 γ-글로빈 유전자의 발현에 목적을 둔 치료적인 접근법의 가능성 있는 가치를 강조하기 위해 작용한다(p. 159). 이것은 다음절에서 서술한 바와 같이 두 가지 다른 형의 혈색소병증을 유전한 사람들에게서 본 결과에 의해 잘 설명해 주고 있다.

요점

지속되는 γ-글로빈 유전자 발현을 보호하는 효과 때문에 δβ-지중해빈혈증과 유전성 태아헤모글로빈의 지속(증)(HPFH)을 가진 사람들은 가볍게 이환될 뿐이다.

다른 헤모글로빈 돌연변이의 상호작용

말라리아 상습지역에서 여러 가지 다른 형의 혈색소병증의 높은 유전자 빈도의 결과로 α-와/또는 β-글로빈 유전자 집단에서 두 가지 이상의 돌연변이를 유전 받은 사람들과 자주 마주치게 된다. 사실상 결과를 예측하기는 어려우나 몇몇 일치되는 것들이 관찰되었다.

BOX 8.3 유명한 사례: 'T-Boz'의 왓킨즈(Watkins)

Tionne 'T-Boz' Watkins가 여성 랩(음악) 그룹 TLC에서 'T' 이다. 2개의 그래미상(Grammy)과 2개의 미국 음악상(America Music Awards)을 포함하여 수많은 음악의 나이트 작위를 받은 것처럼 그녀는 작곡가, 감독, 배우, 그리고 시인으로서도 성공을 거두었다. 이런 모든 것은 낫형 적혈구빈혈병의 기초가 되는 진단에 의해 가져온, 낫형 적혈구빈혈병 경향과 β-지중해빈혈증의 복합적인 이형접합성이 원인이 된 만성 질환의 배경에 대항하여 이루어진 것이다. 그녀의 반자서전적인 책, *Thoughts*에서 그녀는 낫형 적혈구빈혈병 발작을 경험하는 것이 무엇과 같은지에 대해 도해 식으로 서술하고 있다:

나는 가끔 정말로 고문을 당하는 것 같은 아픔으로 통증이 시작된다. 아주 심할 때는 마치 누군가가 나의 상처받은 부위를 식칼로 여러 차례 찌르는 것 같다. 내 신체에서 상처를 받아보지 아니한 부위는 내 발과 손가락뿐이다. 나는 내 신체의 모든 부위에서 한 차례 이상 고통을 받았다. 그것은 나의 몸 전체에 영향을 미치거나 때로는 한쪽 다리에만 오는 수도 있다. 통증이 내 다리에 있으면 나는 걸을 수가 없고 어떻게 걷는 것인지 걷는 방법을 또다시 배워야 한다. 팔에 있으면 나는 아무것도 붙잡을 수가 없어서 누군가가 내가 먹는 것을 도와주어야 한다. 나는 지겹고 무력함을 느낀다. 나는 고통을 너무 많이 받아서 내가 있는 곳이 어디인지 모를 정도로 정신착란에 이르렀다. 또는 내 얼굴은 부어오를 대로 부어올라서 내가 누군지 모를 지경이다.

치료 보고서에 의하여 다음과 같이 이어 진다:

병원에서 나는 다량의 액체를 마셔야하며 정맥주사를 맞아 혈액을 씻어내어야 한다. 나는 또 혈액이 회복될 때까지 산소를 채워야 한다. 한편 내 몸은 의사가 변비에 걸리는 약을 처방하면 그러면 그들은 완하제로 작용하는 다른 약을 주기 때문에 자신과 대항하여 싸운다. 그들은 또 나에게 마취제를 먹여 통증을 덮기도 한다. 그리고 이것들은 어쩌면 강력한 진통제 이다. 당신이 어떤 문제로 병원에 가서 다른 사람과 함께 머문다. 지금 당신은 마약 흡인 자나 헤로인 중독자 같은 느낌이다. 일단 나는 약물에 취하면 나는 금단증상을 지나 뜨겁고 차가운 섬광과 함께 꿈을 꾸는 것처럼 미친 듯이 흔들어대고 뛰어 오르면서 그리고 숨쉬기가 어려워진다. 그러는 동안에 내 몸은 그 약물을 땀으로 배출하고 그러면 나는 이 모든 화학약품인 것처럼 악취를 풍긴다.

낫형 적혈구빈혈병 환자로서 이렇듯 쇠약해진 생애에도 불구하고 이 젊은 여인의 생애의 기초가 되는 주제, 그리고 그녀의 책은 매우 긍정적이다. 그녀는 '나의 정맥속의 괴물(Monster in my vein)' 이라고 제목을 붙인 그 장을 끝을 맺으면서, '우리는 더 많은 연구가 필요하며 더욱 공격적으로 이 병을 앓고 있는 제외된 소수를 도울 것을 요구한다' 라고 의학사회에 대한 호소와 함께 그녀의 병에 대해 서술하고 있다. 마지막 문장은 그녀의 생애와 그녀의 병에 대한 태도를 적절히 요약하고 있다. '*나는 어쩌냐 하면 내가 하고 싶어 하는 일, 내 자신인 나를 만드는 일을 하는 것으로부터 나를 방해받고 싶지 않다. 당신은 그것을 고집이 센 것이라고 말할 수 있지만 나는 그것을 그냥 삶이라고 부른다*'.

참고문헌

Watkins, Tionne 'T-Boz' (1999) *Thoughts*. HarperCollins, New York.

α-지중해빈혈증/β-지중해빈혈증

α-지중해빈혈증과 β-지중해빈혈증 이 두 가지 모두 보인자인 사람은 **이중 이형접합자**(double heterozygote)라고 부른다 (p. 74). 일반적으로 이러한 사람들은 온전하게 건강하다. 이상하게도 α-지중해빈혈증 돌연변이의 존재는 β-지중해빈혈증 동형 접합자에서 보이는 빈혈증의 심도를 감소시키는 경향이 있다. 이것은 적혈구 생산을 저해하는 α : β 글로빈 사슬의 비평형은 α-지중해빈혈증 돌연변이의 존재에 의해 감소되기 때문인 것이 거의 확실하다.

β-지중해빈혈증/Hb S

β^o-지중해빈혈증과 Hb S에 대하여 중복 이형 접합자인 사람은 낫형 적혈구빈혈병과 유사한 중증 장애에 걸리게 된다 (BOX 8.3). 이것은 β^o-지중해빈혈증 유전자는 침묵이라고 주어졌기 때문에 생산되는 β 글로빈 사슬은 오로지 Hb S 뿐일 것이라는 예측이 가능하다. Hb S와 보다 경증의 β^+-지중해빈혈증 돌연변이에 대한 중복 이형 접합자는 보통 경증의 빈혈증만을 갖거나 또는 무증상이다.

헤모글로빈 S/C병

이것은 만일 한쪽 부모로부터 Hb S를, 그리고 다른 쪽 부모로부터 Hb C를 유전 받았다면, β-글로빈 유전자의 여섯 번째 코돈의 돌연변이로 인한 중복 이형접합성이 형성된 결과이다(그림 8.3). 임상적으로 이것은 비교적 경증의 낫형 적혈구빈혈병을 일으키지만 특히 폐혈관과 망막혈관을 포함하는 혈관 폐색성 합병증의 높은 발병율과 관련되어 있다.

HbS와 반응하여 다른 낫형 적혈구빈혈병을 일으키는 β-글로빈 변이체에는 I Ib D, Hb E, 그리고 이랍 Hb O기 포함된다. Hb D는 다른 몇 가지 형이 있으며 그 중에서 가장 흔한 Hb Punjab은 인도와 중국에서 특히 높은 빈도를 나타낸다. Hb E는 세계에서 가장 흔한 헤모글로빈 변이체이며 동형접합 상태에서는 일반적으로 경증 형의 β-지중해빈혈증을 나타낸다. β^o-지중해빈혈증과 Hb E의 중복 이형 접합자 중에는 중증 이환으로 수혈 의존성인 것들이 있을 수 있다.

요약

총합적으로 혈색소병증으로 알려진 헤모글로빈 구조와 합성의 유전성 장애는 더불어 세계에서 가장 흔한 상염색체성 열성 장애를 이룬다. 헤모글로빈 분자는 4개의 글로빈 사슬을 포함하고 있는데 태아헤모글로빈에는 $\alpha_2\gamma_2$, 성인 헤모글로빈에는 $\alpha_2\beta_2$를 포함하고 있다. 이들 사슬들은 16번 염색체 상의 α 또는 α-유사 집단과 11번 염색체상의 β 또는 β-유사 집단인 2개의 유전자 집단의 유전자들에 의해 암호화 되어있다.

낫형 적혈구빈혈병은 가장 흔한 헤모글로빈 구조 장애로 아프리카계 미국인에서 약 625명 중 1명이 이 병에 걸린다. 이 병은 β-글로빈 유전자의 여섯 번째 코돈에 A가 T로 바뀌는 점돌연변이가 원인이며 그 결과 글루탐산이 발린으로 치환된다. 그 결과로 생긴 글로빈 4합체는 탈산소형에서는 불안정하여 적혈구 세포가 낫 모양으로 변하는 원인이 된다. 이것은 만성 용혈성 빈혈과 말초 혈관 폐색을 초래하여 극도로 통증이 심한 낫형 적혈구빈혈병 발작으로 유도한다.

지중해빈혈증은 헤모글로빈 합성의 장애이다. α-지중해빈혈증은 일반적으로 각 16번 염색체 상의 2개의 α-글로빈 유전자 중 1개 이상의 결실 때문에 α-글로빈 사슬 합성의 감소에 의해 초래된다. α-글로빈 유전자 3개가 상실되면 중등도로 심한 평생 동안의 빈혈이 특징인 Hb H(β_4) 병을 초래한다. α-글로빈 유전자 4개 모두를 상실하면 출생 전에 심한 빈혈증을 일으키고 태아수증(hydrops fetalis)과 자궁내 사망에 이른다. 이러한 유아들의 주 헤모글로빈은 4개의 γ-사슬(γ_4)로 구성되며 Hb Barts로 알려져 있다.

β-지중해빈혈증은 11번 염색체 상의 β-글로빈 유전자에 현저한 기초가 되는 돌연변이성 이형질성과 함께 β-글로빈 사슬의 합성이 감소되어 발생한다. 그 결과로 생기는 α : β 사슬 비평형은 중증의 만성 용혈성 빈혈증과 함께 α-사슬 침착과 적혈구 생성 장애를 초래한다. 심하게 이환된 어린이들은 정기적인 혈액 수혈에 의존하게 되고 만성적인 생명을 위협하는 철 과부하 위험성을 가져온다. 골수 이식은 기능적인 치료법이다.

α-지중해빈혈증과 β-지중해빈혈증 이 둘은 모두 말라리아가 내부적 원인에 의해 생기는 지역에서 흔하다. 동남아시아(α-지중해빈혈증)와 지중해 연안(β-지중해빈혈증) 지역에서 보인자 빈도는 최고 5명 중 1명이다. 낫형 적혈구빈혈병과 함께 이들 질병은 특히 건강관리를 위한 시설과 자원이 한정된 세계의 극빈국들 중 몇몇 나라에서 만성 발병율과 성인이 되기 전 사망률의 주된 원인이다. 이들 장애들의 관리와 그 장애로 인한 고통은 전 세계를 통하여 건강관리 기관에게 주된 도전으로 남아있다.

심층 학습문헌

Old J (2002) Haemoglobinopathies and thalassemias. In Rimoin DI, Comra JM, Pyeritz RE, Korf BR. (eds) *Principles and practice of medical genetics*, 4th edn. Churchill Livingstone, Edinburgh. pp. 1861-1898.

Rodgers GP (1998) *Sickle cell disease and thalassaemia. Baillière's*

Clinical Haematology. **11**(1), Baillière Trindall, London.
Sergeant GR (1992) *Sickle cell disease*, 2nd edn. Oxford University Press, Oxford.
Weatherall DJ, Clegg JB (2001) *The thalassaemia syndromes*. Blackwell Science, Oxford.

선다형 문제

1. 다음은 헤모글로빈에 대한 설명이다. 옳은 것은:
   (a) 태아헤모글로빈은 2개의 α-글로빈과 2개의 δ-글로빈 사슬을 포함하고 있다.
   (b) 성인 헤모글로빈은 2개의 α-글로빈과 2개의 β-글로빈 사슬을 포함하고 있다.
   (c) α-와 β-글로빈 유전자 집단은 11번 염색체위에 세로로 일 열이 되어 배열되어 있다.
   (d) 정상인 사람은 2개의 α-와 4개의 β-글로빈 유전자를 가지고 있다.
   (e) 글로빈 유전자의 발현은 염색질을 개조하는 것을 포함하고 있다.

2. 다음은 비정상 형의 헤모글로빈에 대한 설명이다. 옳은 것은:
   (a) Hb H는 4개의 α 사슬을 포함하고 있다.
   (b) Hb Barts는 4개의 β 사슬을 포함하고 있다.
   (c) Hb S는 단일 점돌연변이가 원인이다.
   (d) Hb S와 Hb C는 동일한 코돈에서 다른 점돌연변이에 의해 생긴다.
   (e) Hb Lepore는 융합 유전자의 형성에 의해 생긴다.

3. 건강한, 이환되지 아니한 부모가 지금 막 낫형 적혈구빈혈병으로 진단을 받은 6 개월된 유아를 가지고 있다. 이들에 대해 옳게 말한 것은:
   (a) 그들이 다음 낳을 아기가 이환될 기회는 1/4이다.
   (b) 낫형 적혈구빈혈병인 아기는 태어날 때부터 빈혈증이다.
   (c) 치료는 정기적인 엽산 보충이 포함된다.
   (d) 감염의 조기치료가 중요하다.
   (e) 탈수를 피하기 위해 노력하는 것이 중요하다.

4. 건강하고 이환되지 아니한 부모가 지금 막 β-지중해빈혈증으로 진단을 받은 6 개월된 유아를 가지고 있다. 이들에 대해 옳게 말한 것은:
   (a) 그들의 다음 아기가 이환될 기회는 1/4 이다.
   (b) 그들의 다음 아기는 태아수증을 가질 것 같다.
   (c) 이환된 아기의 대부분은 출생 시에 심한 빈혈증을 가지고 태어난다.
   (d) 치료는 정기적인 철분 보충이 포함된다.
   (e) 골수 이식이 가능한 치료법이다.

5. 다음 지중해빈혈증에 대한 설명 중 옳은 것은:
   (a) α-지중해빈혈증은 일반적으로 틀이동 첨가에 의해 생긴다.
   (b) β-지중해빈혈증은 일반적으로 양쪽 β-글로빈 유전자의 완전한 결실이 원인이다.
   (c) 3개의 α-글로빈 유전자 상실은 HB H 병을 일으킨다.
   (d) δβ-지중해빈혈증에 대한 동형 접합자는 일반적으로 경증으로만 이환된다.
   (e) 한 쪽 부모로부터 α-지중해빈혈증 돌연변이를 유전 받고 다른 쪽 부모로부터 β-지중해빈혈증 돌연변이를 유전 받은 몇몇 사람들은 중증의 빈혈증을 가지게 될 것이다.

해답

1. (a) 오답 — 태아헤모글로빈은 2개의 α-와 2개의 γ-글로빈 사슬을 포함하고 있다.
   (b) 정답
   (c) 오답 — α-글로빈 유전자집단은 16번 염색체 상에 있다.
   (d) 오답 — 정상인은 4개의 α-와 2개의 β-글로빈 유전자를 가지고 있다.
   (e) 정답 — 이것은 관련된 좌위 조절부위에 의해 시작된다.

2. (a) 오답 — HB H는 4개의 β-글로빈 사슬을 포함하고 있다.
   (b) 오답 — Hb Barts는 4개의 γ-글로빈 사슬을 포함하고 있다.
   (c) 정답 — β-글로빈 유전자의 여섯 번째 코돈에 점돌연변이
   (d) 정답 — Hb S에서는 글루탐산이 발린으로, Hb C에서는 글루탐산이 라이신으로 치환
   (e) 정답 — 그것은 부등교차에 의해 생성된 작은 융합 유전자의 결과이다.

3. (a) 정답 — 유전은 상염색체 열성이다.
   (b) 오답 — 표현은 β-글로빈 사슬이 γ-글로빈 사슬로 치환되기 시작하는 3개월부터 이다.
   (c) 정답 — 이것은 동시에 일어나는 엽산 결핍 빈혈증을 예방하기 위해서 이다.
   (d) 정답 — 자동비장절제술 때문에 낫형 적혈구빈혈병을 가진 어린이는 세균 감염에 매우 잘 걸린다.
   (e) 정답 — 이것은 혈관 폐색성 발작에 걸리기 쉬울 수 있다.

4. (a) 정답 — 유전은 상염색체성 열성이다.
   (b) 오답 — 이것은 α-지중해빈혈증의 표현이다.
   (c) 오답 — 낫형 적혈구빈혈병과 함께 표현은 3개월부터인 것처럼 β-글로빈 사슬이 γ-글로빈 사슬로 치환되기 시작한다.
   (d) 오답 — 철분 과부하는 β-지중해빈혈증에서 주된 위험이다.
   (e) 정답 — 조직적합성의 제공자로부터의 골수이식은 매우 성공적이다.

5. (a) 오답 — 가장 흔한 돌연변이 메커니즘은 유전자 전체의 결실이다.
   (b) 오답 — 유전자내 작은 결실을 포함할 수 있는 현저한 돌연변이성 이질성이 있다.
   (c) 정답 — 과잉 β-글로빈 사슬은 HB H를 형성한다.
   (d) 정답 — 영속하는 γ-글로빈 사슬 합성 때문에 Hb F 에 보상성 증가가 있다.
   (e) 오답 — 이러한 사람은 이중 보인자이며 일반적으로 빈혈성이 아니다.

9장

유전자와 발생

장의 소목차

형태형성(morphogenesis)이라는 말은 많은 수의 유전자들이 협동적 방식으로 상호작용하여 배아의 3차원적 형태를 만들어내는 극도로 복잡한 과정을 말한다. 불행하게도, 여러 가지의 발생적 과정에 있어서 관여되는 기본적 복잡성 때문에 배아는 형태형성에서의 오류에 매우 취약해진다. 인간의 수태 중 대략 20% 정도가 초기에 자연 유산된다. 또 이들 중 대략 50%는 큰 규모의 염색체 불균형(p. 51)에 의해 발생하며, 80% 이상이 체제형성의 완전한 불능에서부터 국부적인 발생 파괴에 이르기까지 주요 구조적 기형을 나타낸다. 생존하여 태어난 신생아들 중에서 출생시 주요 구조적 이상을 가지고 있는 빈도는 40명당 1명 꼴로 아동기후에 분명해지는 이상을 갖는 비율과 비슷하다.

발생학(Developmental biology)은 배발생과정(embryogenesis)에 관여하는 과정을 연구하는 과학 분야이다. 여기에는 발생학(embryology), 생리학(physiology), 생화학(biochemistry), 세포생물학(cell biology), 그리고 이 장의 주제로 다루어질 발생 유전학(developmental genetics) 등이 포함된다. 우선 유전적 조절 하에 놓여있는 중요한 발생과정에 대해 고려할 것이다. 그리고 인간의 발달에 관여하는 유전자군 일부와 그 경로에 대해 살펴보고, 실수가 생겼을 때의 결과에 대해 알아보도록 하자. 뒷부분에서는 선천성 기형과 이들의 분류, 그리고 외래 기형유발물질(teratogen) 및 내부 유전적 돌연변이에 의해 발생하는 기형에 대해 초점을 맞춰 논의하려고 한다. 마지막으로 **기형학**(dysmorphology)이라고 알려진 의학 분야에서 이들이 어떻게 연구되고 있는지 살펴보도록 하자.

기본 발생과정

발생과 관련된 유전자들의 효과는 많은 수의 세포내 과정들에 의해 매개되며 이 과정들은 발생유전학의 이해에 있어 필수적이다. 다음 주제들에 대해 생각해보기로 하자.

배아 유도(신호전달)

인간 배아의 발달은 한 집단의 세포들이 인접한 세포 집단의 행동을 변화시켜 그들의 운명을 결정짓는, 매우 엄격하게 조화되는 일련의 사건들에 의존하고 있다. 이것은 성장, 증식, 분화, 이동, 그리고 죽음이 관여하는 사건이다. 세포들 간의 상호작용의 이러한 과정을 **유도**(induction)라고 부른다. 한 집단의 세포들에 존재하는 세포막 단백질이 근접한 세포들의 막 결합 수용체와 상호작용하면, 이것은 **인접분비**(juxtacrine) 유도 혹은 신호전달이라고 설명된다. 일단의 세포군들에 의해 생산된 단백질들이 퍼질 수 있어서 짧은 거리의 좀 떨어진 세포들이 가진 수용체와 상호작용하는 경우에는 **국소분비**(paracrine) 유도 혹은 신호전달이라고 한다. 국소분비 인자들에는 섬유아세포 성장인자(fibroblast growth factor)와 앞서 논의했던 헤지호그 단백질(hedgehog protein) 등이 포함된다. 주위로 퍼져나가 농도 경사를 만듦으로써 형태형성을 지시하는 단백질을 **형태형성자**(morphogen)라고 부른다.

국소분비 유도는 신호전달의 과정을 통해 매개된다(그림 9.1). 이것은 국소조절자인 **리간드**(ligand)가 세포외, 막관통, 그리고 세포내(세포질성) 구성성분인 수용체와 결합하는 것을 포함한다. 리간드의 결합은 세포내의 인산화 도메인을 활성화시키는 수용체의 형태 변화를 유발한다. 활성화된 수용체는 세포내 신호 전달 경로가 시작되도록 하는데, 이것은 보통 인산화를 통해 이루어지며 유전자 발현을 개시하거나 억제하는 핵내 전사인자들의 활성화로 그 효과를 발휘하게 된다.

성장인자/수용체의 인산화효소들에 의한 신호전달 경로는 신호전달의 가장 잘 알려진 예들 중 하나이다. 이것은 섬유아세포 성장 인자 유전자군들에 대한 논의에서 더 자세히 알아보도록 하자.

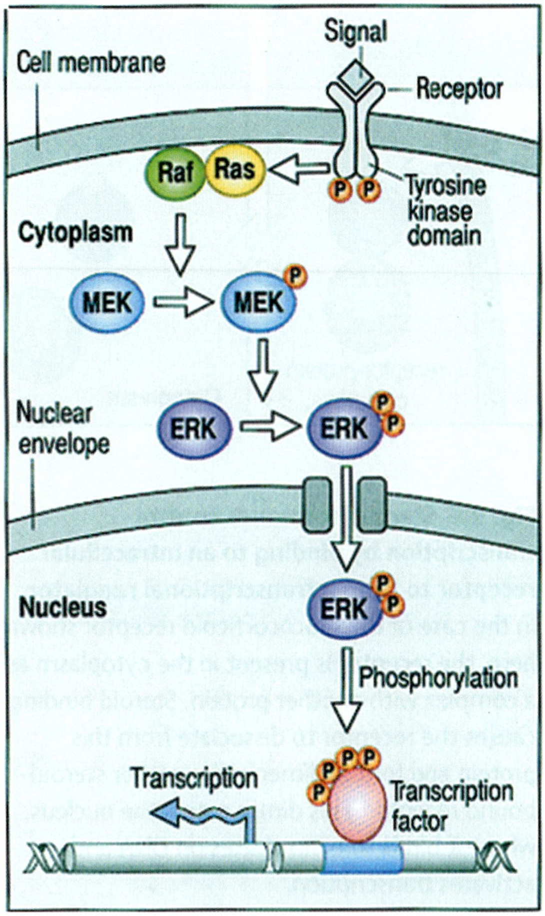

그림 9.1 Ras/Raf 신호전달경로의 단순 개요를 보여주는 신호전달 과정의 예. 이 경로는 세포 성장, 증식과 분화에 관여한다. 세포 표면 수용체에 신호 리간드가 결합하면 세포 내부 단백질들(Ras, Raf, MEK, 그리고 ERK)의 순차적인 인산화가 시작되어 결국 전사인자의 활성화가 이루어진다. [Wolpert L (2002) *Principles of development*, 2nd edn. Oxford University Press, Oxford 인용.]

세포-세포 부착(Cell-cell adhesion)

세포-세포 부착은 기본적으로 인접 유도의 한 예로써, 이에 의해 세포 부착 분자들, 예를 들면 카드헤린(cadherins), 인테그린(integrin), 셀렉틴(selectin) 들이 리간드-수용체 상호작용을 통한 세포간 결합을 촉진하게 된다. 이 과정은 커다란 세포군집이 함께 특정한 기관이나 조직으로 발달하도록 하거나, 발생중인 배아를 관통하는 신경관 세포로부터 신경능 세포들이 이동할 때 한 단위로 이동하도록 한다(p. 175).

인접한 세포들 사이에는 특수한 연접구조들이 형성되는데, 예를 들면 부착연접(adherens junction) 같이 부착을 강화하거나, 간극연접(gap junction)처럼 두 세포 사이의 통로를 제공하는 것들이다. 커넥신-26(connexin-26)이라고 알려져 있는 단백질을 암호화하는 특수한 간극 연접 유전자(*GJB2*)에서의 돌연변이는 유럽인 집단에서 가장 흔하게 감각신경성 청각 손실을 일으킨다. 이 돌연변이는 달팽이관의 유모세포에서 활동전위의 개시에 필요한 칼륨 이온의 재순환에 문제를 일으킨다.

예정된 세포사(Programmed cell death)

아폽토시스(apoptosis)라고도 알려져 있는 예정된 세포사(programmed cell death)는 정상적인 발달에서 중요한 부분이다. 이것은 요도 같은 정형 구조의 배관 형성, 중이(middle ear)의 도관 형성, 그리고 배아의 손발가락 사이의 물갈퀴구조 형성에 책임을 맡고 있다. 아폽토시스의 실패는 합지증(syndactyly: 손발가락의 융합)같은 심각한 발달 기형을 유발하거나 암 발생(p. 194)에 있어 주요인자로 작용한다. 아폽토시스는 BCL2(B-cell leukaemia 2)로 알려져 있는 유전자군들에 의해 매개되는데, 이들중 일부는 아폽토시스를 억제하거나 촉진하는 역할을 한다. 아폽토시스를 억제하는 유전자의 활성화는 조기 세포 사멸과 관계된 조건들을 위한 유전자 치료에 있어 가능한 접근법으로 고려되고 있다.

발생에 관한 유전자군들

최근의 연구들로 많은 유전자군들과 발생 경로들이 인간의 배발생과정에 관여하고 있음을 알게 되었다. 유전자군들은 높은 상동성을 나타내는 유전자들로 구성되는데 즉, 비슷한 DNA 서열을 포함하고 있다. 가장 중요한 것들 중 일부에 대해 아래에 설명하고자 한다.

호메오박스(Homeobox, *HOX*) 유전자군

인간에서 이것은 총 39개의 유전자들로 구성되며, 이들은 4 무리(clusters)로 구성되어 있다. 즉 7번 염색체 상의 *HOXA*, 17번 염색체 상의 *HOXB*, 12번 염색체 위의 *HOXC*, 그리고 2번 염색체 위의 *HOXD*이다. 이들 유전자들은 초파리에서 처음 발견되어 호메오틱(homeotic) 혹은 호메오박스(homeobox) 유전자로 이름이 붙여졌다. 이들 유전자들에서의 돌연변이들이 신체 부분의 정체성을 바꿀 수 있었기 때문인데, 예를 들어 촉수 대신에 다리가 성장하도록 한다. **호메오시스**(homeosis)는 하나의 체절이 다른 것으로 변형되도록 하는 것으로 정의된다.

각 *HOX* 유전자는 호메오도메인(homeodomain) 혹은 호메오박스(homeobox)라고 알려져 있는, 61개의 아미노산으로 이루어진 DNA 결합 영역을 암호화하는 183개의 보존성 뉴클레오티드 서열을 포함하고 있다. *HOX* 유전자들은 전사인자들을 암호화하는데, 이들은 형태형성에 관여하는 다양한 발생 경로에서 하류의 유전자들을 순차적으로 활성화시키도록 조절하는 역할을 담당한다. 이들 유전자 무리들은 진화 과정 동안 매우 고도로 보존되어 있으며, 그림 9.2에서 설명한 바와 같이 시간적, 공간적으로 차례로 발현되는 양상을 나타낸다. 그림에서는 초파리와 인간에서 전-후 축을 따라 나타나는 발현 패턴을 보여주고 있다. *HOXA*와 *HOXB* 무리들은 특별히 머리-꼬리 축의 형성에 관여하며, *HOXA*와 *HOXD* 무리들은 사지의 발달에 중요하게 작용한다.

인간에서 *HOX* 유전자들이 많다는 사실과, 이들의 배발생 과정에서의 중요성을 감안하면, 인간에서 *HOX* 유전자 돌연

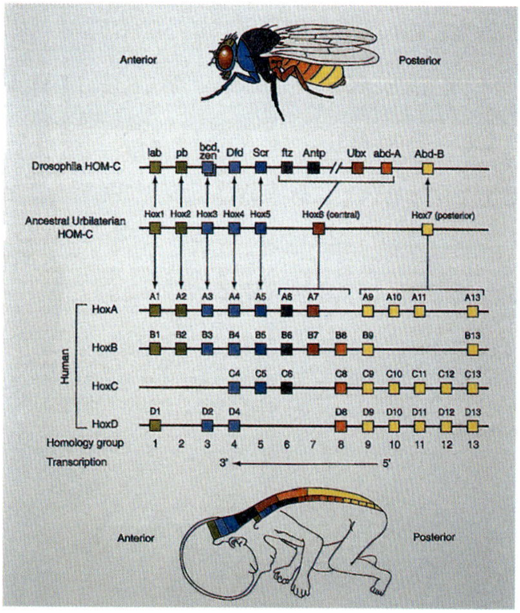

그림 9.2 초파리(*Drosophila*)와 인간에서의 HOX 유전자군의 발현 패턴과 유전체 구조. 두 번째 줄은 초파리부터 포유류에 이르기까지 이들의 발생 과정에 관여하는 가설적인 조상 Hox 유전자군(gene cluster)을 나타낸 것이다. [Epstein CJ, Erickson RP, Wynshaw-Boris A (eds) (2004). *Inborn errors of development*. Oxford University Press, New York.]

변이의 효과가 별로 알려진 것이 없다는 사실은 매우 의아스럽다. 이것은 아마도 중복성(redundancy) 때문일 수 있는데, 하나의 *HOX* 유전자는 다른 *HOX* 유전자의 결손을 보상할 수 있을 것으로 생각된다. 이러한 점에서 볼 때, *HOX* 유전자들은 **측상동**(paralogous)인데, 이것은 이들 유전자들의 구조가 비슷하고, 공통 조상 유전자로부터 같은 기원을 가졌음을 뜻한다. 인간의 *HOX* 무리들은 단일 원시 유전자 무리로부터 연속적인 2번의 중복으로 진화했을 것으로 생각된다. 인간에서 *HOX* 유전자 돌연변이가 잘 발견되지 않는 것에 대한 또 다른 설명은 이들의 효과가 너무 파괴적이어서 필연적으로 임신이 초기에 유산되도록 하기 때문이라는 것이다.

*HOXA*와 *HOXD* 무리들에서 발현되는 마지막 유전자에서의 돌연변이에 기인하는 세 가지 특수한 조건이 있다. *HOXA11*에서의 단일 뉴클레오티드 결실은 거핵구(mega-karyocyte) 결핍으로 인한 요척골유합증(radioulnar synostosis)과 혈소판감소증(thrombocytopenia)을 유발한다(MIM 605432). *HOXA13*에서의 기능상실 돌연변이는 손-발-성기 증후군(MIM 140000)을 일으키는데, 이 질환에서는 엄지손가락과 엄지발가락이 매우 작으며 여성에서는 자궁이상, 남성에서는 요도하열(hypospadia)과 관련이 있다. *HOXD13*에서의 세뉴클레오티드성 폴리알라닌 영역의 확장은 합다지증(synpolydactyly; MIM 186000)을 일으키는데, 여기서는 세 번째와 네 번째 손가

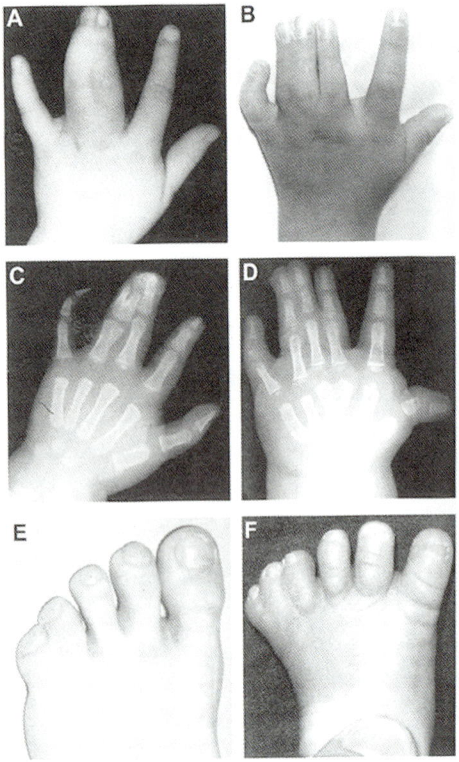

그림 9.3 *HOXD13* 에서의 돌연변이에 의해 유발된 합지증(syndactyly) 손과 발의 모양. [Epstein CJ, Erickson RP, Wynshaw-Boris A (eds) (2004) *Inborn errors of development*. Oxford University Press, New York 인용.]

락 사이의 물갈퀴(syndactyly)와 네번째와 다섯번째 발가락 사이의 물갈퀴들과 함께 합지증을 나타내는 손가락들의 중복이 발생한다(그림 9.3). 헌팅턴 질환이나 취약 X 증후군을 일으키는 역동적 트리플렛 반복서열 팽창(p. 12)과는 달리 합다지증을 일으키는 이 폴리알라닌 확장은 안정적이며 세대를 거치며 크기가 변하지는 않는다. 확장된 크기와 사지의 변화에 있어서의 중증도 사이에는 정상관 관계가 있는 것으로 보인다.

다른 호메오도메인을 포함하는 유전자들

전사인자를 암호화하는 다른 많은 유전자들도 호메오도메인을 포함하고 있음이 알려져 있다. 이들에는 paired-box (*PAX*) 유전자군에 속하는 여러 유전자들이 포함되며 아래에 설명할 것이다. 인간의 발생과 항상성에 중요한 호메오도메인 포함 유전자들의 또다른 예는 표 9.1에 나와 있다. 이들 유전자들에서의 돌연변이와 관계된 임상적 결과의 다양성이 이들의 중요성을 강하게 시사한다. *IDX1*은 동형접합성 및 이형접합성 돌연변이가 서로 다른 효과를 나타내는 유용한 사례를 제공한다. 기능 상실 돌연변이인 동형접합성 상태는 이자 형성부전(pancreatic agenesis)을 일으켜 출생시 당뇨와 이자의 외분비 기능 결손을 초래한다. 같은 돌연변이의 이형접합성은 평균 35세 정도에서 발생하는 성인성 당뇨를 발달시킨다. *IDX1*은 젊은이들의 성인기 발생 당뇨(maturity onset diabetes of the young, MODY) 제 4형을 유발하는 유전자이다(p. 127).

Pairedd-box(*PAX*) 유전자군

인간에서 이들은 총 9개의 유전자로 구성되며 초기 배발생과

표 9.1 호메오도메인을 포함하며, 인간에서의 발생 질병과 관련이 있는 유전자들

Gene	Locus	Disorder	MIM	Features
HLXB9	7p36	Currarino syndrome	176450	Anorectal malformation, hemisacrum presacral mass
IDX1	13q12	Maturity-onset diabetes of the young (MODY), type 4	606392	MODY in heterozygotes; pancreatic agenesis in homozygotes
LMX1B	9q34	Nail-patella syndrome	161200	Absent nails and patellae; also nephropathy and glaucoma
MSX1	4p16	Witkop syndrome	189500	Hypodontia, cleft lip/palate, nail defects
MSX2	5q34	Craniosynostossis, Boston type	604757	Variable craniosynostosis caused by gain-of-function mutations
		Parietal foramina	168500	Parietal foramina (gaps in skull ossification) caused by loss-of-function mutations
NKX2-5	5q34	Congenital heart defects	108900	Atrial septal defects and atrioventricular conduction block
PITX2	4q25	Reiger syndrome	180500	Eye, teeth and umbilical defects
SHOX	[a]Xp22/Yp11	Dyschondrosteosis	127300	Short stature and wrist deformity (p. 60)

[a] *SHOX* is located in the pseudoautosomal region shared by the X and Y chromosomes.

표 9.2 *PAX* 유전자와 발생 이상

Gene	Locus	Expression pattern	MIM	Abnormality and features
PAX2	10q24	Brain, eye, ear, kidney	120330	Renal-coloboma syndrome (renal hypoplasia and ocular coloboma)
PAX3	2q35	Brain, neural tube, neural crest	193500	Waardenburg syndrome type I (deafness, dystopia canthorum and pigmentary disturbance)
PAX6	11q13	Brain, neural tube, eye and pituitary	106210	Aniridia (hypoplasia or aplasia of the iris)
PAX8	2q12-14	Neural tube and thyroid gland	167415	Congenital hypothyroidism; mutations cause thyroid dysplasia
PAX9	14q12	Teeth, ribs and vertebra	106600	Hypodontia (absence of secondary molars and premolars)

정에서 전사인자를 암호화하는데, 이들은 특별히 세포 운명의 결정에 관여한다. 이들은 모두 쌍상자(paired box)라고 알려진 DNA 결합 도메인을 공유한다. 이것은 초파리에서 돌연변이가 되면 몸체 패턴과 체절화에 결함을 일으키는 여러 유전자들로 발견되었었다. *PAX* 유전자들 중 많은 수가 호메오틱(*HOX*) 유전자군에서 보이는 것과 동일한 두 번째 DNA 결합 도메인을 포함하고 있다. *HOX* 유전자와는 반대로 *PAX* 유전자들은 무리(클러스터)로 배열되어 있지는 않다.

5개의 *PAX* 유전자들에서 기능상실 돌연변이들은 관련 유전자들 각각의 배아 발현 패턴과 일치하는 특정한 기형을 일으키는 것으로 보인다(표 9.2). 예를 들어, *PAX2*와 *PAX6*는 둘 다 눈에서 발현된다.

*PAX2*에서의 돌연변이들은 안열구(optic fissure)가 닫히는 데 결손을 유발하여 안조직결손증(coloboma)이라고 알려진 시신경 및 홍채 결함이 나타나게 한다(그림 9.4). *PAX6*에서의 돌연변이는 비정상적 홍채 발달을 일으키거나 아예 홍채를 없앤다. *PAX6*는 WAGR 근접 유전자 결실 증후군(p. 64)에서 결실되는 유전자 중의 하나이다. 비록 *PAX3*가 발생 중인 눈에서 직접 발현되는 것은 아니지만, 홍채의 색소세포들이 *PAX3*가 활발하게 발현되는 신경능 세포들이 이동하여 형성되기 때문에 *PAX*에서의 돌연변이들은 홍채들의 색소화 패턴에서 변형을 일으킬 수 있다.

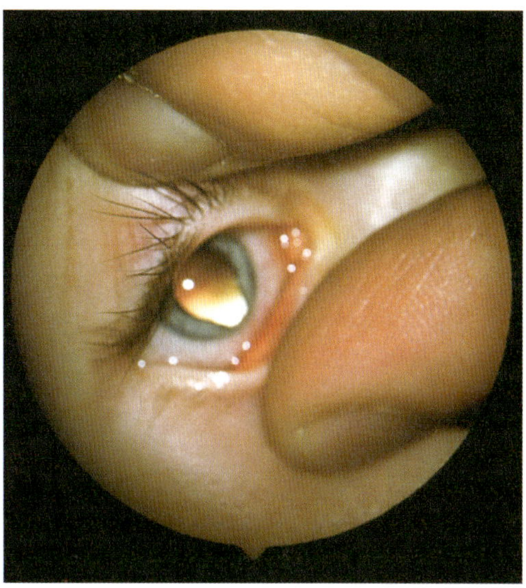

그림 9.4 *PAX2* 유전자에서의 돌연변이에 의해 발생한 홍채 조직결손증 (Iris coloboma). [Mr G. Woodruff, Leicester Royal Infirmary, Leicester 인용.]

기능상실 효과를 가진 돌연변이로부터 유발되는 반불충분성의 효과와는 반대로, 증가된 *PAX* 전사활성은 발암과정과 연관이 있다. 태아의 신장 윌름 종양(Wilms tumor)에서 *PAX2*와 *PAX8*의 발현이 증가된다. 전좌로 인해 *PAX*의 DNA 결합 도메인과 다른 유전자들의 활성화 도메인이 융합한 것이 폐포 횡문근육종(alveolar rhabdomyosarcoma)과 거대세포 림프종(large cell lymphoma)에서 발견된 바 있다.

발생 유전자 경로

발생경로(developmental pathway)는 신호전달과 같은 과정에 관여하는 유전자와 이들이 암호화하는 단백질들로 구성된다. 가장 잘 알려진 2가지는 섬유아세포 성장인자/수용체와 음파의 견고한 요새(sonic hedgehog) 신호전달 경로이다.

섬유아세포 성장인자와 수용체들

섬유아세포 성장인자(fibroblast growth factor)들은 일련의 복잡한 신호전달 경로를 통해 세포분열의 조절, 분화 및 이동을 조절하는 데 중요한 역할을 담당한다. 이들은 섬유아세포 성장인자(FGF), 수용체(FGFR), 그리고 헤파린 설페이트 프로테오글리칸(HSPG)과의 상호작용에 의해 매개된다. 수용체의 활성화는 FGF, FGFR, 그리고 HSPG로 구성된 세분자 복합체가 이합체화(dimerization)되면서 발생한다. 곧이어 FGFR에서 티로신 키나아제의 인산화와 그 하류의 신호전달이 이루어진다.

FGF/FGFR 신호전달 경로에 관여하는 유전자군은 23개의 *FGF* 유전자와 4개의 *FGFR* 유전자들로 구성된다. 비록 많은 FGF 단백질들이 태아와 성인의 여러 단계에서 발현되는 것으로 알려져 있었지만 현재까지는 *FGF* 유전자들 중 단 하나인 *FGF23*만이 유전질환의 원인으로서 관련되어 있었다. *FGF23*에서의 돌연변이들은 드문 형태의 비타민 D 저항성 구루병(vitamin D resistant rickets, MIM 193100)의 원인이며, 이것은 더 흔한 형태의 X-연관성 형태(p. 80)와는 달리 상염색체우성 유전 현상을 보인다.

알려져 있는 네 가지의 *FGFR* 유전자들은 고도로 보존된 아미노산 서열을 공유하지만 그들의 리간드 친화도나 조직에서의 분포는 다르게 나타난다. 이들은 수용체 티로신 키나아제의 하위 단위체를 암호화하는데, 이들 키나아제들은 리간드가 결합하는 세포외 영역과 단일 막관통 영역, 그리고 두 부분으로 이루어진 세포내 키나아제 영역으로 구성되어 있다. *FGFR1*, *FGFR2*, 그리고 *FGFR3*에서의 돌연변이는 12가지의 서로 다른 조건들을 일으키는데, 이들은 두개골유합증(craniosynostosis) 증후군과 팔다리가 짧은 골격 이형성증(skeletal dysplasia)이라는 제목으로 묶일 수 있다(표 9.3). 두개골유합증은 2개의 봉합선이 조기에 연합되는 것을 뜻한다. 이것은 종종 정상적인 안면발달을 심하게 파괴한다. 연관된 짧은 사지 골격 이형성증은 치사성이형성증(thanatophoric dysplasia)(그림 9.5)에서와 마찬가지로 출생 전이나 출생 직후에 사망하거나, 선천성 연골발육부전증(achondroplasia)

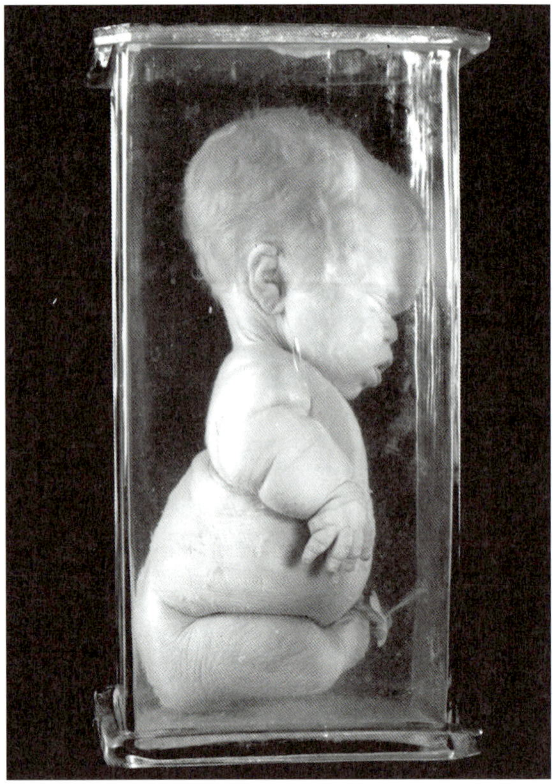

그림 9.5 치사성 이형성증(thanatophoric dysplasia)을 가진 유아. [Dr R J Oostra, Museum Yrolik, Amsterdam, The Netherlands; photograph prepared by C J Hersbach 인용.]

표 9.3 섬유아세포 성장인자 수용체 유전자(FGFR)들에서의 돌연변이에 의해 발생하는 질병들

Gene	Locus	Disorder	MIM	Features
Craniosynostosis syndromes				
FGFR1	8p11	Pfeiffer syndrome	101600	Craniosynostosis with broad thumbs and big toes
FGFR2	10q26	Apert syndrome	101200	Craniosynostosis plus hand and foot syndactyly
		Beare-Stevenson syndrome	123790	Craniosynostosis plus cutis gyrata
		Crouzon syndrome	123500	Craniosynostosis with ocular proptosis
		Pfeiffer syndrome	101600	Craniosynostosis with broad thumbs and big toes
FGFR3	4p16.3	Crouzon syndrome	123500	Craniosynostosis plus acanthosis nigricans
		Muenke syndrome	602849	Isolated coronal suture synostosis
Short-limb skeletal dysplasias				
FGFR3	4p16.3	Achondroplasia	100800	Macrocephaly, short trunk and limbs
		Hypochondroplasia	146000	Short trunk and limbs
		Thanatophoric dysplasia		
		Type I	187600	Macrocephaly, severe short stature, small chest
		Type II	187601	As type I; also craniosynostosis

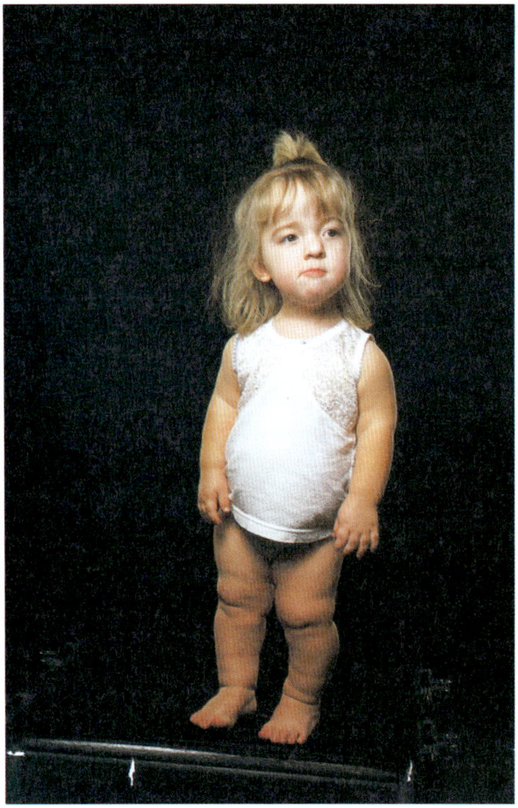

그림 9.6 연골발육부전증(achondroplasia)을 가진 어린 소녀.

(그림 9.6)에서처럼 약간 작은 키에 정상 지력을 가졌으며 정상적인 수명을 나타내는 등 그 결과가 다양하게 나타난다.

이러한 조건들은 모두 기능획득 효과를 발휘하는 돌연변이에 의해 발생하는 것으로 많은 수의 서로 다른 기작들에 의해 매개된다. 선천성 연골발육부전증을 일으키는 공통적인 돌연변이는 *FGFR3*에서의 g.1138G→A 혹은 p.Gly380Arg로, 리간드와 상관없이 수용체의 키나아제 활성을 약 20% 정도 증가시킨다. 대부분의 아퍼트 증후군(Apert syndrome)을 일으키는 두 돌연변이인 *FGFR2*에서의 p.Ser252Trp와 pPro253Arg는 리간드인 FGF2에 대한 친화도 증가로 수용체 신호전달을 증가시킨다. 마지막으로, 심각한 형태의 치사성 이형성증(thanatophoric dysplasia; '죽음을 낳는다'는 의미의 그리스어를 번역한 것)을 일으키는 돌연변이는 내부의 키나아제 활성 억제자가 사라져 이 효소의 활성을 100배 정도 증가시키는 결과를 초래함으로써 발생하는 것이다.

소닉 헤지호그(Sonic hedgehog) 신호전달 경로

헤지호그 신호전달 경로(hedgehog signalling pathway)는 초기 배아신호전달에서의 순차적인 상호작용에 관여하는 유전자와 유전자 산물들의 복잡한 연결망으로 이루어진다. '헤지호그(hedgehog)'라는 말은 원래 한 유전자군의 어떤 유전자가 초파리 유생에서 강모(bristle)의 중복을 일으키는 것을 보고 사용되었던 것이다. 사람에서는 3개의 헤지호그 유전자들이 발견되었다. 이들은 7번 염색체의 소닉 헤지호그(sonic hedgehog, *SHH*), 2번 염색체의 인디안 헤지호그(Indian hedgehog, *IHH*), 12번 염색체의 데저트 헤지호그(desert hedgehog, *DHH*)이다. *SHH*는 이들 중 가장 중요한 것으로 보이는데, 뇌, 심장, 팔다리싹, 그리고 중축골격 등을 포함하여 넓은 범위의 발현 패턴을 나타낸다.

이해를 쉽게 하기 위해, 그 경로는 세 가지 중요한 단계로 구성된 것으로 생각하자(그림 9.7). 첫번째는 콜레스테롤 부분의 첨가에 의한 *SHH* 단백질 산물의 변형이다. 두 번째는 *SHH*가 리간드로 그것의 수용체인 9번 염색체 상의 *patched*(혹은 *PTCH*) 유전자에 의해 암호화되는 *PTCH*에 결합함으로써 짧은 범위와 긴 범위의 *SHH* 신호전달을 일으키는 것이다. 세 번째 단계는 PTCH가 *GLI* 유전자군의 세포내 신호전달을 활성화시키는 것으로, 이것은 신경교아세포종(glioblastoma)에서 처음 발견되었기 때문에 이렇게 불린다.

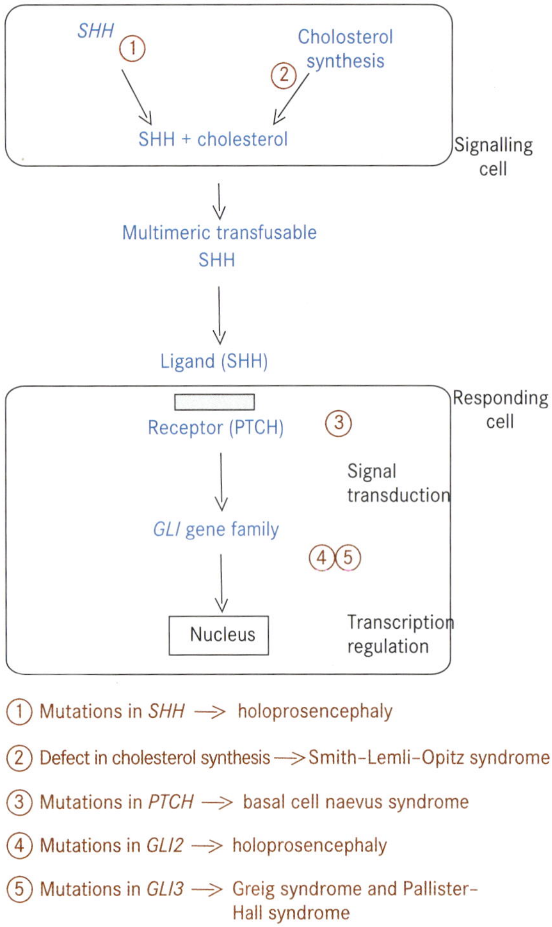

그림 9.7 소닉 헤지호그(Sonic hedgehog) 신호전달 경로의 요약.

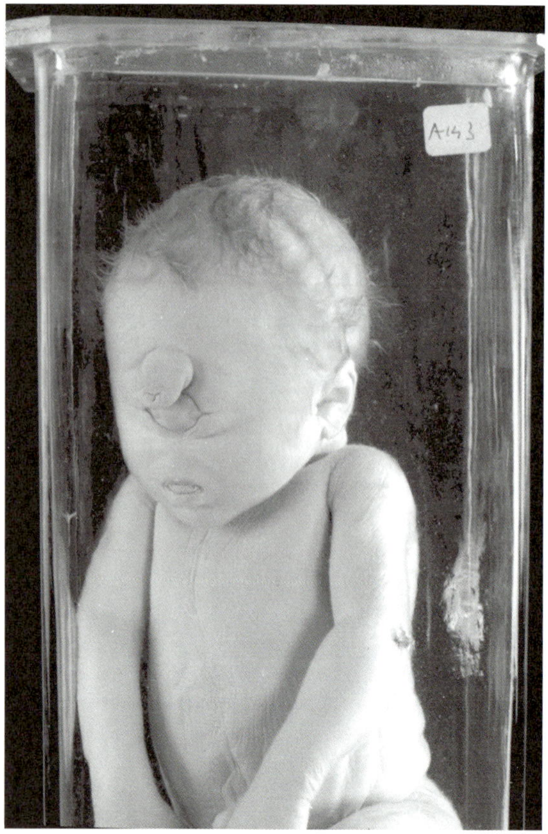

그림 9.8 완전전뇌증(holoprosencephaly)의 얼굴 형태. [Dr R J Oostra, Museum Vrolik, Amsterdam, The Netherlands; photograph prepared by C J Hersbach 인용.]

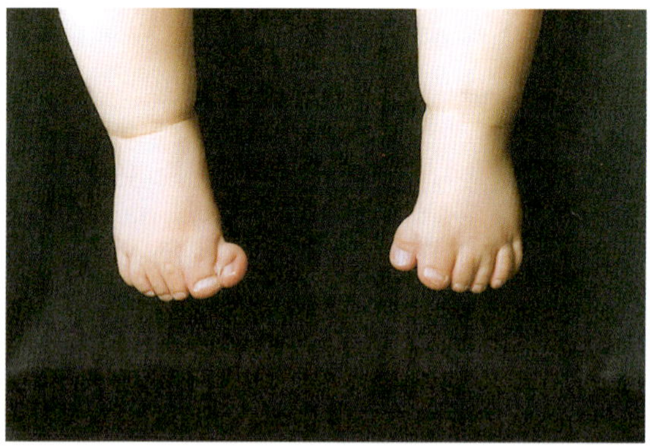

그림 9.9 그레이그 두다합지증 증후군(Greig cephalopolysyndactyly syndrome)을 가진 아동의 발 모양.

GLI 유전자는 전사 조절자(transcription regulator)로 작용한다.

헤지호그 신호전달 경로의 중요성은 그 곳에서의 돌연변이에 의해 유발되는 다양한 조건들에 의해 설명된다(그림 9.7). 반불충분성을 일으키는 *SHH*에서의 돌연변이들은 완전전뇌증(holoprosencephaly, MIM 142945)을 일으킨다(그림 9.8). 이것은 심각하고, 종종 치사성인 기형으로 13번 삼염색체성에서도 공통적이다(p. 57). 여기서는 완전전뇌가 대뇌반구들로 갈라지는데 실패하게 된다. 이것은 보통 양안간격이상(hypotelorism, 두 눈이 가깝게 위치함), 납작한 코, 그리고 중앙이 갈라진 입술(그림 9.9)을 포함한 얼굴 정중선의 발달 이상과 관련이 있다. 기능상실 효과를 가진 *PTCH*에서의 돌연변이들은 기저세포 모반증(Gorlin-MIM 109400)을 일으킨다. 여기에서는 턱의 낭포와 늑골 기형과 연관된 많은 기저세포 암들이 발생한다. *GLI2*에서의 돌연변이는 완전전뇌증(holoprosencephaly)을 일으킨다. *GLI3*에서의 돌연변이는 두 가지 조건을 발생시키는 데, 그레이그 두다합지증(Greig cephalopolysyndactyly) 증후군(MIM 175700)과 팔리스터-홀 증후군(Pallister-Hall syndrome; MIM146510)이다. 그레이그 두다합지증에서는 이마가 넓고 돌출되어 있으며 사지에는 여분의 손발가락들이 존재한다(다지증). 그리고 손발가락들 사이에 물갈퀴가 있다(합지증)(그림 9.9). 팔리스터-홀 증후군에서의 특징적인 소견은 다지증 및 뚫리지 않은 항문과 시상하부의 과오종(hamartoma)이다.

콜레스테롤 합성에서의 오류들 역시 *SHH* 신호전달에서의 부작용을 일으킬 수 있는데, 이것은 손상된 콜레스테롤 변형 때문이다. 이것은 스미스-렘리-오피츠 증후군(Smith-Lemli-Opitz syndrome, MIM 270440)으로 설명될 수 있는데, 여기서는 7-dehydrocholesterol이 콜레스테롤(cholesterol)로 전환되지 못함으로써 발생하는 것이다. 이환된 많은 환자들이 다지증을 나타내며, 4~5%에서는 완전전뇌증이 발생한다.

*IHH*와 *DHH* 신호전달 경로가 *SHH* 경로만큼 잘 알려진 것은 아니지만 최근에, *IHH*에서의 기능상실 돌연변이가 A-1형의 단지증(brachydactyly, MIM112500)을 일으키는 것으로 밝혀졌다. 여기에서는 가운데 손발가락이 짧다(그림 9.10). 아무 해가 없는 이러한 조건은 1903년 파라비(Farabee)에 의해 인간에서 상염색체성 우성 유전을 나타내는 것으로 처음 밝혀졌다.

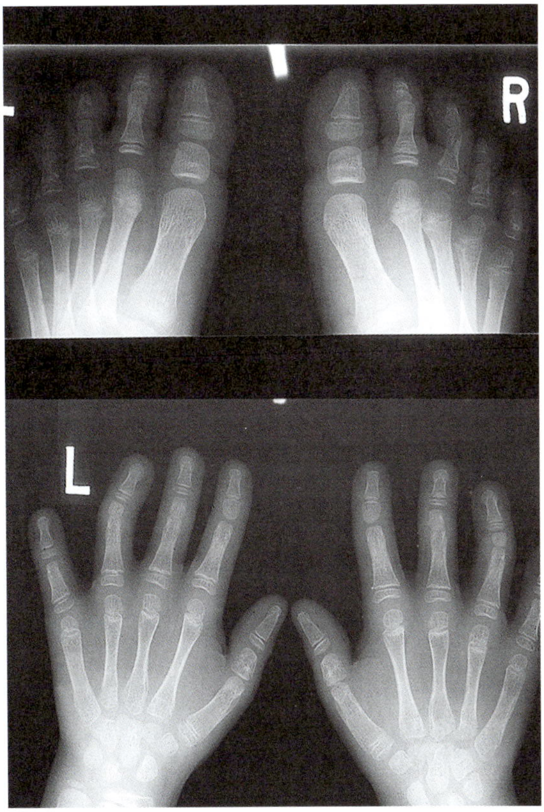

그림 9.10 A-1형의 단지증(type A-1 brachydactyly)에서의 손발에서 가운데 손발가락이 짧아짐을 보여주는 방사선투과 사진.

> **요점**
>
> 많은 수의 유전자군들과 발생경로들이 인간의 배발생 과정에 관여한다. 이들 유전자에서의 돌연변이들은 다양한 이상과 발생적 증후군을 일으킨다.

통합적 발생경로

발생생물학의 목표중 하나는 어떻게 유전자군들과 신호전달 경로가 상호작용하여 기관과 조직이 형성되도록 하는지를 이해하는 데 있다. 현재 분자 신호전달과정과 조직의 성숙에 대한 통합은 잘 이해되고 있지 못하다. 그러나, 다양한 질병에 관여하는 발생경로에 대한 연구로 일부 통찰이 얻어지고 있다. 여기서는 그러한 예 두 가지를 고려해 볼 것이다. 신경능 이동경로와 성 결정 과정이다.

신경능 세포의 이동

신경능 세포들은 신경구(neural fold)의 융기를 따라 놓여진 신경외배엽(neuroectoderm)으로부터 형성된다. 신경관(neural tube)이 표피 외배엽으로부터 분리됨에 따라 신경능 세포들이 점차 이동을 시작하여 다양한 체조직을 형성한다. 이들은 머리와 목의 근육, 갑상선의 C세포, 부신수질, 말초신경계와 멜라닌 세포(melanocyte)로 알려진 색소 생성 세포들을 포함한다. 신경능 세포들이 이들 다양한 조직들을 형성하도록 유도하고 이동하는데 많은 유전자군들이 관여하는 것으로 알려져 있다. 와덴버그 증후군(Waardenburg syndrome)과 히르슈슈프룽 병(Hirschsprung disease)에 대한 연구로부터 얻어진 증거들은 이들 경로 중 2가지가 밀접하게 통합되어 있음을 시사한다(그림 9.11).

네 가지 형태의 와덴버그 증후군(MIM 193500)이 알려져 있다:

- *1형*: 특징적인 증상으로 청각상실, 머리카락, 피부, 눈에서의 색소침착 이상, 안각이소증(dystopia canthorum; 눈의 내안각이 측면으로 이동됨)이 나타난다. 반불충분성을 일으키는 *PAX3*에서의 이형접합성 돌연변이에 의해 발생한다.
- *2형*: 임상적 특징은 1형과 매우 비슷하지만 내안각 사이의 거리가 정상인 점만 다르다. *MITF*(microphthalmia associated transcription factor)에서의 돌연변이에 의해 발생한다. *MITF*는 *PAX3*과 *SOX10*에 의해 활성화된다.
- *3형*: 사지 이상도 가지고 있는 개인에서 나타나는 중증의 1형 형태이다.
- *4형*: 환자들은 와덴버그 증후군과 히르슈슈프룽 질병의 전형적인 특징들을 가진다. 이것은 *SOX10*에서의 돌연변

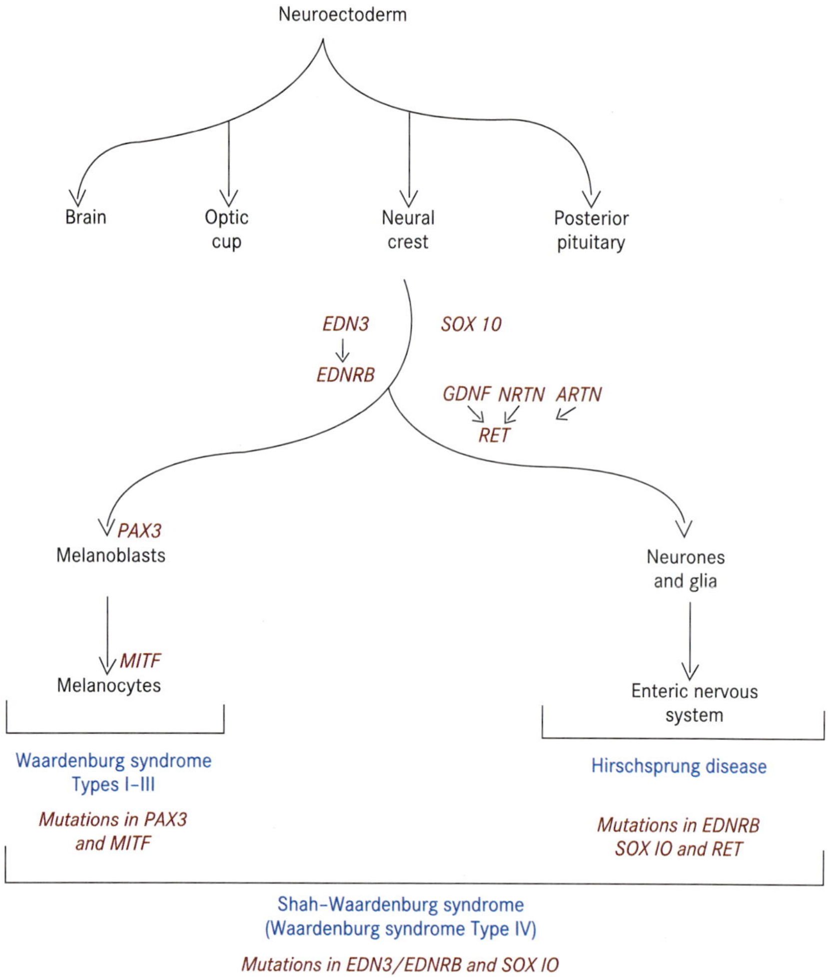

그림 9.11 신경능 이동에 관여하는 유전자들.

이니 엔도텔린(cndothelin) 신호전달 경로에서의 돌연변이에 의해 발생한다. 샤-와덴버그 증후군(Shah-Waardenburg 증후군)이라고도 알려져 있는 이 형태는 다음 논의와 특별한 관련이 있다.

히르슈슈프룽 질병에 대한 유전적 기여는 복잡하며 이미 6장에서 고려한 바 있다(p. 127). 임상적으로 히르슈슈프룽 질환은 정상적인 신경능 세포들의 이동 실패로 인한 장과 직장의 무신경절증이 원인인 심각한 변비와 장폐색으로 나타난다. 엔도텔린과 RET 신호전달 경로를 포함하여 여러 유전자들이 위에서 설명한 것과 같이 여러 유전자가 관여하여 병이 생기는 조건에 기여하게 된다. 어떻게 이들 유전자가 상호작용하는지 정확하게 밝혀진 것은 아니지만 현재의 의견들은 히르슈슈프룽 질환이 비정상적인 신경능 세포 이동에 의한 질병이라는 것이다. 즉, 신경능병증(neurocristopathy)으로, 중요한 세포 신호전달 유전자들 중 일부에서 발생한 돌연변이에 기인한 것이라는 시각이 지배적이다.

신경능세포 이동에 관여하는 신호전달 경로의 통합이라는 관점에서(그림 9.11), 어떻게 관련 유전자들 일부에서의 돌연변이들이 와덴버그 증후군과 히르슈슈프룽 질환 둘 다(샤-와덴버그 증후군)를 일으키게 되는지를 살펴보는 것은 어렵지 않다. 색소성 이상은 피부, 털, 그리고 홍채들에서의 멜라닌 세포 결핍에 의해 발생한다(그림 9.12). 청각 상실은 속귀

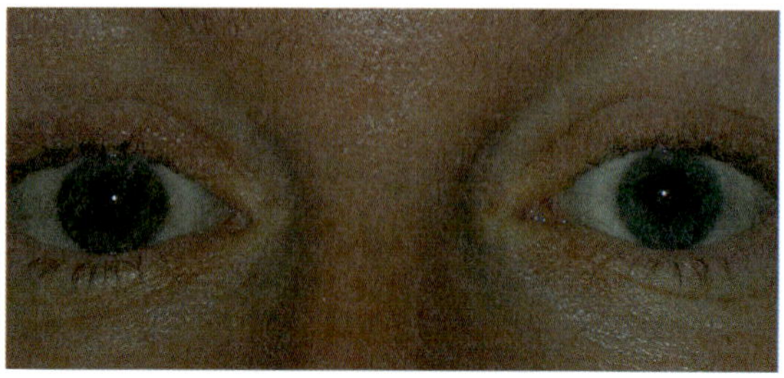

그림 9.12 홍채 이색증(iris heterochromism)(=양 눈의 홍채 색이 다름)을 나타내는 와덴버그 증후군(Waardenburg syndrome)을 가진 여성의 눈.

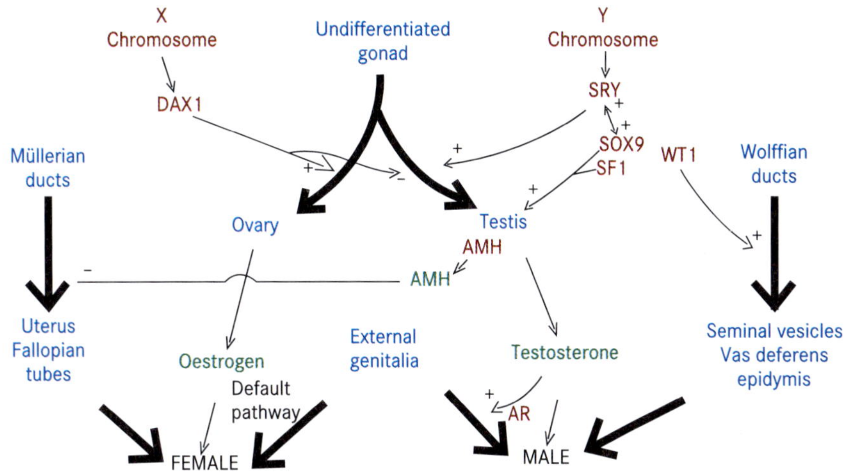

그림 9.13 성 결정 경로의 모식도 표현.

의 혈관선조(stria vascularis) 내에 멜라닌 세포가 없기 때문이다. 장의 기능적 폐색은 대장과 직장의 비정상적 신경분포를 반영하는 것이다. 샤-와덴버그 증후군은 한 유전자에서의 돌연변이가 다양하고도 분명하게 관계없는 임상적 효과들을 일으키는 방법, 즉 **다면발현**(pleiotropy)을 나타내는 방법에 대한 설명을 분자 생물학이 어떻게 제공할 수 있는지를 잘 보여주는 훌륭한 예라고 할 수 있다.

성 결정 경로

인간 배아에서의 성 결정은 매우 복잡하며 아직도 완전히 이해되고 있지 못하다. 단순화시킨 이론적 도해가 그림 9.13에 제시되어 있다.

수태 후 5~6주 까지 배아의 성선은 분화되지 않은 상태이다. 정소나 난소로의 연속적 발달은 여러 유전자들에 의해 결정되며, 가장 뚜렷하게는 Y 염색체 상의 *SRY*(sex determining region of the Y chromosome)(BOX 9.1)와 X 염색체 상의 DAX1에 의해 이루어진다. (DAX1은 dosage sensitive sex reversal, adrenal hypoplasia congenita critical region on the X chromosome, gene 1을 뜻한다; X 염색체 상의 양에 민감한 성 반전, 선천성 부신형성 저하증을 일으키는 유전자 1.) *SRY*는 *SF1*, *SOX9*, 그리고 *WT1* 등을 포함하여 다른 여러 전사 조절 유전자들과 상호작용하여 정소가 테스토스테론과 항-뮐러리안 호르몬(anti-Müllerian hromone, AMH)을 생산하도록 촉진한다. 테스토스테론은 안드로겐 수용체(androgen receptor, AR)를 통해 외부 성기를 남성화시키고 울프관(Wolffian tube)이 남성의 내부 성기로 발달하도록 작용한다. AMH는 뮐러관 시스템(Müllerian duct system)의 발달을 저해한다.

SRY 유전자가 없으면, *DAX1*의 양이 2배가 되어(즉 2개의 X 염색체가 존재하면) 미분화 성선이 정상적으로 난소로 발달하도록 돕는다. 뮐러관들은 자궁, 나팔관(Fallopian tube), 그리고 질의 시작부위로 발달한다. 외부 성기는 정해진 경로를 따라 음핵(clitoris), 음순(labia), 그리고 질 입구로 발달한다.

비정상적 성발달의 염색체

X나 Y 염색체의 구조나 숫자 이상은 종종 정상적인 성 결정 경로에 영향을 미친다. 터너 증후군(45,X – p. 59)에서처럼 X 염색체가 하나뿐인 경우, 지속적인 난소 발달이 이루어지지 않는데('성선 발육부전'), 아마도 부분적으로는 *DAX1*의 사본 하나가 없기 때문인 것으로 보인다. *DAX1*은 부신선과 난소의 정상적 발달에 필요한 핵 수용체를 암호화한다. *DAX1*은 또한 정소의 발달을 억제한다. 이것이 아마도 클라인펠터 증후군(46,XXY – p.60)인 남자가 왜 작은 정소를 가지는지 부분적으로 설명해 주는 것 같다. Xp21.3은 *DAX1* 좌위를 포함하는 부분인데, 이곳이 중복되면 46,XY인 배아에서는 성선 발육부전으로 여성형 특징이 나타나게 된다. 이러한 현상은 XY 성 반전 혹은 **가성반음양**(pseudohermaphroditism)이라고 불린다(표 9.4).

종종 감수분열 I기에 X 염색체와 Y 염색체 사이에서의 변칙적 교차(*illegitimate crossing-over*)로 인해 *SRY* 좌위를 포함하고 있는 Yp11.2가 X 염색체의 단완으로 전좌되는 일이 발생한다(그림 9.14). 이것은 남성 표현형을 가진 XX 핵형이 나타나도록 하거나, 혹은 여성 표현형을 가진 XY 핵형 개체를 만든다. 2개의 Y 염색체가 존재하는 것은 성선 발달에 뚜렷한 효과를 미치지는 않는데, XYY증후군(p. 61)을 가진 남성에서는 성 결정이 정상적이다.

BOX 9.1 역사적 출판물: *SRY*의 발견

1956년에 인간 염색체 연구를 위한 믿을만한 기술이 개발된 후, Y 염색체의 존재는 세포 내에 존재하는 X 염색체의 수에 관계없이 남성 성을 이끈다는 사실이 확립되었다. Y 염색체가 없으면 여성이 발달하게 된다. Y 염색체 상에서 남성 성을 결정하는 가상적 유전자는 정소결정 인자(testes determining factor), 즉 *TDF*로 이름이 붙여졌다.

*TDF*의 위치에 대한 단서는 XX남성이나 XY 여성들에 대한 연구로부터 얻어졌는데, 이들은 X와 Y 염색체들의 단완이 관여하는 작은 전좌 부분을 갖고 있음이 발견되었다. 즉, 46,XX 인 남성들은 X 염색체의 단완 끝에 달라붙은 Y염색체의 짧은 팔 부분 말단을 가지고 있었던 것으로 드러났다. 이와 비슷하게, 46,XY 인 여성들 일부는 그들의 Y 염색체 단완 말단 부분이 X 염색체의 단완 말단 부분으로 대체되어 있었음이 밝혀졌다.

46,XX 남성들에 존재했던 여러 Y 염색체 부분들에 대한 분자생물학적 분석으로 *TDF*는 Y염색체 단완(Yp)의 위상염색체 부분(pseudoautosomal region, PAR)에 가깝게 위치하고 있음이 거의 확실한 것으로 드러났다. 이 부분은 남성의 감수분열 I 기에 X 염색체와 상응하여 짝을 이루는 Y 염색체 부분이다. 드물게 발생하는 비정상적 교차가 PAR 바로 바깥에서 발생하는 경우에, *TDF*가 X 염색체의 단완부로 옮겨갈 가능성이 존재한다(그림 9.14).

*TDF*에 대한 탐색은 PAR 근처의 바로 근접 지역에 집중되었다. 이 지역에 대한 서브클론들은 다른 포유류 수컷들로부터 얻어진 DNA와 혼성화되었다. 하나의 서브클론이 오직 정소에서만 발현되는 전사체를 가진 남성-특이적 서열을 포함하고 있음이 밝혀졌다. 이 남성 결정 유전자는 *SRY*로 이름이 붙여졌다. 곧이어 소수의 46,XY 여성에서 *SRY*에서의 돌연변이가 보고되었다.

*SRY*는 이제 남성의 발달을 결정하는 유전자들의 협동적 작용을 지시하는 지휘자로 받아들여진다(그림 9.13). 이것은 204개의 아미노산으로 이루어진 단백질로, 고도 이동성 그룹(high mobility group, HMG) 도메인을 포함하고 있으며, 단일 엑손으로 구성되어 있다. 이 단백질은 DNA에 결합하여 성-결정 경로에 관여하는 다른 유전자들의 전사를 조절한다. 비슷한 HMG 도메인을 포함하고 있는 일부 하위 유전자 그룹은 *SRY* 관련 box(*S*RY-related b<u>ox</u>) 혹은 *SOX* 유전자들로 표시된다. *SOX9*은 남성의 결정에 주요 역할을 담당하는 것으로 보인다(p. 179).

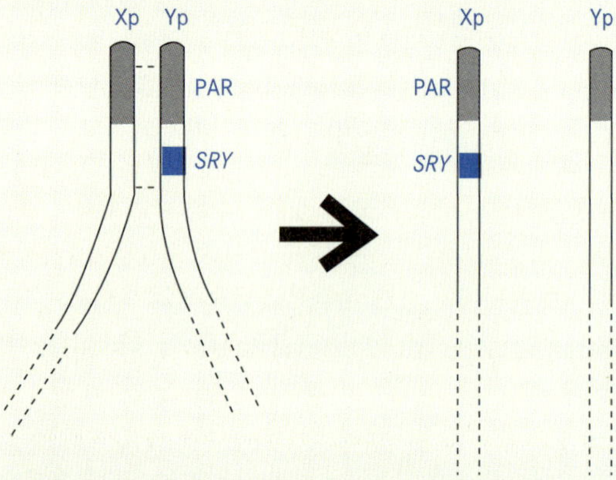

그림 9.14 남성의 감수분열 I 기에 X 와 Y 염색체 말단에서 나타나는 변칙적인 교차. PAR = pseudoautosomal region; *SRY* = sex-determining region of the Y chromosome.

참고문헌

Sinclair AH, Berta P, Palmer MS *et al.* (1990) A gene from the huma sex-determining region encodes a protein with homology to a conserved DNA-binding motif. *Nature*, **346**, 240-244.

표 9.4 성 반전의 원인들

Male pseudohermaphroditism	Female pseudohermaphroditism
(46,XY with ambiguous or female genitalia)	(46,XY with ambiguous or male genitalia)
Androgen insensitivity (due to mutation in *AR*)	Congenital adrenal hyperplasia due to 21 hydroxylase deficiency
Loss of function mutation/deletion in *SRY*	Exogenous androgen ingestion in pregnancy
Duplication of *DAX1* on Xp21.3	Translocation of *SRY* from Y to X chromosome
Campomelic dysplasia (caused by mutation in *SOX9*)	
Denys-Drash syndrome (caused by mutation in *WT1*)	
Adrenal failure (caused by mutation in *SF1*)	

단일-유전자에 의한 비정상적 성 발달

남성 가성반음양

SRY, *SF1*, *SOX9*, 혹은 *WT1* 등에서의 기능상실 돌연변이는 모두 생식기모호증(ambiguous genitalia)이나 완전한 성반전을 유발할 수 있다. *SF1*(steroidogenic factor 1)은 부신선과 발달중인 정소에서의 스테로이드 합성에 있어 주요 조절자로 작용하는 핵 수용체를 암호화한다. 부신 기능이 없는 46,XY 여성에서 기능상실 돌연변이들이 발견되었다. *SOX9*은 HMG 도메인을 가진 전사인자를 암호화하는데, 이 도메인은 *SRY*에서의 HMG 도메인과 강한 상동성을 보인다. *SOX9*에서의 기능상실 돌연변이는 캄포멜릭이형성증(campomelic dysplasia, MIM 114290)을 유발하며, 이 질병에서는 치명적인 골격이상이 다양한 46,XY 성반전과 연관되어 있다. 골격이상은 *SOX9*이 연골에서 발현되는 콜라겐 유전자인 *COL2A1*의 발현도 조절한다는 사실에 의해 설명된다. 마지막으로, *WT1* (Wilms tumour suppressor)은 발달중인 성선과 울프관에서 활발하게 발현되는 DNA 결합성 아연 집게 전사인자(DNA binding zinc finger transcription factor)를 암호화한다. *WT1*에서의 기능상실 돌연변이는 데니스-드래쉬 증후군(Denys-Drash syndrome, MIM 194080)을 일으키는데, 여기에서는 초기 아동기에 발생하는 신질환 및 윌름스 종양과 관련한 46,XY 성반전이 발생한다. *WT1*은 WAGR 연속 유전자 결실 증후군에서 소실되는 유전자 중의 하나이며, W는 윌름스 종양을, G는 비뇨생식기(genitourinary) 이상을 나타낸다(p. 64).

안드로겐 수용체를 암호화하는 유전자인 *AR*에서의 돌연변이들은 이전에는 고환 여성화(testicular feminization)로 불리다가 이제는 안드로겐 불감성(androgen insensitivity, MIM 300068)으로 칭해지는 조건을 유발한다. 이환된 사람은 염색체상으로는 남자이며 테스토스테론과 AMH를 생산하는 정소를 가진다. 기능적인 안드로겐 수용체가 없으므로 배아는 테스토스테론에 반응할 수 없어서 정해진 여성화 경로를 따라 외부성기가 발달하게 된다. AMH에 대한 정상적인 반응으로 뮐러관이 퇴화하여 표현형적으로는 여성이고 핵형은 46,XY이지만 자궁과 나팔관이 없다. 정소는 보통 서혜관(inguinal canal)에 존재한다.

남성에서 *AMH*에서의 돌연변이들은 뮐러관 체계가 지속적으로 발달하게 한다. 이러한 개체들은 표현형적으로는 남성이지만 골반 내 자궁에 부착된 정류 고환(고환이 내려가지 않음)을 가지게 된다. *AMH*에서의 돌연변이들은 여성에서는 별 영향을 미치지 않는데, 이것이 보통 정소에서만 발현되기 때문이다.

여성 가성반음양

여성인 태아나 배아에서 혈액내 안드로겐 수준을 높이는 어떤 요인이라도 외부 성기의 남성화를 초래할 수 있다. 이것은 모체의 안드로겐 섭취와 같이 외부적인 것일 수도 있고 선천적인 부신 과형성(congenital adrenal hyperplasia)에서와 같은 내적 요인일 수도 있다. 선천성 부신 과형성증의 가장 흔한 원인은 21-수산화효소 결핍(21-hydroxylase deficiency, MIM 201910)으로, 상염색체열성으로 유전되고 6번 염색체의 HLA 유전자 무리 내에 위치하고 있는 CYP21에서의 돌연변이에 의해 발생하는 것이다(p. 144). 21-수산화효소는 프로게스테론(progesterone)을 데옥시코르티코스테론(deoxycorticosterone)으로 전환시키는 효소로, 알도스테론(aldosterone)과 코티솔(cortisol)의 생합성 경로에서 17-OH 프로게스테론을 11-데옥시코티솔(11-deoxycortisol)로 바꾼다. 정상적인 생합성의 실패는 뇌하수체의 부신피질 자극 호르몬(adrenocorticotrophic hormone, ACTH) 분비를 증가시키게 된다. 그러면 이것은 부신선이 코티솔 전구체와 안드로겐을 생산하도록 하여 발달중인 여성 배아에 남성화 효과를 발휘하게 된다. 이러한 남성화 효과를 막기 위한 시도로 임신 7~8주 정도부터 계속 모체에 덱사메타손(dexamethasone)을 주어 이것이 배아의 뇌하수체-부신 축을 억제할 수 있도록 한다. 융모막 융모 검사(chorinic villus sampling)를 통해 초기의 산전 진단이 이루어진다(p. 274). 태아가 여성이고 영향을 받고 있는 것으로 확인되면, 모체에 덱사메타손 처방은 출산시까지 지속하도록 한다.

선천선 부신피질 과형성증이 출생 직후에 진단되면 이환된 아기에게 알도스테론과 코티솔 대체 요법이 신속히 이루어져야 한다는 것은 매우 중요하다. 적당한 처방이 이루어지지 않을 경우, 부신 기능부전(adrenal insufficiency)으로 유아가 초기에 사망할 확률이 높아진다. 이러한 고위험성 때문에, 선천성 부신 과형성증은 현재 많은 신생아 검사 프로그램에 포함되어 있다(p. 219).

요점

인간의 성발달은 많은 수의 조절성 유전자들의 지시하에서 발생하는 복잡하고 순차적인 사건들에 의해 결정된다. 안드로겐 수용체에서의 돌연변이에 의해 발생하는 남성 가성반음양에서는 핵형은 남성이고 외부 성기는 여성이다. 선천성 부신 과형성증에 의해 유발되는 여성의 가성반음양에서는 핵형은 여성이면서 외부 성기는 남성화되는 현상이 나타난다.

출생 결함들

대략 모든 영아 중 40명당 1명은 출생시 뚜렷한 발생 이상을 갖고 있으며, 아동기나 성인기에 점차 분명해지는 좀 더 미묘한 내적 결함을 가진 확률도 비슷하게 나타난다. 이러한 이상들은 출생시부터 존재하기 때문에 **선천적**(congenital)이라고 한다. 이러한 이상들 중 일부는 구순열(cleft lip)이나 구개열(cleft palate)처럼 치료가 가능한 반면, 양측성 신장 무형성증(bilateral renal agenesis)과 같은 다른 것들은 언제나 치명적이다. 세 번째 범주의 결함은 종종 뇌 결함처럼 오래 살아남지만 심각한 장애를 초래하는 좀 더 양립적인 것이다.

출생 결함(*birth defect*)이라는 용어는 그들의 특성이나 원인에 관계없이 모든 형태의 이상을 포함하는 포괄적인 의미로 사용된다. 산과학 및 공중보건의 발달로 출생 전후기 사망률과 이환율이 감소하기 시작하면서, 출생결함의 상대적 영향은 꾸준히 중요성이 증가하여 출생결함에 대한 좀 더 정확한 설명과 분류가 요구되기에 이르렀다. 이것이 1982년에 국제적으로 일선 의사들이 자신들의 소견을 담았던 규칙이 확립되도록 했다.

선천적 결함(birth defect)의 분류

실무진들은 형태형성에서의 오류(*errors of morphogenesis*)를 분류하고 설명하기 위한 실질적인 가이드라인을 고안했다(표 9.5). 이것은 기초 병인론에 근거한 것으로 이상의 성격과 그것의 원인 둘 다에 관계되어 있다. 이러한 분류는 전 세계적으로 용인되며 현재는 **기형학**(dysmorphology)라고 일컬어지는 의학 분과에서 이상형태 발생에 대한 연구를 시작하는 기점을 제공한다.

기형(malformation)

기형이란 '내부적 이상 발생과정'에서 기인한 기관의 형태적 결함을 정의하는 것이다. 내부적이라는 말은 그 기관의 발생 잠재력이 수태 당시부터 비정상이었음을 뜻하는 것으로 일선 의사들은 간략하게 '그 기관이 정상적으로 발생할 가능성이 전혀 없는'이라고 요약하는 상태이다. 기형은 그것이 의학적으로 중요한가 혹은 외형적으로 중요한 것인가에 관계없이 주요 기형과 부수적 기형으로 나뉠 수 있다.

파괴(Disruption)

파괴란 '원래 정상적인 발생과정에 대한 외부적 파괴나 방해'로 인한 형태적 결론으로 정의된다. 이것은 외상(trauma)이나 기형발생물질(teratogen) 같은 외부 요인이 정상적인 발생결과로 나타날 것을 방해했음을 뜻한다.

변형(Deformation)

변형이란 비정상적인 '기계적 힘'으로 인해 나타난 발생결함을 설명한다. 따라서 배아나 태아의 내부 발생 프로그램은 정상이지만 자궁강에서의 비정상적 압력이 위치 결함을 유발할 수 있다.

이형성증(Dysplasia)

이형성증이라는 용어는 '세포가 조직으로 발달함에 있어서의 비정상적인 조직화'를 말한다. 단일 기관에 관여하는 기형과는 반대로, 이형성증은 보통 뼈 같이 몸의 여러 다른 부분들에 존재하는 조직이나 구조에 영향을 미친다.

연쇄(Sequence)

연쇄란 알려진 '선행한 이상이나 기계적 요인' 하나에 의해 발생하는 순차적 결함을 뜻한다. 예전의 문헌에서는 이것은 때

표 9.5 출생결함의 분류

Defect	Examples	Caues and genetic implications
Malformation	Cleft lip/palate	Most isolated malformations show multifactorial inheritance
	Cardiac defects	
	Neural tube defects	
Disruption	Cataracts caused by congenital rubella	Caused by environmental factors. Recurrence risk is usually very low
	Limb defects caused by amniotic bands	
Deformation	Congenital hip dislocation	Caused by mechanical compression. Recurrence risk depends on cause
	Talipes (club foot)	
Dysplasia	Skeletal dysplasias, e.g. achondroplasia	Often caused by sigle-gene defects
Sequence	Potter (oligodydramnios) sequence	Usually sporadic with low recurrence risk
Syndrome	Apert syndrome, Down syndrome, fetal alcohol syndrome	Can be chromosomal, single gene or non-genetic
Association	VATER assocation (vertebral, anal, tracheo-esophageal and renal abnormalities)	Not genetic, although cause is not known

로 '이상증(anomalad)' 이나 '컴플렉스(complex)'라고 불리곤 했었다. 연쇄의 개념은 요도 무형성증(urethral agenesis)이나 척추피열(spina bifida) 같은 결함의 발생적 결과를 설명하기 위해 발달한 것이다. 요도 무형성증은 양수과소증(oligohydromnios)을 일으키고, 이것은 다시 폐 저형성증(pulmonary hypoplasia)과 기형족(talipes) 같은 기형이 나타나도록 한다.

증후군(Syndrome)

증후군*은 '병인론적으로 연관이 있다고 생각되어지는' 기형성의 패턴을 설명하는 말이지만 연쇄를 뜻하는 것은 아니다. 일반적으로 증후군은 기형의 패턴이 일관적이고 뚜렷하다. 이 용어의 사용은 또한, 항상 적용되는 것은 아니지만, 다운 증후군(Down syndrome) 같이 알려진 원인이 있음을 뜻하기도 한다.

연관(Association)

연관이란 연쇄나 증후군을 나타내는 것으로 알려지지 않은 다중의 기형 발생이 비-무작위적임을 뜻하는 말이다. 근본적으로 이것은 왜 어떤 기형이 우연에 의해 예상되는 것 보다 더 자주 함께 나타나는지에 대한 사실의 설명이라기보다는 통계적 개념이다. 그럼에도 불구하고, 어떤 기형성은 통계적으로 중요한 연관을 제외하면 설명되지 않는다.

선천적 결함의 원인

지난 20년 이상에 걸쳐 분자 유전학과 발생생물학에서의 놀라운 발전에도 불구하고, 모든 선천성 이상의 약 50% 정도가 설명되지 않고 남아있다는 사실은 매우 슬픈 일이다(표 9.6). 많은 수의 출생 결함의 결과에 대한 조사는 모든 결함의 5~6% 정도가 염색체 이상에 의해 일어나며 비슷한 비율이 단일유전자 유전에 기인한 것임을 시사하고 있다. 다요소적 유전(multifactorial inheritance)이 주요 유전적 원인을 구성하고 있으며, 가장 뚜렷한 '비 증후군성' 심장 결함, 구순열과 구개열, 그리고 신경관 결함을 포함한 30% 정도에 대한 책임이 있다(표 6.3, p.124). 약 5~10% 정도가 환경적 요인에 의해 발생하며 다음 절에서 논의될 것이다.

나머지 50%의 선천성 이상은 그 원인이 뚜렷하지 않다. 이 미지의 범주에는 뇌량 무형성증과 같은 많은 뇌 이상과, 손가락이나 손이 없어지는 사지 감소 결함, 그리고 식도 폐쇄증과 같은 내부 구조 결함 등이 포함된다. 하나 이상의 이런 조건을 가지고 태어난 아이의 부모들에게는 왜 이런 일이 발생했는지에 대한 만족스러운 답을 받을 수 없다는 사실은 분명 좌절감을 안겨준다. 그러나, 적어도 그들은 어느 쪽도 잘못이 아니며, 우발적인 이상의 성격으로 볼 때 이후의 임신에 또 그러한 일이 재발생하리라는 생각은 바람직 하지 않는다.

표 9.6 출생결함의 원인들

Cause	Proportion of all defects (%)
Unknown	50
Genetic factors	
Chromosomal	5-6
Single gene	5-6
Multifactorial	30
Environmental factors	
Intra-uterine infection Teratogenic drugs Maternal illness	5-10

*유전적 연관(genetic linkage)와 구별할 것(역자 주)

기형발생

기형발생(teratogenesis)이란 외부 인자가 배아나 태아의 정상적인 발생을 방해하는 과정으로 정의될 수 있다. 그러한 인자를 **기형유발원**(teratogen)이라고 한다. 이러한 용어들은 그리스어의 'teratos'에서 유래한 것으로 괴물이라는 뜻이다. 슬프게도, 아직도 일반 대중들 사이에서는 비정상적인 아이는 괴물 같은 외모를 갖는다는 잘못된 견해가 지배적이다. 사실 정말 틀린 이야기다. 어떤 물질이 형태 형성을 방해할 때에만 기형유발원이 된다는 것 또한 잘 알려진 오해이다. 이것은 분명히 가능한 한 결과일 수 있지만 초기 유산, 자궁내 성장 지연, 그리고 오랜 시간에 걸친 정신지체 등을 포함한 다른 많은 것들도 존재한다.

기형발생의 기본 원리

여러 가지 요인들이 약물이나 자궁내 감염등과 같은 인자들의 잠재적 기형발생 효과에 영향을 미친다.

노출시간

비록 12주까지, 혹은 그 이후에라도 노출되는 것이 중추신경계, 눈, 치아, 그리고 외부 성기의 발달에 영향을 미칠 수 있지만, 기관형성에 있어 가장 민감한 시기는 수태후 4주부터 8주

표 9.7 기형유발 효과의 예

초기 유산을 일으키는 배아의 사망
특징적인 안면형태와 구조적 이상을 포함한 형태형성에서의 결함들
자궁내 성장 지연과 조산
비정상적 뇌발달로 다양한 소두증이나 학습장애, 혹은/그리고 행동장애가 나타남

표 9.8 기형발생의 임계기

Neural tube	2-5 weeks
Heart defects	3-6 weeks
Limb defects	4-8 weeks
Cleft lip/palate	4-10 weeks
Facies	4-8 weeks
Eyes	3-8 weeks
External genitalia	8-16 weeks
Brain	4 weeks-term

까지이다(표 9.8). 수태후 2주 내의 노출은 배아의 치사나 조기 유산을 일으키거나 혹은 그 시기의 배아 세포가 가지는 전능성에 의해 정상 배아로 살아남을 수도 있다.

기형유발성(teratogenicity)의 임계기(critical period)에 대한 개념은 탈리도마이드(thalidomide)라는 약물에 대한 경험에 의해 더욱 강조되었다. 이 강력한 안정제는 1961년까지 유럽에서 다수의 여성들에 처방되었고 사지 기형과 관련된 것으로 밝혀졌다. 이 시기까지 만 명이 넘는 아기들이 영향을 받았다. 노출 임계기는 수태 후 20~40일 사이였다. 탈리도마이드에 의한 기형 유발 효과의 정확한 기작은 알려지지 않았다. 가능한 설명들로는 체절 신경 분포 결손을 일으키는 신경독성과 혈관 형성에 대한 파괴적 효과들이 포함된다. 탈리도마이드와 관련한 태아병증(embryopathy) 중 가장 잘 알려진 것이 해표상지증(phocomelia)이라고 알려진 사지 중간 부분의 소실이지만, 귀, 눈, 심장, 그리고 신장 등 다른 여러 기관들과 구조들 역시 자주 영향을 받는다.

분량과 기간

대부분의 기형유발 약물들은 약물의 분량과 반응 사이에 관계가 있음을 보여준다. 기형유발 효과는 특정 역치 이상의 분량을 넘어설 때만 발생한다. 이것은 임신의 사례에 따라, 모체와 배아의 유전자형에 따라, 그리고 노출 기간에 따라 달라질 수 있다. 예를 들어, 임신중에 과량의 알코올을 지속적으로 마시는 경우 태아 알코올 증후군을 일으킬 가능성이 높아진다. 이 질환에 이환된 아이는 눈꺼풀 틈새가 짧고 인중이 평평한 특징적 얼굴에 머리가 작고 종종 심장 결손을 가진다. 좀 더 적은 양의 알코올 소비나 혹은 가끔씩의 폭음은 완전한 증후군을 일으키는 것 같지는 않지만 학습장애나 행동장애를 일으킬 가능성이 높은 것으로 믿어진다.

알려진 기형유발원

증명된 기형유발 효과를 가진 환경 요인들은 감염, 약물, 그리고 물리적 요인으로 고려될 수 있다. 모체의 질병은 네 번째 범주가 될 수 있다(표 9.9).

감염요인들은 기형발생의 여러 가지 기초 원리들을 설명해주며 주로 노출의 임계 시간과 관련이 있다. 루벨라 바이러스(rubella virus)는 만일 모체가 제 1 삼분기에 감염된 경우라면 쉽게 태반을 통과하여 배아나 태아로 들어가 80% 정도까

표 9.9 알려진 기형유발원의 예

Drugs	
ACE inhibitors	Renal dysplasia
Alcohol	Fetal alcohol syndrome (see text)
Androgens	Female pseudohermaphroditism
Diethylstiboestrol	Uterine and vaginal defects
Folic acid antagonists	Facial and skeletal abnormalities
Phenytoin	Facial and digital abnormalities
Streptomycin	Deafness
Tetracycline	Dental staining
Thalidomide	Abnormalities of the limbs, face, heart and kidneys
Valproate	Fetal valproate syndrome—characteristic facies and neural tube defects
Infections	
Cytomegalovirus	Microcephaly, mental retardation and deafness
Herpes simplex	Skin vesicles and retinopathy
HIV	Immune deficiency; also growth retardation and microcephaly
Parvovirus 19	Anaemia and hydrops fetalis
Rubella	Mental retardation, deafness, retinopathy, and heart defects
Syphilis	Mental retardation, osteits, and rhinitis
Toxoplasmosis	Mental retardation, miccrocephaly, and retinopathy
Varicella	Skin vesicles, microcephaly, and retinopathy
Physical	
Mechaical constraint	Deformations (see text)
Radiation	Microcephaly and mental retardation

지의 위험성으로 문제를 일으킨다. 제 2삼분기 혹은 심지어 제 3삼분기의 감염으로도 청각상실이나 청각장애가 생길 수 있긴 하지만 이후의 노출에서 태아 이상 위험성은 더 낮아진다. 대량 면역화(mass immunization)는 루벨라에 의한 태아병증의 발병률을 상당히 낮춘다.

알려진 기형유발 효과가 있는 약물의 목록은 상당히 길며 만일 증명된 것은 아니지만 의심되는 경우의 약물까지 포함하면 더 길어진다. 이것은 의심되는 낮은 수준의 약물이 정말 기형유발원인지를 결정하는 데 있어서의 어려움을 설명해준다. 특히 부작용이 비특이적이라면 더 그러하다. 일화성 사례 보고들은 의미가 없으며 대규모의 연구들도 그것들이 윤리적으로 용인된다고 해도 구성하고 해석하는데 어려움이 따른다. 이것은 정보가 오로지 역학조사를 통해서만 얻어지며 보통 나중에 뚜렷한 패턴의 기형이나 통계적 유의성이 특정 출생 결함을 증가시키는지를 찾음으로써만 얻어진다는 뜻이다. 데벤독스(Debendox)나 카페인 같은 많은 약물들과 전자기장이나 초음파 같은 물리적 요인에 대한 기형유발 효과가 제안되어 왔지만 이렇다할 증거는 나오지 않고 있다.

모체의 질병은 배아나 태아에 심각한 부작용을 끼칠 수 있는, 작지만 중요한 범주라고 할 수 있다. 모체의 페닐케톤뇨증(phenylketonuria – p. 211)이 거의 치료되지 않은 상태라면 이와 관련한 고농도의 혈중 페닐알라닌은 태아에서 심장 결손을 포함하여 정신 지체나 구조 이상을 일으킬 위험성을 매우 증가시킨다. 모체에서 임신기간중 당뇨병이 잘 관리되지 못하는 경우에도, 완전전뇌증, 심장 결손, 그리고 천골무형성증(sacral agenesis) 등과 같은 선천성 이상이 발생할 확률이 2~3배 증가한다. 선천성 이상의 발생은 당화 헤모글로빈(glycosylated haemoglobin, HbA_{1c})의 수준을 규칙적으로 모니터 했을 때 모체의 포도당 수준과 밀접하게 연관되어 있음을 보여준다. 모체의 전신성 홍반성 낭창(systemic lupus erythematosus)은 자손들에서의 선천성 심장전도 결손(cardiac conduction defect)을 유발할 수 있으며 잦은 조기 유산의 증명된 원인이기도 하다. 이것이 바로 앤 여왕의 끔찍했던 출산 역사를 설명해주는 것으로 생각되는데, 그녀는 1702년부터 1714년까지 영국을 통치했으며 그녀의 생애동안 17번의 임신을 했지만 3번의 사산과 11번의 유산을 겪었다. 살아서 태어난 누구도 성인기까지 생존하지 못했다.

증후군과 기형학

선천성 이상을 가지고 태어난 아이들에게 관심이 집중되기 시작하면서, 상당 비율이 다중 결함을 가진다는 것이 점차 분명해졌다. 이것들은 종종 특이한 얼굴형태를 동반한다. 그러한 어린이들은 신체 이형장애가 있는(dysmorphic) 것으로 설명된다. 게다가, 많은 수가 정신지체, 경련, 운동 장애, 혹은 근력감소나 강직 같은 긴장 이상으로 표현되는 신경 발달 장애를 갖는다. 비록 엄밀히 말하자면 많은 수가 이형성증(dysplasia)나 연쇄(sequence)같은 서로 다른 형태의 출생 결함을 가지는 것이긴 하지만 종합하면, 이들 어린이들은 **증후군**(syndrome)을 갖는 것으로 설명된다.

증후군은 그들의 병인론에 근거하여 분류될 수 있는데(표 9.10), 주로 관여되는 신체의 기관계(e.g. 두개골 유합증, 골격 증후군)나, 혹은 그들의 주요 임상적 연쇄(정신 지체 증후군, 과도성장 증후군)에 기초하여 이루어진다. 다중의 이상을 가진 어린이들에 대한 조사는 현재 상당 비율의 임상 유전학자들의 연구와, 장기간의 의료 문제나 장애를 가진 아이들을 돌보는 소아과 의사들의 연구로 구성된다. 진단의 확립은 흥미로울 뿐 아니라 때로는 도전적이고 학문적 연습이 되기도 한다. 정확한 진단은 부모나 보호자들에게 가능한 합병증과 장기간에 걸친 예후에 대한 정보를 제공할 수 있다. 또한 정확한 유전적 상담 제공을 가능하게 한다(BOX 9.2). 마지막으로,

표 9.10 증후군의 병인론적 분류

Cause	Examples
Chrojmosomal (Chapter 3)	
Microscopic	Down syndrome (+21)
	Patau syndrome (+13)
	Edwards syndrome (+18)
	Turner syndrome(45,X)
	Cri-du-chat syndrome (deletion 5p)
Sub-microscopic	Williams syndrome (7q microdeletion)
	Angelman and Prader-Willi syndromes (15q microdeletions)
Single gene	Apert syndrome (p 172)
	Fragile X syndrome (p 112)
	Greig syndrome (p 174)
	Smith-Lemli-Opitz syndrome (p 175)
Teratogenic	Fetal alcohol syndrome (p 182)
	Fetal valproate syndrome (p 182)
Unknown	Russell-Silver syndrome
	Proteus syndrome (p. 260)

[a] Features of Russell-Silver syndrome are short stature and limb asymmetry. Cause of most cases is unknown.

BOX 9.2 역사적 사례: EEC 증후군

30세의 한 여인이 가족 형성에 앞서 유전학 클리닉을 찾았다. 그녀는 선천성 기형을 가진 아이를 낳을 가능성에 대해 알고 싶어했다. 그녀의 염려는 그녀 자신이 비정상적인 손과 구순열(cleft lip-언청이라고도 함)을 가지고 태어난 데 따른 것이었고 그 때문에 그녀는 아주 어렸을 때에 교정 수술을 받아야 했었다. 이 여인은 자신의 머리카락과 피부가 매우 건조하다고 느끼는 것 외에 다른 곳은 모두 건강했다.

검사결과, 가장 놀라운 것은 그녀의 양 손이 모두 가운데 손가락이 없이 매우 비정상적인 상태였다는 것이다(그림 9.15). 이것은 지결손증(ectrodactyly) 혹은 나뉜 손/발 기형(split hand/foot malformation)이라고 알려져 있다. 다른 사항으로는 그녀의 머리카락이 매우 건조하고 거칠다는 것과 일부 피부가 비늘같이 벗겨져 떨어진다는 것이었다. 그리고 손발톱이 작고 움푹 들어가 있었으며 영구치 일부가 나오지 않았다.

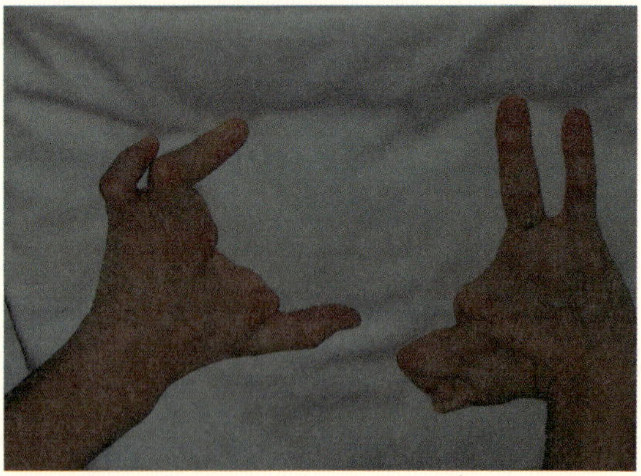

그림 9.15 EEC 증후군을 가진 여성에서의 지결손증(ectrodactyly)을 보이는 손의 모양.

이러한 임상적 특징을 기초로 'ectrodactyly(손이 나뉜)', 'ectodermal dysplasia(외배엽 이형성증)', 'cleft lip/palate(구순열)'의 앞 글자를 따서 진단명(EEC—MIM 60429)이 만들어졌다. 이러한 조건은 상염색체우성 유전을 보이며 발현도가 다양하고 유전도는 감소되어 있다(p. 72). 따라서 이 증상의 발현 정도는 일정치 않으며 때로 세대를 건너뛰기도 한다. 현재 *TP63* 유전자에서의 돌연변이에 의한 것으로 알려져 있으며, EEC 증후군에서 발암의 위험성이 증가한다는 증거는 없지만 이 유전자는 종양 억제 유전자인 *TP53*(p.194)과 매우 상동성이 높다. *TP63*의 정확한 역할은 분명치 않지만 상피의 기본 줄기 세포들의 유지와 재생에 관여하는 것으로 생각된다.

그 여인은 자신의 진단명과 그 증후군의 다양한 임상적 영향, 그리고 유전 양식에 이르기까지 아주 자세한 정보를 알게 되었다. 또한 돌연변이 검사를 위해 그녀의 혈액이나 시료를 보낼지 선택할 수 있었다. 오랜 고심 끝에 그녀는 이러한 제안을 원치 않으며, 임신에서의 산전 진단도 받지 않기로 결정했다. 그녀는 이러한 조건에 잘 대처해 왔으며 자신의 아이도 만약 영향을 받았다면 역시 잘 대처하리라 느꼈기 때문이었다. 다시 그녀를 보았을 때, 그녀는 두 아이를 낳았었는데, 한 아이는 완전히 정상이었고 다른 아이는 건조한 피부에 작고 눌린 손톱을 가진 정도였다.

참고문헌

Buss PW, Hughes HE, Clarke A (1995) Twenty-four cases of the EEC syndrome: clinical presentation and management. *Journal of Medical Genetics*, **32**, 716-723.

아마도 가장 중요한 것일 수도 있는데, 이것은 부모와 보호자들이 잘 조직화되고 책임있는 전국적 지원단체들을 통해 다른 환아의 부모와 접촉할 수 있도록 해준다.

다중 이상을 가진 어린이들에 대한 검사법들의 개요는 13장에서 볼 수 있을 것이다(p. 257).

요약

인간 배아의 발달은 신호전달, 세포-세포 부착, 예정 세포 사멸과 같은 과정에서 다수의 유전자들이 복잡하게 상호작용함으로써 조절된다. 여러 유전자군들과 유전자 경로들이 밝혀졌다. 이들 중 괄목할 만한 것이 *HOX* 유전자군으로, 39개의 유전자들로 구성되어 있으며 순차적으로 전사인자들을 암호화함으로써 차례차례로 하류의 유전자들이 형태형성의 다양한 측면에 관여하도록 조절하는 책임을 맡고 있다.

중요한 유전자 경로들 중에는 섬유아세포 성장인자들과 수용체, 그리고 음파의 견고한 요새 신호전달과정이 포함된다. 이들 경로에 관여하는 유전자들에서의 돌연변이는 두개골 유합증, 짧은 팔다리의 골격 이형성증, 손발가락 이상, 그리고 완전전뇌증 등과 같은 뚜렷한 발생이상을 일으킨다. 신경능 세포의 이동과 성결정 과정도 현재 어떻게 분자적, 세포학적 과정들이 상호작용하는지에 대한 기본적 이해가 이루어지고 있는 배발생경로의 예가 된다. 성 결정에서의 이상들은 남성에서의 가성반음양(여성 성기를 가진 46,XY)과 여성에서의 가성반음양(남성 성기를 가진 46,XX)으로 고려될 수 있다.

대략 40명의 신생아당 1명 정도가 출생시 뚜렷한 선천성 이상을 가진다. 출생 결함의 분류는 그 이상들이 단일한 것인가 다중적인 것인가와, 원인이 되는 기작들에 기초하여 제시된 것이다. 모든 선천성 이상의 40~50%가 유전적 요소에 의한 것이다. 나머지 50%의 대부분은 원인이 알려져 있지 않다. 여기에는 약물이나 화학물질, 자궁내 감염, 물리적 요인들과 모체의 질병과 관련된 내재적 환경 요소들이 포함된다.

심층 학습문헌

Epstein CJ, Erickson RP, Wynshaw-Boris A (eds) (2004) *Inborn errors of development. The molecular basis of clinical disorders of morphogenesis.* Oxford University Press, New York.

Moore KL, Persaud TVN (2003) Before *we are born. Essentials of embryology and birth defects*, 6th edn. Saunders, Philadelphia.

Spranger J, Benirscchke K, Hall JG *et al.* (1982) Errors of morphogenesis: concepts and terms. Recommendations of an international working group. *Journal of Pediatrics*, **100**, 160-165

Strachan T, Lindsay S, Wilson DI (1997) *Molecular genetics of early development*. Bios Scientific Publishers, Oxford.

Wolpert L (2002) *Principles of develpment*, 2nd edn. Oxford University Press, Oxford.

선다형 문제

1. 발생유전자와 임상조건 사이의 관계가 바른 것은?
   (a) *HOX* 돌연변이와 손발가락의 이상
   (b) *PAX* 돌연변이와 눈의 이상
   (c) *FGFR* 돌연변이와 작은 키
   (d) *SHH* 돌연변이와 히르슈슈프룽 질병(Hirschsprung disease)
   (e) *SOX9* 돌연변이와 성 역전

2. 어머니 자궁의 섬유종으로 인해 뭉개진 얼굴과 기형족(talipes)을 가지고 태어난 아기는 ___을 가진 것으로 분류된다.
   (a) 기형(malformation)
   (b) 불구(deformation)
   (c) 이형성증(dysplasia)
   (d) 연쇄(sequence)
   (e) 증후군(syndrome)

3. 증명된 기형발생물질(teratogenic agent)에는 ___이 포함된다.
   (a) 페니토인(phenytoin)과 발프로산(valproate) 같은 항경련제(anticonvulsant)
   (b) 엽산(folic acid)
   (c) 알콜(alcohol)
   (d) 초음파(ultrasound)
   (e) 톡소플라즈마증(toxoplasmosis)

4. 인간에서 성 결정은
   (a) 수태 후 6주까지 완결된다.
   (b) 상염색체와 성 염색체 상의 유전자들이 관여한다.
   (c) 모체의 약물 흡수에 영향을 받는다.
   (d) 테스토스테론 결핍 때문에 선천성 부신피질과형성증(congenital adrenal hyperplasia)에서는 비정상적이다.
   (e) 외부 성기의 남성화 때문에 터너 증후군에서는 비정상적이다.

5. 신생아 검사로 생식기형성이 모호함(가성반음양, pseudohermaphroditism)임이 드러났다. 부모에게 _____라고 말하는 것이 옳을 것이다.
   (a) 이것은 XYY 증후군 때문에 생길 수 있습니다.
   (b) 신속한 염색체 검사가 필요하다.
   (c) 6주동안 외래환자 약속을 하면 그들의 아기를 집으로 데려가도 됩니다.
   (d) 앞으로 임신에 있어서 또 나타날 확률은 무시할 수 있을 정도이다.
   (e) 이 비정상은 연관(association)으로 분류될 것이다.

해답

1. (a) 정답 — *HOXA13*과 *HOXD13*에서의 돌연변이들은 손발가락 기형을 일으킨다.
   (b) 정답 — *PAX2*와 *PAX6*에서의 돌연변이들은 다른 기형을 유발한다.
   (c) 정답 — *FGFR3*에서의 돌연변이는 연골발육부전증(achondroplasia)을 일으킨다.
   (d) 오답 — *SSH*에서의 돌연변이들은 완전전뇌증(holoprosencephaly)을 일으킨다.
   (e) 정답 — *SOX9*에서의 돌연변이는 성 역전을 보이는 남자에서 카포멜릭이형성증(Campomelic dysplasia)을 일으킨다.

2. (b)가 정답이다; 설명된 특징들은 비정상적인 물리적 힘에 의해 유발된다.

3. (a) 정답 — 대부분의 항경련제들은 기형유발효과를 갖는다.
   (b) 오답 — 엽산이 신경관 결손의 위험성을 줄이기 위해 임산부들에 추천되는 반면, 엽산 길항제들은 기형유발원이다.
   (c) 정답 — 알코올은, 특히 많은 양을 섭취했을 경우에는, 태아의 뇌발달에 악영향을 미친다.
   (d) 오답 — 진찰용 초음파가 기형을 유발한다는 증거는 아직 없다.
   (e) 정답 — 톡소플라즈마증은 기형유발의 위험성을 높인다.

4. (a) 오답 — 성 결정은 임신 약 6주까지는 시작되지 않는다.
   (b) 정답 — 상염색체들과 성염색체상에 존재하는 많은 유전자들이 관여한다.
   (c) 정답 — 모체가 안드로겐을 섭취하는 것은 여아의 남성화효과를 일으킬 수 있다.
   (d) 오답 — 선천성 부신과형성증(congenital adrenal hyperplasia)에서 안드로겐의 혈액내 수준이 증가된다.
   (e) 오답 — 터너 증후군에서 외부 성기는 정상이다.

5. (a) 오답 — XYY 증후군에서 외부 성기는 정상이다.
   (b) 정답 — 가능한한 염색체 분석이 수행되어야 한다.
   (c) 오답 — 그 아기는 선천성 부신과형성증이 아니라는 진단을 받을 때까지 퇴원하면 안된다. 왜냐하면 이 질병은 출산 후 첫 주에 대사장애를 일으킬 수 있기 때문이다.
   (d) 오답 — 많은 형태의 가성반음양(pseudohermaphroditism)은 유전적 근거를 가지며 재발이 가능하다.
   (e) 오답 — 연관(association)이란 두 가지 이상의 이상이 비무작위적으로 발생하는 것이다. 모호한 성기 발달은 한 가지 기형 혹은 이형성증이다.

10장

유전자와 암

장의 소목차

암은 서구 국가에서의 일반인에 대한 일생 동안의 발생빈도가 약 3명 중에 1명 꼴인 일반적인 질환이다. 이들 국가에서의 암으로 인한 사망률은 전체 사망률의 20~25%를 차지함으로써 선진국에서의 사망률에 대한 암의 기여도는 심혈관계 질환이나 치매와 같은 다른 일반적인 사망의 원인을 예방하고 치료하기 위하여 개발된 방법만큼 증가할 것으로 보인다. 우리들 대부분은 적어도 1명 이상의 암으로 사망한 친척이 있다. 따라서 모든 유전클리닉으로 송부된 건수의 약 1/3이 암의 가족력을 보유한다는 것은 놀랄 일이 아니다.

암의 5% 미만은 단일-유전자 방식으로 유전되나 역설적으로 대부분의 암의 형태는 단일세포에 있어서의 소수의 체성 돌연변이의 축적으로서 유전학적 기초에 근거하고 있다. 이들 돌연변이는 세포의 주기와 성장을 조절하는 데 관여하는 다양한 유전자에서 발생된다. 이러한 돌연변이를 유도시키는 인자로는 이온화 방사능 같은 돌연변이성 물질, 흡연, 석면과 같은 발암물질 및 드물게는 성인의 T-세포 백혈병을 일으키는 레트로바이러스인 HTLV-1을 들 수 있다.

변이되어 암을 일으킨 유전자는 종양유전자(oncogene), 종양억제유전자(tumor suppressor gene), DNA 수선유전자(DNA repair gene)의 표제 아래로 설명될 수 있다. 어떤 개인이 생식선내 이들 유전자 중의 하나에 변이를 유전 받았다면 그 사람은 선천성 암-악화 증후군(*cancer-predisposing syndrome*)의 결과로서 암 유발에 대한 감수성이 높을 것이다. 이미 지적한 바와 같이 이 현상은 전체 암의 5% 미만에 해당된다. 대부분의 악성 종양은 다단계적으로 알려진 일련의 과정을 통하여 한 세포안에 몇 가지의 변이가 축적되어 발생된다.

종양유전자

세포의 분열과 증식의 촉진에 수반되는 유전자는 **원종양유전자**(proto-oncogene)로서 알려져 있다. 종양유전자 또는 암유전자(oncogene)는 원종양유전자의 변이형으로 정상적인 세포의 분열과정을 과도하게 촉진시킨다. 종양유전자가 일으킨 변이는 기능획득(gain-of-function, p. 13) 영향을 발현하며 이형접합 상태에 있어서 세포 수준에서 보통 식별할 수 있다. 따라서 세포 수준에서의 이러한 변이는 우성 방식으로 작용한다.

종양유전자는 RNA를 DNA로 전환하는 역전사효소를 암호화하는 유전자를 함유한 레트로바이러스성 종양 바이러스로도 알려진 RNA 종양 바이러스의 연구를 통하여 처음으로 확인되었다. 급성 형질전환 바이러스(*acute transforming virus*)로 알려진 RNA 종양바이러스의 아형은 동물에서 신속하게 종양을 유발시킬 수 있다. 이러한 현상은 재조합을 통하여 바이러스의 유전체 내로의 정상숙주 유전자의 획득에 의하여 이루어진다. 이와 같은 바이러스 매개성 유전자 전이의 과정을 **형질도입**(transduction, p. 233)이라 한다. 바이러스 유전체 내로의 통합에 의하여 숙주 유전자는 활성이 증가되어 세포 성장과 종양형성이 증가되며 바이러스에 감염된 세포는 **형질전환**(transformation)을 받게 된다. 숙주세포로부터

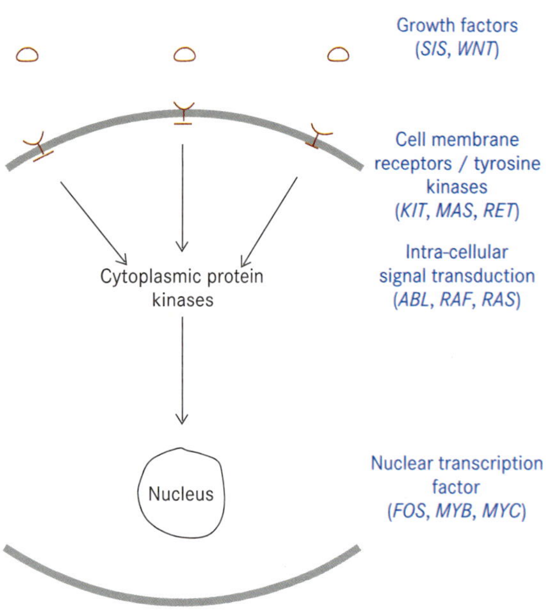

그림 10.1 발암유전자의 예와 세포 신호전달에서의 역할.

유래한 유전자는 바이러스성 종양유전자(viral oncogene) 또는 *v-onc*로 언급된다. 이에 반하여 숙주 유전체는 세포성 종양유전자(cellular oncogene) 또는 *c-onc*로 알려져 있다.

동물 그리고/또는 인체에서 종양을 발생시킬 수 있는 세포성 종양유전자가 100가지 이상 확인되었다. 이들은 발생시키는 종양의 형태 또는 세포 증식의 조절에 있어서의 역할에 따라 분류된다. 그림 10.1에 표시된 것과 같이 종양유전자는 4가지의 주 조절성 단백질을 암호화한다: 성장인자, 세포 표면 성장인자 수용체, 신호전달의 세포간 매개체, 전사인자를 포함하는 핵 단백질. 이들 인자의 어느 것에 있어서의 기능획득 변이의 활성화는 세포 증식 속도를 증가시킨다. 원발암유전자로 알려진 것의 대부분은 신호전달 경로를 구성한다(p. 168). 이러한 활성화는 적절한 신호전달 경로의 조절이상을 일으켜 세포의 자가증식과 생존을 초래한다.

이에 더하여 원발암유전자는 세포주기와 세포자살(programmed cell death, apoptosis, p. 168)의 조절을 포함하는 다른 과정에도 관여되는 것으로 알려져 있다. 세포자멸사를 조절하는 *BCL2* 유전자 계열(p. 169)은 여포림프종(follicular lymphoma)의 전위 절단위치에서 처음으로 확인되었다. 원종양유전자는 혈관형성과 세포 부착의 조절에 관여함으로써 이러한 조절 유전자의 발암성 변이는 종양의 성장, 이동, 전이를 촉진시킬 수 있다.

발암에 있어서의 활성화 변이기전

비록 발암유전자가 레트로바이러스의 변이된 원발암유전자로서 처음으로 확인되었다 할 지라도 대부분의 발암성 변이는 성체세포에서 자발적으로 발생되며 극히 소수의 인체에서 발생되는 종양에서만이 바이러스성 형질전환에 기인한다. 일반적인 변이기전의 활성화 3가지는 점돌연변이(point mutation), 증폭(amplification), 전좌(translocation)로 인식되고 있다(표 10.1).

점돌연변이에 의한 활성화

래트 육종(rat sarcomas)의 원인으로서 처음으로 확인되었기 때문에 RAS로 알려진 유전자 군은 G-단백질 매개성 신호전달(그림 10.2)의 주 역할을 담당한다. 췌장암, 대장결장암, 폐암, 방광암을 포함하는 일부 종양에서 활성화된 점돌연변이 *RAS* 유전자가 확인되어 왔다. 인체 암에 있어서 처음으로 확인된 발암유전자는 DNA 핵내주입 연구 중, 방광암 세포주안에서 발견된 변이된 *H-RAS* 대립유전자이다. **형질주입**(transfection)은 비-바이러스성 방법에 의하여 한 세포로부터 다른 세포로 전이하는 것을 기술하는 용어이다.

G-단백질 수용체 신호전달에 있어서 정상적으로 GTP는

표 10.1 인체 암에 수반되는 발암유전자의 예

활성화 기전	발암유전자	단백질 기능	암
점돌연변이	*K-RAS*	GTPase	췌장암, 대장암, 폐암
	H-RAS	GTPase	방광암
	N-RAS	GTPase	골수성 백혈병
증폭	*NMYC*	전사인자	신경모세포종
	ERBB2	성장인자 수용체	유방암, 난소암
	TERC	Telomerase	각종 종양
전위	*BCR-ABL*	Tyrosine kinase	급성 림프구성백혈병, 만성 골수성백혈병
	RET	Tyrosine kinase	유두 갑상선암
	PAX3	전사조절자	폐포 횡문근육종
	CMYC	전사조절자	버키트 림프종

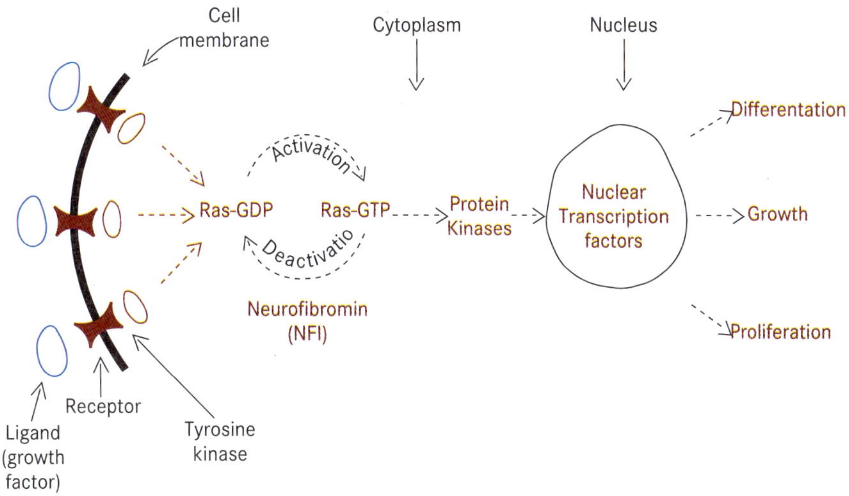

그림 10.2 G-단백질 수용체 *RAS* 신호전달 경로.

RAS 단백질과 결합하여 RAS-GTP 복합체를 형성한다. 이 복합체는 내인성 GTPase에 의하여 불활성인 RAS-GDP로 변환된다. 일부 종양에서 발견되는 변이 RAS 단백질은 내인성 GTPase의 활성을 저하시켜 세포 신호전달을 증가시킨다.

유전자 증폭에 의한 활성화

비록 기본적인 기전이 확립되지 않았으나 많은 암세포는 구조적으로 정상인 원발암유전자의 많은 카피를 함유하고 있다. **동질염색부위**(homogeneously staining region)로 알려진 염색체 내의 삽입부 또는 **이중쌍염색체**(double minutes, 그림. 10.3)로서 알려진 염색체의 매우 작은 부분에는 유전자의 수백 카피가 존재할 것이다. 종양 생성과 관련된 일반적인 유전자 증폭의 예는 신경모세포종(neuroblastoma)의 *NMYC*와 유방암의 *ERBB2*를 들 수 있다(표 10.1). *NMYC*는 전사조절자를 암호화하며 *ERBB2*는 성장인자 수용체를 암호화한다. Telomerase(말단소체복원 효소)를 암호화하는 유전자는 흔히 다양한 인체 종양에 있어서 카피 수를 증가시키는 것으로 보여진다. Telomerase는 정상적으로 각 염색체의 말단부위에서 DNA 합성을 유지하므로 증가된 telomerase의 활성은 세포의 불멸과 종양 진행에 관여한다. Telomerase는 다른 발

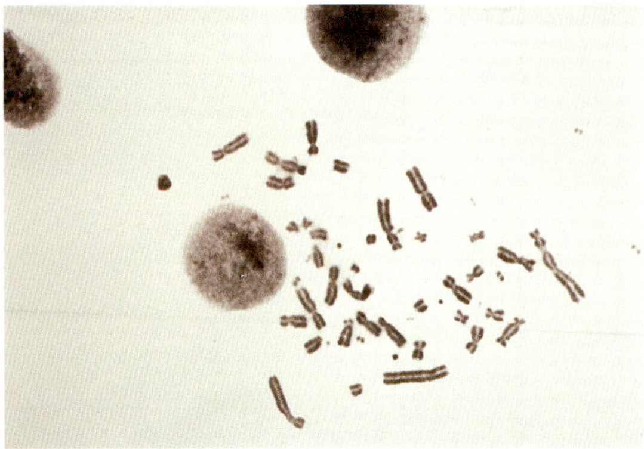

그림 10.3 신경아세포종 소아의 유사분열 중기에 나타나는 이중 미소체로서 알려진 수개의 추가 소 염색체. 영국 Leicester에 소재한 Leicester Royal Infirmary의 유전학과 Mrs. Jean Sadler의 허가를 얻은 사진임.

암성 전사 인자의 발현 증가를 포함하는 그 밖의 변이성 기전에 의하여 활성화 될 수 있다. 세포에 있어서의 telomerase 활성 정도는 때때로 악성 잠재력에 대한 지표로서 사용된다.

종양에 있어서의 발암유전자의 증폭은 유용한 예후 정보를 제공할 수 있다. 예를 들면, *NMYC* 증폭은 보통 진행성 종양에서만 발견되며 좋지 않은 예후를 보인다. DNA의 증폭된 단편은 일반적으로 전통적 분석법이나 새로운 마이크로어레이(microarray) 분석방법을 사용하는 비교유전체혼성화(comparative genomic hybridization, CGH – p. 30)에 의하여 검출할 수 있다(p. 21).

전좌에 의한 활성화

상호전좌(reciprocal translocation)와 염색체이수성(aneuploidy)을 포함하는 염색체 이상은 흔히 백혈병과 림프종에서 발견된다. 이들은 또한 흔하게 발견되지는 않지만 고형암에서도 나타난다. 초기에는 이들이 근원적인 발암성 과정의 2차적인 현상으로 여겨졌으나 현재는 중요한 인과관계 역할을 담당하는 것으로 알려지고 있다.

전좌는 두 가지 방법으로 원발암유전자를 활성화시킬 수 있다. 첫 번째는 새로운 키메라(융합) 유전자 창조이며 두 번째는 상대적으로 불활성인 유전자를 보다 활발하게 발현된 유전체의 영역안으로 재배치하는 것이다.

신 키메라 유전자의 창조

만성골수성백혈병 환자의 염색체 분석 결과 90% 이상이 9번 염색체와 22번 염색체가 안정된 상호전좌를 가지고 있는 것으로 나타났다(그림 10.4). 상호전좌로 인하여 작게 유도된 22번 염색체를 필라델피아염색체라 한다. 9번 염색체의 구분점(breakpoint)은 *ABL*로 알려진 원발암유전자를 포함하고 있다. ABL의 3′ 부위 전좌의 결과로서 *BCR* (break cluster region)로 알려진 9번 염색체의 한 유전자 5′ 부위와 융합하게 된다(그림 10.5). FISH(그림. 10.6)에 의하여 확인할 수 있는 이 새로운 *BCR-ABL* 융합 유전자는 골수에서 백혈구 전구체로 형질전환할 수 있는 능력을 가진 tyrosine kinase를 암호화한다.

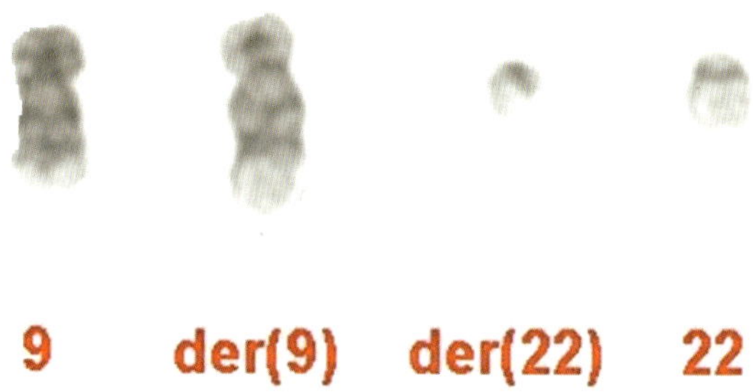

그림 10.4 22번 염색체 유도체(필라델피아 염색체)에서 보여지는 부분 핵형. 영국 Leicester에 소재한 Leicester Royal Infirmary의 유전학과 Mrs. Karen Marshall의 허가를 얻은 사진임.

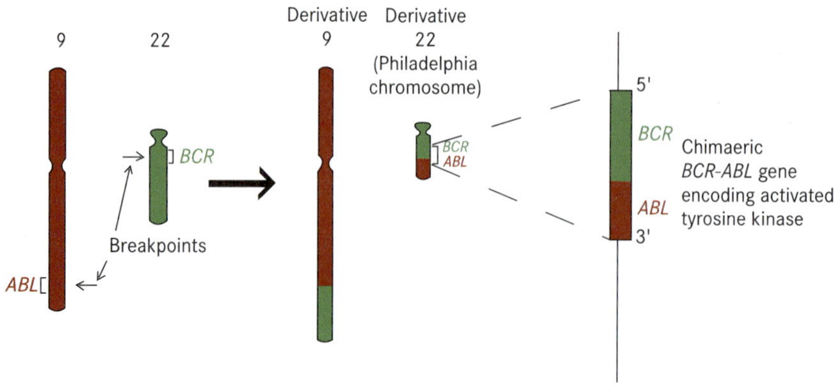

그림 10.5 만성골수성백혈병에서 보여지는 9;22 전좌와 이들이 어떻게 키메릭 BCR-ABL 발암유전자의 형성을 이루는 지에 대한 도식적 표현

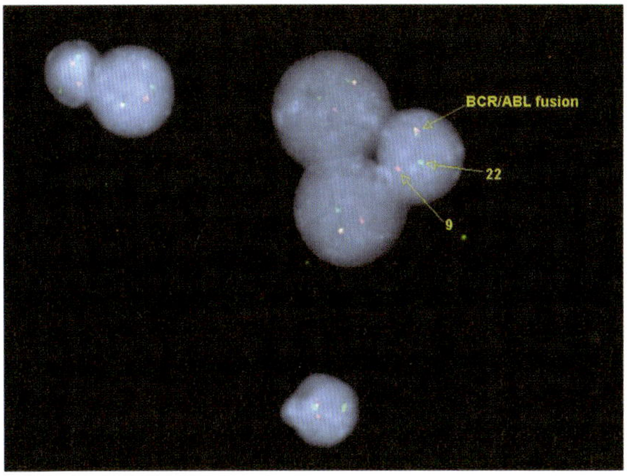

그림 10.6 FISH에 의한 *BCR-ABL* 융합 발암유전자의 실물 사진. 영국 Leicester에 소재한 Leicester Royal Infirmary의 유전학과 Mrs. Karen Marshall의 허가를 얻은 사진임

재배치에 의한 활성화

아프리카 지역에서 일반적으로 발생되는 버키트 림프종(Burkitt's lymphoma)에 걸린 소아환자의 약 80%는 8번 염색체가, 2, 14 또는 22번 염색체와 상호전좌 되어 있다(그림 10.7). 이들 전좌의 각각은 *CMYC* 원발암유전자가 면역 글로부린 유전자가 활발하게 전사되는 유전체의 한 부위로 이동되어 발생한다. 이러한 새로운 상태에서 *CMYC*는 과다발현 된다. 이 현상이 종양 발생의 주 단계이다. 초기 단계는 전좌로 인한 표적세포 수의 증가에 따른 말라리아 유도성 B-림프구 증식으로 생각 되었다. 엡스타인 바 바이러스(Epstein-Barr virus)의 감염은 B 림프구의 분열을 한층 더 촉진함으로써 종양 형성을 초래한다.

요점

발암유전자는 우성 기능획득 효능을 나타내며 세포분열의 촉진을 유도하는 변이된 원발암유전자이다.

종양억제유전자

극히 단순화한 수준에서 세포의 분열과 증식은 양성효과를 나타내는 원발암유전자의 작용과 통합적으로 종양억제유전자로 알려진 음성 조절효능을 나타내는 유전자군 간의 균형을 나타내는 작용으로 간주될 수 있다. 종양억제유전자의 실재는 악성세포가 정상세포와 융합되었을 때, 악성을 소실하는 현상이 나타나는 세포혼성시험(cell hybrid study)에 근거하여 처음으로 추정되었다. 망막아세포종(retinoblastoma)의 유전학에 대한 크너드슨(Knudson)의 선구적인 관찰(BOX 10.1)과 연계된 이들 연구에서 일부 유전자 또는 염색체 부위가 종양 발달을 정상적으로 예방할 수 있다는 개념이 설립되었다.

망막아세포종의 유전학적 기초

망막아세포종은 망막에 발생되는 희귀한 악성 배아성 종양으로 5세 미만의 소아 20,000명 당 1명의 발병 빈도를 보인다. 이 종양의 약 60%는 가족력과 무관하게 산발성으로 발생된다. 이러한 산발성 또는 고립성 발병의 경우, 한 쪽 눈만 이환되며 발병 평균 연령은 24개월이고 가족성 망막아세포종 또는 양쪽 눈이 이환된 사례의 평균 발병 연령은 8개월이다. 망막아세포종은 가족성 사례에서의 생존자가 후반부에 주로 발생되는 골육종 같은 다른 종양을 발병할 위험률을 25%까지 내재하고 있으나 초기 치료로 완치할 수 있다(표 10.2).

크너드슨의 2표적가설(Knudson's two hit hypothesis, BOX 10.1)에 의한 제안은 후발 연구를 통하여 타당성이 확립되었다. 돌연변이가 발생되어 망막아세포종을 일으키는 변이유전자는 *RB1*으로 알려졌다. *RB1*은 13q14에 위치하며 이것은 망막아세포종 소아 환자의 약 5%가 해당 염색체 부위가 결실된 것에 의하여 밝혀졌다. 가족성 사례에 있어서의 망막아세포종은 이 염색체 부위에 대한 다형성 분자 표지를 통하여 확인할 수 있다. 그러한 가족 모두에서 이 질환은 80~90%의 감소된 침투도의 상염색체 우성 유전성향을 나타낸다.

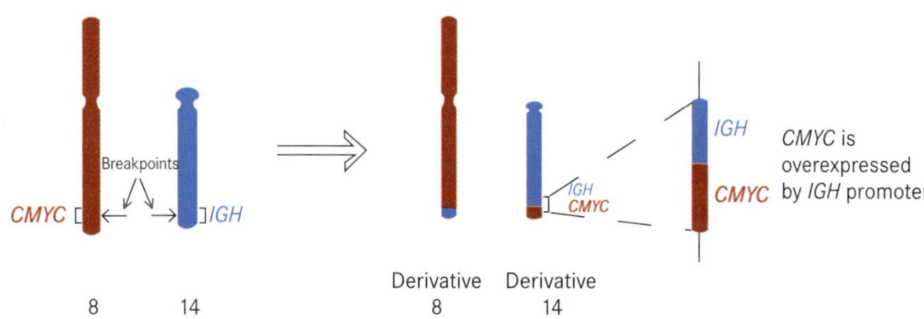

그림 10.7 버킷 림프종의 많은 사례에서 보여지는 8;14 전위의 도식적 표현. *CMYC*는 전사 활성이 증가된 영역의 전위에 의하여 활성화된 원발암유전자이다. 이 상황은 면역 글로부린의 중연쇄(heavy chain)의 조절 활성에 의해 초래된다.

BOX 10.1 역사적 출판물: 망막아세포종과 2회 가격 가설

망막아세포종은 일반적으로 2회-돌연변이-기전에 의해 발생된 종양의 고전적인 예로 간주된다. 개시와 촉진 같은 2단계 과정에 기인할 수 있다는 가능성이 수 년 전부터 고려되어 왔으나 1971년 Albert Knudson 2표적 기전(2-hit mechanism)의 출현에 대한 공식적인 증거를 발표하기 전까지는 확립되지 못했다.

Knudson의 제안은 텍사스 대학에서 치료 받은 48명의 망막아세포종 환아에 대한 상세한 통계적인 분석을 근거로하여 영국에서 출판된 일련의 52 증례를 통합하여 이루어졌다. 그는 생식세포 돌연변이를 보유한 것으로 예측되는 소아에 있어서의 이환되지 않은, 편측성, 양측성의 망막아세포종의 임상 발현비율이 포아송 분포(Poisson distribution)를 보인다는 것을 관찰하였고 1명의 돌연변이 유전자 보유자에 의해 형성되는 종양의 평균 수가 3이라고 산출하였다. 이 현상으로 그는 생식세포와 체세포의 돌연변이 발현율이 거의 동등하다고 추정하였으며 이 결과를 근거로 하여 그는 망막아세포종이 2회의 돌연변이, 1회의 생식세포 돌연변이와 1회의 체성 돌연변이 또는 비 유전성 망막아세포종에서는 2회의 체성돌연변이에 의해 발생한다고 제시했다.

Knudson의 가설에 대한 정당성의 확보는 12년 후, Cavenee와 그 동료들이 일부 망막아세포종에 있어서의 망막아세포종 유전자 좌위(당시에는 확인 되지 않음)와 밀접하게 연계된 DNA 표지자에 대한 이형접합성의 소실을 확인함으로써 이루어졌다. 이형접합성의 소실은 2중 복제에 의한 불일치, 유사분열성 재조합(그림 10.8)을 포함한 다양한 기전에 의해 발생된다. Cavenee와 그 동료들은 망막아세포종은 망막아세포종 유전자 좌위에서의 열성 돌연변이 대립유전자의 동형접합에 의해 초래되는 것으로 제시했다. 다른 가망성은 불일치 또는 돌연변이 대립유전자의 반접합을 초래하는 제 2의 유전자 좌위의 결실을 들 수 있다. 계속된 연구에서 종양조직 안에서는 항상 정상 대립유전자가 소실되어 있다는 사실이 확인 되었다.

이들 관찰은 얼마나 많은 종양을 일으킬 수 있는가에 대한 설명을 제공할 뿐 아니라 종양조직에서의 이형접합의 소실에 대한 탐색이 종양억제유전자의 좌위를 확인하기 위한 매우 효과적인 방법임을 지적한다. 반대로 설명하면 희귀 가족성 암 증후군의 연구를 통하여 증명된 일부 종양억제유전자는 산발성 암의 다단계 세대에 있어서의 중요한 요인으로 증명 되고 있다.

참고문헌

Knudson AG (1971) Mutations and cancer: statistical study of retinoblastoma. *Proceedings of the National Academy of Sciences of the USA*, **68**, 820-823.

Cavenee WK, Dryja TP, Phillips RA (1983) Expression of recessive alleles by chromasal mechanisms in retinoblastoma. *Nature*, **305**, 779-784

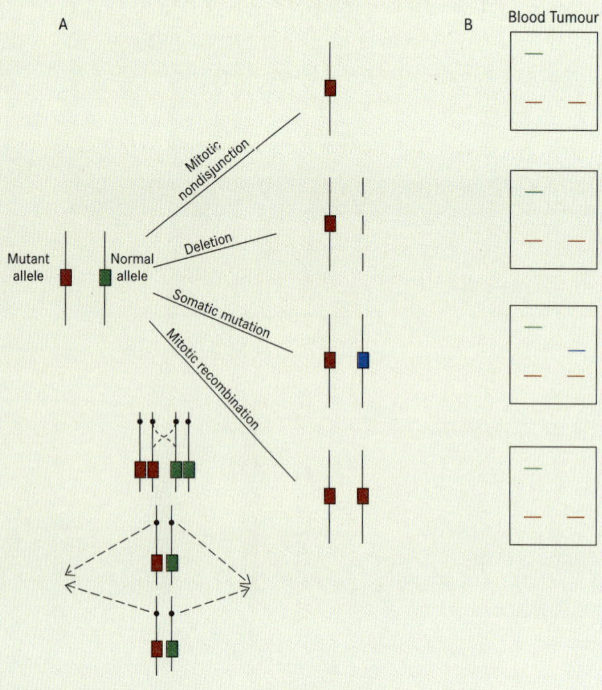

그림 10.8 (A) 생식세포 돌연변이(적색으로 표시)를 유전 받은 소아에서 망막아세포종의 발달을 초래하는 두 번째 가격을 대한 기전의 도해 (B) 혈액과 종양조직에서의 정상과 변이 대립유전자에 대한 겔 표지자의 표현 양상

표 10.2 유전성(생식세포성)과 산발성 망막아세포종의 특성

	유전성	산발성
가족력	흔히 양성, 그러나 이환된 소아가 새로운 돌연변이를 일으킬 수 있다	이환된 친척 없음
발병시 연령	8 개월	24 개월
종양 분포	다초점성, 양측성	단측성, 양측성
다른 원발성 종양에 대한 위험도 증가	골육종, 연조직 육종, 악성 흑색종, 방광암	없음
돌연변이 기원	1회의 생식세포, 1회의 체세포 돌연변이	2회의 체성 돌연변이

*RB1*의 분리 이후, 가족성 환자의 혈액과 종양조직에서의 DNA를 대조하는 방법에 의하여 *RB1*의 정상 카피가 흔히 종양조직에서는 소실된다는 것이 밝혀졌다. 이 현상은 유전된 생식세포 돌연변이(germline mutation)에 의한 첫 번째 표적(hit)이 종양 발달에 요구되는 두 번째 표적을 제공하는 정상 *RB1* 대립유전자의 소실에 의해 뒤따른다는 가설과 일치한다(그림 10.8). 이러한 정상 대립유전자의 소실은 유전된 돌연변이로 인하여 이미 소인을 가지고 있는 비정상적 세포증식을 자극한다. 종양에 있어서의 정상 대립유전자의 소실은 **이형접합성소실**(loss of heterozygosity, LOH)로 불린다. 혈액과 대조하여 종양조직의 LOH를 탐색하는 연구는 종양억제유전자를 확인하기 위한 접근방법으로 광범위하게 사용되고 있다. 이 연구는 보통 비교유전체 혼성화(comparative genomic hybridization, CGH)에 의하여 수행된다(p. 30).

산발성 망막아세포종은 두 번의 돌연변이가 모두 체성변이에 의하여 발생된다. 이 현상은 매우 드물게 발생된다. 따라서 산발성이 한 쪽 눈만 이환되며 가족성에 비하여 발병 연령이 낮은 이유를 설명할 수 있다(표 10.2). 가족성 망막아세포종에 있어서의 감소된 침투도는 어떤 이형접합성은 망막세포가 증식될 때, 생의 처음 중요한 수년 동안 망막세포 내에서 어떤 체성변이도 발생하지 않는다는 점에서 운이 좋은 것으로 단순하게 설명될 수 있다.

두 번째 표적에 대한 원인의 기전

두 번째 표적에 대한 가능한 설명은 그림 10.8에 설명되어있다. 이들 모두가 기능소실의 영향을 나타내는 것은 아니다. LOH는 정상 대립유전자가 제거된 결실 또는 유사분열후기(anaphase)에서 자매염색분체(sister chromatid)의 정상 분리 실패인 유사분열성 비분리(mitotic nondisjunction)이 의하여 발생될 수 있다.

LOH로서 식별할 수 없으나 두 번째 표적을 일으킬 수 있는 가능한 변이 기전에는 단순 점돌연변이, **유사분열성 재조합**(mitotic recombination), **유전자전환**(gene conversion)이 포함된다. 유사분열성 재조합은 희귀한 사건으로 염색분체 분리 전, 비-자매성 상동염색체에서의 물질 교환으로 딸세포가 변이 대립유전자의 동형접합체가 될 수 있는 이론적 가능성을 내재한다(그림 10.8). 유전자전환은 동등하게 희귀하게 발생되는 사례로서 한 쌍의 이형접합체 대립유전자중 하나가 상동성이 일치하게 되어 부적합한 염기에 대한 속발적인 복구로 2개의 대립유전자간에 이형2중가닥(heteroduplex)를 형성하기 때문이라는 가능성을 나타내고 있다.

최근 두 번째 표적 또한 DNA-메칠화에 의한 발현의 휴지를 수반하는 비구조적 변화에 기인하는 것으로 인식되고 있다. 종양억제유전자의 프로모터 부위에 있는 CpG 디뉴클레오티드의 과 메칠화현상이 많은 종양에서 일반적으로 발견되었다. 이 현상은 유전자 기능은 변화했으나 유전자 내의 구조적 변화가 없기 때문에 **후생적**(epigenetic) 변화로 언급된다.

열성 기전에 의한 우성 유전

가족성 망막아세포종이 우성 또는 열성 유전성을 나타내는지에 대한 문제는 상당한 혼란을 야기시킬 수 있다. 망막세포종 가계에서는 이 질병이 한 세대에서 다음 세대로 수직 전달되는 전형적인 체성 염색체 우성 성향을 나타낸다. 그러나 세포 수준에서는 종양의 발생은 2개의 대립유전사가 이상을 나타내야 하기 때문에 유전 기전은 열성으로 설명된다. 종양유전자의 돌연변이에 기인하는 모든 유전 질환에 적용될 수 있는 용어에 있어서의 이러한 명백한 모순은 이 장의 후반에서 논의된다. 유전학적 상담의 목적과 선다형 문제에 대한 답변을 위하여 유전의 양식은 세포 수준에서의 발암이 열성 기전을 포함하고 있음에도 불구하고 우성으로 간주한다. 이것은 발암유전자와 종양억제유전자 간의 근본적인 차이점을 시사한다(표 10.3).

표 10.3 발암유전자와 종양억제유전자의 구별점

	발암유전자	종양억제유전자
돌연변이 영향	기능 획득	기능 소실
세포 유전학적 기전	우성	열성
정상 생물학적 기능	세포 분열과 증식의 촉진	세포 분열의 억제; 세포 주기의 차단, 세포 자멸사의 촉진

요점

종양억제유전자는 정상적으로 세포분열과 증식에 음성적인 조절 효능을 발휘한다. 두 대립유전자의 기능소실 돌연변이는 비조절성 세포분열과 종양 형성을 초래한다.

종양억제유전자의 세포학적 역할

종양억제유전자는 일반적으로 원발암유전자와 동일한 과정이 수반되나 반대 영향을 나타낸다. 세포 주기를 저지하는 역할로 손상된 DNA를 복구할 수 있는 시간을 허용하기 때문에 이들 유전자에 속하는 대부분은 문지기(gatekeeper)로 기술된다. DNA 복구에 적극적으로 참여하는 이들 유전자는 다음절에서 논의되며 보호자(caretaker)로 언급된다. 동일한 종양억제유전자의 돌연변이들은 다른 산발성 종양에서 흔히 발견되는데 이것은 이들 유전자가 세포 증식에 중요한 역할을 담당하는 것을 지적한다. 몇몇 종양억제유전자에 있어서의 유전된 생식세포 돌연변이는 이 장의 후반부에서 요약된 특정 유전성 암증후군을 초래한다.

망막아세포종(*RB1*) 유전자

*RB1*은 많은 조직에서 발현되는 유전자로 *RB1*의 돌연변이가 단지 망막아세포종에서만 확인된 것은아니며 골육종, 연조직육종, 폐의 소세포성암, 유방암, 방광암, 췌장암 및 전립성암에서도 발견된다. 이미 지적한 바와 같이 *RB1*의 생식세포 변이를 가지고 있는 환자는 소아기에 망막아세포종의 치료를 받아 생존할 수 있으나 후반기에 골육종을 일으킬 위험성이 높다. 원인은 밝혀지지 않았지만 이들 환자들이 골육종 외 *RB1*의 돌연변이가 확인된 다른 종류의 암을 일으킬 위험도를 상승시키지는 않는 것으로 보인다.

*RB1*은 인산화 정도에 따라 G_1 단계에서 S단계로의 세포 주기의 진행을 저지시키거나 지속시키는 단백질을 암호화한다. 이 작용은 DNA 합성을 촉진하는 전사 인자와의 결합에 의하여 이루어진다. 사마귀나 비뇨생식기 암을 일으키는 사람유두종 바이러스(human papilloma virus) 같은 발암 가능성이 있는 일부 희귀한 종양 바이러스는 *RB1*이 암호화한 단백질과의 결합으로 발암성 단백질을 생성함으로써 정상 문지기 역할을 저지시키게 된다.

TP53 종양억제유전자

TP53 유전자는 17번 염색체에 위치하며 단백질 p53을 암호화하는데 이 단백질은 53,000의 분자량을 가지고 있으므로 p53으로 명명되었다. *TP53*의 기능소실 돌연변이는 인체 암에 있어서 가장 일반적으로 관찰되는 유전적 변화로서 모든 종양의 50% 이상이 두 대립유전자의 불활성을 보인다. 발암을 저지하는 주 역할은 '유전체의 감시자'로서 표지된 *TP53*에 의하여 나타난다. *TP53*의 생식세포 돌연변이는 리-프라우메니 증후군(Li-Fraumeni syndrome, p. 198)으로 알려진 선천성 암 악화 상태를 초래한다.

암호화된 단백질 p53은 정상적으로 발암의 저지에 있어서 두 가지 주 역할을 담당한다(그림 10.9). 첫 번째는 DNA 손상을 복구시키기 위하여 G_1-S 점검점에서 세포주기를 저지하는 유전자의 전사조절을 활성화시키는 작용이다. 두 번째는 광범위한 DNA의 손상이 발생되었을 때, *BCL-2* 관련 경로(p. 198)를 촉진시켜 세포자살(apoptosis)를 유발시키는 작용을 들 수 있다. 암에 있어서의 p53의 중요성은 악성 세포에서 *TP53*의 발현을 증가시키기 위하여 사용될 수 있는 약물의 개발을 촉구하고 있다.

NF1 종양억제유전자

NF1 유전자는 17번 염색체에 위치하는 거대 유전자로서 neurofibromin이라 불리는 300 kDa의 단백질을 암호화한다. 대장암, 흑색종, 신경아세포종을 포함하는 일부 종양에서 *NF1*의 체성 기능소실 돌연변이가 발견되었다. *NF1*의 생식세포 돌연변이는 제 1형 신경섬유종증(neurofibromatosis)을 유발한다(p. 198).

Neurofibromin은 RAS 단백질에 있어서 GTPase를 활성화시키는 단백질과 밀접한 상동성을 보인다. 이미 논의된 바와 같이(p. 189) 발암성 변이 RAS 단백질은 내인성 GTPase의 활성을 감소시킨다. 정상 농도의 neurofibromin은 GTPase 활성을 촉진하여 RAS 신호전달 단백질의 과다발현을 저지한다. *NF1*의 기능소실 돌연변이는 아마도 RAS 신호전달 증가와 세포 증식의 촉진에 의하여 종양형성에 작용하는 것으로 보인다(그림 10.2).

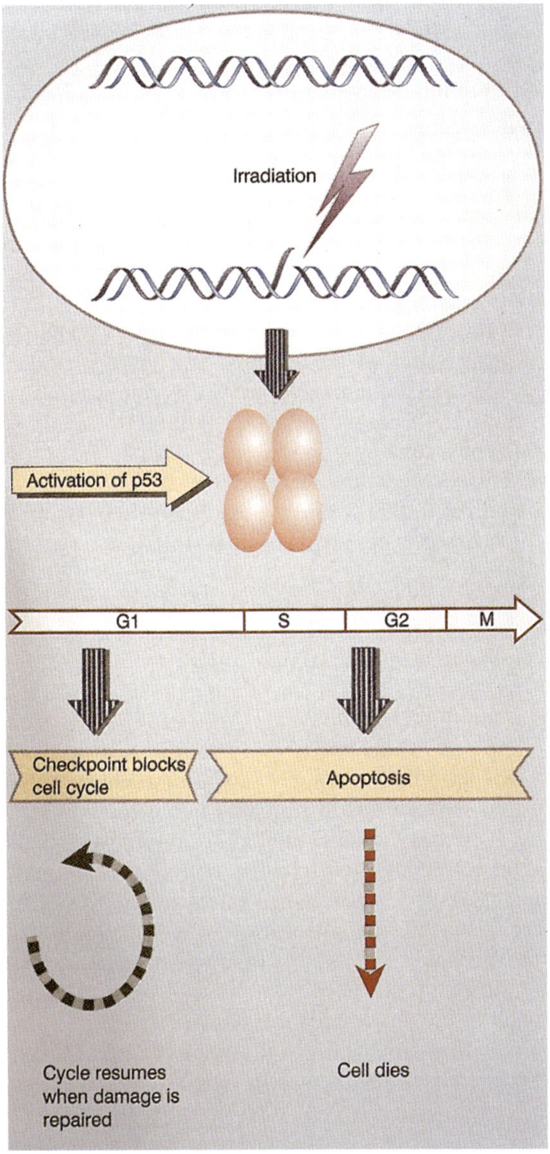

그림 10.9 발암을 저지하는 p53 단백질의 주 역할. New York에 소재한 Oxford 대학 출판부에서 발행한 Genes VII (2000)에 개제된 그림으로 Lewin B의 허가를 얻음.

APC 종양억제유전자

APC 유전자는 5번 염색체에 위치하며 세포의 세포질에 국한하여 분포하는 300 kDa의 단백질을 암호화한다. *APC*의 체성 돌연변이는 대장암에서 80% 이상 발견된다. *APC*의 생식세포 돌연변이는 선종성 결장용종증(adenomatous polyposis coli, APC) 또는 가족성 선종성 용종증(familial adenomatous polyposis, FAP)이라 불리는 선천적 질환을 초래한다.

APC 암호화 단백질은 정상적으로 유리 상태로 존재할 때 전사를 활성화 시키기 위하여 핵내 전사인자와 결합하는 β-catenin의 세포내 농도를 조절한다. *APC*의 기능소실 돌연변이는 유리 β-catenin의 농도를 증가시킨다. 즉, 버킷 림프종(Burkitt's lymphoma)에 있어서 전좌에 의하여 활성화되는 *CMYC*를 포함하는 성장촉진 유전자의 전사를 촉진시킨다.

DNA 수선유전자

3장(p. 66)에서 논의된 바와 같이 이온화 방사선 조사 또는 자외선 같은 외인성 발암성 물질이나 DNA 복제에 있어서의 내인성 오류에 의하여 지속되는 DNA 손상을 복구하기 위하여 여러 가지 복잡한 체계가 요구된다. 이들 체계에는 이중나선구조를 풀어내는 효소(helicases), 비정상적 DNA를 제거하는 효소(endonucleases, exonucleases), 새로운 DNA의 합성효소(polymerase) 및 새로운 가닥을 연결시키는 효소(ligase)의 계열이 사용된다. 이들 체계에서의 오류 발생은 발암유전자와 종양억제유전자의 돌연변이를 축적시켜 종양 형성을 유발한다. 특이성 암 악화증후군과 관련된 것으로 알려진 상응하는 과정은 뉴클레오티드의 제거, 이중 가닥 파손의 복구, 짝짝이 염기쌍의 복구를 들 수 있다. 어떤 점에서는 DNA 수선유전자는 동일한 이중 가격 기전의 기능소실을 공유함으로써 종양억제유전자의 하위 집단으로 간주된다.

손상된 뉴클레오티드 제거

뉴클레오디드 제거 복구는 염색질 해체에서 시작하여 손상된 가닥의 뉴클레오티드를 제거하고 DNA polymerase와 DNA ligase에 의한 새로운 DNA의 합성과 통합으로 이루어지는 복잡한 경로가 요구된다. 이 단계에서의 오류는 자외선 노출로 인한 피부암의 발생과 관련된 색소성건피증(xeroderma pigmentosum)을 유발한다(p. 66). 이 밖에 일부 다른 형태도 존재한다. 이들 모두는 상염색체 열성 유전성향을 나타낸다.

손상된 이중 가닥 파손 수선

이온화 방사선 조사에 의해 유발될 수 있는 이중 가닥 파손의 복구에는 복잡하고 어떻게 복구 과정을 개시하고 완료하기 위한 다단백질 복합체의 생성을 허용하여 세포주기가 중단되는 지 아직 완전히 밝혀지지 않은 과정이 수반된다. 다단백질 복합체에는 암 악화 증후군과 관련 된 ATM, BRCA1, BRCA2를 포함하는 몇몇 단백질이 관여한다. ATM은 돌연변이를 일으켜 동형접합일 경우 혈관확장성 운동실조증(ataxia telan-giectasia, p. 66)을 일으킨다. 이형접합일 경우에는 유방암 발생의 위험을 다소 증가시킨다. ATM은 세포주기를 저지하고 이중 가닥 복구 복합체를 활성화 시키는 데 중요한 역할을 담당한다.

BRCA1과 BRCA2는 상동재조합(homologous recombination)과 파손된 DNA 파편의 말단부위 결합을 포함하는 다양한 과정에 의하여 이중 가닥 파손을 복구하는 다단백질 복합체의 필수 구성요소이다. BRCA1과 BRCA2를 암호화하는 유전자의 이형접합성 돌연변이는 이 장의 후반부에서 설명될 선천적 유방암과 난소암의 원인으로 작용한다. *BRCA2*의 동형접합성 돌연변이는 판코니 빈혈(Fanconi's anemia)의 희귀형을 유발한다(p. 66).

손상된 짝짝이 염기쌍 수선

짝짝이 염기쌍은 DNA 복제에 있어서의 오류의 결과로 발생된다. 최대 6개의 다른 유전자에 의하여 암호화되는 단백질들로 구성된 다합체의 단백질 복합체(multimeric protein complex)는 짝짝이 염기가 발견된 곳의 가닥과 상호작용한다. 짝짝이 염기 주위의 DNA 조각이 잘려나간 후 절단 구역은 복구된다.

짝짝이 복구계의 오류는 한 세포내에서 돌연변이 수를 최대 1,000배까지 증가시킨다. 미소부수체반복(microsatellite repeats)은 특히, 짝짓기오류(mispairing) 또는 미끄러짐(slippage, p. 11)에 의한 돌연변이의 소인이 있다. 따라서 짝짝이 복구계에 있어서의 오류는 발암유전자와 종양억제유전자의 돌연변이에 더하여 새로운 미소부수체 반복의 수를 극적으로 증가시킨다. 한 종양세포는 현저한 수의 미소부수체가 존재하는 현상을 **미소부수체 불안정성**(microsatellite instability)으로서 언급하며 그 종양은 **양성 복제오류**(replication error positive)라 한다.

많은 종양은 다합체의 복구를 암호화하는 1개 이상의 유전자의 과메칠화로 인하여 미소부수체의 수가 약간 증가하는 양상을 보인다. 그러나 이들 유전자 중 하나의 생식세포 돌연변이는 미소부수체 수를 현저하게 증가시킨다. 이들 유전자의 이형접합성 돌연변이는 유전성 비용종성 대장암(hereditary non-polyposis colon cancer, HNPCC)을 유발한다. 비록 이 형태의 대장암은 총 대장암의 단지 5%만을 차지하나 이 장의 후반부에서 설명되듯이 유전성 대장암의 중요한 원인으로 작용한다.

> **요점**
>
> DNA 수선유전자(문지기)의 돌연변이는 세포분열의 조절에 정상적으로 관여하는 유전자의 변이율을 증가시켜 종양 형성을 촉진한다.

산발성 암-다단계 유전적 과정

대부분의 산발성 종양의 발생에 대한 일반적인 견해는 정상적인 세포증식과정에 영향을 주는 원발암유전자와 종양억제유전자의 일련의 돌연변이에 의한 것으로 도출되었다. 하나의 결과로서 세포분열은 자발적으로 진행된다. 다른 종양 세포의 특성은 telomerase를 암호화하는 유전자의 증폭과 *TP53* 같은 유전자의 돌연변이로 인한 세포자살의 저해에 의하여 불멸성을 획득하는 것으로 보인다. 악성은 인접 조직으로 침습하거나 전이할 수 있는 능력에 의하여 결정된다. 이 현상은 세포-세포 부착과 혈관생성 같은 과정을 조절하는 *NF2*와 *VHL* 같은 유전자의 돌연변이에 의하여 매개된다.

이것의 근간을 이루는 주제는 대장암에서 잘 해명되고 있다. *K-RAS* 또는 종양억제유전자 *APC*의 동형접합성 돌연변이 같은 원발암유전자 변이의 결과로서 정상 대장상피에 과다증식성 병소가 발달하게 된다. 선종(adenoma)으로 알려진 양성 종양으로의 진행은 다른 종양억세유전자의 축적된 변이와 조절성 원발암유전자의 메칠화 상태 변화에 의해 초래된다. *TP53*의 속발적인 돌연변이 그리고/또는 이형접합성의 소실은 악성의 잠재성을 전달한다. 전체적인 과정은 수 년에 걸쳐서 발생되기 때문에 매년 검진을 받는 것이 대장암에 대한 효과적인 예방방법으로 간주되고 있다(p. 204).

가족성 암증후군

이미 발암유전자, 종양억제유전자, DNA 수선유전자에 있어서의 생식세포 돌연변이에 의하여 초래된 일부 유전 질환에 대한 언급이 있었다. 비록 이 질환의 대부분이 희귀하게 발생되는 편으로 모든 암 사례의 5% 미만에 해당되지만 이 현상에 대한 인식은 이환된 환자에 있어서의 다발성 종양이 다음 세대로 전달되며 다른 가족 구성원에 대한 적절한 검진방법을 제공할 수 있다는 점에서 중요한 의미를 지닌다.

가장 일반적으로 발생되는 10가지의 가족성 암증후군은 표 10.4에 제시되어 있다. 놀랍게도 이들 중 원발암유전자의 돌연변이에 의한 증후군은 거의 없다. 배아 발생기에 있어서의 원발암유전자의 기능획득 돌연변이의 영향은 매우 심각하여 임신 초기에 보통 사망했을 가능성을 들 수 있다. 많은 암-관련 유전자의 돌연변이가 다음 절의 *RET*의 항목(p. 198)에서 다루어질 발달 증후군을 또한 초래하는 것으로 인식되고 있다.

가족성 암증후군은 다양한 특성을 공유하여(표 10.5) 근본적인 유전성 암 감수성 증후군의 의혹을 일으킨다. 유전성 암 소인에 대한 가족력을 평가할 때는 항상 초기 발생, 양측성

표 10.4 가족성 암 증후군

증후군	MIM	유전자	좌위	종양
활성화된 원발암유전자				
제 2형 다발성 내분비선종증	171400, 162300, 155240	*RET*	10q11	갑상선수질암, 부갑상선항진증, 크롬친화세포종
종양 억제				
가족성 선종성 용종증	175100	*APC*	5q21	대장암, 십이지장과 위암, 유건종, 턱의 골염
리 프라우메니 증후군	151623	*TP53*	17p13	뇌종양, 유방암, 백혈병, 육종
제 1형 신경섬유종증	162200	*NF1*	17q11	신경섬유종과 중추신경계 종양
제 2형 신경섬유종증	101000	*NF2*	22q12	중추신경계 종양과 전정기관 신경초증
망막아세포종	180200	*RB1*	13q14	망막아세포종과 골육종
폰 히펠-린다우 증후군 (Von Hippel-Lindau syndrome)	193300	*VHL*	3p25	망막 혈관종, 중추신경계 혈관모세포종, 크롬친화성 세포종
DNA 수선유전자				
제 1형 가족성 유방암	113705	*BRCA1*	17q21	유방암과 난소암
제 2형 가족성 유방암	600185	*BRCA2*	13q12	우방암과 난소암, 남성의 유방암
선천성 비용종성 대장암	114500			대장암, 자궁내막암, 담도암과 요로암
	일반적	*MLH1*	3p21	
		MSH2	2p16	
	희귀	*MSH3*	5q11	
		MSH6	2p16	
		PMS2	7p22	

이들 모두는 상염색체 우성임을 주목하라. DNA 수선 유전자의 돌연변이 및 염색체 파손과 관련된 암 악화 증후군은 표 3.7(p. 66)에 표시되어 있다.

이환, 다른 기관의 종양 같은 요인들에 대한 조사가 이루어져야 한다.

표 10.5 가족성 암증후군의 특성

젊은 연령에서 발병
양측성 병변 또는 다 초점성 종양
한 사람에게 발생되는 두 가지의 희귀 종양
2명 이상의 친척에게 발병된 동일한 희귀 종양
일반적인 암(유방암 또는 대장암) 또는 관련 암(유방암과 난소암, 대장암과 자궁내막암)이 발병된 수 명의 친척

제 2형 다발성 내분비선종증

제 2형 다발성 내분비선종증(multiple endocrine adenomatosis type 2, MEN2)는 모두 상염색체 우성 유전 성향을 나타내며 *RET* 발암유전자의 돌연변이에 의하여 발생되는 세 가지 희귀질환으로 알려져 있다.

- MEN2A의 임상적 증상은 갑상선수질암(medullary thyroid carcinoma), 크롬친화세포종(pheochromocytoma) 그리고/또는 부갑상선 선종에 의한 부갑상선항진증으로 보통 청년기에 발생된다.
- MEN2B는 흔히 소아 후기에 말판증후군(Marfan syndrome, p. 106)에서 보여지는 것과 유사한 키가 크고 마른 체형을 보이며 MEN2A와 유사한 종양이 발생된다.

◆ MEN2의 3번째 유형은 갑상선수질암으로 국한되어 발생된다. 이 유형은 때때로 가족성 갑상선수질암으로 언급된다.

RET (rearranged during transfection) 유전자의 특이성 기능획득 돌연변이는 이들 각각의 임상증상과 관련된다. *RET* 유전자는 리간드와의 결합으로 구조적 변화를 일으켜 신경-내분비조직에서 세포내 하향성 신호전달경로를 활성화시키는 막결합 수용체 tyrosin kinase를 암호화한다.

*RET*가 광범위한 돌연변이로 다양한 표현형을 일으킬 수 있다는 점에 주목하라(표 10.6). *RET*와 갑상선에서 정상적으로 발현되는 유전자의 세포내 tyrosin kinase 도메인으로 구성된 키메라 유전자 형성을 통한 체성 활성화는 유두갑상선암(papillary thyroid carcinoma)을 일으킨다. 이 현상은 1986년 체르노빌 사고에 따른 방사선에 노출된 소아에서 보여진 악성종양 발현빈도의 상승을 설명할 수 있다. 기능소실 영향을 나타내는 생식세포 돌연변이가 거대결장증(Hirschsprung's disease, p. 127) 환아에게서 높은 비율로 발견되었다. 8장에서 설명된 지중해빈혈(β-thalassaemia)과 세포성, 체액성 면역이 모두 결핍된 중증 합병성 면역결핍으로 알려진 심각한 면역학적 질환을 들 수 있다. 이들 환자는 생후 3~6개월에 중증의 재발성 감염을 나타내며 치료를 받지 못한 채 초기 영아기에 사망하게 된다.

따라서 *RET*는 발달성 출생 기형이나 후기 악성종양을 일으킬 수 있는 다른 돌연변이를 일으킬 수 있는 유전자의 한 예이다. 인간 배아를 발달시키기 위한 유전자가 태아의 생을 조산의 결과로 이행시키기 위하여 돌연변이 하는 것은 다소 역설적이다.

표 10.6 *RET* 원발암유전자의 돌연변이에 의한 질환

돌연변이의 형태	유발된 질환
기능 획득	
점돌연변이	2A형 2B형 다발성 내분비선종증과 가족성 갑상선수질 종양
재배열	유두갑상선암
기능 소실	
점돌연변이와 결실	히르쉬스프룽병(Hirschsprung' s disease)
	중추성 무호흡 증후군[a]

[a] 이 질환은 수면 시, 무호흡의 경향을 보인다. 이 질환은 또한 온딘의 저주(Ondine's curse)로도 언급된다. 온딘은 그녀를 사랑하지 않는 연인을 위하여 자신의 불멸성을 희생한 신화에 나오는 물의 요정이다. 그녀의 분노는 연인에게 숨을 쉬지 못하도록 저주를 내려 잠이 들자마자 사망하게 한다.

가족성 용종증

가족성 용종증은 또한 선종성 결장용종증(*adenomatous polyposis coli*)으로 알려져 있으며 청년기에 시작되며 대장과 직장에서 수 백개의 작은 선종성 용종이 발달되는 것을 특징으로 한다. 전체적인 발병빈도는 약 10,000명 당 1명이다. 거의 모든 사례에서 용종 중, 적어도 1개 이상이 악성으로 진행되기 때문에 진단이 확정된 경우 대장의 절제가 추천된다. 가드너 증후군으로 알려진 가족성 용종증의 변이형은 하악 골종, 다발성 지루성 낭포와 소장 장간막 또는 복벽에서 발생되는 유건종(desmoid tumor)을 포함하는 다른 임상 증상을 나타낸다.

가족성 용종증과 가드너 증후군은 *APC* 유전자(p. 195)의 생식세포성 불활성 돌연변이에 의하여 초래된다. 선종은 다른 *APC* 대립유전자가 수반되는 2차 가격으로 인하여 발생된다. *APC* 유전자의 5′-말단의 돌연변이는 흔히 생의 후기에 발생되며 소수의 용종을 가진 가족성 용종증의 경미한 형태를 일으킨다. 가드너 증후군은 *APC* 유전자의 3′-말단 돌연변이와 관련된 것으로 보인다. *APC* 유전자 외 다른 곳에서의 돌연변이도 가족성 용종증의 전형적인 증상을 초래한다.

리 프라우메니 증후군(Li-Fraumeni syndrome)

이 희귀 질환은 육종, 유방암, 뇌암, 백혈병 및 부신피질악성종양(adrenocortical carcinoma)을 포함하는 광범위한 종양과 악성 종양의 발달을 악화시킨다. 환자의 약 50%는 30세 이전에 종양이 발생되며 일생 동안의 발병 위험률은 90%를 초과한다. 다발성 종양이 일반적이며 방사선 치료를 실시할 경우, 방사선이 조사된 부위에서의 다른 종양의 형성을 악화시킨다.

리 프라우메니 증후군은 종양억제유전자 *TP53* (p. 194)의 생식세포 돌연변이에 의하여 초래된다. 이 질환에서 나타나는 광범위한 종양 분포와 높은 발병빈도는 *TP53*에 의하여 정상적으로 작용되는 세포주기의 차단과 세포자살을 촉진하는 주 역할과 일치한다.

제 1형 신경섬유종증

제 1형 신경섬유종증(neurofibromatosis type 1)은 3,000명당 1명의 발병빈도를 보이는 가장 일반적인 상염색체 우성 질환 중의 하나이다. 이 질환의 약 50%는 새로운 돌연변이에 의해서 발생된다. 주 임상적 증상으로는 밀크커피색 반점(café-au-lait patches)으로 알려진 색소침착의 증가, 겨드랑이와 서혜부의 얼룩과 신경섬유종(그림 10.10)이라 불리는 다발성 소피부성 종양이 있다. 이환된 환자의 50%는 총상 신경섬유종(plexiform neurofibroma, 그림 10.11)으로 알려진 국소적으로 침습된 대형 종양이 발생된다. 총괄적으로 제 1형 신경섬

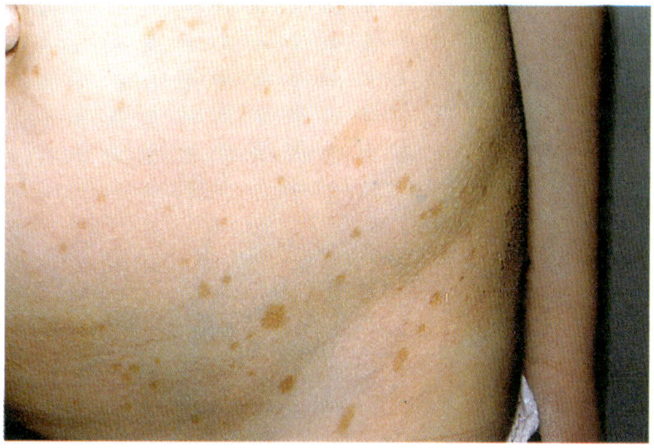

(A)

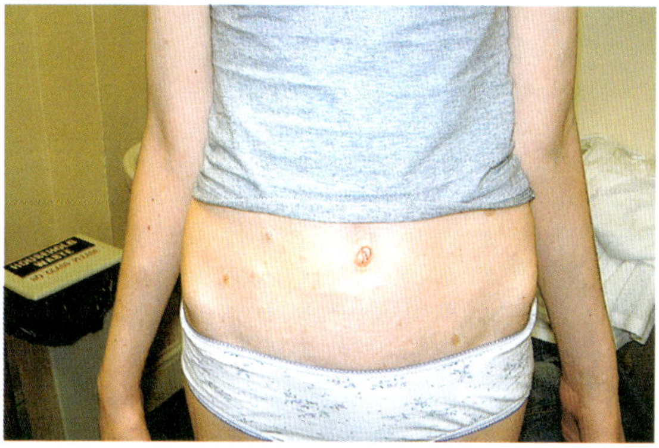

(B)

그림 10.10 제 1형 신경섬유종증에서 나타나는 밀크커피색 반점(A)과 신경섬유종(B). 아일랜드 Dublin 소재 National Centre for Medical Genetics의 Dr. William Reardon의 허가를 얻은 사진임.

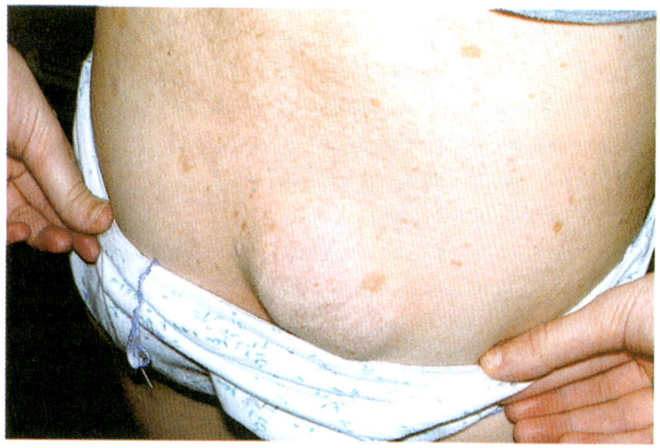

(A)

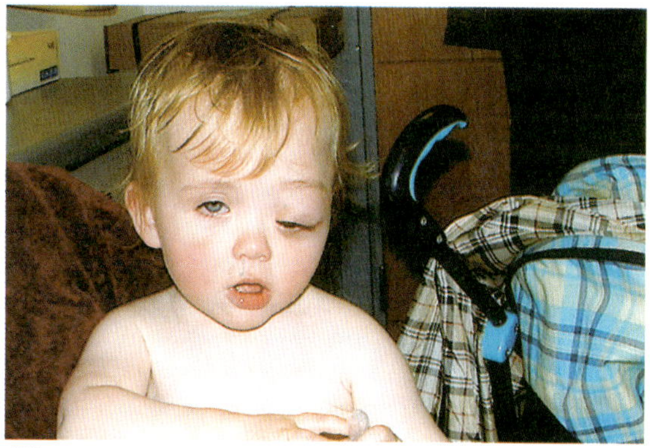

(B)

그림 10.11 (A) 제 1형 신경섬유종증 여자 환아의 천골 망상층 신경섬유종(sacral plexiform neurofibroma). (B) 제 1형 신경섬유종증 환아의 안와주위의 망상 신경섬유종으로 인한 안와의 위치 변경. 아일랜드 Dublin 소재 National Centre for Medical Genetics의 Dr. William Reardon의 허가를 얻은 사진임.

유종증은 악성종양 또는 중추신경계 종양 발생의 약 5%의 위험도를 갖는다. 다른 가능한 증상으로는 경미한 학습 장애, 고혈압 및 척추측만증이 포함된다.

이 질환은 정상적으로는 RAS 신호전달 경로를 억제하는 *NF1*유전자의 돌연변이에 기인한다. 대부분의 돌연변이는 불완전한 단백질을 생성한다. 환자의 약 5%는 전체 유전자가 결실된 현상에 의해서 발생된다. 이들 환자는 심각한 학습장애와 다양한 신경섬유종을 가진 보다 심각한 증상을 나타낸다. *TP53*를 포함하는 다른 유전자들 또한 제 1형 신경섬유종증에 있어서의 종양 형성에 관여한다.

제 2형 신경섬유종증

제 2형 신경섬유종증은 제 1형 신경섬유종증과 달리 40,000명당 1명의 발병빈도를 보이는 희귀 질환이다. 일반적인 증상으로는 청년기에 신경초증(schwannomas)으로 알려진 양측성 제 8 뇌신경 전정기관 종양이 있다(그림 10.12). 다른 증

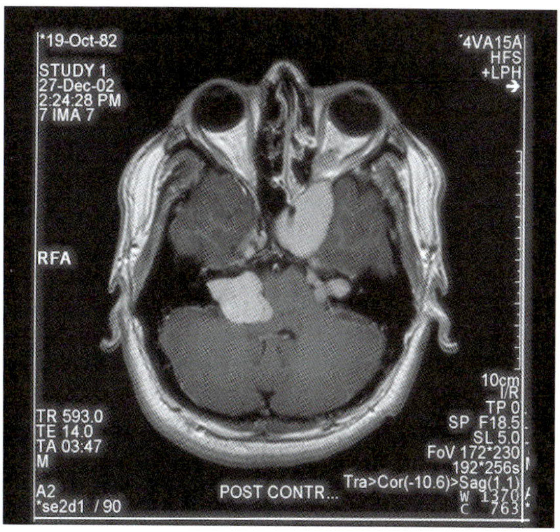

그림 10.12 제 2형 신경섬유종증 환자의 양측성 전정의 신경초증(schwannomas)과 안와 후방 종양을 시사하는 MRI 검사 결과.

추신경계의 종양 또한 발생된다. 소수의 밀크커피색 반점과 말초성 신경섬유종이 발생될 수 있다. 진단 시점의 평균 연령은 28세이며 50세까지 95% 이상이 이환된다.

제 2형 신경섬유종증은 **merlin**으로 알려진 세포골격 단백질을 암호화하는 *NF2* 유전자의 기능 소실 돌연변이에 기인한다. Merlin 단백질은 세포-세포 상호작용으로 안정화 시키는 데 중요한 역할을 담당하며 세포 부착에의 영향으로 종양억제자로서 작용한다. *NF2*의 체성 돌연변이는 유방암, 대장암, 악성림프종, 중피종(mesothelioma)에서 확인되었다.

망막아세포종

망막아세포종(retinoblastoma)은 종양억제유전자 항목에서 심도 있게 논의되었다. 세계적인 발병빈도는 20,000명의 출생당 약 1명이다. 이환된 소아의 약 10%가 가족력을 보유하고 있으며 30%는 양 눈에 병변을 보인다. 이들 소아는 생식세포 돌연변이를 가지고 있다. 나머지 60%의 대부분은 가족력이 없으며 한쪽 망막세포의 두 번의 체성 돌연변이로 인하여 한쪽 눈에만 병변을 보인다. 그러나 일부(약 10%)에서는 이들 명백한 산발성 사례의 자손 2~5%의 경험적인 발병빈도에서 드러난 바와 같이 새로운 생식세포 돌연변이를 가지고 있다.

생식세포 돌연변이를 가지고 있는 소아는 후반기에 다른 종양 특히, 골육종이 발병될 가능성이 높다. 과거에 방사선 조사를 받았던 소아가 냉동요법이나 광응고요법 등의 신기술로 치료한 소아에 비하여 위험도가 상승된다. *RB1*의 돌연변이는 산발성 골육종, 유방암, 소세포성폐암의 일반적 소견이다.

폰 히펠-린다우병(Von Hippel-Lindau disease)

이 희귀 질환은 35,000명당 1명의 발병빈도를 보이며 보통 30대에 망막혈관종(retinal angioma), 척수 혈관모세포종(spinal hemangioblastoma), 신장암, 크롬친화세포종이 발병된다. 이 질환의 침습성은 환자가 60~65세에 이르기까지 거의 100% 발병된다. 종양의 해부학적 위치로 인하여 치료는 어렵고 높은 사망률을 보인다.

이 질환은 pVHL이라는 평범한 이름이 주어진 단백질을 암호화하는 *VHL* 유전자의 돌연변이에 의해서 초래된다. pVHL는 정상적으로 저산소증-유도성 인자의 안정화에 관여하여 활성화되면 혈관내피성장인자 같은 유전자의 발현을 촉진한다. 이것은 *VHL* 두 대립유전자의 기능소실 돌연변이성 종양이 흔히 혈관성으로 발생한다는 현상과 일치한다. *VHL* 유전자의 체세포돌연변이 그리고/또는 *VHL* 유전자 좌위의 이형접합성의 소실은 신장암, 폐암, 난소암 및 고환암의 일반적인 소견이다.

가족성 유방암

유방암 전체 사례의 약 5%는 17번 장완에 위치한 *BRCA1* 유전자와 13번 장완에 위치한 *BRCA2* 유전자의 생식세포 돌연변이에 기인한다. 이미 지적한 바와 같이 이들 유전자는 방사선조사 유도성 DNA 이중가닥 파손의 수선에 수반되는 다중결합성 단백질 복합체의 구성 단백질을 암호화한다. 이들 유전자 중, 1개의 또는 다른 것의 돌연변이에 의한 가족성 유방암은 조기에 발병되며 양측성이고 다양한 장기에 이환된다는 점에서 유전성 암 감수성 증후군의 전형적인 양상이다.

*BRCA1*의 돌연변이는 이형접합성을 보유한 여성의 유방암 발병률이 50세까지 약 50%, 70세까지 85%에 이르는 상염색체 우성 유방암 가계의 50%에 해당된다. 이 여성들은 또한 70세까지 난소암이 발병될 확률이 40~60%이다. 다른 돌연변이는 다소 다른 발병 위험도를 보인다. 예를 들면, 아스케나지 유태인 집단에서 발견된 184 del AG 돌연변이(p. 140)는 70세까지의 유방암과 난소암의 발병률이 각각 56%와 16%이다.

*BRCA2*의 돌연변이는 모든 상염색체 유방암 가계의 30%를 차지한다. 이들 *BRCA2*의 돌연변이 여성의 유방암과 난소암의 발병률은 *BRCA1*의 돌연변이를 보유한 여성과 유사하다. *BRCA2*의 생식세포 돌연변이를 갖는 남성에 있어서 일생동안 유방암이 발병될 확률은 약 5%이다. 클라인펠터 증후군(p. 60) 남자는 유사한 발병빈도를 보인다. 남성이 *BRCA1*의 돌연변이를 가질 확률은 상대적으로 낮다. *BRCA1* 또는 *BRCA2*의 돌연변이를 보유한 남성은 또한 75세까지 전립선암이 발병될 확률이 6~10% 상승된다.

2회 표적 가설에 입각하여 *BRCA1*과 *BRCA2* 이형접합성에 있어서의 종양은 보통 다른 대립유전자의 돌연변이 또는 관련 유전자 좌위의 이형접합성 소실을 보인다. 이와 대조적으로 *BRCA1*과 *BRCA2*의 돌연변이는 산발성 종양에서 거의 발견되지 않는다. 그러나 *BRCA1* 프로모터의 과 메칠화가 많은 산발성 유방암에서 나타나고 있으며 이것은 이들 종양의 많은 부분이 다단계 발달에 있어서의 핵심 사건일 것으로 생각된다.

유전성 비용종성 대장암

이 질환은 3,000명당 1명의 발병 빈도를 보이며 모든 대장암 사례의 약 5%를 차지한다. 유전성 비용종성 대장암은 또한 Lynch 가족암증후군으로도 알려져 사용되고 있다. 특징적인 임상적 증상은 평균 42세의 상대적으로 젊은 연령층에서 발

BOX 10.2 역사적 사례: 위암과 나폴레옹 보나파르트

나폴레옹 보나파르트는 1769년 코르시카 섬에서 출생했다. 그는 프랑스 육군 사관학교에서 훈련을 받은 후, 1796년 프랑스 육군의 지휘관이 되었으며 1804년에는 프랑스 황제로 등극했다. 수년 동안 그의 영토에 대한 포부가 인접 유럽 국가와의 전쟁을 성공으로 이끌었으나 러시아의 침공에 대한 피해 막심한 공격에 의하여 처음으로 좌절되고, 마침내 1815년 워털루에서 웰링턴 공작에 의해 완패했다. 이후 그는 아프리카 서안의 섬 성 헬레나에 유배되었다.

성 헬레나에 도착한 직후, 나폴레옹은 흉부 감염과 간염에 이어 괴혈병이 발병되었다. 1820년 그는 우측 상복부에 심각한 날카로운 통증을 일으켰으며 사망에 이르기까지 9개월 동안의 지속적인 구토로 전신적인 건강이 신속하게 악화되었다. 정밀한 부검을 실시한 결과, 사망의 주 원인은 위 유문부위의 암으로 판명되었다.

수년 동안 나폴레옹 사망의 정확한 원인에 관한 수많은 논쟁과 억측이 난무했다. 그러나 가족력의 검토 결과는 가족성 위암의 진단을 강력히 시사했다. 그의 아버지와 친할아버지는 모두 위암인 것으로 진단되어 각각 39세와 40세에 사망했다. 이 진단은 또한 그의 7명의 형제 자매들 중 4명이 44, 49, 56, 65세에 사망한 점으로 설명된다. 나폴레옹의 외아들은 결핵으로 21세에 사망했다. 나폴레옹 자신도 그의 암에 대한 가족력을 우려하며 조기 사망의 원인을 예측했었다.

대부분의 위암은 식이와, 주 원인이 되는 *Helicobacter pylori* 에의 감염 같은 다원적인 병인에 의한 것으로 생각되고 있다. 사례의 약 10%는 가족성 군집의 소견을 보인다. 희귀하게 가족성 선종성 용종증 또는 유전성 비용종성 대장암의 진단에 의한 것일 수 있다. 보다 흔하게는 칼슘 의존성 세포 부착 단백질인 E-cadherin을 암호화하는 *CDH1*의 생식세포 돌연변이에 의하여 발생된다. 대부분의 가족성 암에서와 같이 가족성 위암의 발병 시점 연령은 보통 60세 이후에 발생되는 산발성 위암에 비하여 조기에 발병된다. 나폴레옹의 가족력은 확정 *CDH1* 돌연변이 유전자를 보유한 가계의 전형적인 현상을 보여준다.

참고문헌

Sokoloff B (1938) Predisposition to cancer in the Bonaparte family. *American Journal of Surgery*, **40**, 673-679

병되는 것과 주로 우측 대장 종양을 나타내며 다발성 1차 종양을 나타내는 것이다. 이환된 환자는 또한 다른 종양 특히, 위암(BOX 10.2), 담도암, 요로암이 발병될 수 있다. 70세까지의 대장암 발병 위험도는 남성에서 90%, 여성에서 60%이다. 그러나 여성은 또한 자궁내막암에 대한 발병빈도가 40%이다.

유전성 비용종성 대장암 환자에 있어서의 대부분의 종양은 현저한 미세부수체 불안전성을 보이며 생식세포 돌연변이에서 짝짝이 염기쌍 수선유전자로 알려진 5개의 유전자가 확인되었다(표 10.4). 이들 유전자의 1개 또는 그 이상의 체세포 돌연변이는 흔히 산발성 대장암에서 확인된다.

가족성 유방암과 대장암의 평가와 처치

가족성 유방암과 대장암은 모두 일반적인 종양질환이다. 선진국에서의 여성의 일생 동안의 유방암에 대한 발병 위험도는 11명당 1명이다. 폐암에 이어 유방암은 여성에 있어서의 악성 종양으로 사망에 이르게 하는 제 2위의 종양이다. 여성 또는 남성에 있어서의 대장암 발병에 대한 위험도는 약 50명당 1명으로 대장암은 폐암 다음으로 남성의 악성 종양으로 인한 제 2의 사망원인이 되고 있다.

유방암과 대장암이 일반적인 질환으로 인식되어 있기 때문에 이들 질병의 하나 또는 다른 것에 대한 가족력 또한 일반적인 것은 놀라운 일은 아니다. 높은 사망률과 관련된 관점에서 유방암 또는 대장암의 가족력은 현재 유전학 의료진에게 의뢰된 모든 사례의 약 1/3에 해당되는 것 또한 일반적인 현상으로 납득될 수 있다. 이들 두 질환의 유전학적 감수성에 대한 인식은 가족에 있어서의 평가와 처치에 대한 지침과 치료 계획의 설계를 도출할 수 있게 한다.

유방암의 가족력

유방암의 양성 가족력은 여성 친척에 대한 위험률을 상승시키는 것으로 알려지고 있다. 모든 사례의 약 5%가 *BRCA1* 또는 *BRCA2* 같은 유전자의 생식세포 돌연변이에 기인한다. 다른 사례에 있어서의 유전적 감수성이 전달되는 기전은 아직 밝혀지지 않았다. 낮은 정도의 감수성을 전달하는 유전자와 환경적 공유의 상호작용이 포함된 다인자성 유전(multifac-torial inheritance)이 모든 사례의 약 20~25%를 설명할 수 있다. 차선적으로 아직 미확인된 낮은 침습성을 가진

표 10.7 연령별 유방암에 이환된 친척 수(1명~3명)에 따른 선별 유방 X선 촬영과 유전 클리닉의 전문의에게의 의뢰에 대한 지침

유방암의 가족력	40-50세에 유방암에 걸릴 확률	일생 동안의 위험률 (대조군 위험률은 1/11임)	위험 단계	조기 유방 X선 촬영	유전 클리닉의 전문의에게 의뢰
이환 친척 수 1명[a]					
1명 〉 40세	최대 1/50	최대 1/8	낮음	해당되지 않음	해당되지 않음
1명 〈 40세	1/30-1/50	1/12-1/6	낮음/중등도	해당	해당되지 않음[b]
30세 미만의 여성 또는 남성의 이환	최대 1/25	최대 1/16			
이환 친척 수 2명[a]					
50-60세 2명	1/40	1/8	낮음	해당되지 않음	해당되지 않음
평균 40-49세 2명	1/25	1/6-1/4	중등도	해당	해당되지 않음[b]
평균 30-39세 2명	1/14	1/4-1/3	높음	해당	해당
이환 친척 수 3명[a]					
평균 50-60세 3명	1/15	1/4	중등도	해당	해당
평균 40-50세 3명	1/11	1/3	높음	해당	해당
유방암과 다른 암의 발병					
1명 이상의 50세 이하에 유방암 발병 + 1명 이상 난소암 발병 또는 2명 중 1명 중 1병의 병발	보통 1/25 보다 높음	보통 1/6 보다 높음	중등도/높음	해당	해당
1명 이상 40세 미만의 유방암 발병 + 소아 종양			높음	유전적 검토 전까지는 금지	해당

[a] '친척'에는 1촌과 그들의 1촌(1촌: 아버지, 어머니, 형제 자매, 자녀)이 포함된다. 명백한 양측성 유방암이 발병된 친척은 간단하게 2명의 친척으로 계산한다. 남성 유방암은 40세 미만에 발병한 여성의 유방암으로서 계산한다

[b] 민족성을 아는 것은 돌연변이 탐색을 용이하게 한다. 예를 들면 아스케나지 유태인계는 유전형 검사가 현저한 가족력이 없을 때도 보다 유익한 것을 의미한다.

이 표는 Eccles DM, Evans DGR, Mackay J (2000) Guidelines for a genetic risk based approach to advising woman with a family history of breast cancer. *Journal of Medical Genetics*, 37, 204-209에 개제된 것으로 저자의 승인을 얻었음.

상염색체 우성 유전자 같은 다른 현상이 포함된 것으로 보인다. 나머지 70~75%의 사례는 아마도 무작위성 체세포 돌연변이에 의해서 발생되는 것으로 여겨진다.

임상 실무에 있어서의 하나의 도전은 가족력에 근거하여 먼저 어떤 여성이 면밀한 평가를 받아야 하는 것인지 결정해야 하는 지에 대한 것이며, 만일 그렇다면 그녀의 위험성을

BOX 10.3 유명한 사례: 유전자 특허

특허는 일정한 시간, 보통 20년, 동안 발명품 또는 과정의 개발에 대한 공식적인 법적 권리이다. 개발의 권리는 특허법의 용어 내에서 그 발명품을 사용할 다른 사람에게 허가할 수 있는 발명가에게 독점적으로 주어진다. 특허의 개념은 연구와 개발을 장려하고 보상하기 위하여 채택된 것이다.

이것은 새로운 형태의 진공청소기 또는 의료계에 매우 적절한 신약의 상황에 있어서 모두 전적으로 정당한 것으로 보인다. 그러나 이 문제는 유전학적인 결과에 대한 특허와 관련될 경우, 많은 논쟁을 불러일으킨다. DNA의 새로운 절편에 대한 성공적인 서열분석이 발명 또는 발견일 수 있는가? 단순하게 해당 회사나 기관이 그것을 처음으로 확인하였기 때문에 과학적 사실 또는 한 조각의 유전 정보가 특허를 받는 것이 타당한 것인가?

비정한 사업계에 있어서 이윤 추구형 생명공학 회사와 자금 운용이 어려운 대학은 만일그들의 발명품이 상업성이 있다고 증명될 경우에는 연구와 개발에 있어서의 그들의 투자가 특허를 통하여 보호되어야 한다고 설득하는 것은 타당할 수 있다. 예를 들면, 한 세포수용체를 암호화하는 유전자의 DNA 서열 확인이 결과적으로 그 수용체의 활성화 또는 억제에 대한 신약의 개발을 유도했을 경우이다. 반대 논쟁으로 DNA 서열에 대한 특허가 미래의 연구를 억제하고 임상 적용의 발달을 늦출 수 있는 인류 유산의 '남용'이라고 주장하고 있다.

이러한 문제점에 대한 우려의 불평은 1990년 대 중반 미국 회사인 Myriad Genetics가 미국에서 *BRCA1*과 *BRCA2*의 DNA 서열과 진단적 이용에 대한 특허를 성공적으로 시도하여 획득했을 때, 최고조에 달했다. 이 특허에는 솔트레이크 시티에 있는 그 회사의 실험실에서만 $2,000 이상의 비용으로 전체 서열분석을 수행할 수 있는 독점권이 포함되었다. 2001년 Myriad는 그 유전자에 대한 유럽에서의 권리를 획득했으며 일부 유럽의 주요 연구기관 특히, 프랑스 정부의 후원을 받는 파리의 퀴리 연구소에 의한 극렬한 반대가 있었다. 오늘날까지 이 문제는 대부분의 유럽에 있는 실험실에서 Myriad Genetics에 지불하지 않은 채 *BRCA1*과 *BRCA2*의 돌연변이 검사를 지속하고 있는 실정으로 아직 해결되지 못하고 있다. 철학적, 윤리적, 그리고 법적인 논쟁이 성공적인 유전자 치료 방법이 성공될 경우 보다 다급해질 해명에 대한 요구와 함께 복잡해질 전망이다. 궁극적으로 서열분석기의 경제적 권리와 환자에 대한 치료 권리를 모두 인정하는 국제적인 합의가 이루어져야 할 것이다.

참고문헌

Westphal SP (2002) Your money or your life. *New Scientist*, **175**, 29-33.

낮음, 중등도 또는 높음으로 분류해야 하는지의 여부를 결정하기 위하여 시도해 보는 것이다. 이러한 최종의 다양한 지침이 영국 암 가족 연구 기관(UK Cancer Family Study Group) 같은 단체에 의하여 도출되었다(표 10.7). 이들 지침에는 주의 깊은 가족력에 대한 조사가 요구되며 모든 진단은 발병 시점의 연령에 따라 상세하고 정확하게 확정되어야 한다.

일반적으로 어떤 여성에게 제공되는 선별검사와 처치는 그녀의 위험도가 평가된 범주에 따라야 할 것이다.

- 1/8 또는 그 이하의 '낮음' 위험도일 경우에는 환자를 안심시키고 유방암의 인지와 자가검진에 대한 일반적 지시사항을 실시한다.
- 1/8~1/4에 해당되는 '중등도'의 위험도일 경우, 주의 깊은 임상 검사와 정기적인 자가검진에 대한 지침 및 40세 이후부터는 매년 유방 X선 촬영을 하도록 관리해야 한다.
- 1/4 이상에 해당되는 '높음' 위험도일 경우, 유방암에 걸린 채 생존하고 있으며 검사가 가능한 친척이 있을 경우, *BRCA1*/*BRCA2* 돌연변이에 대한 검사를 고려해야 한다. 매년 정기검진을 실시해야 하며 정기적인 자가검진과 35세 이후부터는 매년 유방 X선 촬영을 하도록 관리해야 한다. 30세부터는 난소암의 조기진단을 위해 매년 경질의 초음파검사를 실시해야 한다. 고위험 분류군의 일부 여성들은 예방적 양측성 유방절제와 난소적출의 대상이 된다. 이상적으로 유방암에 대한 가족력이 있는 모든 여성은 돌연변이에 대한 유전자 검사를 받는 것이 바람직하지만 *BRCA1*과 *BRCA2*가 거대한 유전자이기 때문에 변이 분석에는 많은 시간과 고비용이 소요된다.

세계의 다양한 지역에서 수행된 일부 연구에서 검진과 치료에 대한 가장 효과적인 방법을 결정하기 위한 노력을 기울이고 있다. MRI의 역할에 대한 평가 및 tamoxifen 같은 항 에스트로겐 약물의 예방적 유익성 또한 평가하고 있는 중이다.

결장직장(대장)암의 가족력

유방암에서와 같이 결장직장암의 양성 가족력은 친척의 발병 위험률이 상승될 수 있다. 이러한 위험도는 그 가족의 발병 시작 연령과 이환된 환자의 수에 의해 영향을 받는다. 유방암과 마찬가지로 결장직장암의 약 5%는 가족성 선종성 용종증과 유전성 비용종성 결장직장암 같은 단일-유전자 가족

표 10.8 대장암 검진에 대한 지시 예

<40세 1촌의 발병	5년 마다 대장경 검사	대장암으로 진단받은 시점의 가족의 연령보다 5년 일찍 시작. 보통 35세에 시작하며 25세 미만에는 해당하지 않는다.
>70세 1촌 2명의 발병	재 확인, 대장경 검사 요구되지 않음	
60-70세 1촌 2명의 발병	60-70세 1촌 2명의 발병	55세
50-60세 1촌 2명의 발병	5년 마다 대장경 검사	35-65세
<50세 1촌 2명의 발병	3-5 년 마다 대장경 검사	유전 클리닉의 전문의에게 의뢰 30-35세에 시작 또는 대장암으로 진단받은 시점의 가족의 연령보다 5년 일찍 시작
암스테르담 지침에 양성인 인척 3명의 발병	1-2 년마다 대장경 검사	유전 클리닉의 전문의에게 의뢰 25세에 시작
암스테르담 지침에 양성이 아닌 인척 3명의 발병	3-5 년 마다 대장경 검사	유전 클리닉의 전문의에게 의뢰 30-40세에 시작 (대장암으로 진단받은 시점의 가족의 연령보다 5년 일찍 시작)
가족성 선종성 용종증	매년 S자상 결장경/대장경 검사	유전 클리닉의 전문의에게 의뢰

이 표는 Hodgson SV, Maher ER (1999) *A practical guide to human cancer genetics*. Cambridge University Press, Cambridge에 게재된 거으로 저자의 승인을 얻었음.

성 암증후군에 의하여 발생된다. 결장직장암 사례의 20~25%는 유전적 감수성에 의해 발생되지만 이것이 어떻게 자손에 전달되는 지의 여부는 아직 밝혀지지 않았다. 환경적 요인, 명확하게 말하면 식이 또한 중요한 원인으로 작용한다.

개인의 결장직장암 발병에 대한 위험도는 이환된 친척의 수와 발병 시작 연령에 따라 '낮음', '중등도', '높음'으로 분류될 수 있다(표 10.8). 유전성 비용종성 대장암의 진단은 암스테르담 또는 수정된 암스테르담 기준으로 알려진 연루된 가족의 특정 양상에 기초하여 이루어진다. 가족성 선종성 용종증 또는 유전성 비용종성 결장직장암으로 추정되는 경우에는 특정 돌연변이에 대한 분석을 수행한다.

'낮음' 군으로 분류된 사람은 안심시키고 55세에 대장경검사를 실시한다. '중등도' 위험군은 35세 이후부터 3~5년 간격으로 대장경검사를 받도록 한다. 유전성 비용종성 결장직장암에 대한 돌연변이 보유자를 포함하여 '높음' 위험군은 25세 이후부터 매년 대장경검사가 지시되며 여성인 경우, 골반검사와 자궁경 초음파검사를 통하여 자궁내막암과 난소암에 대한 검진을 함께 받아야 한다. 일부 기관에서는 중등도 또는 높음 위험군에게 해당 가족이 최초로 진단 받은 시점의 연령보다 5년 앞선 시점에 대장경검사에 의한 검진을 실시하도록 추천하고 있다. 가족성 선종성 용종증을 일으키는 돌연변이 유전자를 보유한 경우에는 대장절제술이 추천된다.

대장암의 조기검진을 위한 상세한 검진 계획이 사망률을 유의성 있게 감소시킨다는 유력한 증거가 제시되고 있다. 이들 검진 계획은 탄력적이며 여전히 유효성을 평가하고 있다. 고-전분 식이와 비스테로이드성 소염진통제인 아스피린과 sulindac 같은 약물의 정기 복용에 대한 장기 유익성 연구 또한 수행 중이다.

암에 대한 검진이 거의 항상 불안감을 조성한다는 사실은 중요하다. 따라서 환자 상담과 장기간의 후원 또한 절대적으로 필요하다.

요점

검진과 처치에 대한 계획이 유방암과 대장암의 가족력이 있는 개인의 평가와 관리를 위하여 확립되어 왔다.

요약

대부분의 인체 암은 원발암유전자, 종양억제유전자와 DNA 수선유전자에 있어서 돌연변이의 축적에 의해 발생된다. 이들 유전자는 정상적으로는 분열, 증식, 세포자살 같은 중요한 세포기능을 조절한다.

발암유전자를 이루기 위하여 원발암유전자의 돌연변이는 기능획득 영향을 발휘하며, 세포수준에서 우성적으로 작용한다. 이들 유전자의 활성화된 돌연변이는 점돌연변이, 증폭, 새로운 전좌에 의한 새로운 키메릭유전자의 형성을 포함하는 다양한 기전에 의해 초래된다.

종양억제유전자와 DNA 수선유전자의 돌연변이는 기능 소실의 영향을 나타내며 세포 수준에서 열성 유전성향으로 작용한다. 이들 돌연변이는 세포분열에 있어서의 염색체 비분리 같은 세포의 사건의 결과에 기인한다. 이 현상은 이형접합성의 소실에 대한 탐색에 의해 종양 조직안에서 확인될 수 있다. 특정 짝짝이 염기쌍 수선유전자의 돌연변이는 미세부수체 불안정성을 초래하며 원발암유전자와 종양억제유전자의 획득 돌연변이의 수선실패로 암을 발생시킨다.

일부 가족성 암증후군이 원발암유전자, 종양억제유전자와 DNA 수선유전자의 돌연변이에 의해 초래되는 것으로 알려졌다. 이들 중 대부분은 상염색체 우성 유전성향을 나타낸다. 망막아세포종 같은 일부 암은 종양억제유전자에 있어서의 두 대립유전자의 돌연변이('2번 표적')에 의해 초래된다. 이들 돌연변이 중의 하나는 유전될 수 있는 생식세포성 돌연변이이며 다른 것은 체세포 돌연변이이다. 또는, 둘 다 체세포 돌연변이로 나타날 수 있다. 가족성 암 증후군의 특성은 획득성 암에 비하여 낮은 연령층에서 종양이 발생되며 양측성 그리고/또는 다 초점성 양상을 보이고 다른 장기에 영향을 미칠 수 있는 점을 들 수 있다.

유방암과 대장암의 병력을 가진 많은 가족들이 있다. 이들 일반적인 암중 하나를 발생시킬 수 있는 고위험군의 친척에 대한 상담과 관리를 보조하기 위한 지침들이 도출되었다. 매년 유방 X-선 촬영 또는 대장경검사에 기초한 진단 프로그램이 고위험군의 친척들을 위하여 개발되고 있다.

심층 학습문헌

Cowell JK (ed.) (2001) *Molecular genetics of cancer*. 2nd edn, Bios Scientific Publishers, Oxford.

Eeles RA, Ponder BAJ, Easton DF, Horwich A (ed.) (1996) *Genetic predisposition to cancer*. Chapman & Hall Medical, London.

Henderson BE, Ponder B, Ross RK (2003) *Hormones, genes, and cancer*. Oxford University Press, Oxford.

Hodgson SV, Maher ER (1999) *A practical guide to human cancer genetics*, 3nd edn. Cambridge University Press, Cambridge

선다형 문제

1. 발암유전자의 활성화를 초래하는 돌연변이 기전에 관여하는 것은?
   (a) 점돌연변이
   (b) 유전자 증폭
   (c) 키메릭 유전자의 형성
   (d) 이형 접합성의 소실
   (e) 유전자 결실

2. 비 가족성 망막아세포종보다는 가족성 망막아세포종임을 지적하는 요인은?
   (a) 이환되지 않은 사촌의 부모
   (b) 출생 후, 바로 발생된 임상적 증상
   (c) 다 초점성 종양
   (d) 다른 장기에의 종양
   (e) 13번 염색체의 3염색체성 가족력

3. 다음 중 종양 또는 암증후군이 종양억제유전자의 돌연변이에 의하여 초래된 질환은?
   (a) 망막아세포종
   (b) 제 2형 다발성 내분비선종증(multiple endocrine adenomatosis type 2
   (c) 리 프라우메니 증후군(Li-Fraumeni syndrome)
   (d) 버키트 림프종(Burkitt's lymphoma)
   (e) 가족성 선종성 용종증

4. 암의 가족력에 관하여 우려하고 있는 여성이 있다. 다음 중 어느 것이 가족성 암증후군의 의심을 일으키는가?
   (a) 70세에 발병된 어머니의 유방암
   (b) 70세에 발병된 아버지의 대장암
   (c) 40세에 발병된 자매의 유방암과 난소암
   (d) 유방암에 걸린 자매와 형제
   (e) 아버지의 다발성 육종

5. DNA 수선유전자의 돌연변이에 의하여 일으킬 수 있는 질환은?
   (a) 혈관확장성 운동실조증(ataxia telangiectasia)
   (b) 유방암
   (c) 대장암
   (d) 제 1형 신경섬유종증
   (e) 망막아세포종

해답

1 (a) 정답 — 점돌연변이는 많은 발암유전자 변이를 발생시킨다. 예를 들면, 제 2형 다발성 내분비선종증에서의 *RET* 발암유전자.

(b) 정답 — 증폭 유전자는 때때로 이중 미소체(double minute) 부가 염색체로서 나타날 수 있다.

(c) 정답 — 키메라 유전자는 만성 골수성 백혈병에서 나타난다.

(d) 오답 — 이형 접합성의 소실은 종양억제유전자의 소실을 의미한다.

(e) 오답 — 결실은 기능소실 같은 유전자의 반수체기능부전(haploinsufficiency)을 초래하는 반면 발암유전자는 기능획득 효과를 나타낸다.

2 (a) 오답 — 이것은 부모 중, 적어도 1명이 이환되어 있을 경우에만 타당하다.

(b) 정답 — 산발성 망막아세포종은 평균 24개월 시점에서 증상이 발생된다.

(c) 정답 — 다 초점성 종양은 2회 가격 중, 1회가 유래된 것으로 보인다.

(d) 정답 — 다 초점성 종양에서와 같이 다수 장기에서 발생되는 종양은 2회 타격 중, 1회가 유래된 것으로 보인다.

(e) 오답 — 망막아세포종은 13번 염색체의 *RB1* 좌위의 결손과 관련될 수 있으나 13번 삼염색체의 양상은 아니다.

3 (a) 정답 — 망막아세포종은 *RB1* 유전자의 돌연변이에 기인한다.

(b) 오답 — 제 2형 다발성 내분비선종증은 *RET* 원발암유전자의 돌연변이에 의하여 발생된다.

(c) 정답 — 리 프라우메니 증후군은 *TP53* 유전자의 돌연변이에 의하여 발생된다.

(d) 오답 — 버키트 림프종은 *CMYC* 원발암유전자가 수반되는 돌연변이의 활성화와 연관된다.

(e) 정답 — 가족성 선종성 용종증은 *APC* 유전자의 돌연변이에 의하여 발생된다.

4 (a) 오답 — 이것은 보다 산발적인 발생 경향을 보인다.

(b) 오답 — 후발유방암과 같이 이것은 암의 산발적 발생을 보이며 후발 증상소견을 나타낸다.

(c) 정답 — 이것은 *BRCA1* 또는 *BRCA2*의 돌연변이에 의한다.

(d) 정답 — 남성의 유방암은 *BRCA2*의 돌연변이에 의한다.

(e) 정답 — 다발성 육종은 리 프라우메니 증후군의 진단 시점에서 발생되는 소견이다.

5 (a) 정답 — 혈관확장성 운동실조증은 DNA 이중 나선 절단을 수선시키는 데 관여하는 유전자의 동형접합성 돌연변이에 의하여 발생한다.

(b) 정답 — *BRCA1*과 *BRCA2*는 둘 다 DNA 이중 나선 절단을 복구시키는 데 관여하는 유전자이다.

(c) 정답 — 유전성 비 용종성 대장암은 DNA 짝짝이 수선 유전자의 돌연변이에 의하여 발생한다.

(d) 오답 — *NF1*은 종양억제유전자이다.

(e) 오답 — *RB1*은 종양억제유전자이다.

11장

유전자와 생화학

장의 소목차

인체의 대사는 효소에 의하여 매개되는 일련의 반응으로 구성되는 수 많은 생화학적 경로의 공동 작용에 의한 상호작용이 수반된다. 세포내 소기관, 세포 표면수용체, 세포내 수송계 또한 중요한 역할을 담당한다. 신체의 대사과정의 조절과 유지에 관여하는 많은 유전자가 있을 것으로 추정 가능하나 500건을 초과하는 대사의 선천성 결손이 밝혀지고 있는 사실은 이들의 근원적인 복잡성에 대하여 지적하고 있다.

대사의 선천성 결손(*inborn error of metabolism*)이라는 용어는 생화학적 유전학의 아버지로 일컬어지는 영국의 내과의사 Archibald Garrod(BOX 11.1)에 의하여 주창된 신조어이다. 그는 100여 년 전, 대사의 선천성 결손이 있는 사람을 '그들의 구조적 영향을 미치는 화학에 있어서의 차이점'이 있는 개인들로 언급했다. 최근에는 생화학적 수준에서의 개인의 막대한 다양성으로 인식되고 있으며 대사적 경로와 수용체 활성의 변이가 관상동맥질환, 당뇨, 고혈압 같은 일반적인 다인성 질환에 대한 소인을 전달하는 주 역할을 담당하는 것으로 알려지고 있다.

11장에서는 단일-유전자 유전에 의한 생화학적 질환에 대하여 주로 다루게 된다. 대부분의 효소 결손이 상염색체 또는 X-염색체 연관 열성 유전 성향을 나타내는 현상은 근원적인 돌연변이가 보통 기능소실 영향에 의하여 발생한다는 점을 지적한다. 따라서 대부분의 대사 경로는 효소 활성이 정상의 50%일 때에도 정상적으로 작동한다. 그러나 선다형 문제에서 지적되었듯이 모든 효소 결손이 열성 유전성향을 보이는 점에 주의해야 한다. 소수의 경우, 그 중에서도 포르피린증의

BOX 11.1 역사적 출판물: 알캅톤뇨증의 유전학적 기초

알캅톤뇨증(MIM 203500)은 뇨중 알칼리의 존재하에 또는 공기에 노출되었을 때 갈색으로 변하는 과량의 호모겐티신산(homogentisic acid)이 검출되는 것을 특징으로 하는 희귀하고 비교적 무해한 질환이다. 이 질환의 진단은 영아기에는 기저귀의 착색과 피부의 병변으로 인하여 추정된다. 소아기에는 귀지의 착색이 발생되며 성인에서는 연골과 결체조직의 색소침착으로 진행성 퇴행성 관절염을 초래할 수 있다. 이 현상은 호모겐티신산과 그 중합체가 콜라겐에 결합함으로써 발생된다.

1900년 무렵 성 바돌로매병원(St. Bartholomew's Hospital)과 그레이트 오먼드 스트리트 아동병원(Great Ormond Street Children's Hospital)에 근무하던 영국의 내과의사인 Archibald Garrod는 이들 병원에 보고된 모든 증례에 대한 정보와 그 당시에는 보잘것없던 의학 잡지에 발표했던 자료를 함께 수집하였다. 그는 32건의 알캅토뇨증 사례 중, 19건이 7 동기간(sibship) 관계에서 발생된다는 사실을 증명함으로써 정상의 부모로부터 출생한 2명 이상의 형제자매에서 발병될 수 있는 '유전성향의 특이한 양상'을 나타낸다고 밝혔다. 또한, Garrod는 이들 많은 소아환자의 부모들이 서로 사촌간이라는 점에 주목하며 이전에 발표한 사례에 있어서의 동료 저자들과의 접촉을 통하여 이들 부모 또한 그렇다고 확정했다. 알캅톤뇨증 소아의 부모 중, 그들이 서로 근친관계인 비율은 60%로 영국 귀족의 4%와 런던 총 인구의 1.5%와 대조를 보인다.

지식층의 원조를 얻어 Garrod의 연구 결과는 그의 동시대 William Bateson이 '멘델의 발견'과 같이 상염색체 열성 유전성향과 일치한 것으로 설명하였다. Garrod는 1902년 그의 관찰 결과를 백색증과 시스틴뇨증(시스틴뇨증은 뇨중 시스틴 농도가 상승되어 신 결석으로 악화될 수 있는 희귀질환이다)이 동일한 유전 성향을 나타낼 수 있는 가능성을 설명하며 중간 수준의 논문에 기고하였다. 그는 1908년 생화학적 개인적 특성이라는 일련의 강의를 시작하였으며 1909년 대사의 선천적 오류(*Inborn Errors of Metabolism*)라는 제목의 저서를 출간했다.

Garrod와 Bateson은 공동으로 인체 질환에 대한 상염색체 열성 유전성향을 최초로 등록하여 생화학적 유전학의 개념에 대한 초석을 세웠다. Garrod의 사망 22년 후인 1958년 '대사의 차선 경로'에 대한 Garrod의 예측은 알캅톤뇨증이 호모겐티신산 산화효소(homogentisic acid oxidase) 결핍(그림 11.1)에 의하여 초래된다는 발견에 의해 확정되었다. 이 유전자는 1993년 동질접합성 지도제작에 의하여 3번 염색체 장완(3q)에 표시되었으며 1996년 마침내 복제(cloning)되었다. Garrod의 업적과 일생에 대하여 더 많은 것을 배우고 싶은 독자는 1963년 재 간행된 그의 1909년 교재와 Bearn에 의하여 1993년 출판된 Garrod 전대기를 참고해야 한다.

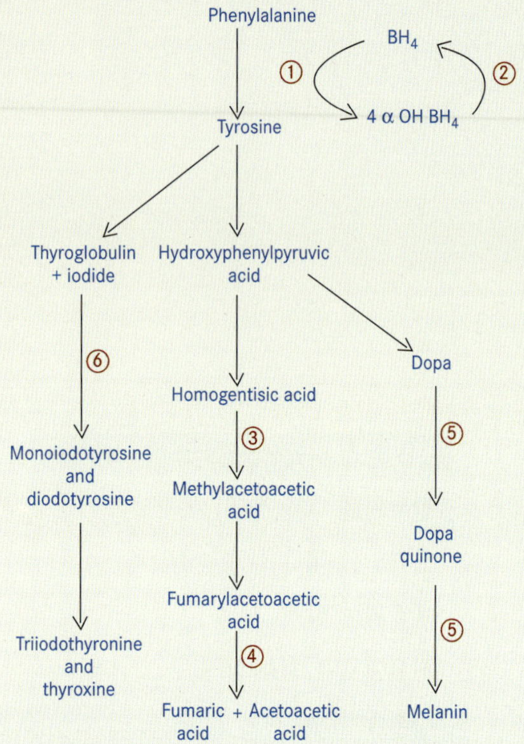

Enzyme	Disorder
① Phenylalanine hydroxylase	Phenylketonuria
② Dihydropteridine reductase	Biopterin deficiency
③ Homogentisic acid oxidase	Alkaptonuria
④ Fumarylacetoacetic acid hydrolase	Tyrosinaemia type I
⑤ Tyrosinase	Oculocutaneous albinism
⑥ Thyroid peroxidase	Hypothyroidism

그림 11.1 페닐알라닌과 타이로신 대사 경로의 간략한 도해.

참고문헌

Bearn AG (1993) *Archibald Garrod and the individuality of men*. Clarendon Press, Oxford.

Garrod AE (1902) The incidence of alkaptonuria: a study in chemical individuality. *Lancet*, **ii**, 1616-1620.

Harris H (1963) *Garrod's inborn errors of metabolism*. Oxford University Press, London

다양한 형태를 일으키는 효소는 속도 제한적이며 임상적으로 이형 접합성을 나타낸다. 따라서 우성 유전 성향을 보인다.

학생들 또는 확실히 누구에게나 모든 알려진 대사 질환에 대한 지식을 완전히 습득하는 것은 불가능하다. 현재 대사 질환에 대한 표준 교재의 최종판(8판)은 4권으로 구성되어 있으며 도합 7,000 페이지가 넘는다! 그러나 학생들은 이후에 언급되는 기본 원리가 설명된 보다 일반적인 질환에 정통하기를 기대한다. 이들 질환은 또한 신생아 선별검사가 가능하고 선별 프로그램의 지침이 구비된 질환 범위에 속하는 지에 대한 인지가 요구된다.

탄수화물 대사 장애

탄수화물은 인체 식이에 있어서의 주 에너지원을 제공하며 3가지의 주 단당류-과당, 갈락토오스, 포도당으로 대사된다. 과당과 갈락토오스는 다시 포도당으로 전환되며 이후, 해당작용의 과정을 통하여 피루베이트와 ATP로 전환된다. 피루브산은 다시 크렙스 구연산회로를 통하여 대사되어 에너지를 생성한다.

탄수화물 대사장애는 40여 종이 확인되었다. 이들 중 일부는 후반에서 설명될 미토콘드리아에서의 에너지 생성에 관여한다. 이 절에서는 2종의 특이성 장애를 다룬다. 첫번째 질환은 갈락토오스혈증(galactosemia)으로 신생아 선별검사에 포함되는 초기 장애 중의 하나이다. 두 번째는 폰기에르케병(von Gierke's disease)으로 글리코겐 저장을 특징으로 하는 질환군이며 가장 잘 알려진 예이다.

갈락토오스혈증(MIM 230400)

신생아 선별검사 결과를 근거로 한 갈락토오스혈증의 발병빈도는 약 55,000명 당 1명이다. 상염색체 열성의 유전성향을 나타낸다. 이환된 영아에게 우유를 먹일 경우, 즉시 구토를 일으키며, 성장 실패와 치명적인 감염을 초래하게 된다. 치료받지 않고 생존한 영아는 백내장, 간 부전, 성장지체를 일으키게 된다. 진단은 요중 갈락토오스의 검출로 1차 추정하며 특정 효소분석을 통하여 확진한다.

고전적인 갈락토오스혈증은 galactose-1-phosphate uridyl transferase(GALT)를 암호화하는 유전자의 돌연변이에 의하여 발생되며 이환된 환아는 갈락토오스를 포도당으로 전환시키지 못한다(그림 11.2). GALT 결손과 관련하여 150종이 넘는 돌연변이가 보고되었다. 이중, 2가지의 일반적인 돌연변이(p.Gln188Arg와 p.Lys258Asn)는 백인 집단에서 70%에 해당되며 1가지(p.Ser135Leu)는 흑인 집단의 60%에 해당된다. Galctokinase를 암호화하는 유전자의 동형 접합성 돌연변이는 보다 경증의 갈락토오스혈증을 일으키며, 임상적인 증상은 백내장에 국한된다.

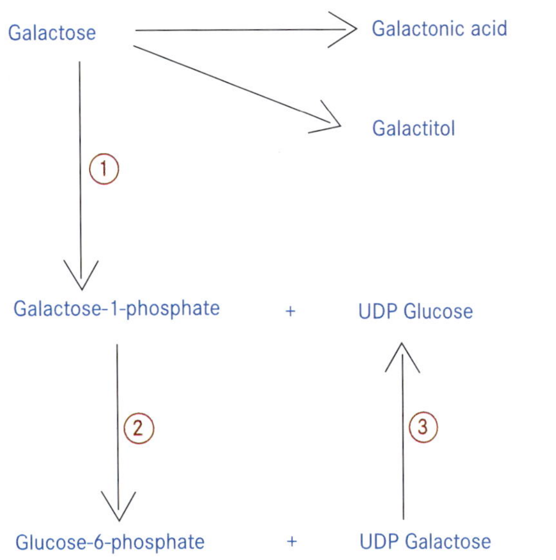

Enzyme	Deficiency
① Galactokinase	Galactokinase deficiency
② Galactose-1-phosphate uridyl transferase	Galactosaemia
③ Epimerase	Epimerase deficiency mild – asymptomatic severe – like galactosaemia

그림 11.2 혈중 갈락토오스 농도를 상승시킬 수 있는 효소결핍에서 보여주는 갈락토오스 대사 경로.

고전적인 갈락토오스혈증은 식이로부터 우유 및 유제품을 완전하게 제거함으로써 치료할 수 있다. 이 방법은 신체적 합병증을 예방할 수 있으나 흔히 가장 일반적인 소견으로 언어 협동장애를 동반하는 장기 지적 발달의 손상을 초래한다. 이환된 많은 여성은 갈락토오스의 독성으로 인하여 난소 부전을 일으킨다. 갈락토오스혈증은 현재 관례적으로 선별검사를 받는 질환 중의 하나이다.

요점

갈락토오스혈증 환아에 대한 장기 예후는 신생아 선별검사를 통한 진단에 따라 우유와 유제품이 제거된 식사를 제공함으로써 현저하게 개선될 수 있다

제 Ia형 글리코겐 저장 병(von Gierke's disease–MIM 232200)

글리코겐 저장장애는 글리코겐의 분해와 합성에 수반되는 효소의 결손에 의하여 초래된다. 탄수화물은 정상적으로 혈당을 유지하기 위하여 간에 에너지가 요구될 때를 대비하여 근육에 글리코겐의 형태로 저장된다. 따라서 글리코겐의 분해와 합성에 있어서의 결함은 저혈당, 간 비대, 근 위축 그리고 심근이 수반될 경우에는 심부전을 초래할 수 있다. 적어도 8종 이상의 다른 형태의 글리코겐 저장장애가 알려져 있다; 이들 장애는 보고된 순서에 따라 순번이 매겨졌다.

제 Ia형 글리코겐 저장장애에 이환된 소아는 현저한 간 비대 소견을 보이며 짧은 공복기간에 의해서도 저혈당이 악화된다. 혈중 요산, 콜레스테롤, 중성지방 수치는 상승된다. 이환된 소아는 치료하지 않을 경우 성장이 지체되며 간 선종의 발병률이 높다.

이 질환의 근본 결함은 포도당 6인산을 포도당으로 전환시키는 효소인 glucose-6-phosphatase(그림 11.3) (용혈성 빈혈 – p. 227 – 을 초래하는 glucose-6-phosphate dehydrogenase 결핍과 동일하지 않음에 주의할 것)를 암호화하는 유전자에 있다. 유전성향은 상염색체 열성으로 나타낸다. Glucose-6-phosphatase는 간에서만 발현되기 때문에 특이 효소적 진단은 간의 생검에 의해서만 이루어질 수 있다. 임상 실무에 있어서는 진단은 임상적 소견과 특정 돌연변이 분석에 의한 생화학적 소견을 결합하여 결정된다. 치료 방법으로 낮 동안에는 식이 횟수를 증가시키고 밤에는 포도당 주입으로 정상 혈당치를 유지하는 방법이 포함된다. 성공적인 치료는 정상 발달을 유지하고 간 선암(hepatic adenoma)의 발병 빈도를 감소시키는 데 도움을 준다.

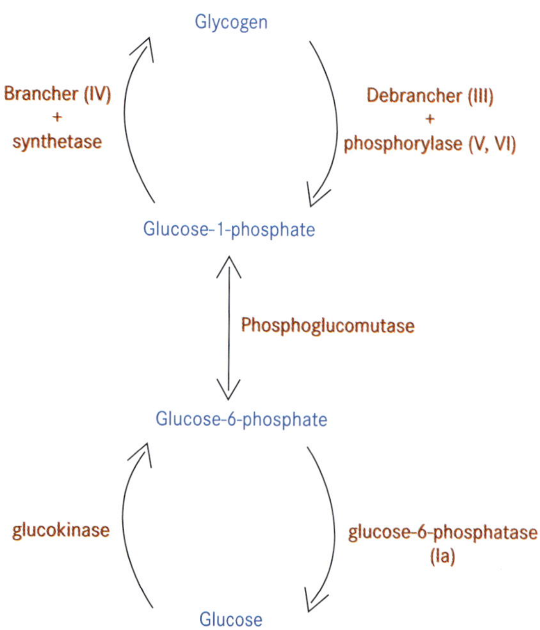

그림 11.3 글리코겐 대사 경로의 단순 도식. 로마숫자는 다양한 글리코겐 저장 병의 위치를 표시함. Ia = 기르케병(von Gierke's disease: 당원병 I 형); III = 코리병(Cori disease); IV = 앤더슨 병(Anderson disease); V = 매카들병(McArdles disease); VI = 허스병(Hers' disease).

아미노산 대사 장애

아미노산 대사장애는 상염색체 열성 유전성향을 나타내는 질환 중의 하나로서 인식된 최초의 질환인 알캅톤뇨증(alkaptonuria)이 있는데 생화학적 유전학과 의학유전학에 모두 영예의 지위를 차지하고 있다(BOX 11.1). 이 질환의 다른 하나인 페닐케톤뇨증(phenylketonuria)은 신생아 선별검사로 확정되었다.

페닐케톤뇨증(MIM 261600)

페닐케톤뇨증(phenylketonuria, PKU)은 페닐알라닌의 대사 결함으로부터 초래된 고페닐알라닌혈증으로 통합적으로 알려진 질환군의 하나이다(그림 11.1). 고전적인 페닐케톤뇨증은 페닐알라닌을 타이로신으로 전환하는 phenylalanine hydroxylase (PAH)를 암호화하는 유전자의 결함에 의하여 초래된다. 이 질환은 상염색체 열성 유전성향을 나타낸다. 서유럽에서의 발병률은 약 10,000명 당 1명이다. PAH를 암호화하는 유전자에 있어서 보고된 돌연변이는 400종을 초과한다. 출생전 진단은 PAH가 간에서만 발현되기 때문에 분자분석(연관 또는 돌연변이 검색)에 의해서만 수행될 수 있다.

치료하지 않을 경우 고전적 페닐케톤뇨증 환아는 습진, 저색소형성, 금발 및 떨림과 과긴장 같은 신경학적 이상과 함께 심각한 정신지체를 일으킨다. 발생학적, 신경학적 이상은 신경초 형성과 대뇌 발달에 있어서의 페닐알라닌의 고농도로 인한 독성에 기인한다. 저색소형성(백반증)은 페닐알라닌의 고농도에 의한 tyrosine hydroxylase의 상경적 억제로 멜라닌의 합성이 감소되어 발생한다.

저 페닐알라닌 함유 식이의 조기 시작이 고전적 페닐케톤뇨증의 정신지체를 저지할 수 있다는 발견은 이 질환을 세계의 많은 지역에서 신생아 선별검사 항목으로 선정되도록 하였다. 식이 제한은 가능한 한 출생 즉시 시작해야 하며 소아기 동안, 이상적으로는 성인기에서도 유지해야 한다. 페닐알라닌의 혈중 농도를 낮게 유지하는 것은 모체에 순환중인 고농도의 페닐알라닌이 발달중인 배아와 태아의 뇌에 대하여 신경독성을 일으킬 수 있기 때문에 임신 중, 저 페닐알라닌 식이를 지속해야 하는 임신부일 경우 특히 중요하다. 치료 받지 않은 페닐케톤뇨증 모체로부터 태어난 아기가 정신지체를 일으킬 확률은 100%에 가깝다. 이들 소아는 또한 소뇌증과 구조적 심장 결함을 일으킬 빈도가 높다.

요점

페닐알라닌 제한 식이는 페닐케톤뇨증 환아의 정신지체 발현을 저지할 수 있다. 페닐케톤뇨증 임신부는 태아의 뇌 손상을 방지하기 위하여 페닐알라닌의 혈중농도를 주의깊게 모니터링 해야 한다.

고페닐알라닌혈증의 다른 원인

고전적 페닐케톤뇨증은 고페닐알라닌혈증의 가장 일반적인 질환형이다. 다른 원인은 환자의 임상적 영향에 의하여 경증과 중증으로 세분될 수 있다.

경증 고페닐알라닌혈증은 잔여 효소 활성의 정도를 초래하는 PAH를 암호화하는 유전자의 변이에 의하여 발생된다. 변이 *PKU*에 의한 경증 형태는 덜 엄격한 페닐알라닌 제한 식이에 의하여 처치될 수 있다. 중증 고페닐알라닌혈증은 99%의 사례는 고전적 페닐케톤뇨증에 기인한다. 나머지 1%는 페닐알라닌을 타이로신으로 전환(그림 11.3)하는 PAH의 보조인자인 tetrahydrobiopterin (BH_4)의 형성 또는 재활용의 결함에 의해 초래된다. BH_4는 또한 대뇌의 도파민과 세로토닌의 정상 농도를 유지하는 데 필요하다. 이런 이유로 BH_4 대사에 결함이 있는 환아는 주의 깊은 페닐알라닌 제한 식이에도 불구하고 정신지체를 일으키게 된다.

페닐알라닌과 티로신 대사의 다른 장애

정상적으로 페닐알라닌은 카테콜아민, 멜라닌, 갑상선호르몬의 생합성에 요구되는 티로신으로 전환된다(그림 11.1). 이들 다양한 경로에 있어서의 효소 결함은 몇몇의 적절하게 특징지어진 선천성 결손으로 설명할 수 있다. 호모겐티신산 산화효소(homogentisic acid oxidase)의 결핍은 소아와 성인 관절염 환자에서 나타나는 갈색 소변을 임상적 특징으로 하는 알캅톤뇨증(alkaptonuria, MIM 203500)을 초래한다(BOX 11.1). 제 1형 티로신혈증(tyrosinemia type I, MIM 276700)은 급성 또는 만성 간 부전, 신 세뇨관 질환, 간암 등을 초래한다. 티로시나제 음성 전신성 백색증(tyrosinase-negative oculocutaneous albinism, MIM 203100)은 피부와 모발의 색소가 완전히 소실되며 안구진탕증과 광독성이 동반된다. 최종적으로 thyrogloburin의 tyrosine 잔기는 정상적으로 요오드화 되어 triiodothyronine과 thyroxine을 형성한다. Thyroid peroxidase의 결손은 갑상선저하증과 함께 갑상선종을 일으킨다. 이들 장애는 모두 상염색체 열성 유전성향을 나타낸다.

단풍밀 뇨증(Maple syrup urine diease, MIM 248600)

이 희귀 질환은 분지쇄 알파-케토산탈수소효소(branched-chain α-keto acid dehydrogenase, BCKAD)로 알려진 다원효소 복합체의 결손에 의하여 초래된다. BCKAD는 분지 아미노산인 valine, leucine, isoleucine의 대사에 관여한다. 적어도 4가지 이상의 다른 유전자에 의하여 암호화되는 BCKAD의 결손은 혈중 및 뇨중 분지 아미노산의 농도를 상승시켜 뇨중에서 특유의 단풍밀 냄새를 일으키게 한다.

임상적으로 단풍밀 뇨증은 보통 영아기 초반에 식욕부진, 무감정, 탈수증상으로 나타난다. 치료하지 않을 경우, 경련과 강직감이 신속하게 악화되어 혼수와 사망에 이르게 된다. 초기 치료방법은 분지 아미노산을 제한한 식이를 기본으로 하는 것이 관례이며, 일부 사례에서는 신생아 선별검사를 통하여 인지된 소아에게 thiamine의 투여로 상대적으로 정상적인 지적 발달을 보이며 성인까지 생존 가능하다. 그러나 불행하게도 일부 소아에 있어서는 치료에도 불구하고 특히, 병발중에 발작성 악화를 보인다.

요소회로 장애

지금까지 대사 경로는 에너지 생성 또는 단백질의 합성에 수반되는 것으로 생각되었다. 이와 대조적으로 요소회로는 단백질 섭취 혹은 전환으로 인하여 형성된 부산물인 질소의 제거와 관련되어 있다. 요소회로는 간에서 일어나며 5가지의 주 생화학적 반응이 수반된다(그림 11.4). 이들 중 어떤 곳에서의 결함이 발생될 경우, 효소 결손의 정도에 따라 신생아기로부터 성인기까지 다양한 발병 연령층에서 혈중 암모니아 농도가 상승된다.

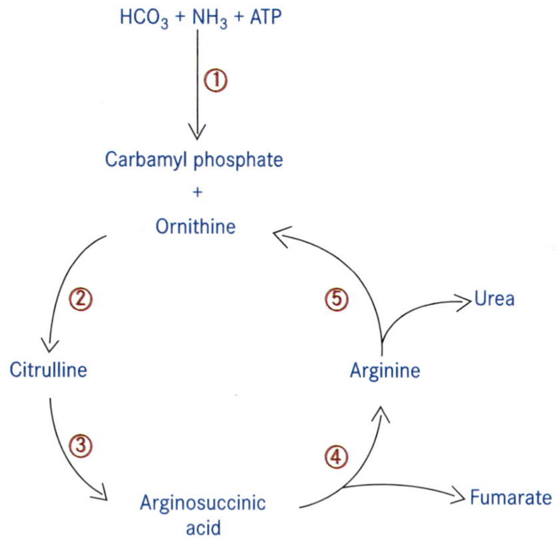

Ensyme	Deficiency
① Carbamyl phosphate synthetase (CPS)	CPS deficiency
② Ornithine transcarbamylase (OTC)	OTC deficiency
③ Arginosuccinic acid synthetase	Citrullinaemia
④ Arginosuccinic acid lyase	Arginosuccinic aciduria
⑤ Arginase	Hyperargininaemia

그림 11.4 요소회로 대사 경로.

Ornithine transcarbamylase(OTC) 결손

OTC 결손은 요소회로 장애로 나타날 수 있으며 다양한 임상적 증상을 발현한다. OTC는 carbamyl phosphate와 ornithine을 축합하여 citrulline을 형성하는 효소이다. OTC는 X-염색체 상에 위치하는 *OTC* 유전자에 의하여 암호화 된다. 따라서 일부 여성은 경증의 증상이 발현되며 전달은 X-연관으로 엄격히 말하면 X-염색체 관련 우성 유전성향을 나타낸다. 고전적인 중증 사례는 남아에게 이환되며 출생 직후, 치명적인 결과를 초래하는 심각한 고나트륨혈증, 권태, 경련, 혼수를 일으킨다. 이들 남아는 정상 효소 활성의 1% 미만을 나타내는 돌연변이를 가지고 있다. 잔여 활성을 가진 돌연변이는 소아기 혹은 성인기에서 경증의 증상을 발현한다. 이들 증상은 행동 장애 또는 고단백질 식이 후의 의식 수준의 변화 등이 발생된다. 이들 유전자를 보유한 남자와 이형 접합성의 여성은 단백질 식이를 혐오하는 경향을 보인다.

진단은 혈중 암모니아 농도 상승, 뇨중 orotic acid의 농도 상승 같은 임상 소견을 근거로 하여 추정된다. OTC는 간에서만 발현되기 때문에 유전자 분석이나 정보를 제공하는 가족의 연관분석을 통해서만 확진될 수 있다. 중증 사례의 예후는 불량하다. Sodium benzoate와 phenylacetate 같은 약물은 암모니아의 순환 혈중농도를 감소시킬 목적으로 사용한다. 간이식은 완치의 가능성을 제공할 수 있다. OTC 결손과 다른 요소회로 장애는 안전성, 신뢰성이 보장될 경우 유전자 치료의 탁월한 후보 질환이다.

지질대사와 수송 장애

지질과 지단백질은 심혈관계 질환에 대한 감수성을 높이는데 중요한 역할을 하는 것으로 밝혀졌다. 유전적, 환경적 인자는 지단백질 대사 경로의 복잡한 네트워크를 통하여 개인의 발병 소인에 영향을 미친다. 생리학적으로 지방 조직에 중성 지방으로 저장되는 지방산은 특히, 공복 시나 신체의 글리코겐 저장량이 고갈될 경우의 중요한 에너지 원으로 작용한다. 따라서 지질 대사와 수송 장애는 다음의 두 가지 중 한가지로 나타난다: 에너지 위기에 의해 악화되는 급성 질병 또는 관상동맥 질환이나 뇌혈관 질환(뇌졸중) 같은 만성 질환.

중쇄 acyl-CoA dehydrogenase 결핍(MIM 201450)

Medium chain acyl-CoA dehydrogenase(MCAD) 결핍은 영아돌연사(요람사)와 유사한 임상적 증상으로 인하여 지난 수년간 관심을 받게 된 지방산 산화장애이다.

정상적으로 지방산은 공복 시, 유리되어 간과 근육 세포의 미토콘드리아로 흡수된다. 지방산은 산화되어 acetyl-CoA를 생성하며 근육내에서 크랩스 구연산 회로를 통하여 에너지로 전환되고 간에서는 케톤체로 전환되어 다른 곳에 에너지를 제공한다. MCAD는 미토콘드리아 기질 효소로서 C4-C12 직쇄 acyl-CoA의 β-산화에 있어서의 초기 반응을 촉진한다.

MCAD 결핍 소아는 일시적인 공복만으로도 간헐적인 저혈당과 구토를 일으키며 경증의 감염증을 유발한다. 치료하지 않을 경우, 급격하게 혼수와 사망을 초래하게 된다. 이 현상은 보통 3개월에서 2세 사이에 발생된다. MCAD 결핍은 서유럽을 유래로 하는 소아 20,000명 당 약 1명의 발병빈도를 보이며 돌연변이의 90%는 단일 변이로 lysine이 glutamic acid로 치환됨으로써 발생된다.

이 질환의 극적인 임상 증상은 때때로 요람사로 오진하게 된다. 사후 부검에서 간의 지방 침윤소견이 있을 경우 지방산 산화 장애로 간주된다. 이후, 보다 정밀한 검사를 위하여 신생아 선별검사의 한 부분으로서 출생 직후 채취한 혈액시료를 포함하여 소아로부터 얻었던 모든 시료에 대한 검사를 실시 할 수 있다.

요점

MCAD 결핍의 진단은 원인 미상의 저혈당이나 돌연사를 일으킨 모든 소아에게 고려되어야 한다

표 11.1 가족성 고콜레스테롤혈증에 있어서의 LDL 수용체의 계열

계열	형태	영향
1	무반응대립유전자	수용체의 생성 불가
2	수송 결함	수용체의 소포체로의 이동 불가
3	결합 결함	수용체의 세포막에서 LDL과의 결합 불가
4	국소적 결함	내부로의 이입을 위한 세포막 위의 외피가 입혀진 함몰된 부위로의 수용체의 이동 불가
5	재순환 결함	내부로의 이입 후, 수용체와 결합된 LDL의 방출 불가

가족성 고콜레스테롤혈증(MIM 143890)

가족성 고콜레스테롤혈증(familiar hypercholesterolemia, FH)은 19번 염색체에 위치하며 저밀도지단백질(low density lipoprotein, LDL) 수용체를 암호화하는 유전자의 돌연변이에 의하여 발생된다. 생화학적으로 FH는 LDL에 결합하는 혈장 콜레스테롤의 수치 상승을 초래한다. 임상적으로는 조발성 죽상경화증과 피부와 건에 콜레스테롤이 침착 되는 질환인 황색종의 증상을 나타낸다. 발병빈도는 대부분의 집단에서 500명 당 1명으로 상염색체 우성 유전성향을 나타낸다. 이형 접합자일 경우 남성은 평균 45세, 여성은 평균 53세에 발병된다. 보통 20세에 증상적 관상동맥질환이 발병되는 동형 접합자가 발생될 빈도는 1,000,000명 당 약 1명(1/500 × 1/500 × 1/4)이다.

LDL 수용체 유전자에서 400종 이상의 돌연변이가 확인되었다. 이들 돌연변이는 수용체 기능에 대한 영향에 따라 5가지로 분류된다(표 11.1). 이들 모든 돌연변이의 순 영향은

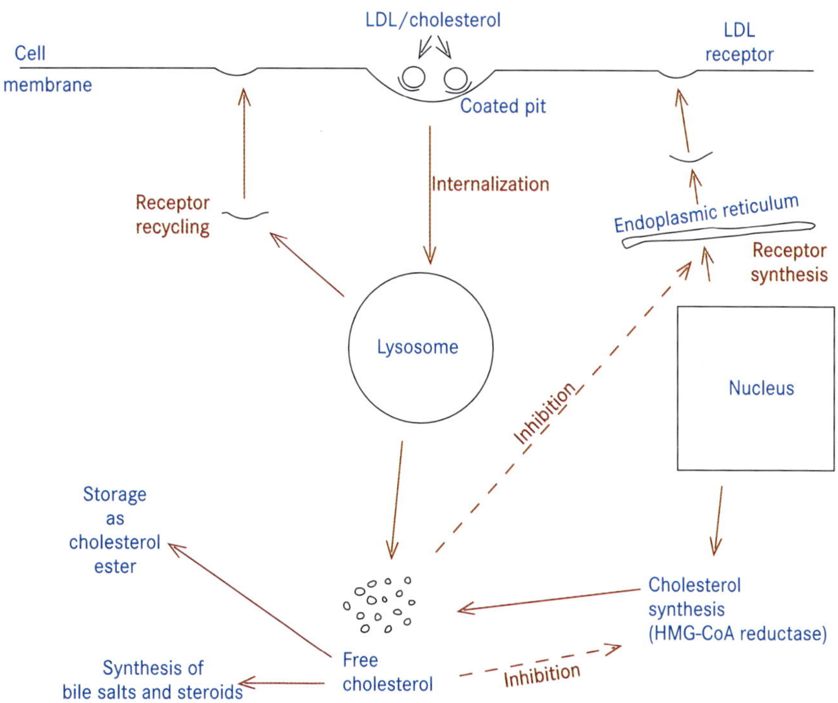

그림 11.5 LDL 수용체의 역할과 콜레스테롤의 세포내 전환 과정의 도식적 표현. 기능적 수용체의 수적 감소는 혈장 콜레스테롤 농도를 상승시킨다.

LDL의 혈중농도를 상승시키고 새로운 콜레스테롤의 합성을 억제하지 않는다(그림 11.5).

FH는 인체에서 알려진 가장 일반적인 상염색체 우성 질환 중의 하나로 60세 이전에 발병되는 모든 심근경색의 약 5%를 차지한다. 이러한 높은 발병률은 영국 정부가 2003년 우리의 유전적 성질, 우리의 미래라는 표제로 백서(White Paper)를 발표하기에 이르렀으며 일부 기관에서는 사례가 나타난 가족에 대한 선별검사에 의해 얼마나 많은 이형 접합자가 확인될 수 있는지에 대한 예비 시험이 수행되었다. 이러한 접근 방법은 단계적 선별검사로 알려지고 있다. 네덜란드에서 수행된 유사한 연구결과 국민의 약 30%가 이형접합체인 것으로 예측되었다. 이러한 접근 방식을 통하여 다수의 젊은 이형 접합자 대상에게 저콜레스테롤 식이의 유익성에 대한 정보와 스타틴으로 알려진 3-hydroxy-3-methylglutaryl-CoA(HMG-CoA) 환원효소 저해제를 이용한 예방적 치료방법을 제공하는 것은 바람직하다.

요점

가족성 고콜레스테롤혈증은 500명 중 1명의 이환율을 보이며 60세 이전의 심근경색 발병의 5%를 차지한다. 효과적인 예방책은 저콜레스테롤 식이와 HMG-CoA 환원효소 저해제의 복용을 들 수 있다.

리소좀 장애

리소좀은 특정 분자의 분해를 담당하는 다수의 효소를 포함하는 세포질에 있는 미세구조물이다. 손상된 효소 활성은 각종 기관과 조직에 저장된 상응하는 기질을 축적시키게 된다. 이 현상으로 인하여 거친 안면, 간비대, 심부전 같은 신체적 이상을 진행적으로 악화시킨다. 만일 대뇌가 이환될 경우에는 신경퇴화로 언급되는 과정인 지적 기능 및 다른 신경학적 기능이 점진적으로 소실된다.

대부분의 리소좀 장애는 효소 결핍에 의하여 발생되나 일부는 리소좀 내로 들어가야 할 효소의 표적 결핍에 기인한다. 모든 리소좀 저장 장애는 심각하며 보통 중추신경계의 파괴를 초래한다. 대표적인 2종의 리소좀 저장장애는 훌러 증후군과 테이-삭스 병이다.

(A)

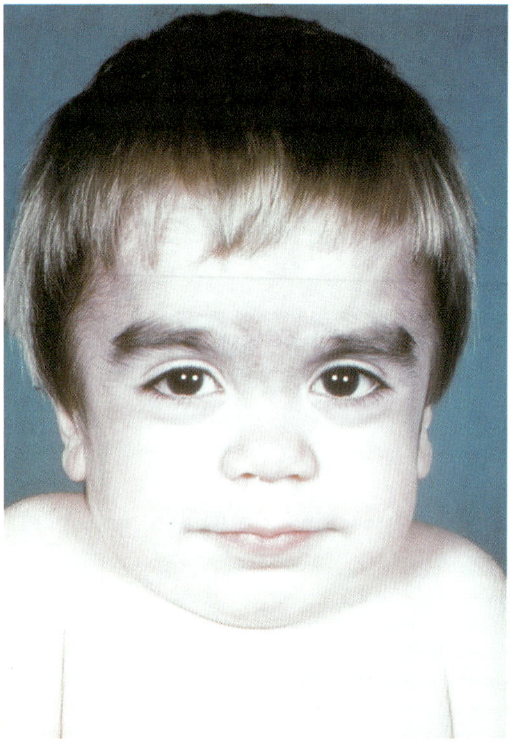

(B)

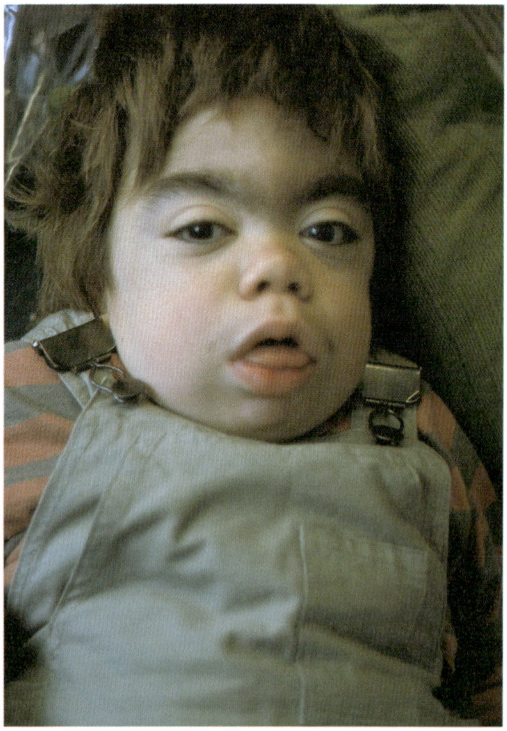

그림 11.6 헐러 증후군 환아의 연령 별 안면 모습 (A) 3세, (B) 9세.

표 11.2 점액다당체증의 분류

형태	병명	효소 결핍	임상적 특성
I	훌러	α-L-iduronidase	거친 안면, 간-비장 비대, 관절 구축, 정신지체
	샤이	α-L-iduronidase	경증의 거친 안면, 정상 지능
II	헌터	Iduronate sulphatase	중증형-헐러와 동일 경증형-심각한 신체적 이상, 정상 지능
III	Sanfilippo A-D	4 가지의 다른 효소 결핍	중등도의 거친 형상, 심각한 행동적 분제, 정신 지체
IV	Morquio A Morquio B	Galactosamine-6-sulphatase β-glucuronidase	거친 안면, 저신장증과 척추 후만증을 동반한 심각한 골격계 병변
V	샤이	α-L-iduronidase	현재 제 I형으로 분류
VI	Maroteaux-Lamy	Aryl-sulphatase B	거친 안면, 저신장증, 관절 구축
VII	Maroteaux-Lamy	β-glucuronidase	정상 지능이며 경증에서 중증의 다양한 병변 발생

훌러 증후군(MIM 607014)

훌러 증후군(Hurler syndrome, MPS I-H)은 dermantan sulfate와 heparin sulfate의 분해를 담당하는 리소좀 효소인 α-iduronidase의 활성 정도가 심각하게 감소되어 발생된다. 점액다당체(mucopolysaccharide) 또는 글라이코스아미노글라이칸(glycosaminoglycan)으로서 알려진 복합 탄수화물은 결체조직 기본 물질의 주 구성성분이다. 이환된 소아의 진단은 거친 안면(그림 11.6), 간 비대, 성장지체로 인하여 보통 1세 정도에 추정된다. 다른 임상적 특징으로는 피부의 비후, 각막 혼탁, 관절 구축 등이 있다. 치료하지 않을 경우, 무자비하게 악화가 진행되어 10~14세에 사망에 이르게 된다. 효소 주입과 골수 이식의 치료 방법은 질병 과정을 부분적으로 조정할 수 있다(p. 232).

잔여 정도가 큰 효소 활성을 초래하는 돌연변이는 보다 경증의 증상을 발현하는 샤이증후군(Scheie syndrome, MPS I-S)을 초래한다. 이환된 소아는 정상 지능과 상대적으로 정상 기대수명을 유지할 수 있으나 경미한 거친 안면, 각막 혼탁, 관절 구축의 증상을 일으킨다. 중등도의 증상 범위를 나타내는 표현형이 존재한다. 이들은 심각한 MPS I-H 돌연변이와 경증인 MPS I-S의 돌연변이에 대한 이형 접합자에 의하여 나타난다. 많은 유전적 질환에 대한 실제적인 이해를 유도한 점액다당체증 같은 질환의 연구는 대립 유전자와 유전자 좌위의 이형 접합성을 보여준다(표 11.2).

테이-삭스 병(MIM 272800)

테이-삭스 병은 이미 집단검사(p. 148) 항목에서 다루어진 질환이다. 이 질환은 스핑고리피드(sphingolipid), GM2 ganglioside의 분해에 요구되는 효소 중의 하나인 hexoaminidase A의 활성이 심각하게 감소되어 발생된다. Hexoaminidase A는 α와 β subunit과 활성화 단백질으로 구성된 복합효소이다. 테이-삭스 병은 α subunit을 암호화하는 *HEXA* 유전자의 돌연변이에 의하여 초래된다. β subunit을 암호화하는 *HEXB* 유전자의 돌연변이는 샌드호프 병(Sandhoff disease)으로 알려진 유사 질환을 일으킨다.

영아형으로도 알려진 테이-삭스병의 고전적 형태에 이환

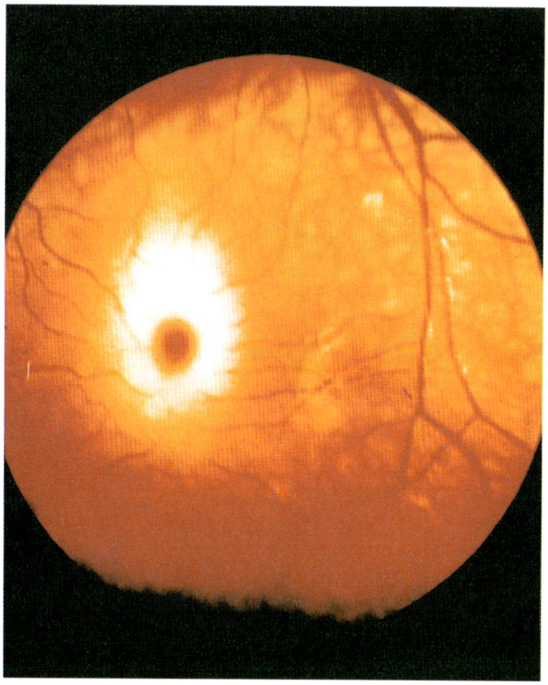

그림 11.7 테이-삭스 병의 각막반의 '진분홍 반점(cherry red spot)' 소견.

된 소아는 대뇌에서 GM2 ganglioside의 저장에 대한 영향이 나타나기 전까지 생후 몇 개월간은 정상으로 보인다. 약 6개월 이후부터 경련과 발작을 동반하는 진행적인 신경퇴행이 나타나고 식물인간 상태로 악화되어 4세경에 사망하게 된다. 망막 신경절 세포에 GM2 ganglioside가 축적 되기 때문에 1세 이후부터 진행적인 시야 소실이 발생된다. 이 증상은 각막 반에 진분홍 반점의 소견을 보인다(그림 11.7). 현재까지 이 가혹한 질환에 대한 효과적인 치료 방법은 없다.

기타 많은 리소좀 저장 장애로서 효소 결핍의 정도가 덜 심각한 경우에는 보다 경증의 임상적 증상이 발현된다. 테이-삭스병의 유년발병형은 학동기에 신경학적 기능 이상이 시작되며 중증형에 비하여 진행 속도도 훨씬 더디다. 만성 후발형은 느리게 진행되며 운동실조증, 척수 근육위축 또는 정신분열증이나 우울증 같은 정신질환으로 나타날 수 있는 국소적 신경학적 이상의 특성을 보인다.

미토콘드리아 장애

각각의 미토콘드리아는 2개의 리보솜 RNA, 22개의 운반 RNA와 산화적 인산화의 과정을 통하여 ATP를 생성하는 데 수반되는 13개의 폴리펩티드를 암호화하는 작은 원형 염색체를 함유하고 있다. 산화적 인산화 과정에는 핵 유전자에 의해 암호화되는 다른 80~90 폴리펩티드 또한 관여하며 이후 미토콘드리아로 수송된다. 미토콘드리아는 세포의 주 에너지원을 생성한다. 따라서 미토콘드리아의 결손은 특히, ATP가 고도로 요구되는 대뇌, 근육 같은 기관에 영향을 미친다.

산화적 인산화 과정에 있어서의 미토콘드리아가 암호화하는 폴리펩티드와 핵에서 암호화하는 폴리펩티드간의 상호작용은 임상 실무에서 미토콘드리아 장애를 가진 소아의 부모와의 상담 시 많은 어려움을 초래한다. 산화적 인산화와 관련된 많은 질환은 상염색체 열성 유전성향을 나타내지만 일부는 미토콘드리아성 DNA의 돌연변이에 기인하기 때문에 미토콘드리아성 유전성향을 보인다(p. 86, BOX 4.3). 일부 핵성 돌연변이가 미토콘드리아성 DNA 결실 또는 미토콘드리아성 DNA 고갈을 초래하는 미토콘드리아성 유전체의 통합성을 파괴하는 사실에 의해 한층 더 복잡해 진다. 미토콘드리아성 DNA의 변화에 따른 임상적 결과는 근원적인 돌연변이의 본질과 밀접한 관련성을 보여준다.

미토콘드리아성 DNA 결실과 복제

미토콘드리아성 DNA 결실과 복제는 두 가지의 특정 질환과 관련된다. 컨스-세이어 증후군(Kearns-Sayre syndrome, MIM 530000)은 안검하수, 망막 착색을 동반한 진행적 안 근육마비와 심장 전도 이상을 특징으로 한다. 근육 생검 결과 비정상적 미토콘드리아의 군집으로 인한 거친 적색섬유(ragged red fiber)의 소견을 보인다. 피어슨 증후군(Pearson's syndrome, MIM 260560)은 췌장 부전, 범혈구감소증, 유산증의 특징적 증상을 보인다.

운반 RNA와 리보솜 RNA의 점돌연변이

이들 운반 리보솜 RNA의 이상은 미토콘드리아의 단백질 합성을 손상시킨다. 미토콘드리아성 rRNA를 암호화하는 유전자들 중 2개의 특정 돌연변이는 지각신경성 청각 소실을 일으킨다. 이들 돌연변이 중 하나는 아미노글리코사이드 유도성 청각 소실(MIM 580000)을 일으키기 때문에 이 변이유전자를 보유한 경우 특히, gentamicin, neomycin, streptomycin 같은 아미노글리코사이드계 항생제로 치료 받을 때, 청각 소실을 일으킬 위험성이 높다.

tRNA를 암호화하는 미토콘드리아성 유전자의 돌연변이는 미토콘드리아성 뇌근육증, 유산증, 뇌졸중 유사 증상의 복합 증상인 MELAS(mitochondrial encephalomyopathy, lactic acidosis and stroke-like episodes — MIM 540000)와 간대성 근경련, 거친 적색 섬유의 복합 증상인 MERRF(myoclonus epilepsy and ragged-red fiber, MIM 545000)를 일으킨다.

산화적 인산화에 수반되는 유전자의 돌연변이

이들은 레베르 시신경위축(Leber's optic atrophy, BOX 4.3, MIM 53500)에서 나타나는 상대적으로 경증인 시신경 위축으로부터 리씨 병(Leigh disease, MIM 25600) 같은 질환에서 나타나는 파괴적이고 치명적인 대사허탈까지 다양하고 때로는 예측 불가능한 결과를 초래한다. 리씨 병은 근육긴장저하, 경련, 의식 상태의 변화, 심각한 유산증의 증상을 나타낸다.

> **요점**
>
> 미토콘드리아성 질환은 많은 다른 증상들을 나타낼 수 있다. ATP의 요구량이 높은 장기는 특히, 미토콘드리아성 대사의 결함에 민감하다.

과산화소체 질환(peroxisomal disorder)

과산화소체는 세포질에 존재하는 미소한 세포내소기관으로 효소와 2개의 과산화소체성 조합 단백질에 의하여 리보솜으로부터 이입되는 다른 단백질을 포함하는 과립 기질을 둘러싼 단일 지질막에 결합되어 있다. 과산화소체는 일부 중요한 대사 기능을 담당하고 있다. 이들은 다음과 같다.

- ◆ 지방산의 산화
- ◆ 콜레스테롤과 담즙산의 합성
- ◆ 수초(myelin)의 중요한 구성성분인 플라스마로겐 (plasmalogen)의 합성
- ◆ Pipecolic 산의 분해

15종 이상의 과산화소체 질환이 확인되었다. 다음에 설명될 젤웨거 증후군(Zellweger syndrome) 같은 일부 과산화소체 질환은 과산화소체 생합성 결함 및 과산화소체 기능의 전반적인 손상에 기인한다. X-염색체 연관 부신백색질형성장애증(adrenoleukodystrophy) 같은 다른 질환은 단일 과산화소체성 효소 또는 단백질의 결함에 의해 발생된다.

젤웨거 증후군(Zellweger syndrome, MIM 214100)

뇌-간-신증후군(cerebrohepatorenal syndrome)으로도 알려진 젤웨거 증후군에 이환된 영아는 보통 출생 직후, 근육 긴장도저하, 우유 섭취 곤란, 성장 부전, 경련 등을 일으켜 집중치료실의 관리를 받게 된다. 신체검사상 이들은 대천문이 크며 높은 이마의 소견을 보인다. 다른 소견으로는 백내장, 간비대, 신 낭종, 장골 골단의 반점이 있다.

젤웨거 증후군에 있어서의 생화학적 이상은 과산화소체성 생합성의 부전과 일치한다. 혈중 장쇄 지방산과 pipecolic acid의 농도는 상승되며 플라스마로겐의 농도는 낮게 나타난다. 젤웨거 증후군은 과산화소체 합성에 수반되는 적어도 6개 이상의 유전자의 돌연변이에 의하여 발생된다. 이 질환은 상염색체 열성 유전을 나타내며 효과적인 치료방법은 아직 없다.

X-연관 부신백색질형성장애증(MIM 300100)

X-연관 부신백색질형성장애증(adrenoleukodystrophy, ALD)은 보통 5~10세의 남아에서 발생되며 지적기능의 점진적인 저하, 행동적 변화, 운동실조증, 경련, 강직감을 포함하는 신경학적 이상을 나타낸다. 이들 환아의 약 50%는 부신피질 부전(에디슨 병) 또한 병발된다. 대부분의 환아는 발병된지 2~3년 이후에 사망에 이른다. 장기간 생존하는 경우에는 모든 기능이 소실되는 심각한 이상을 보인다. 이 상황은 영화 로렌조 오일(*Lorenzo's Oil*)의 주인공으로 표현되었다. Glycerol trioleate와 glycerol trierucate의 혼합물인 로렌조 오일 치료는 혈중 장쇄 지방산의 농도를 낮춘다. 그러나 증상적 환자에 있어서의 효능은 입증되지 않았다.

X-연관 부신백색질형성장애증은 다발성 경화증의 임상적 증상과 유사한 경증 형으로 나타날 수 있다. 부신골수성신증(adrenomyelonephropathy, AMN)으로 알려진 이 경증 형은 여성 이형 접합자의 약 20%에서 발병된다. X-연관 부신백색질형성장애증과 부신골수성신증은 모두 과산화소체 막을 통과하는 장쇄 지방산의 수송에 수반되는 한 요소를 암호화하는 유전자의 돌연변이에 기인한다. 이환된 환아에게서 나타나는 임상적 증상은 대뇌와 부신의 진행적인 손상을 일으키는 장쇄 지방산의 축적으로 발생된다.

포르피린 대사 장애

포르피린증은 헴의 합성 경로(그림 11.8)에 수반되는 8개의 효소 중 하나의 활성 감소로 인하여 발생되는 질병군이다. 일부 질환은 상염색체 우성 유전성향을 보이나 다른 질환은 상염색체 열성 유전성향을 나타낸다. 특별한 형태인 만발성 피

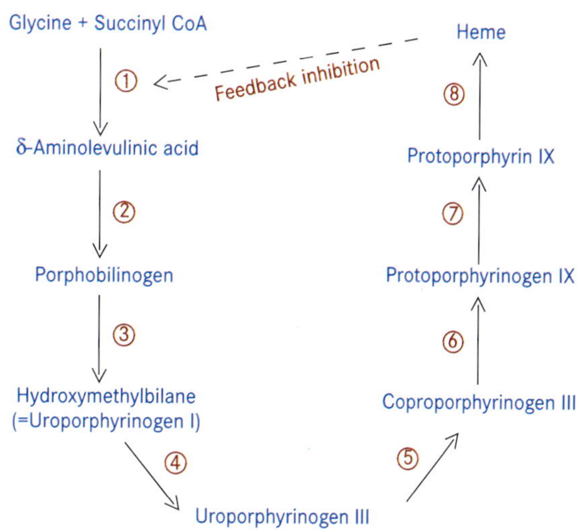

Enzyme	Associated deficiency disorder	
① ALA - synthase		
② ALA - dehydratase	ALA dehydratase deficiency (rare)	(AR)
③ HMB - synthase	Acute intermittent porphyria	(AD)
④ URO - synthase	Congenital erythropoietic porphyria	(AR)
⑤ URO - decarboxylase	Porphyria cutanea tarda	(AD)
⑥ COPRO - oxidase	Hereditary coproporphyria	(AD)
⑦ PROTO - oxidase	Variegate porphyria	(AD)
⑧ Ferrochelatase	Erythropoietic protoporphyria	(AD)

그림 11.8 포르피린증의 다른 형태에 있어서의 효소결핍의 자리를 설명한 헴 합성 경로.

부 포르피린증(porphyria cutanea tarda)은 URO-decarboxylase의 선천적 결함 또는 hexachlorobenzene 같은 독소에 노출되었을 때 발생된다. 모든 포리피린증은 포르피린의 생성을 증가시키는 바르비탈류와 프로게스테론 같은 약물에 의해 악화될 수 있다.

포르피린 대사 장애는 포르피린이 축적된 주요 부위에 따라 간형과 조혈형으로 분류된다. 임상적 특성은 다양하며 복통, 말초 신경병증, 정신과적 이상, 태양에 노출된 피부가 수포를 형성하는 피부 광독성 등이 포함된다. 특정 포르피린증의 진단은 적혈구와 뇨의 포르피린 분석을 통하여 이루어지며 특정 돌연변이 분석으로 확진된다.

혼합 포르피린증(MIM 176200)

혼합 포르피린증(variegate porphyria)은 임상적인 특성이 다양하기 때문에 명명되었다. 임상적 증상으로는 복통, 변비, 고혈압, 발열, 정신 이상, 피부 광독성이 포함된다. 증상 발현은 사춘기 이후 어느 시점에서도 나타난다. 혼합 포르피린증은 protoporphyrinogen oxidase (PROTO-oxidase)의 활성 감소에 의하여 초래된다. 이 질환은 남아프리카의 아프리카 흑인 집단에서 특히, 일반적으로 발생되며 그들 중 8,000명은 1명의 네덜란드 이주자로부터 유전된 것으로 알려졌다. 이 현상은 유전적 격리에 있어서의 시조효과(founder effect)의 결과로서 상대적으로 높은 빈도로 발생되는 상염색체 우성 질환의 희귀한 사례이다(p. 140).

혼합 포르피린증은 또한 조지 Ⅲ세 왕의 '광기'의 원인으로서 유명하다(BOX 11.2).

BOX 11.2 유명한 사례: 조지 Ⅲ세

조지 Ⅲ세는 1760년부터 1820년까지 60년 동안 대영제국의 왕으로서 군림했다. 이 시기는 영국이 미국 식민지를 잃고 뒤이어 프랑스 황제 나폴레옹 보나파르트(BOX 11.1)의 영토 확장이 저지되는 등 유럽이나 북미 역사에 있어서 특히 중대한 기간이다. 조지는 일반적으로 성실하고 선정을 베푼 왕으로서 정평이 났으나 재임 후반기에는 왕의 역할을 수행하는 데 간헐적으로 반복되는 질병기와 건강기로 인하여 심각한 손상을 받았다. 이 현상은 그를 '광인 조지 왕'으로 상당히 부당하게 기억되도록 했다. 조지왕의 광기라는 영화는 보다 동정적으로 묘사되었다. 이 영화는 또한 건강 상태를 유지하는 최선의 방법 중의 하나는 왕의 어의에 의하여 처방된 기이한 치료방법을 피했어야 했다는 것을 보여주었다!

조지왕은 1788년부터 복통, 변비, 고열, 근육통과 팔의 수포 형성을 일으키는 일련의 발작성 질환에 시달리게 된다. 이 질병 기간의 그의 행동은 공적인 생활을 중단하거나 중단되어야 할 정도로 예측하기 힘들고 불합리했다. 그의 어의들 중의 한 분은 증상 발현기간 중에 조지왕의 뇨가 '알리칸트 포도주(Alicante wine)' 같이 붉게 변한다는 사실에 주목하였다. 1810년 치매의 시작과 함께 병발한 심각한 증상은 조지왕으로 하여금 그의 의무를 실행할 능력을 상실하게 하였으며 주권자로서의 역할은 그의 장자이며 당시 웨일즈(Wales) 왕자에게 이임되었다.

뒤늦게 생각해 보면 조지 Ⅲ세는 포르피린혈증 아마도 혼합형을 앓고 있었던 것으로 보인다. 이것은 그의 질병의 일시적 성향과 비특이적인 뇨에 의하여 확실하게 설명된다. 또한 스코틀랜드의 메리 여왕과 그의 아들 제임스 I세를 포함한 그의 선조중의 일부에서도 나타난 것으로 제시되고 있다. 메리 여왕과 제임스 I세는 심각한 재발성 복통을 앓고 있었으며 메리 여왕의 간헐적인 기이한 행동은 히스테리로 진단되었다. 포르피린증은 또한 일부 조지 Ⅲ세의 후손 특히, 샤를로트 공주, 독일 황제 카이저 빌헬름 Ⅱ세의 누이, 현재 영국의 엘리자베스 여왕의 사촌 1명은 사후 또는 동시대에 이 질환의 희생자로 추정되고 있다. 샤를로트 공주의 관에서 채취된 뼈 시료로부터 추출된 DNA 분석 결과, 공주의 PROTO-oxidase 유전자 중 하나에 점 돌연변이가 있는 것이 확인되었다. 그러나 이 돌연변이는 인트론에 존재하여 중요성은 미확인된 상태이다.

결정적인 생화학적 또는 분자학적 확증 없이 조지 Ⅲ세에게 포르피린증의 진단을 내리는 것은 비록 누적된 정황적인 증거가 인상적이라 할지라도 다소 위험한 발상이다. 그의 병력에 따르면 이들 질병군에서 다양하고 예측되지 않는 임상적 특성을 나타내는 것으로 알려져 있다. 또한, 하나의 점돌연변이가 미국과 유럽의 역사과정에서 나타날 수 있다는 막대한 영향을 증명하고 있다.

참고문헌

Macalpine I, Hunter R, Rimington C (1996) Porphyria in the royal houses of Stuart, Hanover and Prussia. *British Medical Journal*, **i**, 7-18.

Rhl JCG, Warren M, Hunt D (1993) *Purple secret. Genes, 'madness' and the Royal Houses of Europe*. Bantam Press, London.

신생아 선별검사

신생아 선별검사 프로그램은 페닐케톤뇨증에 있어서 엄격한 식이제한으로 정신지체의 발현을 저지할 수 있는 것으로 알려진 1960년도 초기에 처음 도입되었다. *Guthrie* 검사로 알려진 선별 과정은 신생아에서 채취한 1방울 혈액내의 페닐알라닌 농도가 고초균(*Bacillus subtilis*)의 성장을 저지할 정도로 높다고 관찰되는 것을 근거로 한다. 생후 우유 섭취를 시작한 지 3~7일 되는 모든 신생아로부터 채취된 혈액검사를 실시하도록 제안된다. 수집된 혈액은 분석하기 위하여 중앙 실험실로 이송되며 Guthrie 검사에 양성반응을 보인 영아는 페닐알라닌의 혈장 농도에 대한 특이 분석을 실시한다.

미국에서의 초기 예비검사의 성공에 따라 WHO의 지지에 의하여 일반적인 합의사항으로서 특정 기본 지침의 요건을 충족시키는 프로그램으로 거의 모든 선진국에서 신생아 선별검사가 도입되었다(표 11.3). 기술의 개선 특히, 최근 도입된 직렬 질량분석법(tandem mass spectrometry)으로 현재 다수의 질병에 대한 선별검사가 가능하다(표 11.4). 여기에는 다양한 범위의 대사질환, 2종의 호르몬성 질환인 선천성 부신증식과 갑상선 저하증 및 낭포성 섬유증과 겸상적혈구 빈혈 같은 단일-유전자 질환 등이 포함된다.

거의 모든 신생아 선별검사 프로그램에는 현재 페닐케톤뇨증, 갑상선저하증, 갈락토오스혈증이 포함된다. 다른 질환 특히, 희귀 대사 질환에 대한 검사 여부는 매우 다르다. 예를 들면, 미국의 2003년 선별검사에 따르면 메사추세추주에서는 30종의 질환을 대상으로 하고 있지만 이웃하는 뉴 햄프셔와 로드 아일랜드주에서는 10종 미만의 질환만이 포함된다. 전 세계적으로 대부분의 국가에서는 신생아 선별검사를 법으로 지정하였으나 종교적인 이유로 부모가 검사를 거부할 수 있다.

지금까지 설명된 모든 질환에 있어서 효과적인 치료방법으로서 질병의 진행과정을 변경시킬 수 있는 몇 가지 방법이 있다. 현재 효과적인 치료 방법이 없는 뒤쉔 근이영양증(Duchenne muscular dystropy, p. 109)에 대한 선별검사를 위한 예비 연구계획안이 수행 되고 있다. 이들 연구의 제안된 유익성 중의 하나는 이환된 영아의 부모가 유전적 상담을 제공받을 수 있다는 것이며 이에 의하여 이론적으로는 두 번째의 이환된 소아의 출생을 예방할 수 있다는 것이다. 이들 연구의 결과는 일반적인 부모가 이러한 출생의 선택에 대한 기회를 기꺼이 받아들인 다는 점에서 뒤쉔 근이영양증에 대한 신생아 선별검사는 유전상담과 장기 후원에 대한 충분한 규정이 존재하는 한 수락될 수 있는 방법이다.

표 11.3 신생아 선별검사 지침

해당 질병이 심각한 결과를 초래할 가능성이 있어야 한다.
효과적인 치료 또는 예방방법이 있어야 한다.
선별검사 시 높은 정밀도와 정확도로 확실성이 보장되어야 한다(p. 148).
해당 질병이 선별검사의 비용 부담을 정당화 할 수 있을 만큼 충분하게 일반적이어야 한다.
선별 검사가 모든 대상 신생아에게 제공될 수 있어야 하며 검사 결과에 대하여 의논하고 처치할 수 있는 체계가 확보되어야 한다.

보다 상세한 사항은 Wilson JMG, Jungner G (1968) *Principles and practice of screening for disease*, World Health Organization, Geneva를 참고할 것.

표 11.4 신생아 선별검사 대상 질환의 예

질병	치료
대사성 질환	
Biotinidase 결핍	Biotin, 1일 5-10 mg
갈락토오스혈증	갈락토오스 식이 제한
단풍밀 뇨증	분지쇄 아미노산의 섭취 제한
MCAD 결핍	저혈당증 회피
페닐케톤뇨증	저 페닐알라닌 식이
티로신혈증	식이제한과 간 손상 예방을 위한 NTBC
요소회로 장애	단백질 식이 제한과 안식향산나트륨 투여
내분비 질환	
선천적 부신 증식	스테로이드 보충
갑상선저하증	갑상선 호르몬 보충
기타 일반적인 선천적 질환	
α_1-Antitrypsin 결핍	흡연 회피
낭포성 섬유증	항생제, 췌장 효소 보충, 물리치료(p. 107)
뒤쉔 근이영양증	물리치료-효과적인 치료법 없음
겸상 적혈구성 빈혈증	엽산, 페니실린, 면역요법 (p. 159)

요점

신생아 선별검사 프로그램은 특정 기준 지침을 충족해야 한다. 특히, 선별 대상 질환을 위한 효과적인 예방과 치료방법이 있어야 한다.

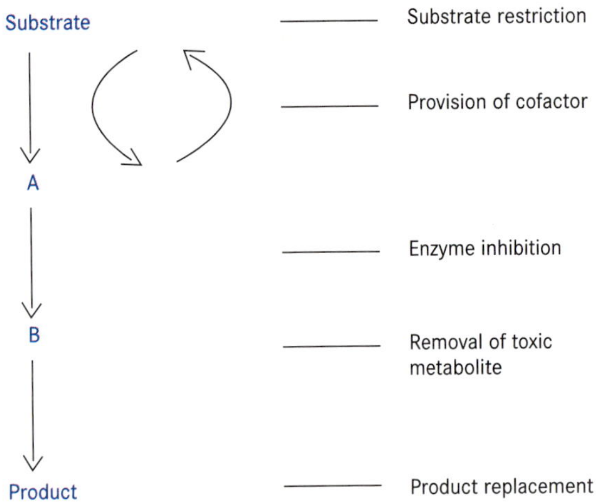

그림 11.9 대사 질환의 치료에 대한 전통적 접근 방법.

생화학적 질환의 치료

대부분의 유전 질환은 난치성으로 유전자 치료에 대한 효과적인 치료방법이 개발되지 않는 한, 이 상황은 변화되지 않을 것으로 보인다. 그러나 대사의 선천성 오류에 대한 많은 치료방법의 진보는 선진국에서의 페닐케톤뇨증에 걸린 대부분의 환아가 정상적인 지적 발달을 보이는 것으로 증명됨에 따라 가능성에 대한 용기를 북돋우게 한다. 비록 이들 유전질환을 완치시킬 수는 없으나 보다 심각한 결과를 조절하고 예방하기 위하여 사용될 수 있는 일부 치료학적 접근방법은 있다(그림 11.9). 재조합 효소 치료는 12장(p. 230)에서 다루게 된다.

기질 제한

대사되지 않은 기질의 축적에 의하여 이상반응이 초래되는 경우에는 식이 제한으로 조절 가능하다. 페닐케톤뇨증의 경우가 지적하듯이 이 방법은 매우 성공적으로 여겨지고 있다. 페닐알라닌은 필수 아미노산이기 때문에 식이에서 완전히 제거되지 않도록 주의를 기울여야 한다. 또한, 환아를 위한 특정 식이에 미량 원소나 비타민 같은 필수 요소가 적절하게 포함되었는지 확인해야 한다. 갈락토오스혈증은 독성 기질의 가능성이 있는 식이의 제한이 효과적인 것을 보여주는 또 하나의 사례이다.

결손 산물의 교체

이 방법은 신체가 중요한 대사체를 생성할 수 없는 임상적 상황에 사용될 수 있다. 호르몬의 합성에 수반되는 선천적 오류가 좋은 예이다. 갑상선 호르몬 합성 경로에 있어서의 결함은 티록신의 투여로 간단하고 효과적으로 치료할 수 있다. 21-hydroxylase 결핍으로 발생되는 선천적 부신 과형성(p. 179)은 코티솔 투여에 좋은 반응을 나타낸다. 코티솔은 시상하부-뇌하수체 축을 통하여 부신 안드로겐의 생성을 억제한다. 제 I형 글리코겐저장 장애 소아는 선천적으로 저하된 글리코겐의 포도당으로의 전환능력을 보상하기 위하여 식사 회수를 늘리는 방법에 잘 반응한다.

독성 대사물질의 제거

일부 소수의 질환의 경우, 대사 경로 중 하위 과정의 결함 또는 차선의 대사 경로를 이용함으로써 축적된 독성 대사물질을 제거하기 위한 효과적인 방법이 제안되고 있다. 요소회로 장애에 대한 예는 이미 언급된 바와 같이 식이 제한과 혈중 암모니아 농도를 저하시키는 안식향산나트륨 같은 약물의 투여로 치료할 수 있다. 안식향산나트륨은 고 질소함량 식품의 섭취에 기인한 글라이신이나 글루타메이트 같은 아미노산과 포합되어 요로 배설시킨다. 구리와 철 대사 장애는 독성 대사물질 제거의 다른 예이다. 윌슨병(Wilson's disease) (MIM 277900)에 있어서의 과도한 구리의 혈중농도는 킬레이트제인 페니실라민을 투여하여 제거할 수 있다. 혈색소침착증(p. 140)의 경우, 상승된 철분 흡수는 정기적인 정맥절개를 통한 방혈(venesection) 또는 혈중 과잉의 철분을 제거하는 데스페리옥사민(desferrioxamine) 투여로 조절할 수 있다. 데스페리옥사민은 수혈 의존성 지중해성 빈혈에서 철분의 축적을 저지하기 위한 용도로 또한 사용된다.

효소 저해

효소 저해제는 혈중에 고농도로 존재할 경우 독성을 나타내는 물질의 합성을 억제하기 위하여 사용될 수 있다. 두 가지의 사례가 이 장에서 이미 언급되었다: 티로신혈증에 있어서의 간 독성 대사물질인 fumarylacetoacetate의 축적을 저지하는 NTBC의 사용과 가족성 고콜레스테롤혈증에서 콜레스테롤 수치를 감소시키기 위한 HMG-CoA 환원효소의 광범위한 사용이다.

효소 보조인자의 공급

소수의 선천적 오류는 효소 보조인자의 합성 결함 또는 보조인자와 결합하는 돌연변이 효소의 기능저하에 기인한다. 이러한 두 가지 상황에는 흔히 비타민 같은 보조인자를 저 용량 투여하여 정상적인 대사 기능을 복구하기에 충분한 잔여 효소의 활성을 증가시킨다. 하나의 예로서, 티아민은 단풍밀 뇨증의 일부 형태와 리씨 증후군의 임상적 증상에서 나타나는 것과 같은 일부 미토콘드리아성 질환에 대한 효과적인 치료 방법을 제공한다.

요약

500종이 넘는 선천성 대사 장애가 보고되고 있다. 이들은 흔히 대사의 선천적 오류로서 언급된다. 이들 질환 중의 대부분은 열성 유전 성향을 나타낸다. 그러나 포르피린증의 대부분의 형태 같은 몇 가지는 우성 유전 성향을 보인다.

선천성 오류는 탄수화물, 아미노산, 지질 대사를 포함하여 모든 대사 경로에서 발생될 수 있다. 갈락토오스혈증은 갈락토오스를 포도당으로 전환시키지 못하여 발생되며 식이로부터 우유를 완전 제거하여 처치할 수 있다. 제 I형 글리코겐 저장 장애는 글리코겐의 포도당으로의 전환에 있어서의 결함으로 발생되며 저혈당을 예방하기 위한 규칙적인 포도당 섭취로 치료할 수 있다. 고전적 페닐케톤뇨증은 페닐알라닌 환원효소의 활성저하로 발생된다. 저 페닐알라닌 식이로 조기 치료하면 정신 지체를 예방할 수 있다. 단풍밀 뇨증은 분지 쇄 아미노산 대사 장애로 이들 아미노산을 제한하는 식이로 치료하며 일부 경우에는 티아민 보충이 요구된다. 요소회로 장애는 혈중 암모니아 농도가 상승을 초래한다. 요소회로 장애는 식이 제한과 질소의 배설을 촉진시키기 위한 안식향산나트륨 같은 약물로 치료한다. MCAD 결핍은 돌연사를 초래할 수 있는 지방산 산화 장애이다. 치료방법에는 절식과 저혈당이 되지 않도록 하는 방법이 포함된다. 가족성 고 콜레스테롤혈증은 LDL 수용체를 암호화하는 유전자의 돌연변이에 의하여 발생되며 저 콜레스테롤 식이와 콜레스테롤 합성을 저해하는 스타틴류의 약물로 치료한다.

선천성 오류는 특정 세포질 소기관에 1차적으로 영향을 미칠 수 있다. 리소좀 장애는 저장에 문제를 일으키는 질환으로서 흔히 신경 퇴행을 수반한다. 미토콘드리아 장애는 고 열량을 요구하는 장기에 영향을 미친다. 뇌와 근육 질환 또는 심각한 유산증과 관련된 대사 부전으로 나타난다. 과산화소체 장애는 단일 과산화소체 효소 또는 과산화소체 생합성 부전을 포함한다.

치료 가능한 대사성 질환에 대한 신생아 선별검사가 대부분의 선진국에서 수행되고 있다. 페닐케톤뇨증과 갑상선저하증에 대한 선별검사는 보편적이다. 갈락토오스혈증, 단풍밀 뇨증, 선천성 부신과형성, 낭포성 섬유증 및 낫형 적혈구 빈혈증을 포함하는 다른 질환에 대한 선별검사는 일부 기관에서 가능하다.

대사성 질환의 치료는 기질 제한(페닐케톤뇨증), 부족한 산물의 보충(갑상선 저하증), 독성 대사물질의 제거(요소회로 장애), 효소억제(티로신혈증) 또는 효소 보조인자의 사용(단풍밀 뇨증) 등이 있다. 재조합 치환 단백질과 골수 이식에 근거한 새로운 치료 방법들이 개발되고 있는 중이다(12장).

심층 학습문헌

Benson PF, Fensom AH (1985) *Genetic biochemical disorders.* Oxford University Press, Oxford.

Holt IJ (ed.) (2003) *Genetics of mitochondrial diseases.* Oxford University Press, Oxford.

Nyhan WL, Sakati NO (1987) *Diagnostic recognition of genetic disease.* Lea and Febiger, Philadelphia.

Scruver CR, Beaudet AL, Sly WS, Valle D (ed.) (2001) *The metabolic and molecular bases of inherited disease.* McGraw-Hill, New York.

선다형 문제

1. 이환되지 않은 사촌과 결혼한 페닐케톤뇨증에 이환된 여자가 유전학적 상담을 요청하였다. 그녀에게 설명해야 할 사항 중 옳은 것은?
   (a) 페닐케톤뇨증은 상염색체 열성의 유전성향을 나타낸다.
   (b) 남편이 보균자일 확률은 1/4이다.
   (c) 만일 페닐케톤뇨증에 이환된 아기는 6개월부터 저 페닐알라닌 식이를 실시해야 한다.
   (d) 임신할 경우에는 그녀도 임신 20주 이후부터 저 페닐알라닌 식이를 시작해야 한다.
   (e) 페닐케톤뇨증은 효소분석법에 의하여 신생아기에 일상적으로 선별할 수 있다.

2. 한 환아에서 저혈당이 확인되었다. 이 상황을 일으킬 수 있는 가능한 상황은?
   (a) 글리코겐 저장장애
   (b) 알캅톤뇨증(alkaptonuria)
   (c) Ornithine transcarbamylase (OTC) 결핍
   (d) 중쇄 acyl-CoA dehydrogenase 결핍
   (e) 테이-삭스 병

3. 대사 장애에 대한 다음의 설명 중, 옳은 것은?
   (a) 대부분은 열성 유전 성향을 나타낸다.
   (b) 대부분의 원인 돌연변이는 기능 획득 효능을 나타낸다.
   (c) 모든 선천성 오류는 정신 지체를 초래한다
   (d) 모든 대사 장애는 효소 결핍에 의하여 발생된다.
   (e) 모든 대사장애는 유전학적 질환이다.

4. 일반적인 신생아 선별검사에 해당되는 질환은?
   (a) 가족성 고콜레스테롤혈증
   (b) 갈락토오스혈증
   (c) 갑상선저하증
   (d) 테이-삭스 병
   (e) 젤웨거 증후군

5. 미토콘드리아성 돌연변이에 의하여 초래되는 질환의 예는?
   (a) 혈관확장성 운동실조증(ataxia telangiectasia)
   (b) 레베르 시신경위축(Leber's optic atrophy)
   (c) 훌러 증후군
   (d) X-연관 부신백색질형성장애증
   (e) MELAS

해답

1 (a) 정답 — 이형 접합자는 이환되지 않는다.
(b) 정답 — 13장(p. 249)에서 설명됨.
(c) 오답 — 진단이 내려지는 즉시 저 페닐알라닌 식이를 시작해야 한다.
(d) 오답 — 이 여성은 임신하기 전부터 저 페닐알라닌 식이를 시작해야 한다.
(e) 오답 — 신생아 선별검사는 페닐알라닌 혈중농도 분석에 의하여 이루어진다.

2 (a) 정답 — 저혈당은 글리코겐 저장장애(Von Gierke 병)의 특정 소견이다.
(b) 오답 — 알캅톤뇨증은 혈당수치에 영향을 미치지 않는다.
(c) 오답 — OTC 결손증은 혈중 암모니아 수치가 상승된다.
(d) 정답 — 중쇄 acyl-CoA dehydrogenase 결핍은 지방산이 산화되지 못하여 acetyl-CoA를 생성하지 못하여 발생된다.
(e) 오답 — 테이-삭스병은 신경퇴화가 동반된다.

3 (a) 정답 — 대부분의 효소결핍은 상염색체 또는 X-연관 열성 유전 성향을 나타낸다.
(b) 오답 — 대부분의 원인 돌연변이는 기능소실의 영향을 나타낸다.
(c) 오답 — 알캅톤뇨증에서와 같이 많은 대사장애 질환은 뇌에 영향을 미치지 않는다.
(d) 오답 — 대사장애의 일부는 효소표적화의 실패 또는 세포 수용체의 결손에 의하여 초래된다.
(e) 오답 — 대부분은 유전학적 질환이나 만발성 피부 포르피린증 같은 일부 대사장애는 독소의 노출에 의하여 발생된다.

4 (a) 오답 — 일부 집단에서는 '단계적' 선별검사가 고려된다.
(b) 정답
(c) 정답
(d) 오답 — 집단 선별검사는 보인자 검색을 위하여 수행된다.
(e) 오답 — 젤웨거 증후군은 희귀질환으로서 효과적인 치료방법이 없다.

5 (a) 정답 — 컨스-세이어 증후군은 미토콘드리아성 DNA 결실에 의하여 초래된다.
(b) 정답 — 레베르 시신경위축은 산화적 인산화에 수반되는 미토콘드리아성 DNA의 돌연변이에 의하여 발생한다.
(c) 오답 — 훌러 증후군은 리소좀 장애로 발생된다.
(d) 오답 — X-연관 부신백색질형성장애증은 과산화소체 질환이다.
(e) 정답 — MELAS는 tRNA를 암호화하는 미토콘드리아성 유전자의 돌연변이에 의하여 발생된다.

12장

유전자, 약물과 치료

장의 소목차

분자생물학의 발달이 거의 모든 의학 분야에 두드러진 영향을 미친 반면 유전학에 근거한 치료에서의 진보는 기대에 어긋나게 뒤떨어져 왔다. 많은 세간의 주목을 받아왔음에도 불구하고 유전자 치료의 진보와 배아줄기세포의 사용은 지체되고 있다. 여러 유전 질환들은 여전히 난치성이며 보통 전통적인 접근방식에 근거한 치료에 의존하고 있다.

그러나 이 장의 후반부에서 명백하게 될 것이나 이 분야는 신중한 낙관론이 제기된다. 재조합 효소와 단백질의 형태를 사용하는 유전학에 근거한 치료가 몇몇 질환에 상용되고 있으며 유전자 치료에 근거한 800건 이상의 임상시험이 세계적으로 다양한 분야에서 계획되고 있다. 이 교재가 출간되는 중에 한국의 과학자들은 치료학적 인간복제로부터 유도된 만능의 배아줄기 세포주를 최초로 성공적으로 배양했다고 발표했다. 이러한 발달로부터 치료에서의 잠재적인 유익성은 모든 분자영역에 있어서의 상상을 초월하게 될 것이다.

약물유전학

약물유전학(pharmacogenetics)은 약물에 대한 인체의 반응에 있어서의 유전적 다양성 연구로 정의된다. 거의 대다수 약물은 약물의 효능 전달에 관련된 복잡한 과정에 여러 유전자가 관여된다는 증거가 누적되고 있다(표 12.1).

이들 과정 중에 수반되는 단일 유전자의 병리학적 변이는 약물의 효력 또는 원하지 않는 부작용의 발현에 유의한 변화를 초래한다. 이러한 변화에 대한 연구가 약물유전학의 주제이다. 다형성(polymorphism)과 희귀 변이의 범위 내에 속하

표 12.1 유전적 변이를 일으킬 수 있는 약물유전학적 경로

약물동력학	약물역학
흡수	수용체 결합/합성
분포	이온통로
대사	신호경로
배설	유전정보의 전사 조절

는 동의유전자(multiple gene)에 있어서의 미소한 변화(p. 141)에 대한 연구는 이 장의 후반부에서 논의되며 **약물유전체학**(pharmacogenomics)으로 언급된다.

약물동력학적 변화

약물동력학(pharmacokinetics)은 표적부위로의 약물의 수송 또는 그 곳으로부터의 약물의 제거에 수반되는 과정을 나타낸다. 이들 과정에는 흡수, 분포, 대사, 배설이 포함된다. 유전적 변이를 갖는 많은 약물 대사효소들이 확인되었다. 보통 이들은 활성약물(active drug) 또는 그 대사체의 혈중농도를 측정함으로써 인지된다. 만일 혈중농도가 정상분포를 나타낸다면 다유전자성 조절(polygenic regulation)에 의한 대사를 받는 것으로 예측할 수 있다. 그러나 혈중농도가 2봉(bimodal) 또는 3봉(trimodal) 분포를 나타낼 경우, 주요 단일-유전자 효과가 다유전자(polygene)의 배경에 중첩하여 나타나는 것으로 제시된다.

55개로 알려진 *CYP* 유전자에 의하여 암호화되는 효소의 시토크롬 P450 (CYP450)계는 대부분의 약물과 많은 환경 독소 및 발암물질의 대사에 중요한 역할을 담당한다. 이들 P450 효소 중 4종－CYP2C9, CYP2C19, CYP2D6, CYP3A4－은 가장 일반적으로 상용되는 의약품의 80% 이상의 대사에 관여한다. 신기하게도 *CYP* 유전자 중의 하나인 *CYP1B1*의 변이는 선천성 녹내장(MM 601771)을 일으킬 수 있다. 유전자와 질병 간의 인과관계에 따른 원인의 기전은 아직 밝혀지지 않았다.

CYP2C9

CYP2C9은 tolbutamide, verapamil과 항 응고제인 warfarin을 포함하는 다양한 약물의 대사에 관여한다. 느린 대사 활성을 나타내는 대립유전자를 갖는 개인은 잠재적으로 생명을 위협하는 출혈 같은 warfarin 독성을 발현할 수 있는 위험을 소지하고 있다.

CYP2C19

CYP2C19은 diazepam, imipramine, amitriptylline과 phenytoin을 포함하는 중추신경계에 영향을 미치는 몇몇 약물과 propanolol, 프로톤 펌프 저해제인 omeprazole과 같은 다른 약물의 대사에 관여한다. Omeprazole은 소화성 궤양 환자의 *Helicobacter pylori* 감염 치료에 사용된다. 낮은 효소활성을 나타내는 몇 가지 변이 대립유전자가 확인되고 있다. 효소활성은 독성과 효능과의 관련성을 보여준다. 예를 들면, *Helicobacter pylori* 감염을 박멸하는 omeprazole의 치료 성공률은 느린 대사자일 경우 100%에 이르지만 빠른 대사자의 경우는 단지 28% 정도이다.

CYP2D6

CYP2D6는 atenolol, codeine, haloperidol, tamoxifene을 포함하는 모든 처방 약물의 20% 이상의 대사에 관여한다. CYP2D6 활성의 변화는 debrisoquine으로 알려진 현재는 사용하지 않는 항고혈압약에 대한 반응을 기초로 하여 처음으로 확인되었다. 환자는 정상 대사자(extensive metabolizer)와 느린 대사자(poor metabolizer)로 분류된다. 이후, *CYP2D6* 유전자의 다복제(multiple copy)로 인한 초고속 대사자(ultra-rapid metabolizer) 표현형이 확인되었다. 최근, 증가된 *CYP2D6* 활성은 흡연에 대한 탐닉성과 관련 있는 것으로 밝혀졌다. 다른 *CYP2D6* 유전자의 다형성은 섭취된 발암원에 대한 해독 능력을 감소시키기 때문에 백혈병의 발병 위험 증가와 연관성이 있다.

CYP3A4

CYP3A4는 인체의 간에서 가장 많이 발현되는 P450으로 모든 처방약물의 50~60%의 대사에 관여한다. CYP3A4는 암의 치료에 사용되는 일부 약물의 대사에 중요한 역할을 담당하며 *CYP3A4*의 특정 다형성은 항암치료 관련성 백혈병과 같은 2차적 종양 발생 위험을 증가시킨다. P450계열의 다른 동종효소에서와 같이 환경적 발암물질과 독소 대사에 대한 CYP3A4 활성의 다형성적 변이는 암에 대한 개인의 감수성을 결정하는 데 중요한 역할을 담당한다. *CYP3A4* 활성은 barbiturate와 glucocorticoid를 포함하는 다양한 약물에 의하여 유도될 수 있다.

약력학적 변이

약력학(pharmacodynamics)은 약물의 효능이 전달되는 과정을 설명한다. 다양한 약력학적 효능은 약물의 수용체 결합, 신호전달 경로, 또는 전사 경로에 있어서의 변화를 반영할 수 있다. 이해를 돕기 위한 하나의 보조로서 약동학이 신체가 약물을 조정하는 방법을 포괄하는 것으로 간주될 수 있는 반면

표 12.2 약력학적 변이의 예

변이/다형성	MIM	특성	중요성
β-1-adrenergic 수용체	109630	β-효능약과 β-차단제의 반응 변화	치료학적 반응의 감소. 또한, 기능 획득 돌연변이는 심부전을 악화시킴
Phenylthiourea 미각 감별/무감별	171200	인구의 70%만이 phenylthiourea의 쓴 맛을 감지	알려져 있지 않음
Suphonylurea 수용체	600509	경구용 혈당강하제에 대한 반응 변화	동형접합 변이는 가족성 고인슐린성 저혈당 초래
Thymidylate 합성효소 활성	188350	DNA 합성에 정상적으로 관여됨	과다발현 된 경우 암 치료에 있어서의 5-fluorouracil에 대한 저항성 초래

약동학과 약역학적 변이에 대한 다른 신뢰의 상세한 사항은 Pharmacogenetics and Pharmacogenomics Knowledge Base website (*http://www.pharmgkb.org*) 참고할 것..

약력학은 신체에 대하여 약물이 지니고 있는 효능으로 설명된다.

약력학적 변이에 대한 많은 사례가 확인되었다. 이들 중 일부는 내인성 호르몬에 대한 반응부전을 초래한다. 테스토스테론 수용체의 결함으로 인한 안드로젠 불감성(p. 179)이 좋은 예다. 다른 사례로는 중요한 이온 통로를 암호화하는 수용체 결함을 들 수 있다. 예를 들면, 칼슘 방출 통로를 암호화하는 ryanodine 수용체의 결함은 다음절에서 논의될 악성 고열증을 일으킨다. 역사적으로 흥미있고 실무에서 중요한 몇 가지 다른 사례들은 표 12.2에 제시되어 있다.

요점

약물반응에 있어서 유전적 변이는 약물의 변화 과정(약동학), 또는 약물의 효능이 전달되는 방법(약력학)에 수반되는 요인에 의하여 발생될 수 있다.

약물유도성 유전질환

특정 약물 또는 약물군에의 노출에 의하여 유발되는 많은 선천적 질환이 있다. 많은 외부 인자에 대한 신체의 반응은 일부 유전자와 대사 경로간의 상호작용에 의하여 결정된다. 그러나 여기에서 다루게 될 질환은 모두 단일-유전자 유전성을 보여준다. 이들 질환은 진단과 적절한 치료의 실패로 치명적인 결과를 초래할 수 있다는 점에서 중요한 의미를 갖는다.

포도당 6인산 탈수소효소(Glucose-6-phosphate dehydrogenase) 결핍(MIM 305900)

포도당 6인산 탈수소효소(glucose-6-phosphate dehydrogenase, G6PD)는 당분해의 제 1경로(hexose monophosphate shunt)에 관여하는 효소로서 glucose-6-phosphate를 산화시켜 산화에 의한 손상 방지를 위하여 적혈구 내에 존재하는 유일한 자원인 NADPH를 생성한다(그림 12.1). G6PD가 결핍된 환자는 dapsone, phenacetin, primaquine(BOX 12.1)과 같은 산화제와 설폰아미드계 항생제의 복용으로 급성 용혈성 빈혈을 일으킬 수 있다. 이와 유사한 영향을 나타낼 수 있는 다른 작용물질로는 좀약의 활성 성분인 naphthalene과 잠두(fava bean)를 들 수 있다. 잠두는 지중해 지역에서 널리 상용되는 채소로 약 2,000년 전부터 잠두 섭취와 관련된 용혈성빈혈에 대하여 인식되어 있었다. 이 지역에서는 이 질환을 잠두중독증(*favism*)이라 부른다.

G6PD를 암호화하는 유전자는 X-염색체에 위치하여 G6PD 결핍은 X-연관 열성 유전성을 보인다. 이 질환의 세계적인 분포가 말라리아 분포지역과 유사한 점으로 미루어 G6PD 결핍은 말라리아 기생충에 의한 감염에 대항하기 위한 보호작용을 다소 보유한 것으로 제시된다. 말라리아 분포지역으로부터 유래한 남성의 발병빈도는 5~20%로 전 세계적으로 5억명을 초과한다.

400 이상의 다른 G6PD의 대립 유전자형이 보고되어 왔다. $G6PD^{A-}$로 표시되는 미국 흑인에서의 변이는 2개의 과오돌연변이(missense) 치환에 의해 초래된다. 이 유형은 결핍의 정도가 경증에서 중등도로 자기 한정성 간헐성 용혈을 나타낸다(표 12.3). 지중해 지역에서 발견되는 일반적인 변이는

BOX 12.1 역사적 출판물: Primaquine 감수성의 원인

G6PD 결핍의 역사는 BC 500년경 그리이스 철학자이며 수학자인 피타고라스가 제자들에게 잠두 섭취의 위험성을 경고했던 2,500년 전으로 거슬러 올라간다. 그러나 1956년까지는 이 질환이 기본 효소의 결핍으로 인한 것인지의 여부는 밝혀지지 않았다. 이 발견은 한국 전쟁 동안 말라리아 예방을 위하여 primaquine을 복용했을 때 미국 흑인 군대의 대다수가 급성 용혈성 빈혈을 일으키는 경험에 의하여 고무되었다. 이 현상은 서부 유럽에서 파견된 군대에서는 거의 발병되지 않았으나 흥미롭게도 지중해지역에서 파견된 군대의 소수는 미국 흑인에 비하여 보다 심각한 증상을 나타냈다. 시카고 대학의 군대 말라리아 연구 계획(Army Malaria Research Project) 팀이 용혈성 빈혈이 발생된 환자와 대조군의 혈액을 전통적인 생화학적 분석을 수행하여 효소의 근본 결핍으로 인한 것으로 확립되었다. 이환된 환자의 환원 glutathione 혈중 농도가 낮은 것으로 알려짐으로써 glutathione 환원 경로에 수반된 효소에 주의가 집중되기 시작했다(그림 12.1). 모든 이환된 환자의 혈액 시료 분석 결과 glutathione 환원효소의 혈중농도는 정상범위인 반면 G6PD의 농도는 매우 낮은 것으로 밝혀졌다.

이후 연구에서 이환된 미국 흑인의 G6PD의 농도는 정상의 약 15%, 지중해연안 출신은 10% 미만인 것으로 밝혀졌다. 미국 흑인에 있어서 어린 적혈구는 산화적 손상에 상대적으로 저항성을 나타낸다. 따라서 이들의 적혈구가 primaquine 같은 산화성 약물에 노출되었을 때, 보통 용혈은 단시간 동안 발생되고 골수가 새로운 적혈구 생성에 의하여 신속하게 반응함으로써 자연 치유된다. 대조적으로 지중해성 변이는 산화제에 대하여 모든 적혈구가 감수성을 나타내기 때문에 용혈은 수혈을 요구할 정도로 매우 심각하고 연장되게 된다. 중증 G6PD 결핍은 또한 신생아기에 핵황달을 초래할 수 있다(p. 147).

전 세계적으로 G6PD 결핍 환자는 50억이 넘는 것으로 추정되고 있다. 다행스럽게 이들 대부분은 용혈을 일으킨 경험이 없으나 지중해연안과 중동지역에서는 이환과 때로는 사망의 주 요인이 되고 있다.

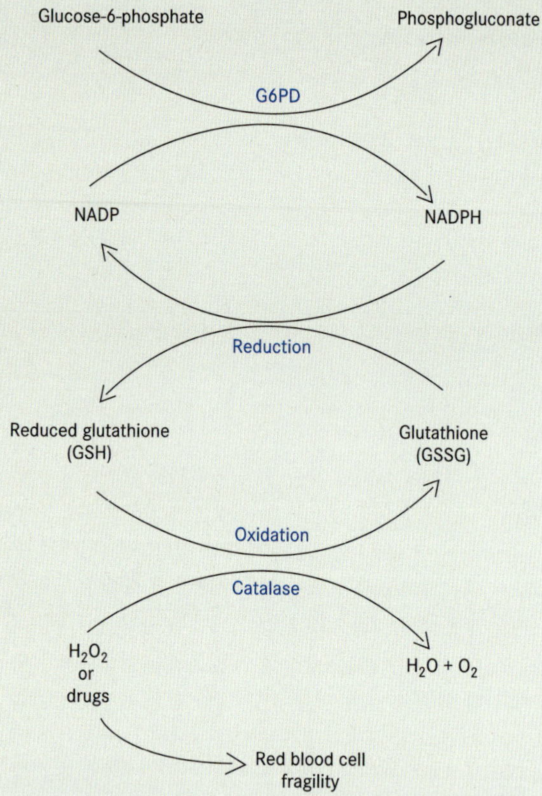

그림 12.1 Glucose-6-phosphate dehydoxygenase (G6PD) 결핍으로 인하여 산화형 glutathione (GSSG)을 적혈구를 산화적 손상으로부터 보호하는데 요구되는 환원형 glutathione (GSH)로 전환시키기 위한 NADPH의 생성을 저해하는 도식적 표현.

참고문헌

Carson PE, Larkin Flanagan C, Ickes CE, Alving AS (1956) Enzymatic deficiency in primaquine-sensitive erythrocytes. *Science*, **124,** 484-485.

G6PD^{Midterranean}으로 표시되며 단일 치환에 의하여 발생되고 G6PD의 심각한 결핍을 초래하여 보다 장기간 용혈을 발생시킨다. 여성 보균자는 영향을 받지 않는다. 남성에 있어서의 진단은 상용 가능한 키트에 의한 특수 효소분석 방법으로 확정된다. 심각한 용혈성 위기는 수혈로 치료한다.

악성 고열(MIM 145600)

악성 고열(malignant hyperthermia, malignant hyperpyrexia)은 드물게 발생하나 전신 마취제의 사용과 관련된 극히 중요한 합병증이다. 적절하게 치료하지 않을 경우에는 높은 사망률을 나타낼 수 있다. 이 증상은 마취제 특히,

표 12.3 포도당 6인산 탈수소효소(glucose-6-phosphate dehydrogenase)의 일반적 유형

유형	아미노산 변화	민족적 분포	효소 활성	임상 결과
A+	Asn126Asp	미국 흑인(20%)	100%	없음
A-	Asn126Asp +Val68Met 또는 Arg227Leu	미국 흑인 (20%)	10-60%	자연치유성 간헐성 용혈
B (= 정상)	없음	전 세계	100%	없음
지중해성	Ser188Phe	지중해와 중동지역 (10-20%)	<5%	심각한 지연형 용혈

halothane과 succinylcholine 같은 근육이완제를 병용하여 투여한 후에 체온이 급격하게 상승되는 현상을 보인다. 이 발열은 근 강직, 빈맥, 유산혈증 및 종국적으로는 대사부전에 이르게 한다. 환자의 열을 식히고 dantrolene의 투여로 보통 성공적으로 치료할 수 있다.

악성 고열은 근육내 칼슘의 세포내 농도 상승에 의하여 초래된다. 이 질환을 나타내는 가계의 최대 50%에서는 칼슘 방출 통로를 암호화하는 ryanodine 수용체 유전자(*RYR1*)의 변이에 기인한다. 이들과 *RYR1* 유전자 좌와 연관되지 않은 다른 가계에 있어서의 유전 성향은 상염색체 우성으로 나타난다. 다른 일반적인 이른바 변경유전자좌위(modifier loci) 또한 역할을 담당한다는 것을 입증할 증거들이 많다.

현재 분자 분석결과는 악성 고열 가계의 누군가가 특정한 주의 없이 일상적인 마취제를 투여해도 되는 지를 결정하기에 충분한 신뢰성이 결여된 것으로 여겨진다. 그 대신, 근육 생검 시료에 대한 전기 자극을 수행하거나 halothane과 caffeine에 노출시켜 영향을 측정하는 방법으로 감수성을 측정한다. 악성 고열의 진단이 확정되거나 강력한 가족력이 있는 사람은 응급 상황에서 쉽게 마주칠 수 있는 이러한 영향에 대하여 상세한 사항이 적힌 메모를 휴대하도록 권고해야 한다.

Pseudocholinesterase 결핍(MIM 177400)

Succinylcholine은 기관내 삽관을 용이하게 하기 위하여 매우 강력한 근육이완제로 전신마취를 유도할 때 흔히 사용된다. 정상적으로 succinylcholine 효과는 수 분 이내에 소실되나 북미 백인 3,000명 당 1명은 작용 기간이 연장 된다. 이러한 현상은 succinylcholine을 불활성형으로 가수분해 시키는 효소인 psedocholinesterase의 활성 감소에 의해 발생된다.

Pseudocholinesterase는 *BCHE*(butyrylcholinesterase) 유전자에 의하여 암호화된다. Pseudocholinesterase의 결핍은 상염색체 열성 유전을 나타낸다. 가장 일반적인 '비전형적' 변이형은 70번째 코돈의 A가 G로 변이되어 발생되며 그 결과로 aspartic acid가 glycine으로 치환된다. 이러한 현상으로 choline ester에 대한 효소 친화력의 감소를 초래한다. 국소마취제인 dibucaine에 의한 효소억제에 근거한 실험실적 검사는 pseudocholinesterase 결핍환자의 가족에 대한 유전자형이 이형 접합자(heterozygotes) 또는 동형 접합자(homozygotes)인지 구별을 가능하게 한다.

포르피린증(Porphyria)

포르피린증은 선천적 질환군과 헴 생합성 경로에서의 결함을 포함하는 후천적 질환으로 구성되어있다. 대부분의 선천 대사장애(inborn errors of metabolism)와 달리 유전성향은 다양한 효소 결핍이 이형접합자에서 발현되기 때문에 보통 상염체 우성으로 나타난다. 헴 함유 cytochrome P450의 합성을 유도하는 barbiturate와 glucocorticoid 같은 약물은 무증상적인 사람에게 심각하게 생명을 위협하는 포르피린증을 유도할 수 있다. 포르피린증의 다양한 형태는 11장(p. 217)에서 논의 되었다.

요점

단일-유전자의 변이에 의해서 결정되는 것으로서 소수인에서 발생되는 약물반응에 있어서의 변이는 심각하고 잠재적으로 생명을 위협할 수 있는 결과를 초래할 수 있다.

약물유전체학(Pharmacogenomics)

약물유전체학은 다중유전자(multiple gene)의 다형성과 변이에 의하여 결정되는 분자적 기능에 있어서의 변이정도, 약물에 대한 신체 반응의 영향을 연구하는 학문이다. 약물유전체학은 약물유전학과 대조적으로 단일-유전자에 있어서 어떤 변화가 약물 반응의 변화에 대하여 현저한 영향을 나타내는 방법에 보다 중점을 둔다. 이 두 용어와 특정 목적에의 적용 사이의 구분은 절대적이지 않으며 흔히 호환하여 사용되기도 한다. 다른 해석으로 약물유전학은 약물 반응에 있어서의 유전적 변이에 대한 전통적 연구와 관련되는 반면 약물유전체학은 새로운 유전체 분석 기술의 사용을 채택하여 약물 사용과 관련된 유익성 또는 이상반응에 대한 개인의 감수성을 예측하는 것이다.

불행하게도 약물 이상반응은 보통 흔하게 발생된다. 영국과 미국에서의 약 6~7%의 입원 환자가 1회 이상의 이상반응을 경험했으며 이러한 약물 이상반응은 영국의 모든 국립보건서비스(NHS) 병상이용률의 약 10%를 차지하고 있다. 제약회사에서는 약물유전체학 연구에 대한 투자를 통하여 이러한 약물 이상반응의 발현을 개선시키려는 시도를 위한 의욕이 일고 있다. 현재 선호되는 방법으로 전체 유전체 단일염기 다형성(single nucleotide polymorphisms, SNPs – p. 141) 분석을 시도하여 각 개인의 SNP 분석표 또는 지문(미소부수체 DNA 지문과 동일하지 않음에 주의)을 지정할 수 있다.

중요한 이론적 근거는 충분한 수의 개인들(대조군과 이상반응을 경험한 환자군)에서 많은 수(>200,000)의 SNPs이 분석된다면 이상반응 발현의 고위험군에 대한 분석을 확인하는 것이 가능할 것이다. 환언하면 임상의와 약물학자는 환자의 SNP 감수성 분석표에 따라 그들의 약물치료 방법을 변경할 수 있을 것이다. SNP 분석을 용이하게 하기 위하여 약물을 처방하기 전, 환자의 개별적 감수성을 측정할 수 있는 자동화된 고효율 효능 분석(high-throughput analysis)이 사용될 것으로 기대된다.

유전적 감수성의 전달 기전은 약한 영향을 미치는 몇 가지 유전자 또는 식이와 같은 환경적 인자와 상호작용하는 다중 다원유전자에 의하여 변경되는 주 효능의 단일-유전자가 관여할 수 있다. 고혈압은 SNP 분석에 있어서 다원적인 질환의 하나의 예이다. 현재 고혈압의 치료에는 4군의 약물 – 안지오텐신 전환효소 저해제(angiotensin converting enzyme inhibitor, ACEI), 베타 차단제, 칼슘 통로 차단제, 이뇨제 – 이 주로 사용된다. 원인 미상의 본태성 고혈압 환자에게 이들 중 어떤 약물에 반응할 것인지 예측하는 것은 어렵다. 일반적으로 젊은 환자 또는 백인의 경우는 고령자나 흑인에 비하여 ACEI에 대한 반응이 우수하다고 알려져 있으나 이러한 간단하고 신속한 법칙은 때때로 시행착오의 문제를 일으킬 여지가 있다. 신뢰할 수 있는 약물유전체학 감수성 분석표의 개발이 최대 유익성을 발휘할 수 있게 맞춤된 개인 약물요법을 가능하게 할 것이다.

SNP 분석표가 모든 사례에서 약물 감수성에 대한 정확한 기준을 제시할 것으로 예측하는 것은 옳지 않다. 자동화 분석과 생물정보학 해석의 관점에서의 논리학적 도전은 고려되어야 할 사항이며 개발 비용은 막대하다. 인류에 있어서의 가장 매력적인 현상 중의 하나는 개인적 특이체질이며 이것이 약물유전체학 수준에 적용되는 것 또한 의심의 여지가 없다. 그러나 7%의 약물 이상반응 발현율은 받아들이기 어려울 정도로 높으며 이 현상을 개선하기 위하여 시도할 수 있는 모든 계발은 기꺼이 수용될 것이다.

요점

분자적 분석표에 의하여 측정할 수 있는 이상 약물반응에 대한 개별적 감수성을 인지할 수 있는 기술이 개발되기를 기대한다.

유전질환의 치료

지난 수 십 년 간의 괄목할만한 진보에도 불구하고 유전 질환에 대한 치료 방법은 제한적이며 불만족스러운 상태이다. 많은 유전 질환은 특히, 신경 퇴행성과 신경근육질환을 발현하는 유전질환은 아직 유효한 치료방법이나 완치방법이 없다. 기초 분자학적 그리고 단백질 결함에 대한 지식 또는 이해가 부족되는 현상을 반영하는 많은 예가 유전자 발현의 유전 양상을 변경시키는 데 거대한 도전이 되고 있다.

유전자 치료에 있어서의 그러한 연구가 이 장의 후반부에서 요약된 바와 같이 너무 멀지 않는 미래에 이 암울한 시나리오가 개혁될 것이라는 조심스러운 낙관론이 제시되고 있다. 그때까지는 전통적 치료방법이 대부분 유전 질환에 대한 치료의 주류를 이룬다. 이것은 10장의 암과 11장의 생화학적 질환에 대한 내용에서도 다루어 진다.

재조합 단백질을 이용한 치환요법

재조합 단백질 합성에 대한 분자유전학적 기술의 발달은 일부 인류의 질환 치료에 매우 성공적으로 활용되고 있다. 기본 원칙은 발현 복제(*expression cloning*)에 근거를 둔다. 이것은 발현 벡터 안에 프로모터, 조절인자와 함께 인간 유전자의 삽입(insertion)을 필요로 한다. 박테리아 세포는 신속하게 성장하며 조작하기가 상대적으로 용이한 이점이 있다. 그러나 형질전환된 박테리아에 의하여 생성된 단백질은 해독 후 변경의 양상이 다르기 때문에 정상 인간 단백질과 항상 동일하지 않다. 결과적으로 현재는 포유동물 발현 시스템이 선호된다. 이들은 산업적 생물반응기(industrial bioreactor) 같은 실험실적 방법 또는 실험동물의 유즙 내에 사람 단백질을 생성하도록 유전공학적 처리를 한 형질전환 동물(transgenic animal) 같은 실험동물을 기초로 한 방법으로 가능하다.

1980년대 이래로 많은 수의 재조합 사람 단백질이 인류의 질환을 치료하기 위하여 제조되고 있다(표 12.4). 비록 재조합 제제가 혈액응고 인자 VIII과 사람 성장호르몬을 획득하기 위하여 혈액 공여자 또는 사체 장기로부터 상응하는 단백질을 단순하게 추출하는 방법에 비하여 고 비용이 소요되지만 재조합 단백질의 인공적 합성은 B형 간염이나 HIV 같은 병원 미생물이 오염될 위험을 피할 수 있는 중요한 유익성이 있다. 많은 혈우병 남자 환자들은 이들 병원 미생물 둘 다에 감염되어 있다. 유사하게 성장호르몬 치료를 받는 일부 소아들은 프라이온 단백질의 이상형의 오염으로 인하여 크로이츠

표 12.4 인체 질환에 사용되는 재조합 단백질

단백질	질환	MIM
리소좀 효소		
α–Galactosidase	파브리병(Fabry disease)	301500
α-Glusocidase	폼페병(Pompe disease)	232300
α-Iduronidase	훌러병(Hurler disease)	607014
Glucocerebrosidase	고셔병(Gaucher disease)	230800
기타 단백질		
α_1-Antitrypsin	α_1-Antitrypsin 결핍	107400
Erythropoietin	빈혈	
Factor VIII	A형 혈우병	306700
Factor IX	B형 혈우병	306900
Insulin	당뇨	
Interferon	다발성경화증	
Leptin	비만	

BOX 12.2 역사적 사례: A형 혈우병의 치료

나는 생후 8개월에 전신에 원인 미상의 멍이 지속되는 것을 발견한 부모님에 의하여 병원에서 혈우병 A로 진단되었다. 8세 때 가정치료를 시작하였으며 주사 맞는 것이 힘들었다. 나는 항상 순도가 높은 제품을 사용해야 했다. 9~10세에 정맥에 문제가 발생되어 1년 동안 이식형 포트(a port a cath)를 장착 했다. 이후 정맥의 증상이 회복된 후, 자가 주입(self-infusion) 방식으로 전환하였고 현재 전적으로 자가 처치하고 있으며 혼자 양 팔에 주사할 수 있다.

자가처치 동안 나는 항상 활동적이며 운동을 좋아했다. 부모님은 전반적으로 나를 과보호하지 않는 자세로 일관했다. 5세 때 나는 이미 지역 테니스 코치의 주목을 받아 어린이 테니스를 시작했다. 나는 지역 회원으로 대회에 참가하여 몇 차례 토너먼트전에서 우승하였으며 곧 정식적인 테니스에 입문했다. 현재 나는 두 클럽에서 단식과 복식조로 활동하고 있으며 지역, 및 주 대항 경기에서 우승했다. 또한, 항상 미식축구 경기하기를 즐기며 현재 중학교에서 농구, 배드민턴 및 크리켓 등의 경기에 참가하고 있다. 최근에는 사격을 시작하였으며 발목의 휴식을 위하여 한 모임에 참가하고 있다.

나는 트럼펫 연주를 위하여 연습 중이며 3급을 취득했으나 호흡 조절과 테니스의 서브 동작으로 인한 재발성 위출혈로 절대 안정과 통증 치료가 요구되었다.. 이러한 이유로 나는 트럼펫 연주를 포기하고 현재 테니스 서브 동작 시, 극도의 주의를 기울이고 있다.

이들 활동은 모두 철저한 치료 — 주 당 3회의 예방요법 실시 —를 실시해야만 가능하다.

8세에 발목에서의 출혈이 발생되어 호전되지 않았다. 의료진은 내 몸에 저해제(혈액응고인자인 factor VIII에 대한 억제성 항체)가 있다는 것을 밝혀냈다. 이 항체는 손상과 관절염을 초래한다. 집중치료와 함께 혈중의 저해제를 제거하는 치료가 실시되었다. 현재 나는 유전학적으로 제조된 factor VIII로 치료 받고 있다. 처음 투여 받을 때는 알러지 반응이 발생되었으나 지금은 잘 적응하고 있다.

교장선생님은 나에게 주사 맞는 법을 배웠으며 여러 해외 수학여행에서 나를 보호해 주신다. 수학 여행과 가족 여행으로 10개 국가를 여행했으며 7월에는 학교에서 말레이지아로 수학여행을 떠날 계획이다. 이 때는 다용량 factor VIII 주사약을 휴대할 것이다.

나의 미래는 멋질 것으로 보인다. 내 삶은 충만되고 매우 활력이 넘친다. 나는 학업에 A를 받아 의대에 진학하기를 희망한다. 교회와 학교에서의 활동적인 사회 생활을 하고 있으며 최근 운전면허 시험도 통과했다.

용혈성빈혈은 거의 발생되지 않는다. 나는 정기적인 고순도 주사제와 병원과 의료진의 후원으로 내가 10년 또는 20년 전에 태어났을 때와 비교하여 내가 주도할 수 있는 삶을 영위할 수 있는 점에 대하여 깊이 감사한다. 따라서 나는 내 일생의 대부분을 충만하고 희망차게 살아갈 것이다. 만일 내가 의사가 된다면 주사에 대한 부담과 통증을 겪고 있는 많은 환자들과 교감하게 될 것이다.

이 증례는 DNA 전달장치에 대한 승인을 위해 재현되었다. 환자와 담당의의 눈을 통하여 서술된 증례로 50년의 진보를 가져왔다. Genetic Interest Group (GIC), 출판 런던 2003.

펠트-야콥병(Creutzfeldt-Jakob disease)을 일으킬 수 있다. 사람 재조합 단백질의 또 하나의 유익성은 당뇨환자에서 돼지로부터 유도된 insulin 사용으로 발생되는 항체 형성의 유도 경향이 훨씬 낮은 것을 들 수 있다.

순수 재조합 단백질 산물의 유용성은 이전에 면역학적 반응을 일으킬 소지가 있거나 오염될 가능성이 있는 치료제를 투여 받던 환자에 있어서의 치료방법을 전환시키고 있다. A형 혈우병은 그러한 상황에 부합되는 질환이다(BOX 12.2). 이 접근방법은 또한, 재조합 효소의 정기적인 주입으로 일부 리소좀 저장 장애를 치료할 수 있는 가능성을 보여주고 있다. 리소좀 저장 장애는 중추신경계의 이환 유무에 따라 세분될 수 있다(p. 214). 중추신경계가 이환 되지 않은 질환에서는 재조합 효소가 리소좀에 의하여 흡수될 수 있도록 조절할 수 있다면 그 재조합 효소의 정기적인 주입으로 완치를 예측할 수 있다. 이 질환은 50,000명 당 1명의 발병 빈도를 보이나 아스케나지 유태인 집단에서는 약 500명 당 1명의 높은 발병 빈도를 나타낸다. 정기적인 주입은 거의 모든 리소좀 저장 장애의 영향을 복구시킬 수 있다. 주된 결점은 비용으로 1년 동안 1명의 환자당 100,000(1억 9천만 원)이 초과된다. 현재 세계적으로 3,000명 이상의 환자가 성공적으로 치료되었다.

중추신경계가 이환된 리소좀 장애에 대하여도 유사한 치료로 신체적 결과에서 유익한 영향을 나타낼 수 있다. 그러나 그 효소가 혈액-뇌 관문을 통과할 수 있는 방법이 고안되지 않는 한, 뇌내에서의 질병 과정을 변경시키기는 힘들다. 재조합 α-idauronidase의 정기적 주입에 의한 Hurler 증후군(제 1형 mucopolysaccharidosis – p. 215)의 치료에 대한 시도들이 주도되고 있다. 이들 시험 결과, 폐기능, 관절 운동성, 복부 팽만에 대한 개선을 보여주고 있으며 이 치료제는 현재 미 FDA의 승인을 획득했다. 재조합 효소 요법의 모든 상황에서와 같이 Hurler 증후군에 대한 치료제 또한 고 비용이 소요된다.

유전자 발현의 변경

유전자 치료의 장기 목표 중의 하나는 유전자 발현을 변경하는 방법을 개발하기 위한 것이다. 겸상(낫형)적혈구 빈혈병(sickle cell disease)의 치료제인 hydroxyurea 또는 butyrate (p. 159)는 이러한 접근 방법의 가능성을 증명한다. 이들 약물은 둘 다 태아의 적혈구 합성 증가를 유도한다. 이 현상은 겸상적혈구 질환에 있어서의 빈혈을 보상할 뿐 아니라 겸상화의 저하를 유도하는 Hb S의 중합반응을 감소시킨다. 환언하면 혈액 점도 상승과 관련된 심각한 합병증의 발생 빈도를 감소시킨다.

골수 이식

골수 이식은 일부 유전 질환의 치료에 매우 효과적인 것으로 증명되어 왔다. 이들 질환으로는 8장에서 설명된 지중해빈혈(β-thalassemia)과 세포성, 체액성 면역이 모두 결핍된 중증 합병성 면역결핍으로 알려진 심각한 면역학적 질환이 있다. 이들 환자는 생후 3~6개월에 중증의 재발성 감염을 나타내며 치료를 받지 못한 채 초기 영아기에 사망하게 된다. 골수 이식은 이 질환에 대한 완치방법이다.

골수 이식은 또한 Hurler 질환을 포함하는 일부 리소좀 질환에 초기 이식으로 호흡기능과 간비장 비대는 물론 속발적인 신경학적 퇴행을 개선시킬 수 있는 놀랄만한 효능을 나타낸다. 이것은 대뇌를 포함한 신체의 다양한 부위로 골수세포가 분포됨으로써 성취될 수 있다. 생후 2세 전의 성공적인 골수 이식은 신경 퇴행을 저지시키는 동시에 장기간의 생존을 가능하게 한다. 그러나 수술과 관련된 면역저하로 인한 속발성 감염과 이식편 대 숙주 질환(graft versus host disease, GVHD)의 발병 위험성을 고려 할 때, 전체적인 사망률은 30%까지 나타나기 때문에 많은 부모들은 골수 이식의 선택을 주저하게 된다.

요점

일부 새로운 유전학적 근거에 따른 치료방법이 유전질환의 치료방법으로 개발되어 왔다. 혈우병 같은 질환을 치료하기 위한 재조합 단백질의 사용은 특히, 성공적인 것으로 입증되었다.

유전자 치료(Gene therapy)

유전자 치료는 이종 DNA를 환자의 세포내로 이행시켜 인체 질환을 치료하는 것으로 정의될 수 있다. 생식세포 유전자 치료(germline gene therapy)에 있어서, 유전적 변화는 생식선이 관여되기 때문에 다음 세대에 전달된다. 이것은 부분적으로는 당 시대의 기술과 관련된 위험성과 불확실성 때문에 그리고 일부는 개인의 유전체 수선의 개념에 대한 불안감으로 인하여 광범위하게는 비윤리적인 것으로 간주된다. 체세포 유전자 치료(somatic cell gene therapy)에 있어서의 치료 목표는 치료학적 목적을 위한 장기 또는 조직의 유전적 구성을 변경하는 것이다. 체세포 유전자 치료에 대한 연구는 일반적으로 모든 시험계획서가 공식적인 승인을 받는 한 그리고 그 질병의 치료에 새롭고 잠재적으로 해로울 수 있는 접근 방법이 정당화 될 수 있을 만큼 충분히 심각할 경우, 용인되는 것으로 간주되고 있다.

유전자 치료는 상당히 유망하나 현재까지 거의 적용되지는 않고 있다. 전 세계적으로 800건 이상이 시험 승인을 받아 수행되고 있으며 많은 시험에서의 예비 결과는 고무적이라 할지라도 장기 성공에 대한 것은 기대에 어긋나는 현상을 보인다. 중증 합병성 면역결핍증에서의 가능성을 제외하고는 단일-유전자 질환의 완치에 대한 시도는 거의 성공하지 못하고 있는 실정이다. 유사하게 유전자 치료에 의한 암 치료 연구는 여전히 극히 초기 단계에 머무르고 있으며 유익성은 거의 증명되지 않았다. 그러나 성공적인 유전자 치료로부터 유도될 수 있는 가능성은 무한하며 제한된 차선적인 접근방법으로 유전자 치료에 대한 연구와 투자는 대규모로 계속될 것이다.

유전자 치료에 대한 필요조건

유전자 치료는 실험적이며 대부분 시도되지 않은 접근 방법으로 알려져 있으나 유전자 치료에 근거한 연구를 시도하기 전에 많은 중요한 조건이 부합되어야 한다는 데는 일반적인 합의에 도달되었다.

질병

유전자 치료가 시도되는 질환은 중증이며 전통적인 치료방법으로는 본질적으로 난치성이어야 한다. 적합한 질병으로는 낭포성 섬유증, 뒤쉔 근이영양증(Duchenne muscular dystrophy, DMD), 수혈 의존성 지중해빈혈과 알쯔하이머 질환 같은 신경퇴행성 질환을 들 수 있다. 혈우병과 면역결핍 같은 평생 동안의 치료가 요구되는 만성 질환 또한 적합한 것으로 고려된다. 안전하고 성공적인 유전자 치료 방법이 개발될 때 그리고 개발된다면 당뇨와 심혈관계 질병 같은 질환으로 확장될 것으로 예측된다.

분자학적 기초

질병을 일으키는 원인 유전자가 분리되어야 하며 그 질병의 분자학적 병인이 밝혀져야 한다. 이것은 치료 방법에 적극적으로 영향을 미친다. 만일, 그 질환이 기능 소실을 수반하는 변이에 의해 발생된 경우에는 합리적인 접근 방법은 유전자의 정상 카피 – 알려진 경우에는 이상적으로는 인접 제어 서열(adjacent control sequence) – 를 삽입하기 위한 시도가 될 수 있다. 만일 그 질환이 기능 획득 또는 우성-부정적인 영향(dominant negative effect)을 발현하는 변이에 의하여 초래된 경우에는 정상 카피의 삽입은 아마도 심각한 문제를 일으킬 것이다. 이런 상황에 있어서는 차선의 방법이 요구된다. 즉, 변이 유전자를 상동성 재조합(homologous recombination)에 의한 정상 카피로 치환시키는 방법이나 안티센스 올리고뉴클레오티드(antisense oligonucleotide)를 사용하여 변이 유전자 발현을 표적 억제하는 방법이 해당된다. 안티센스 올리고뉴클레오티드는 상보적 mRNA와 결합하여 단백질 합성을 저지하는 RNA의 짧은 서열로 구성되어 있다.

표적 기관 또는 조직

이상적으로 이들 기관이나 조직은 생존 기간을 연장시키고 자체를 복제할 수 있는 능력을 가질 수 있도록 쉽게 접근할 수 있어야 한다. 골수 줄기세포는 혈액학적 면역학적 질환을 치료하기 위한 이상적인 표적에 대한 하나의 예를 제시한다. 리소좀 저장장애(p. 232)에 대한 골수 이식의 경험은 변경된 세포가 순환계 내로 효소나 호르몬을 방출하거나 일부 세포가 신체의 다른 부위에서 단핵구-포식세포계(mononuclear phagocyte system)의 형성을 위하여 이동하는 현상에 기인하여 골수 줄기세포가 다른 질환의 치료에 사용될 수 있는 점을 지적한다.

윤리적 승인

유전자 치료에 대하여 관련된 윤리적 문제는 특히 복잡하다. 유전자 치료 접근 방법 모두는 본질적으로 시도되지 않았으며 안전성에 대하여 증명되지 않았다. 그러나 어떤 차선 치료 방법도 존재하지 않을 경우에 생명을 위협하는 질환을 앓고 있는 환자는 아무것도 잃을 것이 없다고 생각하기 때문에 위험성이 내재되어 있는 방법에 기꺼이 참여하려 한다. 이러한 방법에 있어서 취약성이 있는 환자에게 악용되는 점에 대한 하나의 보호책으로서 모든 유전자 치료 연구계획서는 환자를 수용하고 있는 병원과 국가 규제기관에 의하여 검토된 후, 승인을 받아야 한다.

세포 내로의 DNA의 도입

유전자의 동물 세포 내로의 도입을 기술하는 2가지 용어가 있다. **형질도입**(transduction, 표 12.5)은 천연적으로 숙주세포를 감염시키는 변형된 벡터로서 사용하는 바이러스를 매

표 12.5 유전자치료와 줄기세포 치료에 사용되는 용어

전환분화(Transdifferentiation)	일부 성체 줄기세포에 의한 조직 특수성의 변화
형질도입(Transduction)	바이러스 매개성 유전자 전환
형질주입(Transfection)	비-바이러스 매개성 유전자 전환
형질전환(Transformation)	세포의 악성 변화; 박테리아 세포에 의한 DNA의 이입으로도 언급됨
전이 유전자(Transgene)	세포내로 전이된 외부 유전자

표 12.6 유전자치료 방법의 이익과 불이익

유전자 전이 방법	이익	불이익
Adenoviruses	분열성, 비 분열성 세포에 적용 가능	높은 면역원성
	최대 35 kb의 큰 DNA의 삽입 가능	외인성 DNA의 발현 부족
	삽입성 돌연변이유발의 위험 부재	
Adeno-관련 바이러스	19번 염색체 내로 삽입되나 삽입성 돌연변이유발의 위험 부재	작은 DNA (<4.5 kb)의 삽입
	비 면역원성	
Retroviruses	숙주 유전체 내로 DNA의 통합	삽입성 돌연변이유발의 위험
	비 면역원성	분열세포에만 적용
	비 독성	상대적으로 작은 DNA (<8 kb)의 삽입
Lentiviruses	비 분열세포에만 적용	삽입성 돌연변이유발의 위험
	숙주 유전체 내로 DNA의 통합	
Naked DNA	기술적으로 용이함	비 효율적인 DNA 전이
Liposomes	DNA의 다량 수용 가능성	비 효율적인 DNA 전이
	비 독성	외인성 DNA의 발현 부족
수용체 매개성 세포내 섭취	DNA의 효율적인 전이 비 독성	외인성 DNA의 발현 부족

개로 하는 유전자 도입을 의미한다. **형질주입**(transfection)은 직접 주입, 막 가용성 리포좀과의 결합, 수용체-매개성 세포내 이입 같은 방법에 의한 비 바이러스 매개성 유전자 도입을 말한다. **형질전환**(transformation)은 정상세포의 종양세포로의 변화를 의미하나 박테리아에 있어서의 이 용어는 이종 DNA의 포획과 혼성화를 설명하는 데 사용된다.

형질도입(transduction)

몇몇 바이러스 계열이 유전자 치료 연구에 사용되어 왔다. 대부분의 연구가 아데노바이러스(adenovirus)와 레트로바이러스(retrovirus)의 사용에 집중되어 왔으나 불행하게도 이들 두 바이러스는 모두 중요한 결점이 있다(표 12.6).

아데노바이러스(adenovirus)

이들 천연에 존재하는 DNA바이러스는 경증의 상부 소화기 감염을 특히, 유아에게 일으킨다. 이 바이러스의 DNA는 숙주의 유전체 안으로 통합되지 않는다. 이 현상은 **삽입성 돌연변이유발**(insertional mutagenesis)라 불리는 과정인 숙주 DNA 손상을 일으킬 위험성이 없다는 점에서 유익한 것이다. 반면, 이 방법은 최대 수 주까지의 단기간 발현만을 유도한다는 결점이 내재되어 있다. 보다 중요한 결점 중의 하나는 아데노바이러스 자체가 격렬한 숙주의 면역반응을 일으키는 것이다. 하나의 예로 요소회로 장애인 오르니틴 트랜스카바밀라아제 결핍증(ornithine transcarbamylase deficiency, OTC 결핍증)에 대한 유전자 치료 시험에 참여 중인 젊은 남자 환자의 사망을 들 수 있다. 이러한 비극적인 사건으로 인하여 임상 시험은 즉시 중단되었으며 미래의 연구에 아데노바이러스의 사용을 전반적으로 기피하게 되었다.

유전자 치료를 위한 재조합 아데노바이러스의 제조에는 많은 복잡한 단계가 요구된다. 복제가 요구되는 바이러스 유전자는 상동재조합(homologous recombination)에 의한 삽입으로 알려진 바람직한 치료 유전자로 치환되어야 한다. 이후 무능력해진 아데노바이러스는 바이러스 복제에 요구되는 유전자와 단백질을 포함하는 포장 세포주(packaging cell line)로 제품화 된다. 무능력해진 아데노바이러스는 포장 세포주로부터 분리된 후, 수용체 매개성 새포내 이입에 의하여 숙주 세포안으로 혼성화되기 전, 정화된다. 이후, 그 바이러스는 방출되어 치료 유전자가 전사된 숙주 세포 핵에 전달된다. 재조합 바이러스는 복제에 요구되는 유전자가 결손되어 있기 때문에 바이러스 감염을 인접 세포로 확산시킬 수 없다.

아데노-관련 바이러스는 세포내에서 분리 존재할 수 있거나 19번 염색체 장완의 특정 부위에서 숙주 유전체와 통합할 수 있는 한 가닥 비-병원성 파보바이러스(parvovirus)이다. 아데노바이러스의 속발적 동시감염은 아데노-관련 바이러스를 복제할 수 있게 한다. 아데노바이러스와 대조적으로 아데노-관련 바이러스는 면역학적 기능이 없으나 이들 또한 중대한 결점을 가지고 있다. 즉, 그들 유전체의 대부분이 제거된 후 조차도 인체 유전자의 평균 크기 보다 훨씬 적은 정도인 4.5 kb까지의 이종 DNA의 삽입을 전달할 수 있다. 이것은 아대노바이러스 벡터가 35 kb까지의 이종 DNA의 삽입을 전달할 수 있는 것과 대조가 된다.

레트로바이러스(retrovirus)

레트로바이러스는 RNA 바이러스로 정상적으로 세포의 형질전환을 할 수 있는 능력을 가지고 있다. 그러나 유전자 치료의 목적에 대하여는 삽입된 유전자에 의하여 치환된 레트로바이러스의 유전학적 물질의 대부분은 제거됨으로써 무능력화 된다. 레트로바이러스는 RNA를 cDNA로 변환하는 역전사효소(reverse transcriptase)를 암호화한다. 이후, 숙주의 유전체 안에 임의로 통합된다. 유전자 치료에 있어서 레트로바이러스는 거의 모든 세포로의 이입에 매우 효과적이며 비독성이며 면역학적 기능이 없는 몇 가지 유익성을 가지고 있다.

레트로바이러스의 주 결점은 숙주 유전체 안으로 통합되는 부위를 예측 또는 조절할 수 있는 방법이 없는 것으로서 삽입 돌연변이유발에 대한 우려가 내재하는 것이다. 따라서 통합이 중요한 숙주 유전자를 손상시킬 수 있거나 또는 만성 골수성 백혈병 또는 버키트 림프종(Burkitt' s lymphoma)에서 발생되는 것(p. 190)과 유사한 방법으로 새로운 키메릭 종양유전자(chimeric oncogene)를 생성시킬 수 있는 가능성이 존재한다. 이러한 가능성에 대한 우려는 중증 합병성 면역결핍증에 대한 성공적인 유전자 치료를 받은 첫 번째 소아들 중 2명이 백혈병으로 사망함으로써 정당성이 증명되었다.

레트로바이러스의 한 형태인 렌티바이러스(lentivirus)는 비-분열성 세포를 감염시킬 수 있다. 이들은 레트로바이러스보다 배양하기 쉽고 조절 서열과의 통합력이 우수하다. 그러나 레트로바이러스의 다른 형에서처럼 렌티바이러스는 삽입성 돌연변이유발의 위험성을 보유하고 있다.

형질주입(transfection)

세포 내로 DNA의 비-바이러스성 전이에 대한 다양한 방법이 고려되고 있으나 불행하게도 이들 중, 어느 것도 유효성을 입증하지 못하고 있다. 이 방법의 매력은 잠재적으로 병원성인 바이러스의 사용과 삽입성 돌연변이유발의 위험성을 피할 수 있다. 그러나 만일 이종 DNA가 숙주의 유전체 안으로 통합되지 않는 경우에는 지속적인 기간 동안 발현될 수 있는 가망성이 없다.

노출 DNA (naked DNA)가 근육세포로의 직접 주입은 뒤쉔 근이영양증 치료의 가능한 방법으로 평가되고 있다. 특수하게 제작된 디스트로핀 꼬마유전자(dystrophin minigene)의 일시적 발현이 특정 근육 세포에서 관찰되었다. 그러나 장기간 효능에 대한 것은 명백하지 않았다. 비록 작은 표적 장기 또는 선(腺) 안으로의 DNA의 직접 주입이 보다 훌륭한 방법이라고 입증되었다 할 지라도 이 방법이 전신근육질환에 대하여도 성공할 것 같은 접근방법을 예측하기는 어렵다.

리포솜으로 알려진 막 용해성 합성 지질성 소포를 지닌 포장된 DNA의 사용은 낭포성 섬유증의 치료에 사용되어 왔다. 리포솜은 DNA의 큰 조각을 전이할 수 있게 한다. 그러나 현재까지 수행된 연구에 따르면 단지 일시적인 발현만 관찰되고 있다.

비-바이러스성 전이에 대한 다른 접근법은 세포 표면 수용체와 결합하는 단백질과 DNA의 접합으로 세포내로 이송되는 방법이다. 이 과정은 수용체 매개성 세포내 섭취로 알려지고 있다. 이 기술의 주 문제점은 단백질-DNA 접합체가 흡수되면 보통 리소좀에 의하여 파괴되기 때문에 극히 소량의 DNA가 발현된다는 것이다.

X-연관 중증 합병성 면역결핍증의 예 (MIM 300400)

중증 합병성 면역결핍은 세포성과 체액성 면역에 대한 심각한 질환으로 박테리아, 바이러스, 진균에 대한 감수성의 증가로 감염에 걸리기 쉽다. 이 질환은 몇 가지 다른 유전적 결함으로 인하여 초래된다. 모든 사례의 약 50%를 차지하는 X-연관형은 interleukin-2 수용체의 사슬을 암호화하는 *IL2RG* 유전자의 변이에 의하여 발생된다. 그 결과로서 B-세포와 T-세포의 성장과 분화가 손상된다.

거의 모든 다른 질환과 대조적으로 중증 합병성 면역결핍의 X-연관형에 대한 유전자 치료는 매우 성공적인 것으로 증명되었다. 조직 적합성 골수 이식이 부적합한 11명의 소년에 있어서 조혈 줄기세포를 *IL2RG*를 포함하는 변형 레트로바이러스와 함께 배양시킨 후, 각자의 골수 내로 재 주입하였다. 그 결과, 9명의 소년이 치료되었으며 그 치료는 당연하게도 괄목할 만한 성공으로 평가되었다. 불행하게도 이들 중, 2명의 소년은 아마도 삽입성 돌연변이유발의 결과로서 소아기 백혈병의 원인으로 알려진 원발암유전자(proto-oncogene)인 *LMO2*의 활성화에 기인한 것으로 짐작되는 백혈병이 발생되었다. 이러한 좌절은 미국과 영국에서 시도되고 있는 유전자 치료 연구의 일시적 중단을 초래하고 있다.

요점

광범위한 연구에도 불구하고 임상 환경에서의 유전자 치료의 진전은 매우 제한적이다. 유전자 치료에서의 주 문제점과 부작용은 불충분한 유전자 발현, 바이러스성 면역성, 삽입성 돌연변이유발이 포함된다.

재생 의학(Regenerative medicine)

서로 1년 이내에 발생된 최근의 두 가지의 중요한 발달은 재생 의학의 기치하에 고려될 수 있는 새로운 유전학에 근거한 치료학적 접근방법의 가능성을 높이고 있다. 첫 번째는 1997년의 양 돌리에 대한 복제를 광범위하게 공표(BOX 12.3)한 것이며, 두 번째로는 1998년의 인체 배아 줄기세포의 성공적인 분리이다. 이 사건은 둘 다 중요한 과학적 성취로 예고되었다. 또한, 끊임 없는 윤리적 그리고 정치적인 논란을 일으키고 있다. 비록 잠재적인 치료학적 유익성이 막대하다 할 지라도 이 분야에 있어서의 진전은 여전히 초기 단계에 머물러 있다는 사실에 의하여 낙관은 완화되어야 한다.

줄기세포

줄기세포(stem cell)는 자가재생과 장기와 조직내에서 특정 분화된 세포로의 증식의 기능을 갖는 미분화된 세포로 정의할 수 있다. 줄기세포는 통상적으로 분화에 대한 무한한 가능성을 가진(전능성의) 배아줄기세포(embryonic stem cell) 와 특정 장기의 세포로의 보다 제한된 분화 능력(다능성)을 가진 출생 후 성체 줄기세포(somatic stem cell)로 구분된다. 그러나 최근의 연구 결과는 때로 계통 특이적(lineage specific)인 것으로 언급되기도 하는 일부 명백하게 장기 또는 조직 특이적인 줄기세포가 다른 조직 선별화를 발현 할 수 있는 점을 지적한다. 이러한 현상은 세포적 또는 표현형적 **유연성**(plasticity) 또는 **전환분화**(transdifferentiation)로서 언급된다.

BOX 12.3 유명한 사례 : 복제양 돌리

복제양 돌리는 짧았지만 명예로운 삶을 기여했다. 돌리는 1996년 여름 대중매체에서의 폭풍의 중심으로 떠오른 에딘버러의 Rosin 연구소 근처에서 태어났다. 돌리의 명성에 대한 반신반의하는 주장은 돌리가 성체조직으로부터 성공적으로 복제된 최초의 포유류라는 사실에 기인한다. 돌리는 미지의 공여 암양의 유선 상피조직에서 얻어진 세포라는 특정한 사례로 유명한 미국 서부 컨트리 가수의 신체적 특성에 경의를 표하여 명명된 것이다. 돌리는 핵을 제거한 미 수정란 내로 1개의 이배체(diploid) 핵을 전이하여 복제된 것이다. 핵 전이와 난모세포 자극은 전기적 자극을 사용하여 유도시켰다. 이렇게 융합된 복합체는 대리 모 암양의 자궁 안으로 전이되기 전, 결찰된 난관안에서 6일 동안 배양 되었다. 총 277개의 융합된 복합체에서 29개의 배반포가 이식되었는데 분만까지는 단지 돌리 한 마리만이 생존했다. 돌리는 미소부수체(microsatellite) 분석에 의해 획득된 공여 유선 세포와 일치하며 대리모 암양의 세포와는 관련되지 않는 진정한 복제생물로서 확정되었다.

돌리의 성공적인 복제 뉴스에 이어 동일한 기술이 염소, 소, 마우스, 돼지, 토끼 같은 다른 종에 시도되었다. 고양이 복제에 대한 속발적인 성공은 총애하던 고양이를 잃은 애완동물 소유주에게 복제로 그 고양이를 소생시킬 수 있다는 기발한 생각을 부추기고 있다. 인간 복제에 대한 가능성이 집중되고 있는 것은 불가피한 일로서 이 상황은 모든 평판이 높은 과학자들과 정부 당국에 의하여 일면 공포감을 가진 채, 고려하고 지속적으로 고려되어야 할 가망성으로 자리하고 있다. 복제의 윤리에 관한 우려는 돌리가 조발성 관절염이 발생되어 6세의 어린 나이에 사망했다는 뉴스가 발표되었을 때, 증폭되었다. 사후 부검은 어떤 불길한 복제와 관련된 병태를 확인하지 못했고 돌리의 관절염과 비만의 의학적 문제는 건강하지 못한 생활방식에 의한 것으로 밝혀졌다.

돌리의 성공적인 복제는 비록 조심스럽게 발표되었지만 윤리적인 집단에 근거 없는 불안감을 증폭시키고 불임 부부에게 비현실적인 기대감을 조장한 것은 거의 확실하다. 생식복제를 위한 기술은 소수의 생존 배아가 높은 기형률을 보이는 것에서 지적되듯이 매우 효율성이 낮고 안전성이 미비하다. 특히, 발달 배아에 있어서의 메칠화 재프로그램의 양상이 비정상적일 것이며 성체 조직으로부터 유도된 복제생물은 조로에 대한 감수성이 높다는 것은 중요하다. 만일 생식복제에 대한 적소가 있다면 그것은 아마도 인간의 생식 보다는 멸종될 위기에 있는 종의 보존을 위한 적용일 것이다.

참고문헌

Wilmut I, Schnirke AE, McWhir J *et al.* (1997) Viable offspring derived from fatal and adult mammarian cells. *Nature*, **385**, 810-813.

배아줄기세포(Embryonic stem cells, ESTs)

이들 전능세포는 수정 3일 후에서 2주 동안 3층성 원반(trilaminar disc: 외, 내 및 중배엽)을 형성하는 과정인 낭배형성(gastrulation) 동안 배반포(blastocyst)의 내부 세포괴로부터 유래된다. 배아줄기세포는 어렵기는 하지만 필수적 성장요소와 영양소를 제공하는 **배양보조세포**(feeder cell)로 층을 이룬 특수배양 배지를 사용하여 배양할 수 있다. 이론적으로 배아줄기세포는 의학에 광범위게 적용할 가능성을 가지고 있다. 적용 범위로는 이환 조직이나 장기의 재생작용으로 당뇨, 파킨슨병, 척수 손상과 유전자 치료의 보조요법으로서 제안되어 왔다. 관련된 최근의 예는 마우스의 유전적 면역결핍을 성공적으로 교정한 것을 들 수 있다. 이 결과는 면역결핍 마우스의 골수내로 이식하기 전, 조직적합 배아줄기세포의 유전적 변형에 의하여 조혈줄기세포의 분화를 촉진 시키는 방법으로 성취되었다.

임상 실무에서 인체에 배아줄기세포 사용을 제한하는 두 가지의 중대한 요인이 있다. 첫 번째는 배아줄기세포가 창조에 의해서만 획득 가능하며 이후, 치료학적 복제라 불리는 과정을 통하여 인간배아를 파괴해야 하는 사실과 관련된 윤리적 문제이다(그림 12.2). 이것은 수정되지 않은 핵을 제거함으로써 배아줄기세포가 제거되어 배반포 내로 발달할 수 있도록 한 난모세포 안으로 잠재적인 수여자의 핵을 치환하는 것이다. 비록 다른 국가에서 특히, 호주, 싱가포르, 영국에서는 주의 깊게 통제된 연구가 허용되고 있지만 미국에서는 치료학적 복제를 금지하기 위한 시도가 이루어졌다.

인간배아줄기세포의 사용과 관련한 두 번째 우려사항은 가능한 면역원성, 가능성, 안전성, 기술적 제한과 같은 실무적인 문제에 근거한다. 비록 치료학적 복제가 완전한 조직적 합성을 나타내는 배아줄기세포를 생산할 수 있다 할지라도, 이들 배아줄기세포에는 다른 면역원성을 나타내는 핵이 제거된 난모세포 미토콘드리아를 함유할 수 있기 때문이다. 안전성에 대한 우려는 이식된 배아줄기세포가 때로는 기형종과 기형암종을 유발시키는 것으로 제기되었다. 이들 종양에는 다양한 형태의 미분화된 세포 포함되어 있다(난소 기형종은 또한 미수정 2배체 난모세포의 자가발달에 의하여 초래될 수 있다 – p. 83.). 마지막으로 기술적인 한계는 광범위한 연구에도 불구하고 어떻게 배아줄기세포의 성장과 분화를 조절하는가라는 점에서 중요한 문제점으로 자리하고 있다.

체줄기세포(Somatic stem cells)

건강한 공여자로부터 획득한 체줄기세포의 사용은 배아줄기세포를 이용한 치료방법에 비하여 윤리적으로 보다 납득되기 쉽다. 많은 연구들이 이론적으로 적혈구, 혈소판 생성 거대핵세포, 과립구, 림프구를 포함하는 정상 조혈세포들의 자원인 골수에서 유도된 조혈줄기세포에 집중되고 있다. 골수에서 유래한 세포는 대뇌, 심장, 간과 같은 다른 장기로 이동할 수 있다고 입증되어 골수내로 줄기세포를 이식하는 것이 다발기관성질환의 치료에 사용할 수 있는 조심스러운 낙관론이 제기되고 있다. 혈액내에 존재하는 조혈줄기세포는 출산후, 제대와 태반으로부터 획득할 수 있는 것으로 알려지고 있다. 소수의 부모에게는 판코니 빈혈(Fanconi's anemia) 또는 지중해빈혈증 같은 질환에 걸린 손위 형제자매의 치료에 사용될 수 있는 정상 조직적합적인 아기를 낳기 위하여 '유전공학적'일 수 있는 임신을 부추기고 있다. 사회적인 면을 고려할 때, '계획된 아기'의 양산이 중대한 결과를 가져올 조그마한 실마리가 될 수 있다는 점이 인간수정 및 배아발생기구(Human Fertilization and Embryology Authority, HFEA ; http://*www.hfea.go.uk*) 같은 일부 규제기구가 이러한 연구가 지속되는데 대한 승인을 내키지 않게 한다.

불행하게도 줄기세포의 유연성을 측정할 수 있는 요소들이 밝혀지지 않았으며 성공적인 상호분화에 근거한 줄기세포 치료가 현실적인 방법으로 채택되기까지는 많은 시간이 소요될 것으로 보인다. 일란성 쌍생아와 관련된 문제와 별개로 모든 성체줄기세포와 관련된 하나의 추가적인 문제점은 면역원성이다. 이것은 조혈줄기세포의 사용 시, 수여자의 골수를 제거함으로써 극복될 수는 있으나 골수제거 자체가 중대한 사망률의 원인이 된다. 결국, 자가면역 과정에 의하여 손상된 하나의 장기를 치환하기 위한 조직적합성 줄기세포의 사용은 면역계가 새로 형성된 장기를 공격할 가능성이 내재되어 있기 대문에 단지 일시적인 유익성을 나타낸다는 점에 유의해야 한다. 따라서 제 1형 당뇨(p. 127) 같은 질환에 대한 줄기세포 치료는 기대에 어긋날 것으로 증명될 것이다.

생식복제(Reproductive cloning)와 치료복제(therapeutic cloning)

생식복제와 치료복제의 구분은 중요하다. 생식복제는 핵을 제거한 난모세포 내로 핵을 전이한 후, 대리모에게 착상시켜 태아로 발생되게 한다(그림 12.2). 돌리의 사례(BOX 12.3)에서 논의된 바와 같이 생식복제는 성공률이 매우 낮은 신뢰할 수 없는 방법이다. 이에 더하여 메칠화와 세포 노화와 같은 생식복제의 후생학적(epigenetic) 측면에 관하여 습득해야 할 지식이 많다. 인간생식복제의 금지에 대한 거의 보편적인 합의가 과학협회와 정치 공동체간에 이루어졌다. 비록 소수의

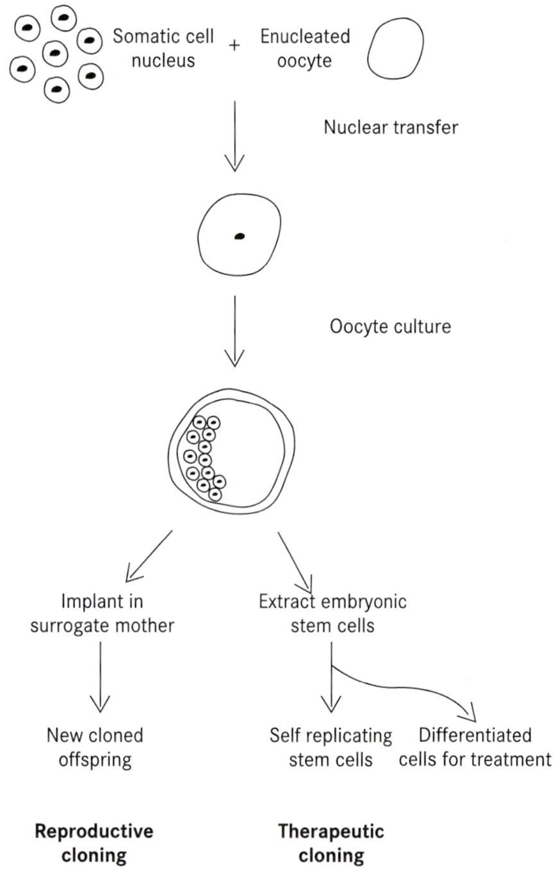

그림 12.2 생식복제와 치료복제의 기본 원리.

현혹된 노인들이 자손의 복제에 대한 그들의 속성을 정당화로 느끼고 있을지라도 자신이 부모 중 하나가 복제인간이기를 원하는 젊은 세대는 극히 드물 것이다.

치료복제에 있어서 수반되는 초기 과정은 생식복제와 유사하지만 배아줄기세포를 분리할 때, 발생은 배반포 단계 이상 진행되지 않는다. 이미 논의된 바와 같이 미국에서는 과학협회의 강력한 로비활동에도 불구하고 치료복제는 제한되고 있다. 다른 국가에서는 치료복제가 초기 인간 발생에 있어서의 유전자 조절과 치료학적 제제로서의 배아줄기세포의 사용에 대한 연구의 조성을 기초로 하여 제한적이며 주의 깊은 통제하에서 수행되고 있다.

이러한 연구는 한국의 과학자들이 첫 인간 배반포를 성공적으로 복제했다고 발표한 시점인 2004년 초반에 상당히 많은 후원을 받았다. 그들은 16명의 공여자로부터 제공된 242개의 난자를 사용하여 총 30개의 배반포를 얻었으며 다능성의 배아줄기세포의 단일 세포주를 획득했다. 이러한 낮은 성공률은 비록 만만치 않고 능가할 수 없지 않다 하더라도 기술적인 어려움을 지적한다. 다음 단계는 성공적인 배아줄기세포치료를 적용하기 위한 방법을 발견하여 이러한 업적을 개발하는 것이다.

요점

치료복제에 의하여 획득된 배아줄기세포의 사용은 유전적, 비유전적 질환의 치료에 변혁을 가져올 수 있다. 이 방법이 임상 실무에 적용될 수 있기 전, 주 기술적 장애물이 극복되어야 한다

요약

약물유전학은 약물에 대한 신체의 반응에 있어서의 유전적인 변이에 대한 연구로 설명된다. 이러한 변이는 흡수, 대사 배설에 의한 약물의 체내 과정(약동학) 단계와 수용체 감수성과 약물의 효능을 매개하는 전달 경로(약력학)를 포함한다. P450 효소계는 약물 대사에 있어서의 어떤 변이가 효능에 영향을 미치는지에 대한 몇 가지 예를 제공한다. 환경적 발암물질과 독소에 대한 신체 반응의 변이는 발암 형성에 대한 선천적 소인의 원인으로 작용한다.

생명을 위협할 가능성이 있는 소수의 단일 유전자 질환은 특정 약물 또는 식이 요인과의 노출로 인하여 악화될 수 있다. 이들 질환에는 포도당 6인산 탈수소효소 결핍, 악성 고열, psedocholinesterase 결핍 등이 포함된다. 악성 고열, psedocholinesterase 결핍은 마취제 투여에 의하여 악화된다; 전신 마취제 투여 전 항상 마취제에 대한 이상반응의 개인력 또는 가족력의 여부에 관한 면밀한 검토를 통하여 철저하게 확인해야 한다.

약물유전체학은 약물 이상반응에 대한 감수성이 전달되는 분자적 수준에서의 확인을 위하여 유전체 분석의 새로운 방법을 이용하는 것으로 설명된다. 현재, 대부분 일반적으로 제안되고 있는 방법은 단일염기다형성(SNP)에 대한 대규모 연구에 의하여 이루어졌다. 미래에는 중대한 부작용을 가진 약이 처방되기 전에 SNP 정보수집이 선행될 것으로 예측된다.

유전학에 근거한 치료의 새로운 형태는 재조합 단백질의 치환요법, 유전자 발현을 변경시키는 약물의 사용 및 조직 적합성 세포를 사용한 골수이식을 들 수 있다. 이 방법은 지중해빈혈증과 중증 합병성 면역결핍의 치료에 매우 성공적인 것으로 입증되었다. 유전자 치료 시험의 대다수는 단일-유전자 질환과 암의 치료에 바이러스 매개성 형질도입(transduction)과 비-바이러스 매개성 형질주입(transfection) 같은 다른

방법으로 연구되고 있다. 이들 방법의 성공 여부는 각각 바이러스성 면역원성과 낮은 유전자 발현으로 인하여 기대에 어긋나고 있다. 유전자 치료는 중증 합병성 면역결핍의 X-연관형에 성공적인 것으로 알려져 왔으나 처음에 치료 받았던 2명의 소년이 삽입성 돌연변이유발의 결과로 인한 백혈병이 속발되었다.

줄기세포 치료는 선천성 질환, 퇴행성 질환 및 척수의 외상성 손상의 치료에 새롭고 잠재적으로 매우 강력한 방법을 제공한다. 배아줄기세포는 전능성이나 현재 윤리적인 중요성, 안전성 문제와 기술적 한계로 사용에 제한을 받고 있다. 성체 조혈줄기세포의 사용은 단기간의 성공에 대한 높은 가능성을 제공하고 있다.

생식복제는 살아있는 인간 배아를 창조하기 위한 핵전이 과정이 수반된다. 이 방법은 윤리적 차원에서 일반적으로 비난을 받고 있다. 치료복제는 치료학적인 목적을 위한 순수한 배아줄기 세포주를 획득하기 위하여 핵전이를 수행한다. 이 방법은 일부 국가에서 철저한 통제하에 허용되고 있다. 2004년 초기 치료복제로부터 전능한 인체 배아줄기 세포주의 성공적인 생성이 최초로 이루어졌다고 발표되었다.

심층 학습문헌

Brooks G (ed.) (2002) Gene therapy. *The use of DNA as a drug*. Pharmaceutical Press, London.

Kolata G (1998) *Clone. The road to Dolly and the path ahead*. William Morrow and Company, New York.

Treacy EP, Valle D, Scriver CR ((2001) Treatment of genetic disease, In: Scriver CR, Beaudet AL, Sly WS, Valle D (ed.) *The metabolic and molecular basis of inherited disease*, 8th edn. McGraw-Hill, New York.

Weber WW (1997) *Pharmacogenetics*. Oxford University Press, Oxford.

선다형 문제

1. 전신마취가 요구되는 수술을 받기 위하여 병원에 입원한 여자환자가 수년 전 환자의 아버지가 전신마취제의 합병증으로 거의 사망할 뻔 했다는 사실을 기억하여 보고하였다. 이 환자에게 설명해야 할 사항은 다음 중 어떤 것인가?
   (a) 현재 사용한 전신마취제는 이전 사용되었던 것에 비하여 보다 안전성이 높기 때문에 걱정하지 않아도 된다.
   (b) 전신마취제에 대한 감수성이 남자가 높기 때문에 걱정하지 않아도 된다.
   (c) 환자 아버지의 문제는 pseudocholinesterase 결핍으로 인하여 초래된 것으로 보인다. 그러나 이 현상은 체염색체 열성유전을 보이기 때문에 걱정하지 않아도 된다.
   (d) 수술을 시작하기 전, 환자 아버지의 마취제 관련 문제에 관하여 가능한 한 많은 정보를 얻을 수 있도록 노력하는 것은 매우 중요하다.
   (e) 마취전문의는 수술을 실시하기 전에 이 병력에 대하여 주의를 기울여야 한다.

2. 재조합 제품의 대체요법이 상용되는 질환은?
   (a) A형 혈우병
   (b) 뒤쉔 근이영양증
   (c) 성장호르몬 결핍
   (d) 헌팅턴병
   (e) 고셔병

3. Adenovirus는 유전차 치료에 유용하다. 그 이유는?
   (a) 삽입성 돌연변이유발의 위험성이 없다
   (b) 비 면역원성.
   (c) 큰 DNA의 수용 가능성.
   (d) 숙주에서 외인성 DNA의 발현율이 좋다.
   (e) 분열세포와 비 분열세포에 모두 적용 가능.

4. 유전자 치료에 대한 다음의 설명 중, 옳은 것은?
   (a) 형질주입(transfection)은 바이러스 매개성 유전자 전이를 말한다.
   (b) 형질도입(transduction)은 비 바이러스 매개성 유전자 전이를 말한다.
   (c) Retrovirus는 삽입성 돌연변이의 위험성이 있다.
   (d) 다유전자 질환은 단일 유전자 질환에 비하여 치료가 용이하다.
   (e) 성체세포 유전자 치료는 유전적 변화가 미래의 세대에 전달될 가능성을 피할 수 있다.

5. 사촌 여동생과 결혼한 터키 출신의 남자가 유전학적 상담을 요청했다. 그는 G6PD 결핍 환자로 진단 받았기 때문이다. 그에게 설명해야 할 사항이 올바른 것은
   (a) 유전은 상염색체 열성이다.
   (b) 여성 보균자는 이환 되지 않는다. 따라서 딸을 낳을 경우에는 걱정하지 않아도 된다.
   (c) G6PD의 결핍의지중해성 유형은 미국-흑인형보다 심각한 증상을 나타낸다.
   (d) 잠두(fava bean)의 복용은 피해야 한다.
   (e) 때때로 중증 G6PD 결핍은 신생아 황달을 일으킬 수 있다.

해답

1. (a) 오답 — 전신 마취제가 이전 보다 안전하다는 것은 사실이나 환자의 아버지의 문제에 대한원인을 해결할 수 있는 것은 아니다.
   (b) 오답 — 전신 마취제에 대한 감수성은 남성이 여성보다 높지 않다.
   (c) 오답 — 환자의 아버지는 상염색체 우성 유전을 나타내는 악성 고열에 이환된 것으로 보인다.
   (d) 정답 — 위에서 설명됨.
   (e) 정답 — 이것은 절대적으로 극히 중요한 사항이다.

2. (a) 정답
   (b) 오답 — 재조합 단백질을 근육으로 표적화할 수 있는 방법은 없다.
   (c) 정답
   (d) 오답 — 재조합 단백질을 뇌로 표적화할 수 있는 방법은 개발되지 않았다.
   (e) 정답 — 비 신경병증성 고셔병에는 가능하다.

3. (a) 정답 — 아데노바이러스의 DNA는 숙주의 DNA내로 통합되지 않는다.
   (b) 정답 — 아데노바이러스는 최대 35 kb의 크기까지 삽입할 수 있다.
   (c) 오답 — 아데노바이러스는 면역원성이 높다.
   (d) 오답 — 아데노바이러스의 발현율은 낮다.
   (e) 정답 — 아데노바이러스가 분열세포와 비 분열세포에 모두 적용 가능한 특성이 레트로바이러스 보다 유익한 점이다.

4. (a) 오답 — 형질주입은 비-바이러스성 유전자 전이에 해당된다.
   (b) 오답 — 형질도입은 바이러스성 유전자 전이에 해당된다.
   (c) 정답 — 삽입성 돌연변이유발은 레트로바이러스의 cDNA가 숙주의 유전체 안으로 통합되기 때문에 발생된다.
   (d) 오답 — 다원성 질환의 분자학적 근거는 일반적으로 거의 밝혀지지 않았으며 이것을 밝히는 것이 성공적인 유전자 치료의 전제조건이다.
   (e) 정답 — 이 점이 성체세포가 보다 윤리적으로 수용 가능한 이유이다.

5. (a) 오답 — G6PD 결핍은 X-연관 열성 유전질환이다.
   (b) 오답 — 보인자가 이환되지 않는 것은 사실이나 그의 부인이 사촌으로 보인자일 가능성이 있기 때문에 딸은 동형접합체로서 이환될 가능성이 있다.
   (c) 정답 — 미국-흑인형의 용혈은 자연 치유된다.
   (d) 정답 — 잠두 섭취는 G6PD 결핍환자의 용혈에 대한 주 악화 원인이다.
   (e) 정답 — 중증 G6PD 결핍은 핵황달을 발생시킬 수 있다.

13장

임상적 숙련과 시나리오

장의 소목차

영국과 미국에서는 의대 학생에게 유전학을 가르치기 위한 교안에 특수한 임상적 숙련(부록1, 2) 획득의 중요성을 강조하고 있다. 이 교안에는 다음의 사항을 수행할 수 있는 능력을 포함하고 있다.

- 가족력의 도출
- 가계도의 작성과 해석
- 유전적 위험성의 결정과 정보 전달
- 서면과 전자 정보자원에의 접근성

또한 훈련을 완료한 후, 학생들은 '유전 질환의 진단에 사용될 수 있는 접근 방법의 이해(영국)', '비정상적인 발달과 이형성 장애에 대한 사례의 인식(영국)'을 할 수 있으며 '진단적 평가와 환자 처치를 위한 적절한 계획을 설정(미국)' 할 수 있을 것으로 기대된다. 수 많은 유전질환이 현존하는 상황에서 이것은 의욕적인 요건이며 이 정도의 교재내에 모든 가능한 시나리오를 포함하는 것이 불가능하다는 것은 명백하다. 하나의 타협안으로서 원인 미상의 정신 지체 소아와 다발성 선천성 이상 소아에 대한 2가지의 비교적 일반적인 소견이 여기에서 다루어지게 된다. 표준 접근방법의 요점을 제공하는 것에 의하여 학생들은 유전 질환의 가능성이 있는 개인 또는 가족이 내원했을 때, 이것에 근거한 행동 계획을 설정할 수 있을 것이다.

가계도 작성

개인 또는 가족이 유전적인 평가를 의뢰하였을 때, 초기 단계는 거의 항상 정확한 가계도(또는 혈통도로 언급되는) 작성이 포함된다. 광범위한 다원적인 질환(6장)에 대한 유전적 소인의 중요성에 대한 인식이 증가됨에 따라 유력한 사례에는 모든 의학 증례 역사의 핵심사항으로서 상세한 가족력이 포함되어 있을 수 있다.

비록 정교한 컴퓨터 프로그램이 개발되었으나 필수적인 도구는 펜과 종이이며 기본 가계도 부호에 대한 지식을 구비해야 한다. 가계도에 사용되는 상징 부호는 4장(p. 71)에서 처음 소개 되었으며 그림 13.1에 다시 도해되었다. 인간 가계 명명법의 매우 상세한 체계가 개발되어 모든 예측하지 못할 상황에 대처할 수 있도록 하였으나 임상 실무에서는 그림 13.1에 표현된 부호만으로도 대부분의 상황을 처리할 수 있다.

이론상의 출발점은 유전학 클리닉에 의뢰되었던 핵가족 또는 개인이다. 하나의 예로서 다발성 선천성 이상과 발달 지체로 인하여 유전학 클리닉에 의뢰된 2세 남아에 대하여 고려해 보자.

제1단계: 먼저 환아의 혈연관계에 대하여 문의한다. 환아의 부모가 환아 이외의 임신 또는 결혼 이전에 다른 파트너와의 사이에 임신한 경험이 있었습니까? 있었다면 그 결과는 어떠했습니까? 모든 유산에 대한 정보가 포함되었는지 확인한다.

제2단계: 다음은 환아의 부모 각각에 대한 형제자매와 부모에 관하여 문의한다. 형제와 자매가 자녀가 있는지 또는 유산의 경험이 있었습니까? 부모(환아의 조부모)께서는 생존해 계시며 건강하십니까? 부모님께서 유산의 경험이 있으셨습니까? 가족 중 특이한 질병을 앓고 계신 분이 있습니까? 가족 집단에서 나타나는 것으로 알고 있는 질환이 있습니까?

제3단계: 다음은 환아의 조부모의 부모, 형제/자매와 그들의 자녀까지 적어도 3세대 이상이 포함 되도록 가계를 확장하여 상세한 정보를 얻는다. 가능하다면 사망 연령과 사망 원인을 포함해야 한다.

제4단계: 마지막으로 두 가지의 중요한 질문을 요청해야 한다. (1) 가족 내에서 친족간의 결혼의 가능성이 있는지의 여부와 (2) 먼 친척 중에 주목해야 할 다른 사항이 있는지의 여부

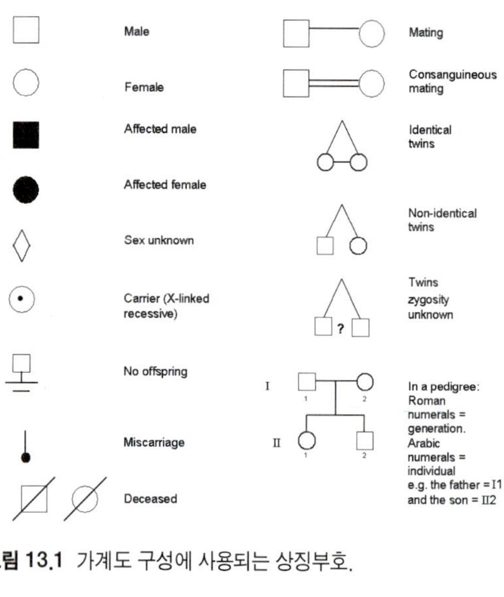

그림 13.1 가계도 구성에 사용되는 상징부호.

이렇게 하여 모든 인척관계를 상세히 보여주는 3~4세대의 가계도(그림 13.2)를 작성해야 한다. 그 가족에서 이상이 있는 것으로 확정된 개인을 지적하는 데 사선 화살표를 관례적으로 사용하고 있다. 이런 사람들은 **유전 발단자**(proband)로 알려지고 있으며 남성일 경우에는 **남성 발단자**(propositus), 여성일 경우에는 **여성 발단자**(proposita)로 또한 언급될 수 있다. 세대와 그리고 각 세대의 개인들을 표시하기 위하여 각각 로마 숫자와 아라비아 숫자가 추가된다. 정상적인 남성 또는 여성의 상징 내에 쓰여있는 번호는 다수의 정상 형제/자매를 표시하기 위한 단축표기 방법이다.

잘 그려진 가계도는 가족 내에 존재하는 어떤 질병의 유전 성향에 관한 매우 가치 있는 정보를 제공할 수 있다. 이 점은 다음 절에서 검토하게 된다. 그러나 가계도의 작성은 또한 불행한 기억을 상기시킬 수 있으며 부성 부재와 비밀의 혼외관계와 같은 매우 민감한 문제를 초래할 수 있다는 점을 기억하는 것은 중요하다. 어느 시점에서도 훈련 감각과 절충적인 기지는 필수적이며 드러날 경우 가족내 관계에 상처를 초래할 수 있는 기밀 정보는 기록하지 않은 편이 좋다.

유전의 다른 양상의 구분

가계도의 작성은 일부 개인 또는 특정 질환을 앓고 있는 경우에 지시되며 다음 단계로는 유전의 근본적인 양상을 결정하기 위한 노력이 요구된다. 일부 사례에서는 특히, 진단이 명확하고 관련 질병이 유전의 특정 양상과 일치하는 경우, 유전성향을 밝히는 것은 매우 간단하다. 그러나 많은 질병은 다른 유전자의 돌연변이에 의해서 초래될 수 있다는 점에서 현저하게 유전적 이질성을 지니고 있으며 다양한 유전 성향을 나타내게 된다(표 13.1). 때로는 진단이 명확하지 않은 경우도

있다. 예를 들면, '선천성 맹인' 또는 정확한 진단이 이루어질 경우 기대수명에 영향을 초래하지 않을 '근육 이영양증'의 가족력은 명확하게 확정되지 않았다. 이러한 상황에서는 유전 성향의 예상 양상을 결정하는 것이 유일한 방법이다.

알려진 단일-유전자 유전 성향의 기본 원칙은 4장에 설명되었으며 표 13.2에 요약되어 있다. 이들을 적용함으로써 다음의 예에서 설명되는 개인의 가계도에 있어서의 가장 적절한 유전 성향의 방식을 결정하는 것이 가능하다. 가계도에 표시되어 있는 것을 이용하여 분석할 때, 고려해야 할 주요 사항은 표 13.3에 요약되었다.

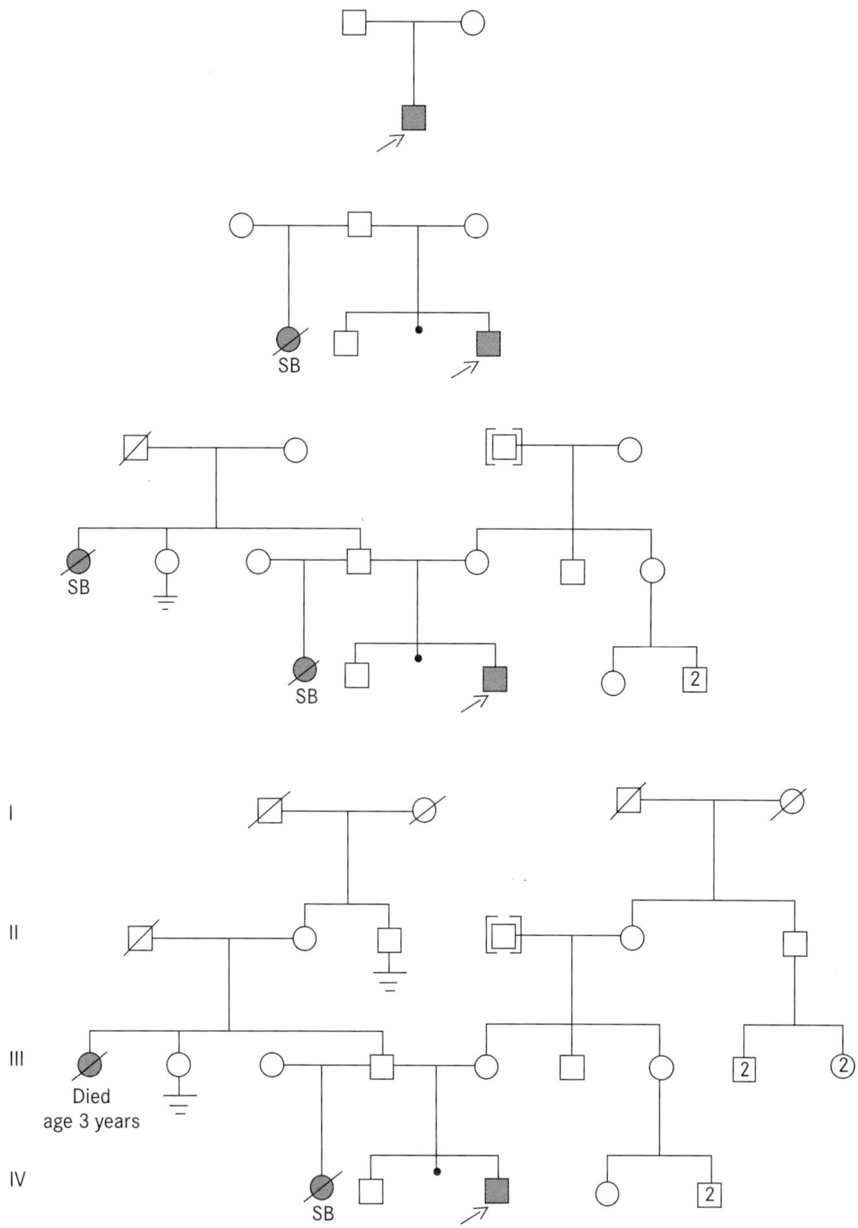

그림 13.2 가계도 작성의 단계. SB = 사산; [ ] = 입양. 3명의 복합 선천성 이상 자녀는 상호전좌 같은 가족성 염색체 이상을 추정할 수 있다.

표 13.1 멘델식 유전의 다른 양상을 보이는 질환의 예

질환	유전 양상
알포트 증후군(Alport syndrome)	AD, AR, XR
선천성 백내장	AD, AR
엘러스-단로스 증후군(Ehlers-Danlos syndrome	AD, AR
수포성 표피박리증(Epidermolysis bullosa)	AD, AR
선천성 운동, 감각신경병증	AD, AR, XR
어린선(Ichthyosis)	AD, AR, XR
다낭성 신질환	AD, AR
망막색소상피 변성증(Retinitis pigmentosa)	AD, AR, XR
감각신경성 난청	AD, AR, XR, M

AD, 상염색체 우성; AR, 상염색체 열성; M, 미토콘드리아성; XR, X-연관 열성.

표 13.3 가계도 분석을 위한 접근방법

관찰 정보	의미
다른 세대에서 이환된 환자 존재	상염색체 열성의 가망성 없음
단지 한 혈연관계에서만 이환된 환자 존재	상염색체 열성의 가망성 있음
부모의 근친 관계	상염색체 열성의 가망성 있음
남성에게만 이환됨	X-연관 열성 유전성향으로 고려됨
남성 보다 여성의 이환율이 높음	X-연관 우성 유전성향으로 고려됨
남성에서 남성으로의 유전	상염색세 우성 유전성향의 가망성
	X-연관 유전은 아님
남성은 후손에게 유전시키지 않음	미토콘드리아성 유전으로 고려됨

표 13.2 유전양상의 틀리는 특징적 소견

상염색체 우성	세대를 통한 수직 전달
	남성에서 남성으로의 전달
	동등한 남성과 여성의 이환율
	이환된 부모로부터 출생할 자녀의 이환 위험도 1/2
	침투성 감소와 다양한 발현 정도
상염색체 열성	보통 한 이환된 혈연관계의 구성원에 국한됨
	동등한 남성과 여성의 이환율
	부모의 근친혼일 경우 양성 발현
	보인자 부모로부터 출생할 자녀의 이환 위험도 1/4, 동등한 성별 이환되지 않은 부모로부터 출생할 자녀의 이환 위험도는 매우 낮다.
X-연관 우성	어머니는 아들과 딸에게 전달
	아버지는 딸에게만 전달
	남성에서 남성으로 전달되지 않음
	동등한 성별 이환율을 보이나 흔히 여아의 이환율이 더 높다.
	일부 질환은 이환된 남성에게 치명적
X-연관 열성	일반적으로 남성에게만 발현
	보인자 여성이 이환된 아들이나 보인자 딸을 출생할 확률 1/2
	이환된 남성으로부터 출생된 딸은 모두 보인자
	남성에서 남성으로 전달되지 않음
미토콘드리아성 유전	여성에 의해서만 전달되며 자녀의 homoplasmy/heteroplasmy*에 최대 100%까지 의존
	동등한 성별 이환율
염색체 유전	균형성 재배열의 보인자는 비균형성 염색체 조성으로 인한 자녀를 이환시킬 수 있으므로 가계도는 성별에 무관하게 임의적으로 이환된 환자가 나타난다.

*Homoplasmy, 정상적인 mtDNA로만 구성된 세포; heteroplasmy, 정상적인 것과 변이를 일으킨 세포가 섞인 경우.

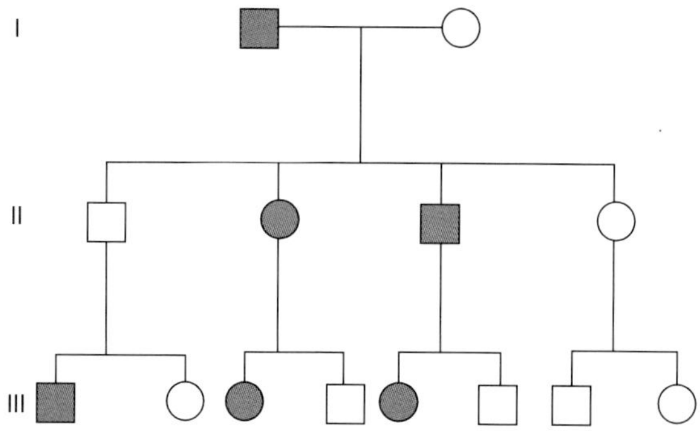

그림 13.3 침투도가 감소된 상염색체 우성 유전성향을 설명하는 가계도.

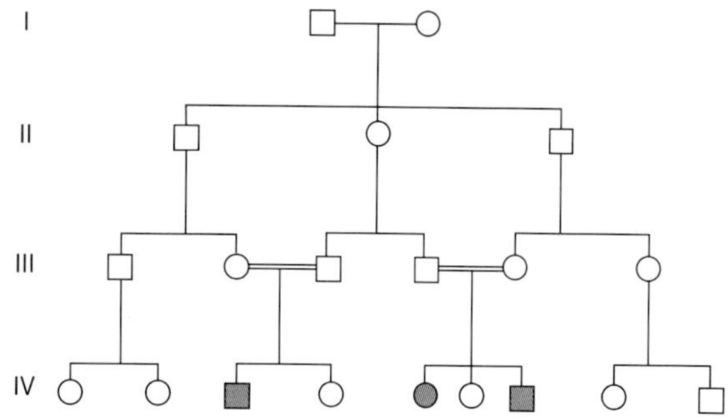

그림 13.4 근친혼과 관련된 상염색체 열성 유전성향을 설명하는 가계도.

사례 1 (그림 13.3): 이 가계도에서는 이환된 개인이 3세대에 걸쳐서 남성과 여성에서 모두 발현 되는 양상을 보이며 남성에서 남성으로의 유전 성향을 보이는 한 사례이다. 이 소견들은 이 질환이 상염색체 우성 유전성향임을 지적한다. I1에서 Ⅲ1까지 이어지면서 그 질환은 Ⅱ-1에서 유전자의 비침투로 설명될 수 있는 한 세대를 건너뛰게 된다. 따라서 이 가계도는 감소된 침투도를 나타내는 상염색체 우성 유전성향을 보인다.

사례 2 (그림 13.4): 이 가계도에서는 사촌들(first cousins)의 부모로부터 태어난 모든 자녀 중, 3명의 이환된 개인이 존재하는 것을 나타낸다. 남성과 여성에서 모두 발현되는 양상을 보인다. 이 소견들은 이 질환은 상염색체 열성 유전성향임을 강력하게 지적한다.

사례 3 (그림 13.5): 이 가계도에서는 이환된 4명의 남성이 다른 2세대에 걸쳐서(한 세대를 건너뛰어) 나타나는 양상을 보인다. 이환된 여성은 없으며 남성에서 남성으로의

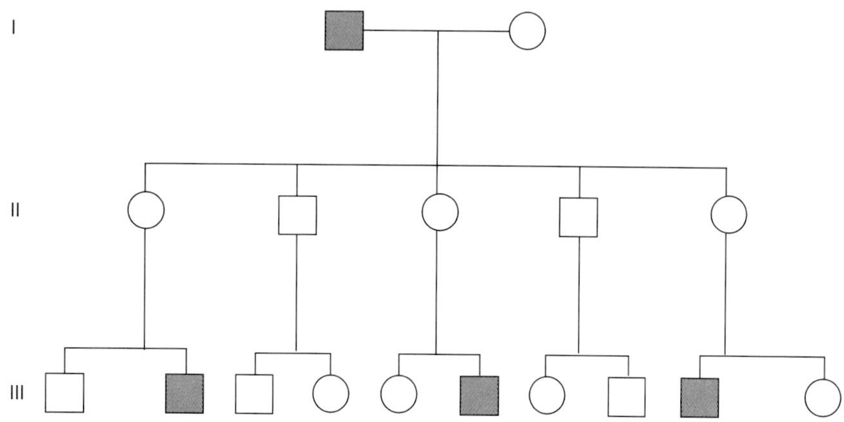

그림 13.5 X-연관 열성 유전성향을 나타내는 가계도.

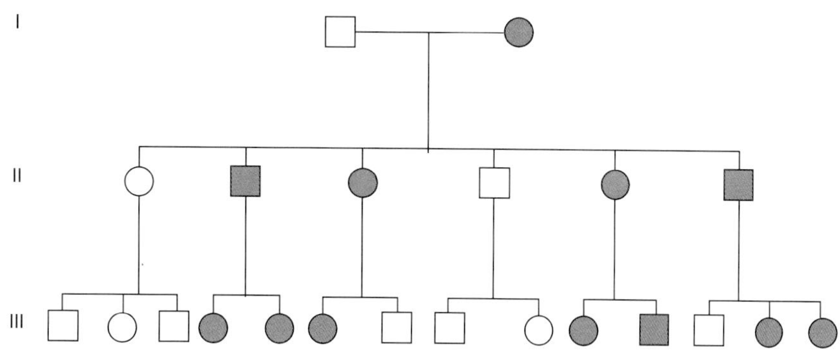

그림 13.6 X-연관 우성 유전성향을 나타내는 가계도.

유전 성향도 보이지 않은 사례이다. 이 소견들은 이 질환은 X-연관 열성 유전성향과 일치한다. 이 가계도는 또한 감소된 침투도 또는 한성적 발현을 나타내는 상염색체 우성 유전성향과 일치한다는 점에서 논쟁거리가 될 수 있다. 그러나 남성에서 남성으로의 유전 성향이 없고 2세대의 딸들이 모두 그들의 아들에게 그 질환을 전달하고 있는 사실에 근거할 때, X-연관 열성 유전성향의 가능성이 보다높다.

사례 4 (그림 13.6): 이 가계도에서는 첫 번째 점검에서 쉽게 상염색체 우성 유전성향을 보이는 것으로 잘못 이해될 수 있다. 그러나 주의 깊은 분석결과, 남성에서 남성으로의 유전 성향도 보이지 않으며 이환된 남성들은 모두 그들의 딸에게 그 질환을 전달하고 있다. 따라서 비록 상염색체 우성 유전성향이 가능하지만, X-연관 우성 유전성향을 강력하게 암시하고 있다.

사례 5 (그림 13.7): 이 가계도 또한 상염색체 우성 유전성향과 일치하나 사례 4에서와 같이 남성에서 남성으로의 유전 성향을 보이지 않는다. 이에 더하여 이환된 여성의 모든 자녀가 이환된 반면 이환된 남성으로부터 출생된 자녀는 모두 정상이다. 이 소견들은 이 질환이 미토콘드리아성 유전성향임을 시사하게 된다.

위험도 계산

위험도 계산은 유전학적 상담에 있어서 가장 중요한 요소 중의 하나이며 — 학생들에게는 미안한 말이지만 — 또한, 유전학 시험에 출제되는 가장 일반적인 주제 중의 하나이다. 때로 어떤 개인이 특정 유전질환의 보인자 또는 이환될 확률의 추정은 비교적 간단할 수 있으나 많은 상황에서는 약간의 수학적 계산이 요구된다.

요점

유전학적 검사에 있어서 가계도 분석에 대한 의문점이 발생되는 것은 매우 일반적이다. 때로 위의 사례 3과 4에서 예시한 바와 같이 가계도는 한 형태의 유전성향보다 많은 것과 일치하며 기대했던 답변이 절대적으로 확실하지 않을 가능성을 내재한다. 이론적으로 검사자가 지나치게 특이하지 않는 한 공정함을 우위에 두기 때문에, 올바른 답변중의 하나는 받아들여야 한다. 일반적으로 적어도 1가지의 남성에서 남성으로의 유전성향의 예가 보이지 않는 한, 상염색체 우성 유전성향이 정답인 것을 결정하는 데 신중을 기하는 것이 현명하다. 근친혼의 부모와 관련된 질환은 항상 상염색체 열성 유전성향에 대한 의혹이 증대된다.

상염색체 우성 유전

이환된 개인의 각 자녀에 상응하는 질환이 유전될 확률은 1/2이다. 따라서 그림 13.8에서 도해된 것과 같이 한 핵 가족에서 아버지와 아들이 연골형성부전증(achondroplasia, p. 173)에 이환 되는 현상을 보이며 II1은 그의 자녀가 이환될 확률이 거의 0이라는 정보를 제공할 수 있다. 반면 II2의 경우에는 그의 자녀가 이환될 확률은 1/2이 될 것이다.

이러한 간단한 설명은 문제의 질환이 완전 침투도를 나타내어 이형 접합자와 동형접합자로서 이환되지 않은 개인의 경우 명백하다. 그러나 만일 그 질환이 저하된 침투도(p. 72)를 보이는 경우의 위험도 평가는 더욱 어렵게 된다. 그림 13.9는 몇 명이 50%의 침투도로 상염색체 우성 유전성향을 나타내며 후발성의 청각소실을 나타내는 이(耳)경화증(otosclerosis, MIM 16680)에 걸린 한 가계의 3세대를 설명하고 있다. III1의

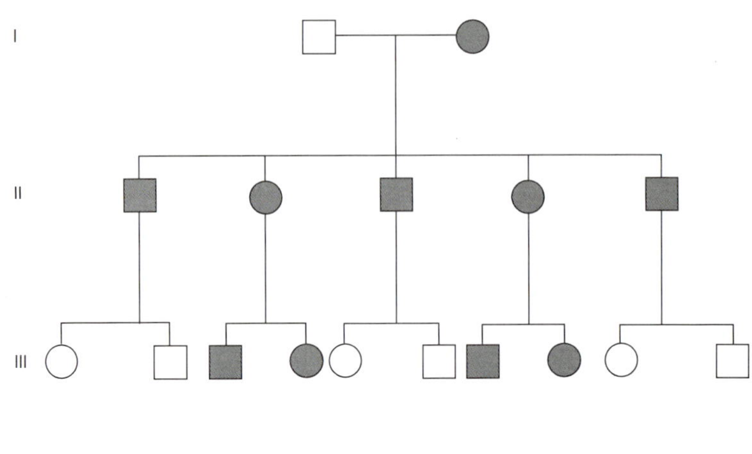

그림 13.7 미토콘드리아성 유전성향을 나타내는 가계도.

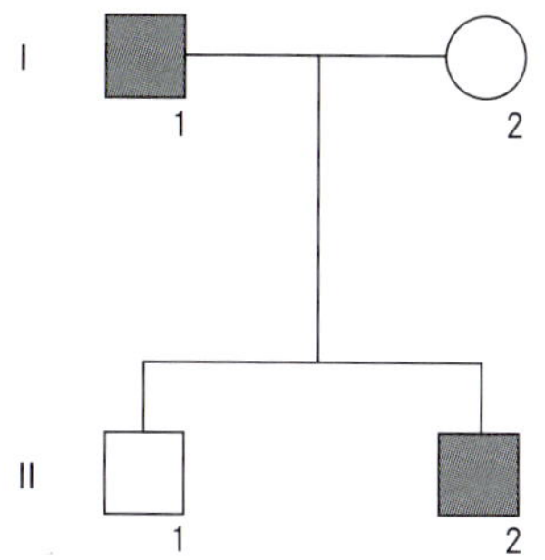

그림 13.8 연골형성부전증 아버지(I1)와 아들(II2)에 대한 가계도.

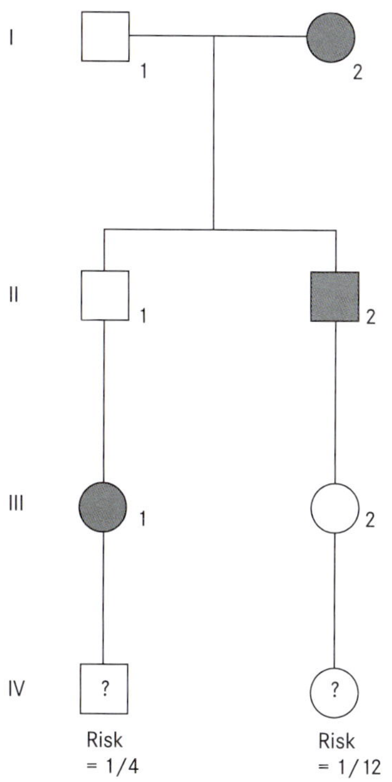

그림 13.9 침투도가 감소된 상염색체 우성 유전성향을 나타내는 이(耳) 경화증 가족의 가계도.

자녀는 이경화증을 일으키는 돌연변이를 유전시킬 확률이 1/2이다. 그러나 그 돌연변이를 가진 50%만이 이환될 것이다. 따라서 III1의 자녀가 이환될 확률은 1/2 ×1/2 = 1/4와 같다. 이 방법의 본질적인 면에 따르면, III1로부터 태어난 각각의 4명의 자녀 중, 평균 2명은 돌연변이가 유전되지 않을 것이며 따라서 질병에 이환되지 않게 된다. 다른 2명은 돌연변이가 유전될 것이나 저하된 침투도로 인하여 단지 1명만이 이환될 것이다. 따라서 4명의 자녀 중, 평균 1명이 이환될 것이며 나머지 3명 중 1명은 돌연변이는 유전 되었고 나머지 2명은 돌연변이도 유전되지 않았을 것이다.

이 현상은 III2로부터 태어날 자녀를 고려할 때 중요하다. 이 여성은 이환되지 않았으나 그녀의 아버지(II2)가 환자였기 때문에 III2가 그 질환을 일으키는 돌연변이가 유전되었지만 감소된 침투도으로 인하여 이환되지 않았을 가능성이 있다. 앞에서 설명한 바와 같이 이 질환이 유전될 확률은 1/3 (이환된 개인으로부터 태어난 정상 자녀 3명 중 1명이 비침투도를 나타냄)이다. III2에 있어서 이 사실은 그녀가 해당 질환 돌연변이에 대한 이형접합자가 될 확률이 1/3이라는 것을 의미한다. 따라서 그녀의 자녀가 돌연변이를 지닐 확률은 1/6 (1/3 ×1/2), 이환될 확률은 1/12 (1/6 × 1/2)이 된다. 다행스럽게도 저하된 침투도는 상염색체 우성 질환 중에는 상대적으로 흔하지 않으므로 임상 실무에서 이 계산 방법으로 설명하게 되는 경우는 드물다. 다른 설명이 없는 한, 상염색체 우성 위험도를 평가할 때 침투도가 완전하다고 예측되어야 한다.

비록 실무에서는 매우 희귀하지만 상염색체 우성 질환에 대한 다른 시나리오 중의 하나는 동형 접합자이다(p. 72). 상염색체 우성 질환에 대한 동형접합자인 어떤 사람의 자녀의 해당 질환에 대한 위험도는 모든 자녀에게 돌연변이가 유전되어 이환될 확률이 1 (100%) 이라는 점에서 이형접합자의 위험도와는 다르다.

상염색체 열성 유전

4장(p. 73)에서 설명한 바와 같이 상염색체 열성 질환자의 형제/자매가 또한, 이환될 확률은 1/4이다. 이환되지 않은 형제/자매가 보인자일 확률은 2/3이다.

다른 가족 구성 인원을 고려할 때, 위험도 평가는 더욱 난해하게 된다. 출발점은 환아의 부모 각각이 돌연변이의 대립유전자를 유전시킬 수 있는 위험도에 대한 확률을 측정하는 것이다. 이것은 2가지의 가능한 상황으로 고려된다.

사례 1 : 양 부모가 모두 보인자일 수 있다(그림 13.10). 이러한 상황에서는 페닐케톤뇨증(p. 210) 남아의 이환되지 않은 누이가 자신과 자신의 건강한 비혈연관계인 남편 사이에서 출생할 아이가 이환될 확률을 알고 싶어하는 경우이다. 위험도를 계산하기 위하여 먼저 이들 부부가 보인자일 확률을 각각 측정해야 한다. 누이(III3)가 보인자일 확률은 2/3이다(p. 73의 그림 4.6 참조). 누이의 남편이 보인자일 확률은 일반 인구집단에서의 보인자 발현빈도와 같다. 이것은 하디-바인버그 분포(Hardy-Weinberg distribution, p^2, $2pq$, q^2 –p. 137 참조)의 공식을 사용한 일반 인구집단으로부터 페닐케톤뇨증의 발현빈도의 정보를 측정할 수 있다. 이 분포에서 p^2은 이환되지 않은 동형접합자의 빈도, $2pq$는 보인자 빈도, q^2는 이환된 동형접합자의 빈도를 표시한다. 페닐케톤뇨증의 발병빈도는

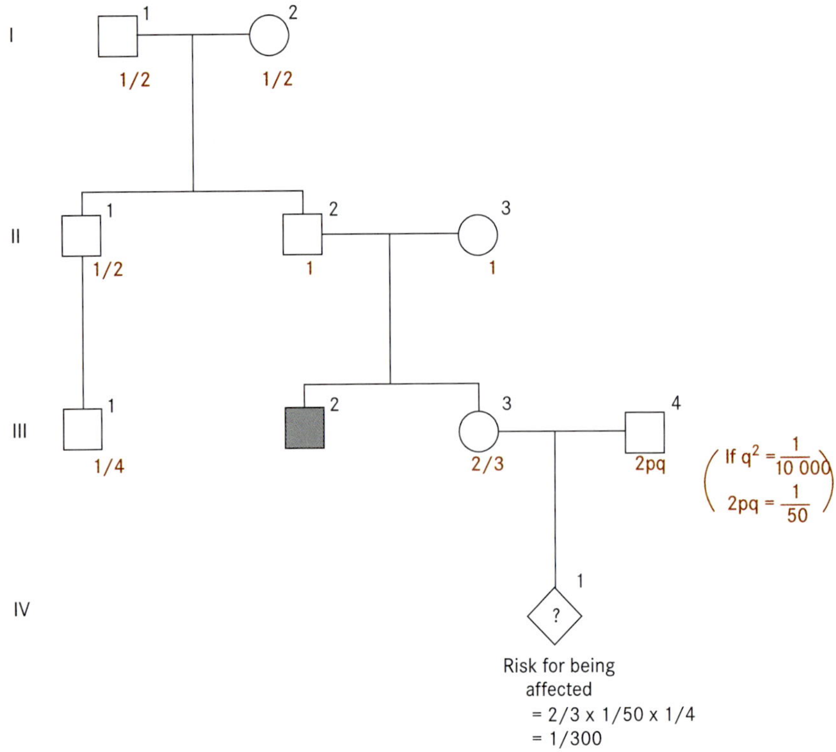

그림 13.10 상염색체 열성 유전성향의 페닐케톤뇨증에 이환된 남아가 나타난 가계도. 붉은 색으로 표시된 것은 보인자일 확률을 표시한다.

약 1/10,000이다. 따라서 q^2은 1/10,000, q는 1/100이며 2pq는 2 × 99/100 × 1/100로 약 1/50이다.

이들 예비부부인 III3과 III4에게 이 정보를 사용하면 그들의 첫번째 아이가 이환될 확률은 부부가 모두 보인자일 경우의 확률 2/3 × 1/50에 두 보인자 부모가 이환된 아이를 가질 확률 1/4을 곱한 값으로 설명된다. 결과적으로 총 위험률은 2/3 × 1/50 × 1/4 = 1/300이 된다.

만일 III3이 자신의 사촌인 III1과 결혼할 경우, 그들의 첫번째 아이가 이환될 확률이 1/4 × 2/3 × 1/4 = 1/24이 되는 점을 주목해야 한다. 사촌인 III1이 보인자가 될 확률은 이환된 남아(III2)와 그림 13.10에서 표시된 각 세대별 위험도로부터 역산함으로써 간단하게 산출될 수 있다.

사례 2. 부모 중, 한 사람이 이환된 경우(그림 13.11). 이 가계도에서는 페닐케톤뇨증에 이환된 남성(II2)이 자신과 자신의 건강한 비혈연계 부인 사이에서 출생할 아이가 이환될 확률을 알고 싶어하는 경우이다. 접근할 수 있는 가

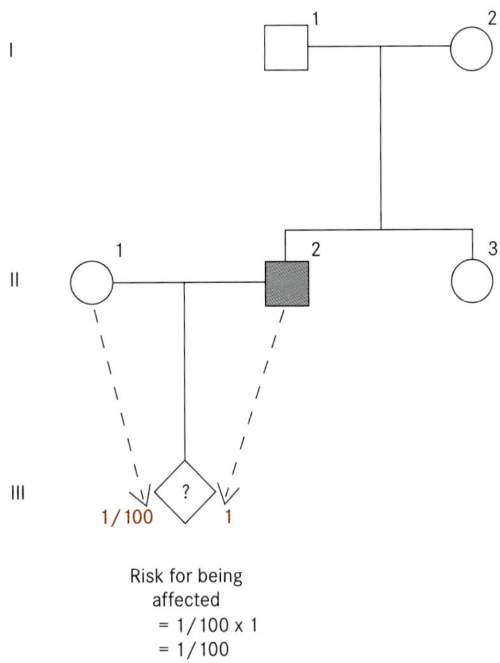

그림 13.11 페닐케톤뇨증에 이환된 남자의 자녀가 이환될 확률의 도해. 붉은 색으로 표시된 것은 III1의 각 부모의 돌연변이 대립유전자가 전달될 확률을 표시한다.

장 단순한 방법은 각 부모가 돌연변이 대립유전자를 전달할 확률을 측정하는 것이다. 이환된 아버지(II2)는 2개의 돌연변이 대립유전자를 보유하고 있기 때문에 자동적으로 그의 모든 자녀에게 1개의 돌연변이 유전자를 전달하게 된다. 그의 부인(II1)이 1개의 돌연변이 유전자를 전달할 확률은 그녀가 보인자일 확률 1/50에 보인자일 경우 그녀의 자녀에게 1개의 돌연변이 유전자를 전달할 확률 1/2을 곱하여 산출된다. 결과적으로 III1이 이환될 총 위험도는 1/50 × 1/2 = 1/100이 된다. 이 상황에서 부모가 둘 다 보인자가 아닐 경우 1/4을 곱할 필요가 없는 점을 주목해야 한다.

요점

두 건강한 부모가 상염색체 열성 질환에 이환된 아이를 가질 확률은 아버지가 보인자일 확률에 어머니가 보인자일 확률을 곱하고 다시 1/4을 곱하여 산출한다. 만일 부모 중, 한 사람이 이환된 경우에는 아이가 이환될 확률은 다른 부모가 보인자일 확률에 1/2을 곱하여 산출한다.

X-연관 열성 유전

그림 13.12는 X-연관 열성 유전성향을 시사하는 광범위한 가계도에서 한 여성에 대한 보인자 위험도를 보여준다. 중앙에 점이 있는 원형으로 표시된 여성은 가계도의 구조에 근거할

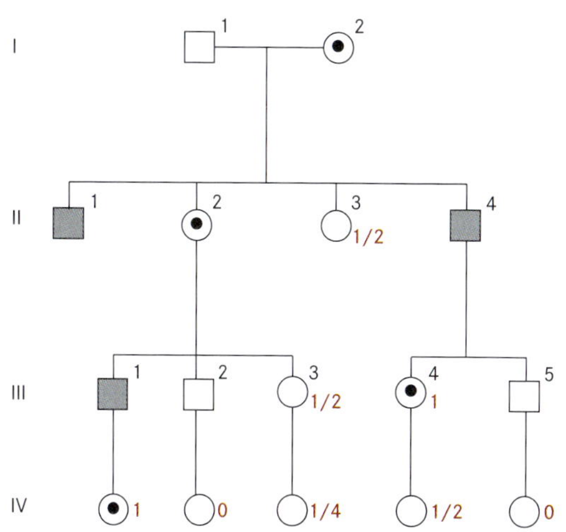

그림 13.12 전형적인 X-연관 열성 유전의 가계도. 붉은 색으로 표시된 것은 보인자가 될 확률을 표시한다.

때 확정 보인자일 것으로 추정될 수 있다. 확정 보인자로부터 출생한 남아가 이환될 확률은 1/2이다. 보인자의 가능성이 있는 여성으로부터 출생한 아들이 이환될 확률은 그녀가 보인자일 확률(IV3의 1/4)에 1/2을 곱한 것과 같다.

다른 X-연관 열성 가계도는 해당 여성이 이미 몇 명의 정상 아들이 있는 관찰에 근거하여 보인자일 확률이 수정되어야 하는 점에서 보다 어려운 계산법을 요할 수 있다. 보인자의 상태가 알려지지 않은 어떤 여성이 정상적인 아들이 더 많다는 것은 이 여성이 보인자일 확률을 낮추게 된다. Thomas Bayes 목사(BOX 13.1)에 의한 베이즈 정리(Bayes' theorem)는 정밀한 보인자 위험도를 산출하는 방법이다.

여기에는 필수적으로 그 여성이 보인자일 또는 아닐 기본(이전) 확률을 측정해야 하며 이후, 그 여성이 보인자일 또는 아닐 결합 확률에 이환되지 않은 아들(조건부 확률)을 고려하여 수정해야 한다. 다음, 이들 결합 확률은 그 여성이 보인자일 또는 아닐 최종 위험도와 비교해야 한다. 이것은 쉽게 이해할 수 없는 복잡한 개념이다. 다행스럽게도 이것은 일반적으로 유전학을 공부하는 학생들이 수행하기는 너무 난해한 것으로서 평가되고 있다. 이러한 평균 학생의 지적 능력에 대한 모욕적인 평가가 옳지 않다는 것을 보여주기 위하여 하나의 전형적인 베이즈 유전학적 산출의 예가 제공되었다.

그림 13.13은 I3과 II1을 포함하여 비특이적인 정신지체가 있는 몇 명의 남성(슬프게도 다수의 정신지체의 X-연관 열성형으로 인하여 여성에 비하여 보다 많은 정신 지체 남성이 있다는 사실은 잘 확립되어 있다.)에 대한 광범위한 가계도의 부분을 보여준다. 여기에서 3세대의 딸(III5)이 자신이 이 질환의 보인자일 확률을 알고 싶어 한다. 만일 이 여성이 4명의 정상 남자 형제가 있다는 사실을 무시한다면 그녀의 가계도 위험도는 1/4이다. 그러나 그녀가 4명의 정상 남자 형제가 있다는 사실을 고려하면 그리고 이들 정상 남자형제로 인하여 그들의 어머니가 보인자가 아닌 것으로 결정됨으로써 그 때는 III5의 보인자 위험도는 훨씬 낮아질 것이다. 정확하게 얼마만큼 낮아지는 지는 표 13.5에 설명된 간단한 베이즈 산출법에 의하여 측정될 수 있다. 이것은 II2가 보인자일 최종 확률이 기본 확률인 1/2에서 1/17로 감소되었음을 지적한다. 이것은 III5가 보인자가 될 확률이 1/4에서 1/34(어머니의 최종 확률의 1/2)로 감소되었다는 신뢰성이 높은 정보일 수 있음을 의미한다.

독자들은 베이즈 확률 이론이 선호하는 과목이 아니라면 대부분의 시험협회의 공식적인 시험에 포함되지 않기 때문에 지나치게 염려하지 않아도 된다. 그러나 베이즈 확률 이론

BOX 13.1 역사적 출판물: 베이즈 정리

토마스 베이즈(Thomas Bayes, 1702~61)는 비 국교(장로교) 성직자로 남부 잉글랜드 켄트주의 턴브리지 웰스에 거주했다. 그가 아마도 아이작 뉴튼경에 의하여 활성화 된 미적분법에 대한 견해와 판단을 지지하는 책자의 출판에 의하여 영국왕립협회에서 선정된 영예를 받은 열성적인 수학자라는 것 외의 그의 일생에 관한 것은 별로 알려지지 않았다.

토마스 베이즈의 명성에 대한 요점은 그가 이전의 사건과 관련된 관찰을 근거로 하여 미래의 사건 발현에 대한 확률을 산출하는 방법을 고안한 것이다. 보다 명확히 말하면, 그는 '주어진 환경 즉, 아무것도 고려하지 않는다는 가정의 동일한 조건 하에서 발생되는 특정 횟수는 성공하고 다른 횟수는 실패한다는 사실에서 하나의 사건이 발생할 확률을 판단할 수 있는 방법의 발견'을 창안했다.

X-연관 열성 유전성향의 사례에서 설명된 것과 같이 베이즈 정리는 유전학 또는 다른 어떤 상황에도 적용될 수 있다, (1) 각각의 가설에 대한 이전(기존) 확률, (2) 관련된 관찰에 근거한 이들의 수정, (3) 각각의 가설에 대한 결합 확률의 산출, (4) 예측을 위한 이후의 확률 획득. 다른 하나의 단순한 예로서 쌍생아의 임신 시, 임신 20주에 초음파 스캔결과 이들 쌍생아가 동일한 성일 경우를 고려해 보자. 이 경우에 이들 쌍생아가 이란성에 대립하는 사건으로서 일란성이 될 확률은 어느 정도일까? 모든 쌍생아의 약 1/3은 일란성이며 2/3는 이란성이다. 따라서 일란성 또는 이란성일 기존 확률은 각각 1/3과 2/3이다. 이들 쌍생아가 동일한 성일 경우의 확률은 일란성과 이란성에서 각각 1과 1/2이다. 이들 수치를 단순 베이즈 표에 적용시키면 쌍생아가 동성일 경우의 확률은 1/2이 된다(표 13.4).

유전학에서의 베이즈 정리의 탁월한 가치는 유의성 검사나 신뢰구간에 대한 어떤 요구 없이 많은 다른 상황에서의 위험도를 측정하는 데 사용될 수 있다는 점이다. 베이즈 자신은 이 접근 방법의 타당성에 의혹을 품고 있어서 사망 후, 그의 친구가 문서들 가운데에서 발견될 때까지 그의 정리에 관한 논문은 출판되지 않았다. 따라서 토마스 베이즈는 그의 천재성을 당대에 인식시키지 못했으며 오히려 사후에 모호한 구분성으로 그레고르 멘델과 공유하고 있다.

표 13.4 베이즈 표

확률	일란성	이란성
기존확률	1/3	2/3
조건부 확률 (동일 성별)	1	1/2
결합확률	1/3	1/3
(차이	1	1)

일란성이 될 쌍생아에 대한 이후 확률 = (1/3) / [(1/3) + (1/3)] = 1/2

참고문헌

Bayes T. An easy towards solving a problem in the doctrine of chances. Originally published in the *Philosophical Transactions of the Royal Society* in 1763; republished in 1958 in Biometrika, **45,** 296-315.

은 단지 유전학에서만 광범위하게 적용되는 것이 아니라 기존의 확률을 다소 변경하여 정보가 통합되어야 할 경우, 의학과 과학의 많은 분과에서 또한 하나의 유용한 개념으로 적용된다.

실험실 보고서의 해석

임상의는 세포유전학과 분자유전학 실험실에서 얻어진 보고서를 해석할 수 있을 것으로 기대한다. 많은 경우에 이것은 직접적이며 대부분의 실험실은 실험 결과를 서면 해석으로 제공함으로써 이상 소견을 내릴 수 있는 권한을 부여한다. 만일 어떤 의혹이 발생되면 환자 또는 가족에게 결과를 전달하기 전에 발생된 실험실의 연구자들과 논의하는 것이 필수적이다.

세포유전학적 보고서

세포유전학계는 염색체 분석 결과를 보고하기 위한 명명법의 표준 약어체계를 고안해 왔다. 이것은 표 2.3 (p. 29)에서 요약된 염색체와 재배열을 기술하기 위하여 사용된 방식으로 구성되었다. 이상 보고서의 예는 표 13.6에 제시되어 있다.

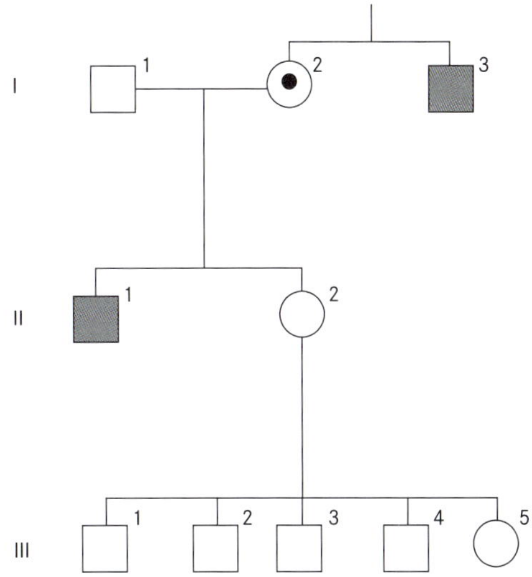

그림 13.13 비 전형적인 X-연관 정신지체에 이환된 2명의 남자가 나타난 가계도의 부분.

표 13.5 그림 13.13에서 제시된 가족의 베이즈 산출법

	II2 보인자		II2 보인자 아님
기존확률	1/2		1/2
조건부 확률			
4명의 정상 아들	$(1/2)^4 = 1/16$		$1^4 = 1$
결합확률	1/32		1/2
차이	1	to	16

The posterior probability that II2 is a carrier = (1/32) / [(1/32) + (1/2)] = 1 in 17
Therefore the prior probability that III5 is a carrier = 1 in 34.

모든 염색체 보고서는 각 세포의 염색체 수로 시작하여 성염색체를 덧붙여 기재한다. 여기에 확인된 모든 이상을 기재한다. 염색체의 획득 또는 결실은 + 또는 −의 기호로 표시되며 뒤이어 관련된 염색체를 기재한다. 과거에는 + 또는 −의 기호를 염색체 완의 뒤에 표시(예. 46,XY,4p-)하는 방법

표 13.6 염색체 보고서와 해석의 예(p. 29의 표 2.3 참조)

보고	해석
46,XX	정상 여성
46,XY	정상 남성
*47,XX,+18	18번 염색체의 3염색체성(에드워드 증후군, Edward syndrome)
*47,XYY	XXY 증후군 남성
*46,XX,del(4)(p16)	4p16 밴드가 결실된 여성(울프-훠쉬호른 증후군, Wolf-Hirschhorn syndrome)
*46,XY,dup(4)(q22q26)	4q22에서 4q26까지의 밴드가 복제된 남성
*46, X,i(X)	장완의 X-등완염색체 여성(터너 증후군의 원인)
46, XY,inv(2)(p21q21)	2번 염색체 중 하나가 p21과 q21을 절단점으로 하여 동원체 포함역위를 일으킨 남성
46,XX,inv(3)(p13p24)	3번 염색체 중 하나가 p13과 q24를 절단점으로 하여 동원체 포함역위를 일으킨 여성
46, XY,t(1;2)(p21;q21)	1번 염색체의 단완과 2번 염색체의 장완에 절단점으로 하여 상호전좌된 남성
*46,XX,der(2)t(1;2)(p21;q21)pat	정상 2번 염색체 대신 그 여자의 아버지로부터 유전된 2번 염색체를 지닌 여성
45,XX,der(14;21)(q10;q10)	14;21 로버트슨 전좌의 균형 보인자인 여성
*46,XX,der(14;21)(q10;q10)mat,+21	어머니로부터 유전된 14;21 로버트슨 전좌로 인하여 다운증후군을 초래한 비균형성 핵형의 남성
*47,XY,+21/46,XX	21번 염색체의 3염색체성 모자이크현상 남성(정상세포계열은 뒤에 적는다)
*46,XX.ish del(7)(q11.23q11.23)(ELN-)	Elastin 유전자(ELN) 탐침자를 이용한 *in situ* hybridization에 의하여 확인된 7q11.23의 간극미세 결실로 인한 윌리암스증후군 여성

* 비균형성 핵형. 염색체의 양 끝이 파열되어 중심절을 포함한 중간 부위가 거꾸로 된 것.

이 해당 완의 부분 결실을 단축하여 표시하는 것으로서 때로 사용된 점을 주목하라. 일부 교과서에서는 고양이울음증후군(cri-du-chat)을 아직도 5p- 증후군으로 사용하고 있다. 올바른 표기법은 46,XX,del(5p) 또는 46,XX,del(5)(p13)이다.

전좌(translocation)를 표시하기 위하여 사용되는 명명법은 혼돈을 초래할 수 있다(표13.6). 균형잡힌 상호전좌는 't' 다음에 구분점을 병기하는 것으로 표시한다. 만일 'der'이 포함되어 있으면 단지 하나의 전위 염색체가 있다는 것을 표시하며 따라서 재배열은 불안정형이다. 로버트슨 전좌(Robertsonian translocation)는 안정형 보인자가 q10에 구분점이 있는 45개 염색체를 가지고 있는 것을 표시하며 q10은 중심체를 표시한다. 46개 염색체와 로버트슨 전좌를 가지고 있는 개인은 'rob' 또는 'der'로 표시하며 불안정한형 핵형을 나타낸다.

분자유전학 보고서

돌연변이를 표시하는 하나의 표준체게가 유전체 변화 또는 단백질 치환에 근거하여 개발되어 왔다.

유전체 변화는 g 다음에 변이가 일어난 뉴클레오티드의 수를 표시하고 그 뒤에 변화를 기술하여 표시한다. 따라서 17번 뉴클레오티드 위치에서 아데닌 염기가 티민 염기로 치환된 경우는 g.17A → T로 표시한다. 4개의 뉴클레오티드 결실은 g.510 → 513del, 2개의 아데닌 뉴클레오티드 삽입은 g.307 → 308insAA로 표시한다. 인트론에서 발생된 돌연변이는 개재순서(intervening sequence, IVS) 표시 다음 숫자를 써서 인트론 번호를 표시하고 다음에 돌연변이의 세부항목을 기재한다. 따라서 3번 인트론의 두 번째 뉴클레오티드가 G에서 C로 변이된 경우는 IVS3 + 2G → C로 표시한다.

단백질 구조의 변화는 p 다음에 생식복제을 표시하는 단일 문자나 세 문자 부호(표 13.7)를 사용하여 표시한다. X 또는 STOP은 정지 코돈 또는 종료 코돈을 표시한다. 따라서 p.P250R 또는 p.Pro250Arg는 250번 코돈에서 프롤린이 아르기닌으로 치환되었음을 표시한다. 단백질 변화는 기능적 영향에 대한 보다 많은 정보를 제공하는 반면, 유전체 변이는 어떤 뉴클레오티드가 수반 되었는지 지적한다. 어떤 돌연변이가 보고되어야 하는 지의 예는 FGFR3의 1138번 뉴클레오티드에서의 G → A 또는 G → C 돌연변이에 의해 초래되는 연골형성부전(p. 173)으로 설명된다. 이 경우는 g.1138G → A 또는 g.1138G → C로 보고해야 한다. 이들 점 돌연변이 모두는 380번 코돈에서 글리신을 아르기닌으로의 치환을 초래한다. 이것은 p.G380R 또는 p.Gly380Arg로 표시한다.

정신지체

정신지체는 일반적으로 기능적 손상과 함께 IQ 점수 70 미만을 초래하는 손상된 지적 능력이 18세 이전에 나타나는 것으로 정의된다. 정신지체는 관례적으로 경증(IQ 50~70)과 중증(IQ <50)의 두 군으로 구분된다. 과거에는 경증의 정신지체는 중요한 기여 요인이 되는 사회적 궁핍에 대한 정상분포에서

표 13.7 아미노산 약어

아미노산	단일문자 약어	3 문자 약어	아미노산	단일문자 약어	3 문자 약어
Alanine	A	Ala	Leucine	L	Leu
Arginine	R	Arg	Lysine	K	Lys
Asparagine	N	Asn	Methionine	M	Met
Aspartic acid	D	Asp	Phenylalanine	F	Phe
Cysteine	C	Cys	Proline	P	Pro
Glutamic acid	E	Glu	Serine	S	Ser
Glutamine	Q	Gln	Threonine	T	Thr
Glycine	G	Gly	Tryptophan	W	Trp
Histidine	H	His	Tyrosine	Y	Tyr
Isoleucine	I	Ile	Valine	V	Val
			Termination	X	Stop

의 말단부분으로 대부분 표현되는 반면 중증 정신지체는 근원적인 병리학적 원인이 있는 것으로 생각되었다. 현재 이 개념은 지나치게 단순화된 것으로 인식되고 있다.

정신지체는 전 세계적인 발병빈도가 1000명 당 중증 3.8명, 경증 20~30명으로 나타나는 일반적인 질환이다. 중요한 역할을 담당하는 유전적 요인이 밝혀졌으며, 다음 절에서 논의된다. 결과적으로 정신지체 소아는 유전학 클리닉에 가장 일반적으로 의뢰되는 질환중의 하나가 된다.

정신지체의 원인

대부분의 경우 원인이 확실하게 규명되지 않았지만 유전적, 환경적 요인이 둘 다 중요한 요인으로 작용한다. 원인미상의 정신지체는 중증 소아의 약 40%와 경증 소아의 최대 70%를 차지한다(표 13.8). 다중말단소체 FISH (multitelomeric FISH) 분석(p. 30)같은 새로운 진단기술은 이전의 원인미상 사례의 일부분에서 원인을 확인하는 데 기여하고 있으며, 신경영상에 있어서의 신 기술은 신경성 이행 질환과 수초화 결손 같은 포착하기 어려운 대뇌 기형을 확인할 수 있게 한다.

또한, X 염색체상의 많은 유전자가 정신지체와 관련되어 있다는 인식이 증대되어 왜 대부분의 연구에서 일관되게 여성에 비하여 남성에게 이환된 경우가 많은 것으로 나타나는지에 대한 설명을 가능하게 한다. X-연관 정신지체의 유병률은 남성 정신지체의 모든 사례의 25~50%에 해당된다. 현재까지 X 염색체상의 15개 유전자가 비특이적인 정신지체를 일으키는 것으로 확인되었다. 여기에는 인간의 가장 일반적인 선천적 정신지체 양상인 취약 X염색체 증후군(fragile X syndrome, p. 112)은 포함되지 않는다. 확인된 X염색체 유전자는 신경 형태형성과 염색질 재배치에 중요한 신호전달에 수반되어 오류 발생시 정상적인 인지 능력에 요구되는 유전자 발현의 조절 이상을 초래할 수 있는 것으로 여겨진다.

학습장애가 있는 많은 소아는 또한 자폐증의 양상을 나타낸다. 이들은 원활하지 못한 언어소통, 저조한 사회적 적응력과 의식적인 행동에의 집착의 증상을 나타낸다. 자폐증은 여아 보다 남아의 발병빈도가 약 3~5배 높으며 남자 환아의 소수만이 취약 X염색체 증후군으로 확인되었다. 비 증후군성 자폐증은 다인자성 유전을 나타내는 것으로 알려졌으나 광범위한 연구에도 불구하고 이 질환과 관련된 다원유전자는 확인되지 않았다. 따라서 현재 비 증후군성 자폐증은 염색체 분석과 취약 X염색체 돌연변이 분석 외의 진단적 유전 검사법은 없다.

표 13.8 정신지체의 원인

질환 유형	경증 (IQ 50-70) (%)	중증 (IQ <50) (%)
염색체성		
다운증후군	5	30
취약 X-염색체 증후군	3	
기타(미세결실 포함)	2	5
단일-유전자 질환 (점액다당체증)	5	5-10
기형	5	10-20
획득성		
출산 전 또는 출산기	5-10	10
출산 후	5	5-10
원인 미상	70	30-40

여러 가지의 서로 다른 연구로부터 얻어진 평균 유병률에 근거한 분율임.

정신지체 소아의 평가

임상실무에서 대부분의 상황에 대한 접근 방법은 3가지 주 해결 단계로 이루어진다.

- ◆ 병력의 획득
- ◆ 검사 수행
- ◆ 적절한 연구조사 개시

이들 3가지 접근법은 정신지체 소아를 평가할 때, 전체가 적용 가능하다.

병력

병력에는 가족력과 환아의 임신 이후부터의 병력에 대한 상세한 검토가 포함된다. 항상 그렇듯이 이전 세대에 이환 되었을 것으로 예측되는 다른 가족 구성원에 관하여 질문 할 때는 주의 깊게 노력하되 신중해야 한다. 때로 이러한 정보는 특정 질환의 낙인에 대한 우려 때문에 젊은 가족 구성원에게의 질문은 자제된다. 부모의 근친혼이나 부모의 학업 이행도 또한 주목해야 한다.

심각한 분만전 출혈 또는 모체의 알코올이나 항간질약 같은 최기형성물질에의 노출 같은 임신 중에 가능한 이상반응에 대하여 또한 주의 깊은 조사가 이루어져야 한다. 가능할 경우에는 그 환아의 분만 후 환경이 양호했는지와 신생아기에 특수한 처치가 요구되었는지의 여부를 확인하기 위하여 모체와 신생아에 대한 의무 기록을 검토해야 한다. 환아 자신의 병력의 세부항목에 대뇌 발달에 손상을 초래할 수 있는 뇌수막염이나 뇌염 같은 중증 질환에 대한 특별한 언급이 있는지 검토해야 한다.

마지막으로 환아의 발달 기록과 정신지체와 관련될 가능성이 있는 신경학적 문제에 대하여 각별히 주의를 기울여야 한다. 특히, 그 환아가 항상 정신이 지체되어 있는지 가능한 신경퇴행성 질환을 시사하는 최근의 신경퇴화의 소견이 있었는지 확인해야 한다. 또한 그 환아의 경련에 대한 병력과 대뇌마비(예: 비 진행성 강직 또는 무정위운동증)의 진단과 부합할 수 있는 신경학적 기능 이상 소견이 있는지의 여부도 주목해야 한다. 자폐증 같은 비특이적인 행동적 특성에 대한 정보는 엔젤만 증후군(Angelman syndrome, p. 84) 같은 진단을 지적하는 특이 소견이 있는지의 여부와 함께 기록해야 한다.

임상 검사

임상 검사는 성장 측정치, 신경학적 결함과 기형적 외양에 대한 특별한 대조사항에 대하여 철저하게 실시해야 한다. 머리 크기가 작은 경우(소두증)나 큰 경우(대두증) 모두 정신 지체와 관련이 있으므로 머리 둘레를 측정해야 한다. 신경학적 이상은 대뇌 마비 또는 혈관확장성 운동실조증(p. 66) 또는 뒤쉔 근이영양증(Duchenne muscular dystrophy, p. 109) 같은 학습장애와 관련될 수 있는 특정 질환의 소견일 수 있다. 복부 촉진(abdominal palpation)은 간이나 비장의 비대(예: hepatosplenomegaly) 여부를 확인하기 위하여 수행해야 한다. 간비장비대의 소견은 신경퇴화성 저장장애(p. 214)를 지적한다. 제 1형 신경섬유종증과 결절성경화증 같은 질환에서 나타나는 착색 이상에 대하여 환아의 피부를 주의 깊게 검사해야 한다. 마지막으로 그 환아가 정상적인 외모인지의 여부와 다지증(polydactyly)이나 현저한 신체 비대칭 같은 어떤 선천적 이상이 있는지에 대하여 면밀하게 검사해야 한다.

연구조사

어떤 연구를 수행해야 할 것인지에 대한 결정은 관련된 임상 소견에 어느 정도 의존할 것이다. 그러나 일반적으로 표 13.9에 요약된 일련의 표준 연구는 원인 미상의 모든 정신지체 소아에게 고려되어야 한다. 특정 상황에서는 보다 특수화된 조사연구가 지시된다. 여기에는 특정 증후군으로 추정될 때(p. 29)의 미세결실 분석을 위한 FISH와 산/염기 장애나 신경퇴화의 소견이 있을 경우 보다 포괄적인 대사연구가 포함된다.

표 13.9 원인 미상의 정신지체에 대한 기초 검사

핵형 분석	표준 염색체 분석. 또한, 표준 염색체 분석이 정상일 경우와 임상소견 또는 가족력이 '잠복성' 염색체 재배열(p. 29)을 시사할 경우, 다중 말단소체 FISH 분석
분자학적 분석	취약 X-염색체 증후군 분석. 또한, 임상소견 또는 가족력이 취약 X-염색체 열성 유전성향을 시사할 경우, 특수 정신지체 증후군에 대한 검사
대사 분석	혈청과 뇨아미노산 분석
	뇨 유기산
	뇨 글라이코사미노글라이칸 (mucopolysaccharides; 점액다당체증)
	혈청 요산 (레쉬니한증후군, Lesch-Nyhan syndrome)
	크레아틴 키나아제(뒤쉔 근이영양증)
기타 연구	대뇌 신경영상—CT 그리고/또는 MRI
	안과학적 평가
	갑상선기능검사

유전상담과 경험적 위험도

유전상담의 예견은 1명 이상이 학습장애가 있는 가족의 처치에 대한 빠뜨릴 수 없는 요소이다. 만약 명백한 기초 진단이 확립된 경우라면 이것은 상대적으로 간단하다. 이미 지적한 바와 같이 불행하게도 원인이나 진단의 확정은 흔히 불가능하며 이들 상황에서 광범위한 가족 연구로부터 얻어진 재현 위험도에 의하여 이루어진다. 이것에 따르면 중증 정신지체 남아의 미래의 형제/자매에 대한 재현 위험도는 비록 일부 연구에서는 10%까지 높게 산출되기도 했으나 약 5%로 나타난다. 중증 정신지체 여아의 경우에는 미래의 형제/자매에 대한 재현 위험도는 2~5%이다. 원인미상의 경증의 정신지체 환아의 형제/자매에 대한 재현 위험률은 더 상승되는 경향을 보인다.

요점

원인미상인 경증의 정신지체 환아를 평가하는 데는 상세한 가족력과 병력, 완전한 임상검사 그리고 염색체 분석과 취약 X염색체 돌연변이 분석을 포함하는 적절한 조사연구가 포함되어야 한다.

형태이상 소견

기형학은 그 용어가 출생 결함 그리고/또는 비특이적 외양(p. 183)을 가진 소아의 연구를 기술하기 위하여 보다 일반적인 문맥에서 사용되지만 비정상적 형태의 연구로 정의될 수 있다. 형태이상 소아 또는 기형적 외양의 소아는 비정상적이나 한가지 이상의 선천적인 기형을 가지고 있다.

9장에서 논의된 바와 같이 모든 신생아의 40명 중 약 1명은 출생 시, 한가지 이상의 주요 기형적 소견이 있으며 소아기 후반에 처음으로 나타나는 중증이상 또한 유사한 비율을 보인다. 따라서 형태이상 소아의 연구는 중요한 위치를 차지하며 많은 그러한 소아들은 만성의 질병 상태를 겪게 된다. 흔히 이들은 경련이나 학습장애와 같은 신경발달성 문제점과 관련되어 있다.

대부분의 다른 의학 과목과 달리 기형학에서는 치료보다는 진단에 중점을 둔다. 그럼에도 불구하고 진단의 확정은 몇 가지 이유로 때문에 중요하다. 무엇보다도 해당 환아는 진단 검사가 지속되는 동안의 불안감과 당혹감을 참아야 이익을 얻을 수 있다. 또한, 진단이 말판증후군(Marfan syndrome, p. 106)에서의 수정체 변색, 대동맥류 같은 합병증의 가능성에 관한 정보를 제공할 수 있으므로 적소에서 적절한 감독을 할 수 있다. 부모 또한 그들 자녀의 예후에 대한 정보를 획득할 수 있으며 어떤 면에 있어서는 자녀의 특이한 질환으로 인한 비난에 대하여 죄의식을 경감시킬 수 있는 유익성이 있다. 체계적인 후원 기관을 통하여 다른 가족과 연결되는 것은 매우 유용하다. 마지막으로 명백한 진단의 확정은 질병의 재현 위험도에 대한 정확한 정보를 예견할 수 있게 하여 환아의 부모와 해당될 경우에는 다른 가족 구성원에게 정밀한 유전학 상담이 제공될 수 있다.

병력

거의 모든 다른 임상적 상황에 있어서와 같이 형태이상 소아의 평가는 상세한 병력을 조사하는 것부터 시작해야 한다. 병력에는 가족력과 환아의 임신 이후부터의 병력에 대한 상세한 사항이 포함된다. 가족력을 조사하는 데 있어서 특히 중요한 점은 환아 부모의 이전 유산 또는 출생아의 조기 사망 등이다. 여느 때와 같이 부모의 근친혼 가능성에 대한 민감한 질문을 해야 한다. 어머니의 나이가 많은 경우에는 상동염색체의 비분리(p. 38), 아버지의 나이가 많은 경우에는 새로운 우성 돌연변이의 발현(p. 37)이 추정될 수 있다.

임신 이력의 검토 시에는 최기형 물질(p. 182)에의 노출 가능성에 대한 조사를 포함해야 한다. 관절이 고정되는 관절수축증(arthrogryposis) 같은 일부 근골격질환과 프라더-윌리 증후군(Prader-Willi syndrome)에서와 같이 근긴장저하(hypotonia)를 초래하는 질환에서는 태아의 운동성이 감소된다. 임신과 출산 기록은 출생 시, 어떤 이상이 있었다면 신생아의 이상인지 또는 태반의 이상이었는지 면밀하게 조사해야 한다. 예를 들면, 단일 배꼽동맥(single umbilical artery)은 척추-항문-기도-식도 신장 이상(VATER 연관질환군, p. 180)의 일반 소견이다.

신생아기에 발생할 수 있는 문제점에 관한 조사 또한 이루어져야 한다. 소아 알코올 증후군 환아는 알코올 노출 중단의 결과로 인하여 흔히 신경과민과 민감성을 나타낸다. 프라더-윌리 증후군 환아는 근긴장저하로 흔히 경장식이(tube feeding)가 요구된다. 디조지증후군(DiGeorge syndrome) 환아는 일시적인 저칼슘혈증(hypocalcaemia)을 나타내는 반면 영아 고칼슘혈증은 윌리엄스증후군(Williams syndrome)의 소견이다.

마지막으로 현재보다 일반적인 많은 형태이상 증후군이 특정한 행동 양상과 관련되어 있는 것으로 인식되기 때문에 환아의 행동에 특별한 주의를 집중해야 한다. 하나의 예를 들면, 취약 X염색체 증후군에 걸린 남아는 때로 자폐성의 성향을 보이지만 흔히 공격적이다. 특정 행동 양상에 대한 다른 예는 표 13.10에 제시되어 있다.

임상검사

임상검사는 특이한 신체의 외양적 소견이 있는 모든 환아의 평가에 가장 중요한 단계이다. 다행스럽게도 소아는 주로 관찰에 의존하는 임상검사에 불쾌감을 일으키지 않는다. 환아의 신뢰를 얻게 되면 불안감이나 당혹감을 주지 않으면서 신체의 모든 부분에 대한 상세한 검사를 수행할 수 있다. 형태 이상 환아의 평가에는 인내와 경험이 요구되며 의대 학생에게 평가에 요구되는 숙련의 획득을 기대하는 것은 타당하지 않다. 그러나 여기에는 항상 적용되는 몇 가지 일반 원칙이 있다.

- 환아의 신장, 체격, 머리 둘레, 표정을 포함하여 환아의 전체적인 외양에 대한 주의깊은 평가를 해야 한다. 이때 '괴

표 13.10 형태이상 소아(dysmorphic child)의 평가

병력	
가족력	유산, 사산 및 소아기 사망
	부모의 연령과 근친혼 여부
임신	최기형성 물질(teratogens)에의 노출
	태아의 운동성
	출생 시, 신생아나 태반의 이상에 유의
영아기와 소아기	신생아 문제, 예. 근긴장저하, 고칼슘혈증 또는 저칼슘혈증
	행동적 특성, 예. 외향적 성격(Williams syndrome; 윌리암스 증후군)
	부적절한 웃음(Angelman syndrome; 엔젤만 증후군)
	이상 식욕항진(Prader-Willi syndrome; 프라더-윌리 증후군)
검사	
종합적 체격 및 성장 매개변수	
안면	특이한 외모. 모발, 귀, 눈, 코, 인중, 입술, 구강(구개, 혀, 치아)의 면밀한 검사가 포함되어야 한다.
턱	익상경*(Turner syndrome; 터너 증후군)
몸통	방패형 가슴(터너 증후군)
	함몰형 가슴, 오목가슴(Marfan syndrome; 말판 증후군)
사지	길거나 짧음, 비례
	손/발가락과 손/발톱
	단지증(짧은 손/발가락)
	기타 접두어: poly-(여분의), arachno-(긴), clino-(굽은), campo-(고정된)
	손금(다운 증후군은 단순함)
생식기(남아에 한함)	요도하열(Hypospadias)
	정류고환(Undescended testes)
피부	밀크커피상 반점(신경섬유종증)
	피부탈색(incontinentia pigmenti; 색소실소증)
	출생모반, 예: 혈관종(haemangiomata)
연구조사	
핵형분석	표준 또는 특수분석, 예: 절단 연구 또는 미세결실 FISH 또는 말단소체재재배열
분자학적 분석	취약 X-염색체 또는 유전자 결함으로 알려진 다른 발달성 증후군
생화학적 분석	미토콘드리아 분석(혈중 유산염)
	과산화소체 분석(초긴사슬 지방산)
	뇨 점액성 다당류 분석
진단적 영상검사	신경방사선학
	골격검사
	복부 초음파검사
진단 확정	
문헌 자원	교재와 전문지
	컴퓨터화된 기형학 데이터베이스
	동료의 자문

*턱의 물갈퀴 같은 피부.

상한 외모' 또는 '이상 야릇함' 같은 경멸적인 또는 상처를 주는 용어의 사용을 회피하는 것이 중요하다. '경미한 이상' 또는 '특징적'인 서술적 묘사가 훨씬 덜 공격성을 일으키게 된다.

- 환아의 신뢰감 획득은 환아의 신체 어느 부분을 검사할 때 환아의 노출하려는 의지에 의하여 파악될 수 있다. 이것은 서서히 환아의 안도감을 얻기 위하여 손 또는 발의 검사로부터 시작하는 것을 의미할 수 있다.
- 환아를 불쾌하게 또는 놀라게 할 수 있는 검사는 평가의 종료점까지 보류한다. 많은 소아들은 다른 사람이 입안을 조사하는 것을 두려워하며 신기하게도 많은 영아는 머리둘레를 측정할 때 화를 내기 때문에 이런 검사는 미루는 것이 최선이다.
- 마지막으로 검사 소견을 대조표를 사용하여 점검된 측정치를 주의 깊게 기록해야 한다. 부모가 허락한 경우에는 미래의 대조와 논의를 위하여 사진을 찍을 수 있다. 대부분 진단이 아직 명확하지 않은 경우가 많기 때문에 동료와 환아의 사진을 검토하는 것은 매우 유용할 수 있다.

연구조사

원인 미상의 정신지체에서와 같이 연구조사 방법의 선택은 환자의 소견에 의하여 결정된다. 대부분의 상황에서 수행되는 연구는 한 가지 이상의 이어지는 표제하에 수행 돼야 할 것이다.

핵형 분석

표준 염색체 분석은 모든 형태이상 증후군 환아에게 수행되어야 한다. 타당할 경우에 추가적인 염색체 분석이 수행될 수 있다. 추가분석에는 미세결실 증후군(p. 63)이 추정될 경우에 수행되는 FISH에 의한 미세결실 분석, 판코니 빈혈(Fanconi's anemia)과 블룸 증후군(Bloom syndrome) 같은 질환에서의 염색체 절단검사와 임상적 소견이 염색체 이상을 시사하지만 표준 염색체분석상 정상일 경우에 수행되는 다중 말단소체 FISH가 포함된다.

분자학적 분석

대다수의 형태이상 증후군의 기본 분자학적 근거는 현재 잘 확립돼 왔으며(p. 169) 이들 질환중의 하나로 추정될 경우에는 때로 적절한 돌연변이 연구에 의하여 진단이 확정될 수 있다.

생화학적 분석

일부 대사의 선천성 오류는 형태이상 증후군과 관련되어 이들 질환중의 하나로 추정될 경우에는 적절한 생화학적 연구를 수행해야 한다. 예를 들면 젤웨거 증후군(p. 217) 같은 과산화소체 질환, 점액성다당체증(mucopolysaccharidoses; p. 215)과 같은 저장 장애, 스미스-렘리-오피쯔 증후군(Smith-Lemli-Opitz syndrome, p. 175) 같은 콜레스테롤 장애가 포함된다.

영상 진단

X-선은 소아에게는 거의 사용되지 않으나 근원적인 골격이상을 시사하여 국소적인 방사선치료나 전신 골격검사가 요구될 경우에는 지시될 수 있다. 이것은 골격 발달장애의 기저질환 또는 골격 형성이상(*skeletal dysplasia*) 환아에게는 모두 적용된다. 초음파검사는 무통성이며 위험도가 없으므로 신장이나 비장 같은 연조직 장기에 대한 정보를 얻는데 매우 유용하다. CT 스캔 또는 MRI에 의한 특수 신경영상은 원인미상의 정신지체 또는 신경발달성 이상 환아에게 바람직하다.

진단의 확정

모든 진단적 정보가 입수되면 진단을 내리기 위한 시도가 이루어져야 한다. 때로 이것은 간단할 수 있기 때문에 부모는 자신의 아이가 이환된 질환에 대한 상세한 정보와 함께 유전학적 위험도와 후원기관의 정보를 얻을 수 있다. 만일 진단이 명확하지 않을 경우에는 다음 절에서 설명되는 광범위한 탁월한 정보자원에 의지하여 이루어질 수 있다.

불행하게도 이러한 방법의 모든 것을 이용한 탐구에도 불구하고 진단 확정이 이루어지는 것은 흔히 불가능하다. 이런 상황에서는 정직이 최선의 방법이다. 만일 부정확한 진단을 내렸다면 예를 들면 부모가 부적절한 후원 기관에 가입하였거나 환아에게 다른 증후군이 발생되었을 경우 결국은 밝혀지게 된다. 실수를 인정하는 것은 불명예가 아니다. 보통 대부분의 부모들은 그 사실을 인정하고 존중하며 일부 부모들은 상당히 기뻐하며 어떤 증후군의 표식으로 낙인 찍히지 않을 것이라는 점에 안도한다. 불행한 '코끼리 사나이'는 극도의 형태이상 사례로서 아직 절대적인 신뢰감에 근거한 진단이 확립되지 않았다(BOX 13.2).

요점

외양 형태이상 환아의 평가에는 상세한 가족력과 병력, 완전한 임상검사 그리고 보통 염색체 분석을 포함하는 적절한 조사연구가 포함된다. 많은 형태이상 환아에 대한 진단이 확정되는 것은 가능하지 않다.

BOX 13.2 유명한 사례 : 코끼리 사나이

조셉 메릭(Joseph Merrick)은 1862년 잉글랜드의 레스터 교외에 거주한 가난한 가정에서 태어나서 10세 때 어머니가 사망할 때까지 행복한 소아기를 보냈다. 장애와 안면 손상이 심해진 이후, 그는 서서히 사회적으로 격리되고 실업상태로 노숙하게 되어 10대 후반에는 마침내 지방의 소년원에 입소하게 되었다. 여기에서 조셉의 질병은 심하게 악화되어 런던 병원에 수용된 그를 발견한 외과의 프레데릭 트리브스(Frederick Treeves)에 의하여 구출되기 전까지 순회 공연에서 진기한 구경거리로서 위험한 직업을 전전하고 있었다. 이곳에서 그는 27세에 질식 또는 목의 자발적 탈구로 사망할 때까지 짧은 생애의 나머지를 보호 받으며 안락하게 보냈다.

조셉 메릭의 진단이 아직 명확하게 밝혀지지 않았기 때문에 어떤 실마리를 찾기 위하여 병력, 검사, 연구로 구성된 추천되는 3단계 접근방법을 수행하는 것은 가치 있는 일이다. 그는 가족 중 아무도 유사한 질환을 앓고 있지 않았다고 했다. 비록 그의 어머니가 절름발이였으나 아마도 소아마비 또는 외상 치료가 불량해서 초래된 것으로 보인다. 어머니는 조셉의 임신 중, 서커스를 관람하다 코끼리를 보고 크게 놀란 적이 있었다 한다. 이런 사실과 그의 안면 기형을 결부시켜 사람들은 그를 '코끼리 사나이'로 기술하기 시작했다.

조셉의 임상적 특징에 대한 세부사항은 프레드릭 트리브스의 상세한 기술에 의존해야 한다. 주 임상적 소견은 피부에 겹겹이 매달린 육중한 두께의 피하조직, 수 많은 사마귀양 물질 또는 유두종, 두개골, 우측 팔, 양 다리에 광범위하게 나타난 뼈의 비후이다(그림 13.14). 조셉의 두개골은 머리둘레가 91 cm (정상범위 54~59 cm)이며 거대한 원형 뼈의 돌출로 인한 매우 불규칙한 외각으로 특히 심한 기형을 보였다. 보존된 조셉의 골격 검사결과는 이 뼈의 돌출은 골종으로 알려진 양성 종양임을 지적한다.

조셉의 생애 동안에는 특정 관련 연구의 수행이 명백하게 불가능했기 때문에 주로 그의 임상적 특성에 근거하여 진단의 배후의 시도들이 이루어졌다. 이들 중 첫 번째는 제 1형 신경섬유종증으로 가장 특징적인 소견인 피부의 갈색 밀크커피상 반점과 신경섬유종 같은 신경 유래성 다발성 연성종양이 나타난 점에 기인한다. 그러나 조셉의 외형은 이 질환에서 나타냈던 어떤 증상보다 훨씬 더 심각했다. 다른 진단으로는 파제트 병(Paget's disease), 섬유성 골이형성증(fibrous dysplasia), 마푸치 증후군을 포함하는 다양한 골격질환이 고려되었다. 그러나 이들 중 어떤 것도 완전히 만족시킬 있는 진단은 없었다. 현재

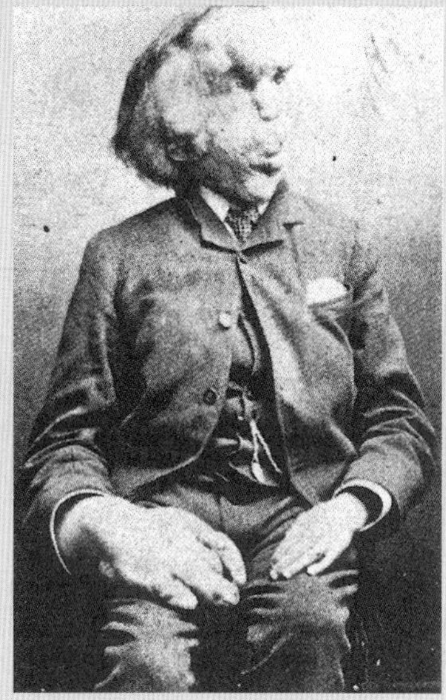

그림 13.14 Joseph Merrick의 26세 때 사진. 런던 병원 병리학 박물관 책임자의 허가를 얻어 개재함.

프로테우스 증후군이 조셉에게 가장 근접하는 것으로 알려졌다. 프로테우스 증후군은 다발성 지방종증, 반점, 뼈돌출증과 함께 비대칭적인 과성장이 특징적이다. 일부 사례에서는 종양억제유전자인 *PTEN*의 돌연변이에 기인한다. 현재까지 조셉의 골격으로부터 추출된 DNA 분석결과 *PTEN*의 돌연변이가 확인되지 않았기 때문에 프로테우스 증후군으로의 진단은 아직 확정되지 않았다.

조셉 메릭의 일화는 몇 가지 서적과 존 허트 주연의 영화 '코끼리 사나이'에 상세히 기록되어 있다. 그의 병력에 대한 보다 상세한 사항은 다음에 열거된 참고문헌으로부터 얻을 수 있다.

참고문헌

Howell M, Ford P (1990) *The true history of the Elephant Man.* Allison & Busby, London.

Seward GR (1994) Did the Elephant Man have neurofibromatosis 1? In: Huson SM, Hughes RAC (eds) *The neurofibromatoses.* Chapman & Hall Medical, London.

Tibbels JAR, Cohen MM (1986) The proteus syndrome: the Elephant Man diagnosed. *BMJ*, **293**, 683-685

정보자원의 평가

의학유전학에 관한 지식의 신속한 발전은 누구에게나 모든 발생된 정보와 병행하여 지식을 갖추는 것을 가능하지 않게 한다. 결과적으로 의학유전학의 모든 분야에서 가장 중요한 자산 중의 하나로서 자체 정보원을 정확하게 평가해야 한다. 유전학 센터에 문의되는 대부분 가족의 증상발현전의 평가에는 상세한 문헌검토가 포함되어 있다. 이것은 많은 가족이 가정의 개인 컴퓨터에서 의학적 질병에 대하여 신뢰할 수 있는 최신의 정보를 출력한 정보 인쇄물을 지참하고 클리닉에 도착할 정도로 인터넷을 통하여 쉽게 접근할 수 있는 경우에는 특히 중요하다. 이것은 유전학 서비스에 관여하는 모든 인원은 그들 자신이 얻을 수 있는 가장 최신의 정보를 입수하였는지 확인해야 할 책임이 있음을 의미한다.

유전 정보를 제공하는 많은 웹사이트가 존재함에도 불구하고 교재가 유전학 문헌 검토를 수행할 때의 유용한 출발점을 제공하기 위하여 지속적으로 사용되고 있다. 교재는 하나의 진단을 검토할 때 매우 가치 있는 컴퓨터화된 데이터베이스에 의하여 보충될 수 있다. 유전질환으로 특화된 일부 인터넷 사이트는 우수하나 이들 정보가 항상 심층검토가 아닐 수 있고, 또는 다른 형태의 주제를 다룬 것일 수도 있다는 점에 유념해야 한다. 이것은 고비용의 엉터리 약물요법의 유혹을 받기 쉬운 희귀질환에 이환된 환자가 그들이 읽은 모든 것을 믿는 것에 대하여 신중하도록 각별히 주의를 기울여야 는 것을 의미한다.

일반적인 참고 서적과 교재

Gorlin RJ, Cohen MM, Hennekam RCM (2001) *Syndromes of the head and neck*, 4th edn. Oxford University Press, Oxford.

Jones KL (1997) *Smith's recognizable patterns of human malformation*, 5th edn. WB Saunders, Philadelphia.

King RA, Rotter JI, Motulsky AG (2002) *The genetic basis of common diseases*, 2nd edn. Oxford University Press, Oxford.

McKusick VA (1998) *Mendelian inheritance in men*, 12th edn. Johns Hopkins University Press, Baltimore.

Rimon DL, Connor JM, Pyeritz RE, Korf BR (ed.) (2002) *Emery and Rimoin's principles and practice of medical genetics*, 4th edn. Churchill Livingstone, London

Scriver CR, Beaudet AL, Sly WS, Valle D (2001) *The metabolic and molecular basis of inherited disease*, 8th edn. McGraw-Hill, New York.

Spranger JW, Brill PW, Poznanski A (2002) *Bone dysplasia. An atlas of genetic disorders of skeletal development*, 2nd edn. Oxford University Press, Oxford.

컴퓨터화된 데이터베이스

Human Cytogenetic Database. Schinzel A. Oxford University Press, Oxford.

London Dysmorphology Database (2003) Winter RM, Baraitser M. London Medical Database, London

London Neurogenetics Database (2003) Winter RM, Baraitser M. London Medical Database, London

Pictures of Standard Syndromes and Undiagnosed Malformations (POSSUM) Bankier A. Murdoch Institute for Research into Birth Defects, Melbourne

Radiological Electronic Atlas of Malformation Syndromes and Skeletal Dysplasia (REAMS) (1999) Hall C, Washbook J. Oxford University Press, Oxford.

인터넷 웹사이트

American Society of Human Genetics *www.ashg.org*

British Society of Human Genetics *www.bshg.org*

Gene Clinics *www.geneclinics.org*

Gene Tests *www.genetests.org*

Genetic Alliance. Online Directory of Genetic Resourses *www.geneticalliance.org*

Human Gene Mutation Database *www.hgmd.org*

Online Mendelian Inheritance in Man (OMIM) http://*www.ncbi.nlm.nih.gov/sites/entrez?db=omim*

US Department of Energy Genome Programs (including Human Genome Project) *www.doegenomes.org*

요약

의학 훈련을 완료하면 의대 학생들은 많은 중요한 의학적 숙련을 획득할 것으로 기대한다. 여기에는 가계도의 작성과 해설, 단순 유전학적 위험도의 산출, 유전학적 실험실 보고서의 설명, 특정 임상적 행동계획의 관리, 관련된 정보 문헌에의 접근 능력이 포함된다.

가계도 작성은 핵가족부터 시작하는 것이 최선의 접근방법이며 이후 모계와 부계의 가족 범위를 확장하여 포함시킨다. 가계도를 해석할 때, 남성에서 남성으로의 유전의 사례가 아닌 한, 확신을 가지고 상염색체 우성 유전성향으로 결론 내려서는 안 된다. 부모의 근친혼은 상염색체 열성 유전성향을 강력하게 지적한다.

이환되지 않은 부모의 자녀가 상염색체 열성 유전질환에 이환될 확률을 산출하기 위해서는 먼저 각 부모가 보인자일 확률을 측정해야 한다. 이후 그들의 자녀가 이환될 위험도를 산출하기 위하여 각각 부모의 수치를 곱한 값에 1/4을 곱한다. 베이즈 정리는 기본과 조건부 확률 정보를 고려할 때의 위험도를 측정할 수 있다. 이것은 특히, X-염색체 연관 열성 유전성향에는 유용하다.

세포유전학적 이상과 DNA 서열 변화의 보고를 위한 표준 방법이 개발되어 왔다. 만일 임상의가 유전학 보고서의 의미에 어떤 의문이 발생될 경우, 실험실의 연구자와 연락해야 한다.

정신지체와 형태이상 소아의 연구에는 개요적 접근방법이 제시된다. 이 방법에는 상세한 가족력과 병력의 획득, 주의 깊은 임상검사의 수행, 정신지체의 경우에는 염색체 분석과 취약 X-염색체 돌연변이 검사가 보통 포함되는 적절한 연구조사가 포함된다. 상세한 정보자원은 심층 정보를 제공하기 위하여 참조할 수 있다.

심층 학습문헌

가계도 작성(Pedigree construction)

Bennett RL, Steinhaus KA, Uhrich SB, *et al.* AH (1995) Recommendations for standardized pedigree nomenclature. *American Journal of Human Genetics*, **56,** 745-752.

위험도 산출(Risk Calculation)

Bridge PJ (1997) *The calculation of genetic risks.* 2nd. edn Johns Hopkins University Press, Baltimore.

Young ID (1999) *Introduction to risk calculation in genetic counseling.* 2nd edn. Oxford University Press, Oxford.

실험 보고서의 해석(Interpreting laboratory reports)

Den Dunnen JT, Antonarakis E (2001) Nomenclature for the description of human sequence variations. *Human Genetics*, **109,** (121-124).

Mitelman F (ed.) (1995) ISCN 1995. *An international system for human cytogenetic nomenclature.* Karger Basal.

의학적 발달지체 그리고/또는 형태이상 소견에 대한 연구 (Investigation for medical retardation and/or dysmorphic features)

Aase JM (1990) *Diagnostic dysmorphology.* Plenum, New York.

Cohen MM (1997) *The child with multiple birth defects,* 2nd edn. Oxford University Press, New York.

Jones KL (1997) *Smith's recognizable patterns of human malformation,* 5th edn. WB Saunders, Philadelphia

Stevenson RE, Schwartz CE, Schroer RJ (1999) *X-linked mental retardation.* Oxford University Press, New York.

선다형 문제

1. 1명 이상이 이환된 환자가 있는 가계도를 평가할 때
   (a) 남성에서 남성으로의 유전은 미토콘드리아성 유전성향과 일치한다.
   (b) 부모의 근친혼은 상염색체 열성 유전성향을 제시한다.
   (c) 만일 남성 보다 여성이 이환된 경우가 많을 경우에는 X-연관 우성 유전성향임을 지적한다.
   (d) 만일 남성 보다 여성이 이환된 경우가 많을 경우에는 미토콘드리아성 유전성향임을 지적한다.
   (e) 아버지에서 아들로의 유전은 X-연관 우성 유전성향과 일치한다.

2. 낭포성 섬유증(발병 빈도 1/2500) 환자인 누이를 가진 건강한 남자가 유전상담을 원한다. 그에게 설명할 문항 중 옳은 것은?
   (a) 의뢰자가 보인자일 확률은 1/2이다.
   (b) 의뢰자의 부인이 낭포성 섬유증의 병력이 없으며 인척관계가 아닐 경우, 그들 부부의 자녀가 이환될 확률은 1/150이다.
   (c) 의뢰자의 부인이 이환되지 않은 사촌일 경우, 그들 부부의 자녀가 이환될 확률은 1/24이다.
   (d) 의뢰자의 이환된 누이와 건강하고 인척관계가 아닌 남편 사이의 자녀가 이환될 확률은 1/50이다.
   (e) 의뢰자의 아버지와 다른 건강한 인척관계가 아닌 부인 사이의 자녀가 이환될 확률은 1/100이다.

3. 태아에 대한 염색체 분석이 수행되었다. 다음의 보고서 중, 태아가 이상일 것을 지적하는 것은?
   (a) 46, XY
   (b) 46,XX,inv(4)(q22;q32)
   (c) 47,XY, +21
   (d) 45,XX,rob(13;21)(q10;q10)
   (e) 46,XX,rob(13;21)(q10;q10)mat,+13

4. 다음의 분자유전학적 보고서를 올바르게 해석한 것은?
   (a) g.46T → A = 아데닌이 티민으로 치환됨
   (b) g.45_50del = 6개 뉴클레오티드가 결실됨
   (c) g.45_46ins ATA = 3개 뉴클레오티드가 삽입됨
   (d) IVS4+1T → C = 4번 인트론에서 첫번째 뉴클레티드에서 티민이 시토신으로 치환됨
   (e) p.G567T = 567번 코돈에서 글루타민이 트레오닌으로 치환됨

5. 정신지체 환아의 평가에 포함되는 것은?
   (a) 상세한 가족력
   (b) 완전한 임상 검사
   (c) 염색체 분석
   (d) 비 증후군성 자폐증에 대한 분자학적 분석
   (e) 혈액과 뇨 대사분석

해답

1 (a) 오답 — 남성은 자녀에게 미토콘드리아를 유전시키지 않는다.

(b) 정답 — 희귀한 상염색체 열성 질환은 근친혼 부모의 자녀에게 보다 일반적으로 발생된다.

(c) 정답 — X-연관 우성 유전질환은 여성이 2개의 X염색체를 보유하기 때문에 여성의 이환율이 남성에 비하여 약 2배 높다.

(d) 오답 — 일반적으로 미토콘드리아성 질환은 남성과 여성에서 동등하게 발병된다.

(e) 오답 — 아버지는 자신의 X염색체를 아들에게 전달할 수 없다.

2 (a) 오답 — 의뢰자가 보인자일 확률은 2/3이다.

(b) 정답 — 양 부모가 보인자일 확률은 2/3×1/25이며 2명의 보인자가 이환된 아이를 가질 확률 1/4이기 때문에 총괄적으로 2/3×1/25×1/4 = 1/150이다.

(c) 정답 — 이환되지 않은 사촌인 부인이 보인자일 확률은 1/4이다. 따라서 이들 부부가 이환된 아이를 가질 확률은 총괄적으로 2/3×1/4×1/4 = 1/24 이다.

(d) 정답 — 이환된 누이가 변이 대립유전자를 유전할 확률은 1이다. 누이의 남편이 보인자일 확률은 1/25이며 만일 그가 보인자일 경우 변이 대립유전자를 유전할 확률은 1/2이기 때문에 그들이 이환된 아이를 가질 확률은 1/50 이다.

(e) 정답 — 의뢰자의 아버지는 분명한 보인자이다. 어머니가 보인자일 확률이 1/25이기 때문에 그들의 자녀가 이환될 확률은 1/25×1/4 = 1/100 이다.

3 (a) 오답 — 이 염색체형은 정상 남자를 나타낸다.

(b) 오답 — 이 염색체형은 동원체비포함 역위(paracentric inversion)를 나타낸다.

(c) 정답 — 이 염색체형은 21번 삼염색체(다운 증후군)를 나타낸다.

(d) 오답 — 이 염색체형은 평형 로버트슨 전좌(Robertsonian translocation)를 나타낸다.

(e) 정답 — 이 염색체형은 불평형 로버트슨 전좌로 인한 파타우증후군(Patau syndrome)을 나타낸다.

4 (a) 오답 — 티민이 아데닌으로 치환된 것을 의미함.

(b) 정답 — 45번에서 50번까지의 뉴클레오티드의 결실을 의미함.

(c) 정답 — 3개의 뉴클레오티드(ATA)가 45번과 46번 뉴클레오티드 사이에 삽입되었음을 의미함.

(d) 정답 — 티아민이 시토신으로 변이됨. IVS는 인트론을 의미함.

(e) 오답 — G는 글루타메이트가 아닌 글리신의 약어이다. 이 외의 사항은 바르다.

5 (a) 정답 — 상세한 가족력에 대한 조사는 필수 단계이다.

(b) 정답 — 완전한 임상검사 또한 필수 단계이다.

(c) 오답 — 염색체 분석은 원인미상의 정신지체를 나타내는 모든 소아에 대하여 수행되어야 한다.

(d) 오답 — 비 증후군성 자폐증에 대한 분자학적 검사방법은 아직 없다.

(e) 정답 — 많은 대사의 선천적 오류에 의한 이상은 정신지체를 초래한다.

14장

응용 임상유전학

장의 소목차

임상유전학은 가계를 통하여 유전되는 질환의 처치와 관련된 의학의 한 분과이다. 미국에서는 1979년 미국의학유전학회(American Board of Medical Genetics, ABMG)가 설립되었으며 1991년 미국의료전문가위원회(American Board of Medical Specialties, ABMS)의 일원으로 역할을 담당하고 있다. 영국에서는 모든 주 의료기관에 임상유전학 부서(Departments of Medical Genetics)가 설립되어 임상유전학과 유전적 상담을 위한 정규적인 훈련 프로그램을 실시하고 있다.

임상유전학 부서의 책임과 의무는 표 14.1에 요약되어 있다. 기형과 증후군 진단은 이미 9장(p. 183)과 13장(p. 257)에서 설명되었다. 이 장에서는 표 14.1에 열거된 임상유전학 실무에서 발생되는 많은 어려운 윤리적 논점의 일부를 고려하여 결론지어야 할 나머지 주제를 다루게 된다.

표 14.1 임상 유전학의 책무

유전적 상담
보인자 검색
예측 검사
산전 진단
유전학 명부의 유지
형태 이상과 증후군의 진단
종양 유전학 서비스와의 협진

유전적 상담

유전적 상담의 규정은 임상유전학의 초석을 구성한다. 공식적으로 **유전적 상담**(genetic counseling)은 보통 대화 또는 교육의 과정으로 정의되며 그것에 따라 개인 혹은 가족에게 질병의 특성, 악화 그리고/또는 유전의 가능성, 질병의 치료 또는 예방에 사용할 수 있는 방법에 대한 정보를 제공하는 것이다. 이러한 정의에 내재되는 것이 정보의 규정으로 어떤 견지에서 유전적 상담은 개인이 정보가 제공된 선택(informed choice)을 할 수 있는 정보 서비스로서 판단된다. 유전적 상담의 개념에 함축된 사항은 나쁜 소식을 받아들여야 할 사람에게 새로운 상황을 받아들일 수 있게 하고 그들과 그들 가족의 건강과 연루될 가능성을 조정할 수 있도록 하는 심리적, 감정적 후원에 대한 조항이 있다.

유전적 상담의 주 구성요소는 4 가지 표제하에 고려될 수 있다.

- *가계도의 작성.* 가계도를 어떻게 작성할 것인가에 대한 접근방법은 앞 장에서 설명되었다.
- *진단의 확정.* 이것은 만일 정확한 정보가 주어졌다면 명백하게 중요하다. 일부의 경우에는 진단이 잘 확립되어 있다. 다른 경우에는 정신 지체(p. 254)와 같은 비특이적인 진단 소견이 있을 때와 마찬가지로 암의 가족력의 사례, 또는 적절한 진단 검사 같은 관련된 의료 기록에 대한 검토가 필요하다.
- *정보의 전달.* 유전적 상담에서 논의될 수 있는 정보의 범위는 방대하다(표 14.2). 유전적 상담의 주어진 목표는 유전적 상담 의뢰자(때로 **consultand**로 언급됨)로 하여금 정보에 근거하여 자신의 결정을 내릴 수 있도록 하는 것으로 이 과정을 용이하게 하기 위하여 모든 정보를 제공해야 할 필요가 있다. 유전적 상담 의뢰자는 수치상의 위험도뿐만 아니라 그 위험도가 경증인지 또는 보다 중대한 질환 상태인지 그리고 효과적인 치료방법이 있는 지에 대하여 알아야 할 필요가 있다. 때로 질환에 관한 팸플릿 형태나 의학잡지나 의학 서적을 복사한 논문 같은 서면 정보의 양식이 포함된다.
- *단기, 장기 후원에 대한 조항.* 때때로 유전적 상담 의뢰자는 유전학 클리닉에서 매우 비탄스러운 정보를 받을 수 있다. 예를 들면 젊은 임부가 자신이 뒤시엔느 근 이영양증 같은 심각한 X-염색체 관련 열성 유전질환의 보인자이며 결국 아들의 사망을 초래할 것이라는 사실을 인지한 경우이다. 다른 예로 젊은 부부가 자신의 미래의 아기가 심각하고 난치성의 상염색체 열성 성향의 유전질환을 일으킬 확률이 1/4이라는 사실을 납득해야 할 경우이다. 이런 상황에서 복잡한 심리사회적 문제는 이 분야에서 적절한 훈련을 받은 유전적 상담자에 의하여 제공되는 전문적인 후원이 요구된다.

표 14.2 유전적 상담에서 전달되는 정보의 범위

관련 질환의 임상적 상세항목에 포함되는 항목:
발병 시작 연령
심각도의 범위
가능한 합병증
장기 예후
해당 질환의 보유할 또는 발병될 위험도
해당 질환에 이환된 소아를 가질 위험도
보인자 또는 예측검사의 적용가능성
산전검사의 적용가능성
효과적인 치료방법의 적용가능성
지역 또는 국가 후원 기관에 대한 상세한 정보

정보 또는 조언?

비록 이들의 구분은 모호하지만 자발적인 의사 결정을 도출하기 위한 정보 제공과 어떻게 대처하는 것이 최선인지 조언을 하는 것은 중요한 차이점이 있다. 의학에서는 일반적으로 유전적 상담에서는 특수하게 상담은 조언을 하는 것보다는 정보를 제공하는 것이어야 한다. 이 장에서는 비지시적이라는 용어가 자주 사용된다. 일부 유전적 상담 의뢰자는 어떻게 하는 것이 최선인지에 대한 지침을 구하고자 하나 동의 하기 전, 그 결과의 영향으로 살아가야 할 사람은 상담자가 아니고 자신이라는 점을 기억하는 것이 중요하다.

또한 상담 의뢰자는 상담자가 조언한 방법을 선택해야 할 때 어려운 상황에 처하게 될 것이다. 이런 어려운 상황에 있어서 상담 의뢰자는 자신의 결정에 따라 발생될 수 있는 결과를 인지하고 그러나 궁극적으로는 상담 의뢰자로 하여금 자발적 결정을 하게하는 것이 상담자의 의무라는 것을 확신하기 위하여 노력하는 것이 정당하다. 따라서 상담은 비지시적이어야 하며 또한 비심판적이어야 한다.

이러한 유전적 상담이 정보의 제공 또는 조언을 해야 할 것인지에 대한 쟁점은 임상유전학 서비스의 역할에 기본이 된다. 심각한 장애를 가지고 태어남으로써 고 비용이 소요되는 유전질환의 환자 수를 감소시킬 수 있는 유전학 서비스의 역할을 인지하는 것은 보건 입안자에게 매력적인 사항이 될 것이다. 대조적으로 대부분의 전문가들은 상담 의뢰자가 적절하고 포괄적이며 동정심 있는 방법으로 모든 정보를 제공받았는지 확신하는 것으로서 책임감을 보여주고 있다. 환언하면 그들의 책임감은 사회 또는 보건 예산이 아니라 개인 또는 가족에 대한 것이다. 이것은 때로 부모가 자신의 태아가 심각한 상태이며 치료에 막대한 비용이 소요된다는 것을 알면서도 임신을 지속하기로 결정할 때 마찰을 초래할 수 있다. 사실, 임상유전학 서비스는 총체적인 효과가 사회에서의 유전질환의 부담을 감소시키는 것이라는 점에서 광범위하게는 비용 효과적인 것으로 간주된다. 그러나 이것은 그들의 목적이 아니다. 유전 질환을 감소시키기 위한 모든 정부 정책에 대한 임상유전학 서비스의 조정은 20세기 상반기에 유전학의 역사를 파괴하는 우생학의 악몽의 경로를 따른 첫 단계로서 보여질 수 있다.

요점

유전적 상담은 비지시적이며 비심판적인 방법으로 정보를 제공함으로써 의뢰자로 하여금 자신의 의사결정을 할 수 있도록 한다.

보인자 검색

유전 클리닉에 의뢰된 대부분의 사례는 자신이 특정한 유전질환을 보유하는 지의 여부를 확인하고자 하는 가족 구성원들이다. 보인자의 상태를 결정하기 위하여 사용되는 접근방법은 다음과 같다.

BOX 14.1 유명한 사례: 우생학 동향

우생학은 선별된 혈통을 통한 인종의 개선으로 정의할 수 있다. 이 용어는 원래 양적 유전과 키와 지능 같은 특성이 어떻게 관련되어 있는가에 대하여 오랫동안 관심을 기울여 왔던 찰스 다윈(Charles Darwin)의 사촌인 프랜시스 골튼(Francis Galton)에 의해 고안된 신조어이다. 골튼과 그의 동료들은 영국의 상류 계층이 하류층과의 결혼으로 인하여 이들을 상류사회의 가족으로서 교화시켜야 한다는 것에 대한 우려에 관심을 가졌다.

우수한 자질을 가진 사람을 양산해야 한다는 우생학의 개념은 양성 우생학(*positive eugenics*)의 예를 의미한다. 이 결과로 유전적으로 우수한 자질이 없는 부류는 번식을 억제해야 한다는 개념은 음성 우생학(*negative eugenics*)의 범주에 소속된다. 한탄할 정도로 이 개념은 20세기 상반기 동안에는 만연되어 미국과 유럽의 일부에서는 정신적 장애인에게 타의에 의한 불임시술을 허용하는 법규를 도입하게 했다. 미국에서는 1907년에서 1960년 사이에 60,000명이 넘는 사람에게 동의 없이 불임시술을 시행했다. 이 사실은 1,000,000만 명이 넘는 유전적으로 열등한 개인에게 불임시술을 행한 것으로 추정되는 독일 나치에 의하여 주도된 잔혹성과 비교할 때는 하찮은 것으로 여겨진다. 이 대상에는 병원의 질병 등록부를 통하여 확인된 많은 수의 헌팅턴 병 환자들이 포함되었다.

현재 20세기의 우생학의 악습은 과학적으로도 불합리하고 도덕적으로도 용인할 수 없는 것이라는 보편적인 합의가 있었다. 정신지체에 대한 유전적 공헌은 복잡한 문제이다(p. 254). 상염색체 열성 유전자가 중요한 병인으로 작용한다면 이들 중, 대부분은 이환되지 않은 이형접합체로서 존재할 것이다. 따라서 정신적 장애인의 불임은 미래의 자손의 정신지체 발현에 거의 전혀 영향을 미치지 않을 것이다(p. 138). 도덕적으로 강제적인 불임의 개념은 인간 행동의 모든 용인된 규범에 어긋나는 것이다.

그럼에도 불구하고 사회 전체와 유전학 단체에서는 우생학적 방법이 그릇되고 악의적인 정부에 의하여 은밀하게 시행되고 있을 것이라는 우려를 하고 있다. 미국 인류 유전학회(American Society of Human Genetics)의 이사회는 1999년 '생식의 자유에 대한 기본 원칙'에 대한 위임과 '유전적 정보에 근거한 강압'에 대한 반대를 재확인하는 공식 성명서를 발표했다. 임상유전학자와 유전학 상담자는 충고나 지시보다는 정보를 제공하는 것이 자신의 역할이며 현대 의학 실무에서 지시적인 상담은 이루어질 수 없다는 분명한 합의를 이루었다.

참고문헌

Board of Directors of American Society of Human Genetics (1999) Eugenics and the misuse of genetic information to restrict reproductive freedom. *American Journal of Human Genetics*, **64**, 335-338.

염색체 이상

염색체 이상이 있는 대부분의 소아는 한 가족내에 독립된 사건으로 나타난다. 이것은 거의모든 3 염색체성 질환(13번 삼염색체, 21번 삼염색체, 47,XXX, 47,XXY, 47,XYY)과 1염색체성 질환(45,X)에 적용된다. 이런 상황에 있어서 이환된 환아의 부모는 염색체 이상의 위험이 증가된 보인자가 아닐 것으로 안심시키며 보통 그들은 염색체 분석을 시도하지 않을 것이다.

그러나 환아가 불균형성 재배열(unbalanced rearrangement)을 나타낼 때 또는 다른 친척에서 균형성 재배열의 가족력이 있는 것으로 확정되었을 때, 보인자의 가능성이 있는 모든 친척에게 염색체 분석은 필수적이다. 이것은 균형성 전위(p. 39)와 협동원체 역위(pericentric inversion, p. 41) 같은 재배열일 경우, 심각한 신체적, 발달적 이상을 초래하는 불균형형이 유전될 수 있기 때문에 특히 중요하다. 이러한 가능성 때문에 일반적으로 다양한 불균형을 초래할 수 있는 가능성이 있는 모든 균형성 재배열에 대하여 모든 관련된 친척에 대한 염색체 분석을 제공함으로써 가족 내의 재배열의 정보를 도출하려는 하나의 시도로 추천된다. 이 법칙에 있어서의 중요한 예외는 이장의 후반(p. 277)에서 논의되는 것과 같이 이 검사가 보통 소아에게는 제공되지 않는다는 점이다.

요점

모든 균형성 염색체 재배열의 가능성이 있는 보인자에게는 염색체 분석을 받을 기회를 제공해야 한다는 점을 확인하기 위한 시도가 이루어져야 한다.

단일-유전자 질환

단일-유전자 질환의 보인자를 발견하는 데 사용되는 방법은 표 14.3에 요약되어 있다. 최근까지 이러한 목록은 또한 '임상 검사'라 불리는 범주에 포함되어 왔으나 매우 소수의 예외를 제외하고는 분자 유전학의 발달에 의해 대체되고 있다. 정의에 의하면 상염색체 열성 질환의 보인자는 총체적으로 건강하다. 일부 X-연관 열성 질환 여성 보인자가 정밀 검사 시, 특히, 해당 질환이 눈 또는 피부 증상을 나타냄으로써 X 염색체 불활성화로부터 초래된 모자이크현상일 경우 미세한 이상을 보인다. 이 현상은 X-연관 안성 백색증(ocular albinism)과 많은 여성 보인자가 임상적으로는 무증상일지라도 망막 색

표 14.3 단일-유전자 질환의 보인자 검색 방법

생화학적 분석		
직접법	G6PD 결손	혈중의 G6PD 활성(100% 아니면 확실함)
	테이-삭스 병	혈청과 백혈구의 hexoamnidase A 활성
간접법	뒤시엔느 근이영양증	혈청 creatinine kinase (보인자의 2/3은 상승됨)
혈액학적 지표	겸상 적혈구성 빈혈	겸상화 검사(Sickling test), 헤모글로빈 전기영동
	α-지중해성 빈혈	전혈구검사, 적혈구 지수와 혈액막(blood film)
	β-지중해성 빈혈	전혈구검사, 적혈구 지수와 헤모글로빈 전기영동
돌연변이 분석	돌연변이를 확인할 수 있는 모든 상염색체 열성질환과 X-연관 열성질환에 선호되는 방법	
	상염색체 열성질환	*X-연관 열성질환*
	선천성 부신 증식증	뒤시엔느 근 이영양증
	낭포성 섬유증	취약 X-염색체 증후군
	프리드리히 운동실조증	A형 혈우병, B형 혈우병
	혈색소침착증	헌터 증후군
	페닐케톤뇨증	
	척수성 근위축증	
연관/유전자 추적	특정 돌연변이가 확인되지 않을 때, 질병 관련 유전자 좌위와 연관된 표지자 사용	

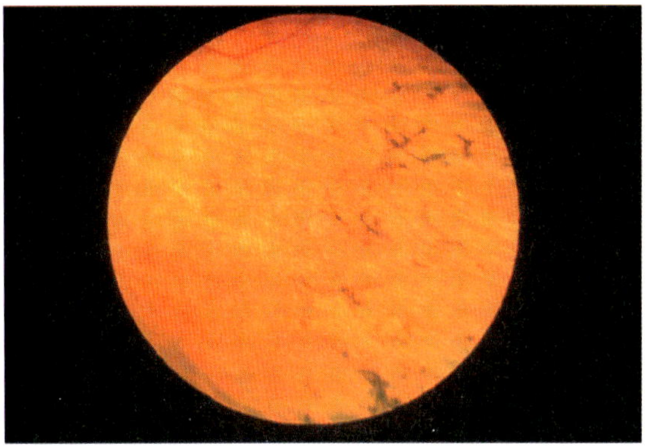

그림 14.1 이상 망막 색소침착의 작은 분리된 병변을 보여주는 X-연관 열성 망막색소상피 변성증의 여성 보인자의 망막소견.

소침착의 모자이크 양상을 나타내는 망막색소변성증(retinitis pigmentosa, 그림 14.1)에 해당된다.

일반적으로 보인자 발견에 선호되는 방법은 분석 계보발단자(proband)의 돌연변이가 알려진 경우의 명확한 해답으로서 특정 돌연변이 분석법이다. 다른 접근 방법으로 특정 돌연변이가 확인되지 않은 경우에는 연계/유전자 추적(p. 91)을 사용하는 것이다. 효소활성의 생화학적 분석은 보인자와 비 보인자에 있어서 효소 수치가 중첩되기 때문에 대부분의 상염색체 열성과 대사의 X-연관 선천적 오류(P. 207)에 유용하지 않다. 하나의 중요한 예외는 보인자와 비 보인자가 뚜렷하게 구별되는 테이-삭스 질환이다(p. 148).

혈액학적 지수와 헤모글로빈 전기영동은 겸상 적혈구 질환과 α와 β지중해빈혈의 보인자를 확인하기 위하여 사용될 수 있다. 이 방법은 광범위하게 사용되며 비교적 저비용이 소요됨으로써 인구집단 선별검사(p. 149)에 선호되는 방법이다.

예측 검사

후발성 유전 질환에 대한 분자적 검사의 발달은 예측 또는 전임상 유전적 검사로서 언급되는 요청 건수의 증가를 부추기게 했다. 이것은 주로 상염색체 우성 유전 성향을 나타내는 후발성 장애에 적용된다. 이들은 예방이나 치료가 가능한 경우와 효과적인 처치방법이 없는 경우의 2군으로 분류될 수 있다. 이들 두 상황을 처치하기 위한 접근방법은 근본적인 차이가 있다.

예방 및 치료 가능 질환

예방법 또는 조기치료 형태의 유효한 대처 방법이 있을 경우에는 가족력으로 인하여 위험도가 증가될 것으로 예측되는 모든 사람에게 예측 검사를 제안할 수 있는 유력한 사례가 된다. 이와 같은 관련 질환의 예는 표 14.4에 제시되어 있다. 많은 다른 질환의 경우는 발암 위험도를 증가시킨다. 관련된 종양의 발달에 대한 정기적인 검사를 제공하기 위한 접근방법은 10장(표 10.7, 10.8)에 요약되어 있다. 가족성 고콜레스테롤혈증에서의 식이 변경, α_1-antitrypsin 결핍에서의 흡연 금지, 포르피린증에서의 특정약물에의 노출 회피를 포함하는 기타 질환은 예방법이 적용될 수 있다. 조기 진단검사는 성인의 다낭성 신질환에서의 고혈압, 말판증후군에서의 대동맥분리 같은 합병증을 알아낼 수 있다.

전임상유전학 검사로 성취될 수 있는 잠재적인 보건상의 유익성은 자신의 건강보증을 위하여 노력할 수 있는 하나의 사례로서, 한 집단 내에서 발병 위험도가 상승된 모든 사람에게 제공된다. 이런 이유로 일부 기관에서는 참여 의지를 표현한 고위험군으로 알려진 모든 인척을 보유할 수 있는 연락망을 통하여 후발성 질환에 대한 유전 등록부를 확보하고 있다. 이들 잠재적인 보건상의 유익성은 역효과로 인하여 발생될

표 14.4 예방과 치료가 가능한 후기 발병 질환에 대한 예측검사

질환	MIM	유전성향	예방 또는 감독
성인성 다낭성신종	173900	AD	혈압과 신 기능
α_1-Antitrypsin 결핍증	107400	AR	흡연과 과도한 음주의 회피
가족성 고콜레스테롤혈증	143890	AD	저 콜레스테롤 식이와 HMG-CoA 환원효소 저해제
혈색소침착증	235200	AR	철분 지수, 조기 방혈(放血) 치료
말판증후군	154700	AD	정기적인 심전도검사
포르피린혈증-여러 형태		AD	특정 약물 투여 회피(p. 217)
Pseudocholinesterase 결핍	177400	AR	succinylcholine 투여 회피(p. 229)

AD, 상염색체 우성; AR, 상염색체 열성.

수 있는 거의 필연적인 불안증과 관련하여 균형을 이루어야 한다. 여기에는 완전한 정보를 제공하는 참가의 중요성과 유전학 상담자와의 장기간 접촉 및 후원의 가치가 강조된다. 심리적인 질병 효과의 가능성에 대한 우려로 인하여 조기 예방법 그리고/또는 진단적 검사가 유익하다고 입증되는 명백한 소견이 없는 한, 16세 미만의 소아에게는 예측검사를 수행하지 않아야 한다는 보편적인 합의가 도출되었다. 이 사항은 이 장의 후반부에서 심도 있게 논의된다.

예방 및 치료 불가능 질환

표 14.4에 열거된 질환과 대조적으로 표 14.5에 포함된 질환은 효과적인 처치나 치료방법이 없다. 이것은 예측 검사를 제공

표 14.5 예방과 치료방법이 없는 후기 발병 질환에 대한 예측검사

알쯔하이머 질환(조기 발병형, p. 125)
안면 견갑 상완성 근이영양증
가족성 운동신경원 질환(대부분의 운동신경원 질환은 유전성이 아님)
선천성 운동감각신경병증(샤르코-마리-투스병, Charcot-Marie-Tooth disorders)
헌팅턴병
근긴장성 이영양증(백내장과 심장부정맥에 대한 감독)
척수소뇌성실조증
회전성 이긴장증

표 14.6 헌팅턴 병에 대한 예측검사의 주요 단계

예비 평가
기초 검진을 위한 유전학 상담자의 방문 상세한 가족력의 획득과 진단의 확정 헌팅턴 병과 예측검사에 대한 정보 제공 상담의뢰자가 예측검사를 받기를 원하는 지 확인
정기적인 클리닉 방문
유전학 상담자 및 임상유전학자와 상담 의뢰자간의 동료관계 성립. 헌팅턴 병에 대한 임상적, 유전적 국면의 상세한 설명
검사와 관련된 사항들의 논의
신경정신학적 평가
기초 신경정신과적 평가를 위하여 상담 의뢰자를 해당과로 전원. 이때 동반하는 것이 추천되나 필수적이지는 않다.
정기적인 클리닉 방문
상담의뢰자가 예측검사를 받을 것으로 확정
동의서 획득
혈액시료 채취
시험 결과를 알 수 있는 예약일 지정
결과확인 예약일
상담 의뢰자가 자신의 결과에 대하여 알고 싶어하는 지의 여부 확인
결과 밝힘-항상 직접 대면하여 알려주어야 하며 전화 또는 서면 통지 불가
추적관찰에 대한 동의
검사 후 상담
첫 방문은 결과 통지 후, 1주 내에 실시
요구될 때 장기간의 추적관찰과 상담실시

표에 요약된 계획서는 국제 헌팅턴 협회와 헌팅턴 무도병에 대한 신경연구학회의 세계연맹(World Federation of Neurology Research Group)에서 발표한 국제 위원회에 의하여 도출되어 *Journal of Medical Genetics* (1994), **31**, 555-559에 출간된 추천되는 예측검사 지침에 따름.

하는 것에 대한 정당성은 개인의 건강에 대한 전망을 개선시키는 것 보다는 개인의 자율성을 높이는 데 근거한다는 것을 의미한다. 결과적으로 어떤 사람이 표 14.5에 열거된 질환에 대한 예측검사를 요청할 경우 그 질환이 진행적으로 악화되며 치료방법이 없다는 점과 불리한 검사결과의 잠재적인 영향에 대하여 완전하게 설명했는지 확신하기 위하여 많은 노력을 기울여야 한다. 여기에는 보통 고용, 보험, 생식 같은 문제에 대한 관련성의 설명과 함께 해당 질환의 병력을 포함한다. 이러한 상황에서의 상세한 상담에 대한 중요성은 헌팅턴병의 예측 검사(표 14.6)에 대한 표준 추천 시험계획서에 의하여 증명되었다. 현재까지의 경험은 완전한 시험계획서에 따라 검사를 완료한 경우에는 중대한 이상 반응의 발생은 드물다고 지적하고 있다. 그러나 헌팅턴 병에 대한 예측 검사에 흥미를 갖는 사람의 50% 이상은 역효과에 대하여 완전하게 설명했을 때, 검사를 지속하는 것을 거부한다.

> **요점**
>
> 성인기에 시작되는 질환에 대한 예측 검사는 조기 예방 또는/그리고 치료방법이 가능하지 않는 한, 소아에게 수행하지 않아야 한다.

산전 진단

임상유전학의 교과서에는 출생 전 유전적 또는 구조적 이상을 발견하기 위한 산전 진단이 언급된다. 이것은 필연적으로 출생 전 이상이 확인되었을 때, 하나의 방법으로서 임신 중단 같은 격렬한 감정을 일으키는 대상자를 발생시킨다. 그러나 그것이 산전 진단의 유일한 목적이 아니라는 점을 강조하는 것은 중요하다. 이런 극단적인 상황보다는 훨씬 많은 사례에서 태아가 이환되지 않은 것으로 확인되며 예비부모는 아무 문제 없이 모든 것이 잘 되었다는 확신을 얻을 수 있다. 대신

BOX 14.2 역사적 출판물: Alpha-fetoprotein과 신경관 결손

무뇌증과 개방성 요추천추 신경관 결손증은 심각한 기형이다 (p. 128). 무뇌증은 예외 없이 치명적이다. 개방성 요추천추 신경관 결손증은 보통 심각한 신경학적 이상을 초래하며 대공을 통하여 뇌간과 소뇌 충뇌의 하향 치환을 포함하는 아몰드-아리 기형(Arnold-Chiari malformation)과 연관되기 때문에 흔히 수뇌증이 동반된다. 1950년대와 1960년대에서의 이 질환의 유병률은 영국과 다른 지역 특히, 사회경제적 지위가 낮은 계층과 켈트족 혈통의 집단에서 전염병 발병률에 도달되었다. 당시에는 출생 전 이 질환에 대한 안전한 진단 방법이 없었다.

이러한 상황에 대한 변화는 에딘버러로부터 Brock과 Sutcliffe가 1명의 척추분열증과 31명의 무뇌증 태아를 임신한 모체의 양수의 AFP가 상승되었다고 보고한 1972년에 시작되었다. AFP는 임신 6~7주 이후에 태아의 간에서 생성되어 13주에 최고 혈중농도에 도달된다. 신경관 결손증 태아 임신 시, AFP의 혈중농도가 상승되는 현상은 AFP가 뇌척수액과 개방된 모세혈관으로부터 주위의 양수로 누출되는 것으로 설명된다. Brock과 Sutcliffe는 신경관 결손증 태아를 임신한 모체의 혈청 AFP 또한 상승된 것을 확인함으로써 AFP가 태반관문을 통과할 것으로 예측했다.

지속적인 연구 결과, 신경관 결손증과 정상 태아 임신에 있어서의 양수는 상대적으로 확실하게 구분되는 것으로 밝혀졌다. 이러한 관찰소견은 초음파 검진방법의 발달과 함께 신경관 결손증의 가족력이 있는 예비부부에게 하나의 선택으로서 산전진단을 고려할 수 있게 하는 첫 번째 방법이 되었다. 신경관 결손증의 임신이나 정상임신시의 모체 혈청 AFP의 수치는 양수에 비하여 부분적으로 일치되는 비율이 높기 때문에 이 방법만으로는 신뢰성 있는 진단을 내릴 수 없다. 그러나 모체의 혈청 AFP 선별검사는 현재 심도 깊은 검사가 지시되는 임신을 확인하기 위하여 광범위하게 실시되고 있다.

신경관 결손증 태아 임신 시, AFP의 수치가 상승되는 현상의 발견은 이후의 엽산의 예방효과(BOX 6.3)에 대한 관찰소견과 함께 심각하거나 장애를 가지고 태어나는 영아의 수를 극적으로 감소시켰다. 산전진단과 임신 중단의 윤리학은 항상 논쟁거리가 된다. 그러나 대다수의 부모가 이 발견에 따른 유익성을 선택하며 모체의 혈청 AFP 선별검사가 전 세계적으로 일반적인 실무에 해당된다는 사실은 이 관찰소견이 산전 진단 서비스의 발달에 중요한 획기적인 사건임을 시사한다.

참고문헌

Brock DJH, Sutcliffe RG (1972) Alpha-fetoprotein in the antenatal diagnosis of anencephaly and spina bifida. *Lancet*, **ii**, 197-199.

에 어떤 부모는 만일, 이상이 확인되었다면 이것이 그들의 아직 태어나지 않은 아이의 진단을 인지한 채 기다리면서 출생을 위하여 준비할 수 있는 기회라고 생각한다. 의료서비스 또한 출생 즉시 소아의 이상을 처치하기 위하며 만반의 준비를 하고 있다. 결국 유전자 치료에 근거한 자궁내 치료가 많은 단일-유전자 질환에 대한 하나의 치료방법으로 기대된다.

그럼에도 불구하고 산전 진단은 정서적인 문제이며 이해 가능한 많은 예비부모와 의료 전문가에게 어려운 윤리적 문제를 겪게 한다(p. 279). 유전질환에 대한 산전 검사를 받은 모든 예비부모는 임신의 지속을 선호하도록 비지시적 방법으로 충분히 상담 받아야 한다. 산전 검사 요청에 대한 결정은 전적으로 자유의사에 따른다. 부모가 유해결과의 사건에서 하나의 특정한 행동을 추구해야하는 질환에 대해서만 산전 진단이 제공되는 것은 전적으로 용인되지 않는다.

산전 진단 방법

현재 산전 진단에 사용되는 4가지의 표준 방법이 있다. 이들 중, 2가지는 모체의 혈청 검사와 초음파 검사로서 비침습적인 방법이다. 다른 2가지 방법은 융모막 검사와 양수천자로 둘 다 유산을 일으킬 위험이 다소 내재되어 있다. 착상전 배아의 유전 진단과 모체에 순환되는 태아세포 분석 같은 아직 광범위한 연구에 근거하여 이루어지지 않은 신기술이 다섯 번째 방법으로 소개된다.

모체의 혈청검사

1972년 무뇌증 또는 척추분열증(BOX 14.2) 같은 심각한 개방성 신경관 결손증(p. 128)이 있는 태아의 임신 시, 양수의 α-fetoprotein (AFP) 수치가 상승된다는 것이 처음으로 인식되었다. AFP는 태아의 신경관 열림증 결손 부위를 통하여 주위의 양수로 스며나가는 태아 단백질이다. 그 결과로서 개방성 신경관 결손증 태아를 임신한 모체의 AFP 혈청 농도 또한 상승되는 현상이 나타난다(그림 14.2). 이것은 모체의 AFP와 다른 화학물질의 분석에 근거한 임신 중의 선별검사의 개발을 주도했다.

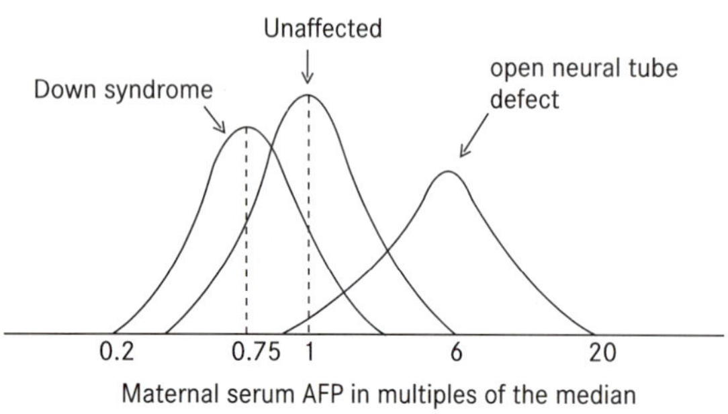

그림 14.2 임신 16주의 정상 임신, 다운증후군 태아 임신, 개방성 신경관 결손증 태아 임신에서의 모체 혈청 AFP의 분포도.

신경관 손상에 대한 혈청 선별검사

임신 16주의 모든 여성에게 모체 혈청 선별검사를 실시하는 것은 현재 세계의 많은 지역에서의 표준 임상업무이다. 모체의 혈청 AFP가 임의로 지정된 평균 중앙값의 2.0~2.5배 상승되는 경우, 정밀 초음파 검사로 심층 분석을 실시하게 된다. 때로 양수의 AFP 분석을 위한 양수천자가 수행된다. 고위험군으로 추정되는 임신의 경우 혈청분석에 이어 초음파검사를 수행하여 심각한 개방성 신경관 결손증을 약 70%까지 발견할 수 있다. 모든 임신에서 혈청분석과 초음파 태아이상 검사를 병용하면 심각한 개방성 신경관 결손증을 90% 이상 확인할 수 있다.

모체의 혈청 AFP 수치는 개방성 신경관 결손증의 존재 여부만을 의미하지 않는다. 모체의 AFP가 상승되는 다른 원인으로는 제대탈출(omphalocele)과 복벽균열(gastroschisis) 같은 전부 복벽결함, 쌍생아 임신, 태아 출혈 등이 있다.

염색체 이상에 대한 혈청 선별검사

신경관 손상 태아의 임신과 대조적으로 다운 증후군 태아를 임신한 경우(그림 14.2)에는 임신 16주에 모체의 혈청 AFP 수치가 감소된다. 이러한 관찰소견은 다운 증후군의 AFP, 비포합성 estradiol, 인간 융모성 성선자극호르몬 수치의 분석으

표 14.7 임신 제 2삼분기에서 18번 삼염색체와 21번 삼염색체에 대한 모체 혈청 표지자의 평균 수치

18번 삼염색체	
Alpha-fetoprotein	0.6
인 융모성 성선자극호르몬(human chorionic gonadotropin, HCG)	0.3
임신 관련 혈장 단백 A	0.1
비포합성 estriol	0.4
21번 삼염색체	
Alpha-fetoprotein	0.75
인간 융모성 성선자극호르몬(human chorionic gonadotropin, HCG)	2.0
Inhibin-A	2.1
비포합성 estriol	0.7

모든 수치는 정상 임신시의 평균(중앙 값)에 대한 배수로 표시됨.

로 이루어진 '3중' 선별검사를 발전시켰다(표 14.7). 어떤 아기가 다운 증후군일 확률을 추정하기 위하여 임신 16주에 모체의 연령과 이들 3가지 물질의 수치를 기초로 한 하나의 알고리듬이 개발되어 왔다. 위험도가 1/250일 경우, 양수천자와 같은 침습적 검사로 확정적인 염색체 분석을 실시한다. 이론적으로 이러한 접근방법은 비록 실무에서의 실제 비율은 일부 여성은 혈청 선별검사수치가 낮기 때문에 더 감소하지만 모든 다운 증후군 임신의 약 60%를 확인할 수 있게 한다. 제 4의 생화학적 표지자인 inhibin에 대한 분석이 더해지면 이론적인 검지율은 약 75%까지 상승한다.

3중 검사와 임신관련 혈장단백 A (pregnancy associated plasma protein A, PAPP-A)로 알려진 또 하나의 표지자에 근거한 임신 16주에서의 혈청검사는 18번 3염색체 사례는 거의 100% 확인 가능하다. 18번 3염색체 태아의 임신에는 모든 4가지 표지자가 현저하게 감소된다(다음 절 참조). 모체의 융모성 성선자극호르몬과 PAPP-A의 혈청 또한 13번 또는 18번 3염체 태아의 임신 중 현저하게 감소된다. 이들 임신에는 또한 경부 투명구역의 증가 소견을 나타낸다(그림 14.3). 이러한 정보는 위험도 알고리듬의 발달과 연계하여 이론적으로 임신 12주에서 13번과 18번 3염색체를 95%까지 확인 가능하게 한다. 이러한 시설은 한정된 일부 특수 기관에서만 가능하다.

요점

모체의 혈청 AFP의 평균 수치는 개방성 신경관 결손증 태아의 임신 시, 상승되며 다운증후군 태아를 임신할 경우에는 저하된다. 임신 16주에 4가지의 생화학적 표지자 분석에 근거한 혈청 선별검사는 모든 다운증후군 태아의 임신을 75%까지 검지할 수 있다.

초음파검사

고해상도의 초음파 스캔은 발달중인 태아의 영상을 확인할 수 있는 무통성이며 안전하고 비침습적인 방법이다. 대부분의 임부는 임신 제 1삼분기에 임신의 확진과 다태임신을 확인하기 위하여 초음파검사를 받는 것이 관례적이다. 이 시기에서의 상세한 스캔은 경부 투명구역의 정도를 측정하기 위하여 사용될 수 있다. 이것은 발달 중인 태아 목 뒤쪽의 피하조직액의 양을 반영한다(그림 14.3). 경부 투명구역은 13, 18, 21번 삼염색체일 경우 증가된다. 증가된 모체의 투명도에 대한 선별검사에 따라 염색체 분석을 실시하면 모든 다운증후

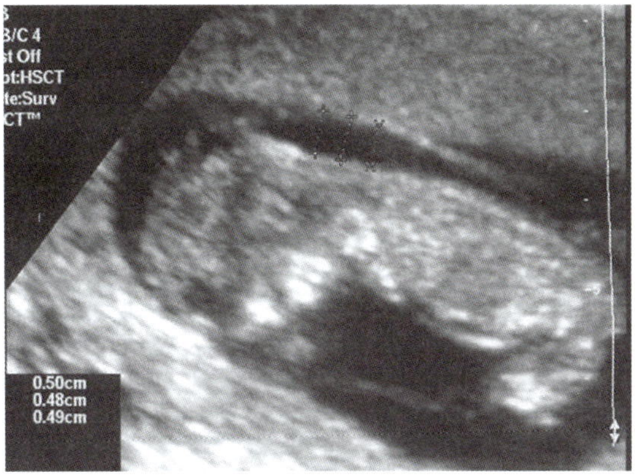

그림 14.3 경부 투명대의 확장 소견을 보이는 임신 12주의 초음파 스캔 결과. Leicester Royal Infirmary의 Mr. E Howarch의 허가를 얻은 사진임.

군 사례의 약 80%를 확인할 수 있다. 만일 임신 12주에 경부 투명구역 비후도와 인 융모성 성선자극호르몬 에 대한 혈청검사를 실시하면 90%까지 확인 가능하다.

임신 18~20주에서의 고해상도 초음파 스캔은 태아 이상 선별검사의 방법으로 현재 광범위하게 사용된다. 이것은 중증 신경관 결함, 주 심장 이상, 신장 무발생증 또는 수신증(水腎症), 단지증(短肢症), 무지증(無肢症) 같은 중요한 구조적 이상(표 14.8) 또는 다발성 기형증후군을 검지할 수 있다. 또한 염색체 이상(그림 14.4) 또는 다발성 기형 증후군 같은 보다 심각한 질환의 의혹을 상승시킬 수 있는 다른 보다 포착하기 어려운 이상을 확인할 수 있게 한다. 예를 들면, 십이지장 폐색 또는 일반적인 방실 결함의 소견은 다운증후군(p. 54)을 지적할 수 있으며 확정적인 염색체 분석이 지시된다. 특정 초

표 14.8 임신 18~20주의 초음파검사에 의하여 주요 구조적 이상이 검지될 수 있는 비율

이상	검지율(%)
심장 이상	25
횡격막 헤르니아	60
복벽 결손	90
수뇌증	60
사지(팔, 다리) 기형	90
개방성 신경관 결손증	90
신장 이상	85

수치는 주요 구조적 이상에만 해당됨.

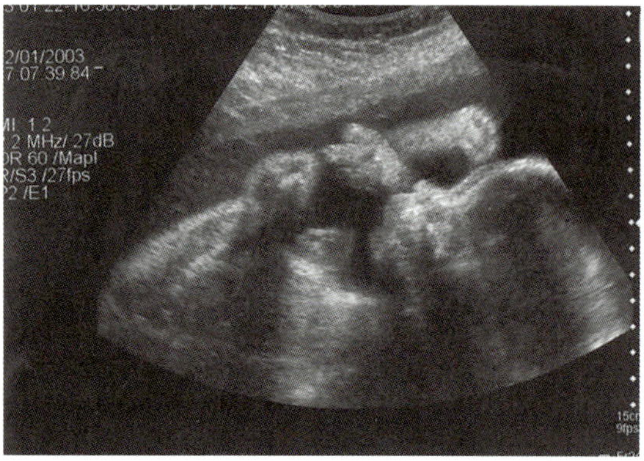

그림 14.4 움켜쥔 손과 작은 턱(소하악증)의 소견을 보이는 18번 삼염색체 태아의 임신 18주초음파 스캔결과. Leicester Royal Infirmary의 Mr. E Howarch의 허가를 얻은 사진임.

음파 소견은 많은 정상 영아에서 나타날 수 있으나 특정 질환의 경우에는 약간 상승되는 현상을 보이는 부수 표지자(*soft markers*)로서 언급된다. 이들은 18번 삼염색체와 약한 관련성이 있는 맥락막총낭종과 정상아에 비하여 다운증후군에서 다소 일반적인 심장의 에코발생부위가 포함된다.

융모막 융모 채취법(융모막 생검)

융모막 융모는 영양막(trophoblast)으로 알려진 배반포의 배자외 부분으로부터 유래하며 융합영양막의 외층과 세포영양막으로 구성되어 있다. 융모막 융모는 배아와 유래가 동일하기 때문에 임신 동안 유전적 특성을 측정하는 데 사용될 수 있다. **융모막 융모 채취법**(chorionic villus sampling, CVS)은 임신 12~14주에 전 복막벽을 통하여 주사바늘을 삽입하는 경복부(transabdominal) 또는 산도를 통하여 연성 탄성 카테터를 삽입시키는 경자궁경부(transcervical) 방법으로 수행할 수 있다. 주사기를 사용한 흡인으로 채취된 융모막 융모의 엽상 검체는 유전학 분석에 사용하기 전에 모체의 탈락막 세포를 제거하기 위하여 주의 깊게 절개하여 분리해야 한다.

분자적 분석

융모막 융모는 DNA를 풍부하게 함유하기 때문에 특수 돌연변이 분석 또는 질병의 유전자 좌와 관련되는 것으로 알려진 표지자의 분석에 사용될 수 있다. 이 분석법은 현재 낭포성 섬유종, 뒤시엔느 근 이영양증, 또는 가족 내의 분자적 결함으로 알려진 모든 기타 질환 같은 단일-유전자질환의 산전 진단에 사용되는 표준 방법이다. 임신 후기에는 경복부 태반 생검이 같은 목적을 위하여 수행될 수 있다.

염색체 분석

융모막 융모를 사용하는 염색체 분석은 유사분열 중인 세포를 사용하여 직접 또는 세포를 2~3주 배양한 후, 채취하여 유사분열 중기에 이르렀을 때 수행한다. 직접 분석은 생검 후, 수시간 내에 수행할 수 있다. 이 방법은 태아의 성별과 21번 염색체가 추가 되었는지의 여부를 신속하게 확인할 수 있다. 다른 염색체 이상은 세포 배양 후 분석으로만 확실하게 진단될 수 있다.

생화학적 분석

배양된 융모막 융모는 근본적인 생화학적 결손이 확립된 대부분의 대사의 선천적 오류를 검지할 수 있다. 그러나 소수의 생화학적 질환 특히, 페닐케톤뇨증의 경우는 관련 효소가 융모막 융모나 양수세포에서 발현되지 않기 때문에 이러한 접근 방법으로는 모든 선천성 오류를 진단할 수 없다.

융모막 융모 채취법(CVS)의 유익성과 위해성

유익성 측면에서 CVS는 단일-유전자와 염색체 이상에 대하여 상대적으로 조기 진단을 얻을 수 있는 적절하게 확립된 방법을 제공한다. 그러나 일부 중요한 위해적인 측면도 존재한다. 전 세계적인 경험사례에 따르면 CVS는 1/50에서 1/100의 유산 위험이 내재된 것으로 지적되고 있다. 임신 9~10주 이전의 조기 CVS는 배아 발달기에 사지 결손을 일으키는 위험성과 관련 될지도 모른다. 이것은 증명되지 않았으나 관련성을 시사하는 소견이 많다. CVS 사례의 1~2%는 2개의 세포주가 다른 염색체 구성을 가진 것과 같은 모자이크 현상 때문에 불확실한 결과를 제공한다. 이것은 태아의 핵형을 정확하게 반영할 수 있으나 그 모자이크 현상이 생체내 또는 체외에서 영양막이 신속하게 분할되는 것을 제한하는 점에서 거짓일 수도 있다. 보통 이 현상은 양수천자를 수행하는 것으로만 해결할 수 있다. 결국, CVS는 신경관 손상 또는 다른 구조적 이상을 진단하는 데 사용할 수 없다. 따라서 때로 정상적인 결과는 부모에 의해서 안도감을 주는 것에 이어 거짓일 수 있음을 증명할 수 있는 것으로서 해석될 수 있다.

양수천자

양수천자는 초음파 유도하에 전 복벽을 통하여 주사침을 삽입하여 양막 공간으로부터 수액을 제거하는 방법이다. 이 기술은 비록 일부 기관에서는 12~14주 이후에 수행하기도 하지만 보통 임신 16~18주에 진단 목적으로 실시한다.

양수천자를 실시하여 채취된 10~20 ml의 수액은 다양한 태아 유래성의 양수세포로 알려진 소수의 세포를 함유하는 양수로 구성되어 있다. 여기에는 태아의 피부, 소화관, 요도,

표 14.9 산전 염색체 분석이 지시되는 적응증

모체가 고령일 때(35세 이상)		
이전에 염색체 이상의 소아를 출생한 경우		
부모 중 1사람이 전좌 또는 전위 같은 재배열의 보인자일 경우		
3중 선별검사 결과 1/250 이상의 위험도 판정		
초음파 검사사의 이상 소견	십이지장 폐쇄증	(21번 삼염색체)
	전전뇌증	(13 번 삼염색체)
	움켜쥔 손	(18 번 삼염색체)
	태아 수종	(터너 증후군)

태반의 표층이 포함된다. 원심분리시켜 얻은 세포의 침전물을 2~3주의 기간 동안 배양시키면 보통 염색체 분석과 생화학적 분석에 충분한 세포 수가 된다.

양수천자는 표 14.9에 요약되어 있는 적응증의 염색체 이상의 산전 진단에 광범위하게 사용된다. 또한 관련 효소가 양수세포에서 발현되는 대사성 질환을 진단하는 데 사용될 수 있다. 양수의 원심분리로 얻은 상층액은 점액다당체증에서의 이상 대사체의 존재 여부 확인, 초음파검사상 신경관 손상의 소견이 있을 때 수행되는 AFP분석에 사용된다.

양수천자와 관련된 유산의 위험도는 1/100~1/200이다. 결과를 알기까지의 3~4주의 지루한 시간을 기다려야 하는 점 또한, 부모에게 단점으로 작용하는 것은 당연하다. 염색체 13, 18, 21, X, Y에 대한 특정 동원체 탐침자를 사용하는 FISH (p. 29)에 의한 유사분열 중기의 세포 분석은 이수성 염색체 증후군에 대한 신속한 선별방법을 제공할 수 있다. 신속 유사분열 중기 FISH는 다른 염색체 이상이나 재배열은 검지하지 못하는 것이 확실하지만 만족스러운 염색체 분석방법이다.

양수천자와 유사한 기술을 사용하여 소량의 태아 혈액을 제대로부터 채취할 수 있다. 제대천자 또는 태아 혈액 채취법으로 언급되는 이 방법은 유산을 초래하는 위험률이 3~5%로 양수천자 보다 더 위험하다. 결과적으로 제대천자가 사용되는 경우는 극히 드물다. 제대천자가 지시되는 경우는 태아 수종, 자궁내 감염의 가능성, 미확인 염색체 모자이크 현상 등이다.

산전진단에 대한 새로운 접근방법

지금까지 설명한 모든 산전진단 기술은 임신이 확정된 후의 이상에 대한 진단방법과 이후의 임신 중단이다. 또한, 염색체 또는 분자적 이상을 확진하는 데 사용할 수 있는 2가지 방법인 CVS와 양수천자는 유산을 일으킬 수 있는 위험성이 있다. 이러한 단점을 피하기 위하여 2가지의 새로운 접근방법이 개발되고 있다.

착상 전 유전적 검사

착상 전 유전적 검사(preimplantation genetic diagnosis, PIGD)는 착상 전, 체외 분석으로 명명되었으며 유전적 이상을 검지하기 위하여 개발된 2가지의 약간 상이한 기술이다. 첫 번째는 여성의 제 1차와 2차 감수분열(p. 35)에 이어 구축된 극체의 분석을 기초로 하는 것이다. 극체는 미세조작술(그림 14.5)에 의하여 채취된 후, FISH에 의한 유전적 분석과 PCR에 의한 분자적 분석을 실시한다. 이 방법의 근본이 되는

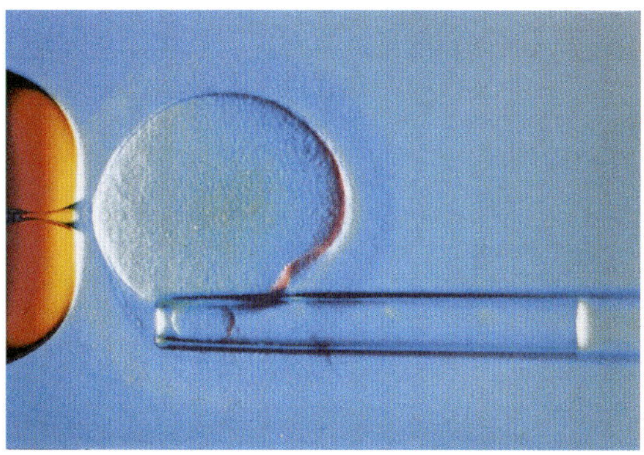

그림 14.5 착상 전 유전적 진단을 위한 미세조작술에 의한 극체의 제거. Verinsky Y, Kuliev A (2000) *An atlas of preimplantation genetic diagnosis*, Paryhenon Publishing Group, New York의 허가를 얻어 개재함.

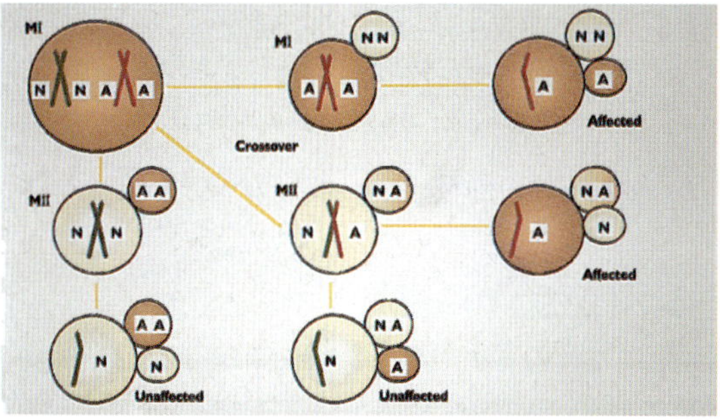

그림 14.6 착상 전 유전적 진단에서 난모세포 유전형을 예측하는 데 사용될 수 있는 극체의 유전형 분석방법. Verinsky Y, Kuliev A (2000) *An atlas of preimplantation genetic diagnosis*. Paryhenon Publishing Group, New York의 허가를 얻어 개재함.

이론은 유전적 이상을 보유한 것으로 알려진 여성의 극체에 대한 유전적 분석에 의하여 얻어진 극체의 정보로부터 난모세포의 유전형을 예측할 수 있다는 것이다(그림 14.6).

두 번째 접근 방법은 체외 수정에 이어 난할구로도 알려진 8-세포 수정란으로부터 획득한 단일세포의 분석이 기초가 된다(그림 14.7). 분석결과 정상 유전특성을 나타낼 경우에는 전능성 7-세포 난할구를 착상시킨다. 첫 번째 접근방법과 같이 단일 세포 분석은 유전적 이상은 FISH, 분자적 결함은 PCR에 의한 분석을 실시한다.

이 신 기술은 둘 다 전문적인 기관에서 성공적으로 수행

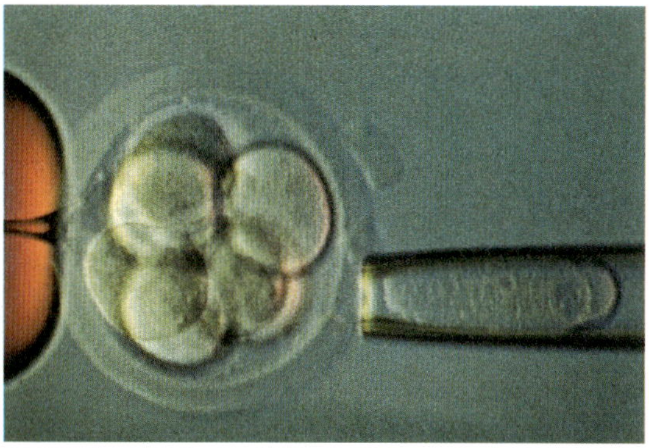

그림 14.7 착상 전 유전적 진단을 위하여 8-세포 난할구에서 1개의 세포 제거. Verinsky Y, Kuliev A (2000) *An atlas of preimplantation genetic diagnosis*. Paryhenon Publishing Group, New York의 허가를 얻어 개재함.

되고 있다. 그러나 이들은 고도의 첨단기술이 요구되기 때문에 고비용으로 상용성이 제한된다. 체외수정과 PIGD를 수행하는 대부분의 기관에서는 매 4~5주기마다 1회 임신의 성공률을 보이고 있다.

모체 혈액 중의 태아세포 사용

여러 해 동안 모체의 혈액 중에 순환되는 태아-유래성 세포를 분리하기 위한 시도가 있었다. 현재까지 이러한 접근법에 의한 신뢰할 수 있는 산전진단 방법은 개발되지 않았다. 그러나 일부 기관에서는 태아-유래성 순환중인 영양막세포와 세포핵이 있는 적혈구를 사용하여 태아의 성 감별과 겸상적혈구성 질환과 척수성 근위축증을 포함하는 소수의 단일-유전자 질환의 검지에 좋은 결과를 얻고 있다.

윤리적 고려사항

윤리적 문제는 의학의 모든 분과에서 발생되고 있으며 임상유전학과도 예외가 될 수 없다. 사실상 윤리적 문제는 다른 의학분과에 비하여 임상유전학과에서 어느 정도는 전달되는 정보의 민감성 때문에 또한 얼마간은 유전적 문제가 다른 가족 구성원이나 미래에 아직 태어나지 않은 후손에게까지 적용되기 때문에 보다 빈번하게 발생된다.

옥스포드 영어사전(*Concise Oxford English Dictionary*)에서는 윤리학은 '인간 행위의 규범에 관하여 연구하는 학문' 또는 '일련의 도의'로 정의하고 있다. 누구나 자신의 도덕적 가치를 설정하여 스스로의 일상 생활에 적용하기 위하여 노력하고 있다. 임상유전학의 실무에서는 일부 특히 어려운 문제를 일으킬 수 있으며 흔히 전례가 없거나 용이한 해답이 없는 윤리적 진퇴양난에 빠지게 한다. 이러한 상황하에서의 수용 가능한 접근방법은 우수 임상업무의 토대로 간주되는 것으로서 잘 확립된 다음의 일련의 기초적인 윤리 원칙에 부합되도록 노력하는 것이다.

- *자율성.* 자율성은 개인이 외부의 영향으로부터의 압력 없이 자신의 결정을 내릴 수 있는 자격이 있음을 함축하는 개인의 자유에 대한 권리로 언급된다.
- *선행.* 의사가 잘 되도록 노력해야 하는 것(선행)과 유해성을 발생(악행)시키지 않도록 노력을 아끼지 않아야 하는 것은 당연하다.
- *정의.* 정의는 빈부, 인종 또는 종교와 무관하게 모두에게 동등한 이용과 기회를 주는 공정성을 의미한다. 본질적으로 이것은 누구나 동등한 처치와 배려를 기대하며 유전학 상담에 대등하게 이용해야 한다는 것을 의미한다.

◆ *사생활 존중.* 사생활과 비밀 보장에 대한 존중은 다음 절의 논의에서 명백하게 설명 되겠지만 특히, 임상유전학에 있어서의 논점이 될 수 있다.

유전적 상담에서의 윤리적 문제

유전적 상담은 비지시적이고 비심판적이어야 한다는 것에 대한 중요성은 이미 충분히 확립되었다. 이것은 전적으로 자율성의 원칙과 일치한다. 그러나 자율성과 선행 사이에 마찰이 발생될 경우 어떤 일이 발생될까? 상담자가 미리 그들의 관계를 위험에 빠뜨릴 수 있기 때문에 자녀에 대한 특정 질환의 발생 위험률이 높다는 것을 공개하지 않은 해명과 연계하여 한 구성원과 미리 접촉해야 할 상황을 상상해 보자. 이 상담자는 자율성과 유해하게 하지 않아야 한다는 희망인 정직 사이에서의 어떻게 균형을 맞추어야 하는가? 또한 어떤 상담자가 낭포성 섬유증에 이환된 소아가 있는 부부에게 그 소아의 분자적 검사 결과가 부계에 의한 것이 아니라는 것을 알고 있을 때, 어떻게 반응해야 하는 지 고려해 보자. 이것은 발현 빈도가 1/4 보다 훨씬 낮다는 것을 의미하지만 어떻게 분자적 검사 결과를 밝히지 않고 전달 되었다고 할 수 있는가?

선행의 문제는 이미 상담자의 책임이 상담 의뢰인에게 있는지 또는 사회에 있는지에 대하여 이미 상세하게 설명되었다(p. 266). 여기에서 대부분은 상담 의뢰인의 관심이 가장 중요하다고 동의할 것이다. 그러나 이 결정은 상담자가 진실을 전해야 하며 따라서 자율성의 견지에서 거의 확실하게 해로울 현실에 직면했을 때 상당히 어렵게 된다.

윤리적 문제와 보인자 탐색

공정하고 정보에 근거한 자발적인 근거로 제공되었을 때, 보인자 탐색은 4가지의 주 윤리원칙을 모두 만족시킨다. 그러나 다음의 2가지 특정 상황에서는 문제를 초래할 수 있다: 소아에 대한 검사가 요청될 경우와 보인자로 확인된 사람이 자신의 정보를 다른 가족 구성원에게 알리기를 거절하는 경우.

소아에 대한 유전적 검사는 일반적으로 명백한 의학적인 유익성이 있다고 판단되지 않는 한 추천되지 않는다. 소아에게는 동의서를 받을 수 없다. 때로 소아에 대한 보인자 검사가 부모에 의하여 요청되나 보통 소아가 성년기에 도달될 때까지 검사는 보류된다. 부모에 대한 진단검사가 수행되어 그들의 태아가 염색체 이상이나 단일-유전자 질환에 이환되지는 않았으나 보인자일 것으로 밝혀졌을 때는 보다 어려운 상황에 처하게 된다. 일부 권위자들은 이러한 상황일 때는 부모에게 밝히지 않아야 하며 그들의 태어날 아기가 이환되지 않았음을 단순하게 설명하도록 추천한다. 만일 부모가 완전한 검사 결과를 알기를 원할 경우에는 그들이 이러한 정보(이환되지는 않았으나 보인자임)를 수용할 자격이 없다고 확신하기는 어렵다.

전좌 또는 X-연관 열성 질환의 보인자가 자신의 정보를 다른 가족 구성원에게 알리거나 상담자가 다른 인척과 접촉하는 것을 거부할 경우에는 보다 총체적인 난국에 빠지게 된다. 이런 상황에서는 상담 의뢰인의 사생활 존중과 정보에 대한 인척의 알 권리 사이에서 마찰을 초래한다. 판단은 임상유전학 팀의 누가 응대해야 할 것인가로 양분된다. 대부분은 비록 일부는 위험에 처한 인척의 권리가 상담의뢰자의 기밀 보장에 대한 권리보다 우위에 있다고 설득하지만 내키지 않으면서도 상담 의뢰자의 기밀 보장에 대한 권리를 수용하게 된다.

윤리적 문제와 예측 검사

보인자 탐색에서와 같이 예측검사는 개인의 자율성이 확실하게 강조되며 동의서를 받을 수 있는 성인이 그들의 유전적 운명에 관하여 아는 것을 허락하지 않아야 한다는 것을 설득하는 것은 어렵다. 그러나 예측 검사는 몇 가지의 매우 어려운 윤리적 문제를 야기시킬 수 있다.

첫 번째로 소아에 대하여 고려해야 하며 그들이 성인기에 발생되는 질환에 대한 예측 검사를 위한 피험자가 되어야 한다는 것을 받아들일 지의 여부이다. 보편적인 합의점은 가족성 고콜레스테롤혈증(p. 233)에 있어서 저 콜레스테롤 식이를 이행함으로써 성취될 수 있는 것 또는 가족성 암 증후군(p. 196)에서의 종양에 대한 조기 검진과 같은 명백한 의학적 유익성이 입증되지 않는 한, 예측검사는 허용되지 않는다. 대부분의 부모는 이 합의점이 정당한 것으로 생각하지만 일부는 자신의 아이가 검사 받기를 원하며 결과에 따른 교육으로 예측되는 의학적 문제에 대항할 태세를 갖출 수 있다고 납득시키려 한다. 자신의 자율적인 결정을 내려야 하는 소아의 권리는 거의 틀림없이 아이의 진로를 결정하기 위한 부모의 권리를 상회한다.

이 주제의 특히 어려운 점은 헌팅턴 병(p. 105)과 같은 후발 질환에 대한 부모의 요청으로 부모의 진단이 수행되었을 경우이다. 자율성의 기본 원칙에 따라 부모는 결과가 얻어질 때, 어떻게 대처해야 하는 것을 결정할 충분한 자격이 있다. 만일 결과가 양성이며 부모가 임신을 지속하기를 원할 경우에는 그 소아는 사실상 예측검사를 받게 되고 결국은 이환될 것이라는 원치 않는 인식을 하면서 소아기와 성인기를 지내게 될 것이다.

헌팅턴 병은 이환된 환자의 손자가 검사를 요청했으나 건강하고 이환되지 않은 개재된 부모는 미래의 자신들의 아이가 이환될 것인지의 여부를 아는 것을 원하지 않을 때 예측검사가 일으킬 수 있는 문제점의 다른 예를 보여준다. 만일 손자의 검사결과가 양성일 경우, 부모 또한 간접적으로 양성 결과를 받게 된다. 일반적으로 그 손자의 권리는 부모가 알고 싶어하지 않는 권리 보다 우위에 있는 것으로 여겨진다. 이 상황은 명백하게 자율성(부모 대 손자), 선행(손자가 부모에게 해를 미칠 수 있는 조력)의 문제를 초래하며 또한 만일 때가 오면 부모가 이미 상담자가 검사 결과가 양성일 것이라는 것을 알고 있는 검사를 요청했을 때, 기밀 보장의 문제를 일으키게 된다.

마지막으로 예측 검사는 누가 DNA 시료를 소유하느냐에 대한 문제를 일으킬 수 있다. 한 사람이 검사를 위하여 시료를 제공했으나 그 다음에 결과를 듣게 되는 것을 원하지 않

BOX 14.3 유명한 사례: 누가 아브라함 링컨의 DNA를 소유하는가?

아브라함 링컨(Abraham Lincoln, 1809-1865)은 세계적으로 가장 존경 받으며 영향력이 있는 저명한 정치가 중의 한 사람으로 평가되고 있다. 보잘것없는 집안 출신인 그는 1836년 변호사가 되었으며 1860년 대통령 선거에서 공화당 후보로 지명되기 위하여 서서히 정치계에 국가적인 명성을 확립한 후, 이듬해 정식으로 미국의 16대 대통령으로 취임했다. 그의 대통령직은 주로 미국 남북전쟁 동안 아메리카 합중국 유지와 노예제도 폐지의 성공으로 기억된다. 그의 수많은 유명한 연설 가운데 특히, '국민의, 국민에 의한, 국민을 위한 정부'라는 용어를 탄생시킨 게티즈버그 연설은 각별하게 기억되고 있다. 유감스럽게도 그의 일생은 링컨의 관용적인 견해에 동의하지 않는 남부군 지지자인 존 윌크스 부스에게 워싱턴의 포드 극장에서 연극 관람 도중 암살되어 조기에 마감되었다.

그 당시의 기사와 사진(그림 14.8)에 따르면 링컨은 긴 팔다리와 말단비대증인 약 193 cm의 장신이었다. 이 관찰 소견은 그의 고조할아버지의 먼 자손이 말판 증후군이었다는 사실과 연계하여 링컨 또한 말판증후군에 이환 되었을 것이라는 제언을 부추기고 있다. 워싱턴의 링컨 기념관에 있는 웅장한 조각

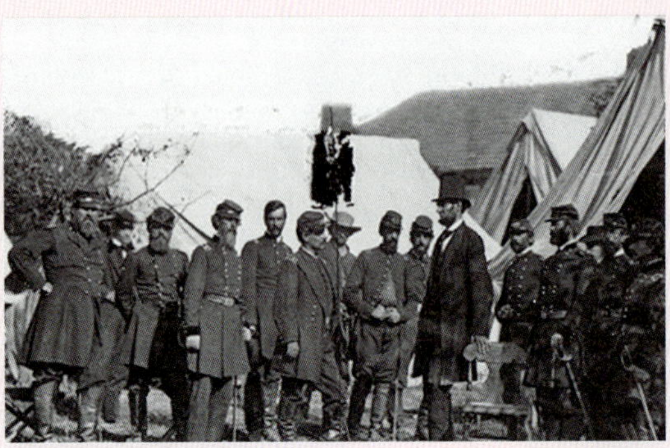

그림 14.8 장교단 함께하는 아브라함 링컨 대통령. 미국의회도서관 유품 전시관에 소장된 사진임.

상에서 묘사된 것과 같이 링컨의 외모는 말판증후군의 진단과 확실하게 일치한다.

1991년 말판증후군이 발견됨에 따라 링컨의 유해, 특히 두개골의 파편과 혈흔이 남아있는 의복이 돌연변이 분석을 위한 DNA를 추출하는 데 사용될 수 있다고 제시되었다. 이것의 윤리적, 과학적 타당성을 확인하기 위하여 미국의 국립보건의료 박물관의 후원으로 소위원회가 구성되었다. 링컨의 DNA의 사후분석을 실행하기 위한 제안서는 그의 사생활 존중과 특히, 만일 그가 이환되었었다는 사실이 다른 말판 증후군 환자에게 위로와 감화가 될 수 있다는 그 자신이 아마도 의도하지 않았을 사항에 위배되지 않는 것으로 결론 지었다. 그러나 과학적 근거로는 말판증후군이 현저한 돌변변이성 이질성을 나타내기 때문에 링컨의 유품에 남아있는 소량의 DNA 검체는 완전한 돌연변이 검사로 증명하기에는 불충분한 것으로 알려졌다. 결과적으로 당시에 DNA분석을 위하여 링컨의 유품을 양도하는 것은 결정되지 않았다.

역사적인 인물 특히, 권력을 소유했던 위치에 있던 사람이 만일 자신의 의학적 문제가 역사적으로 중요한 것으로 판단될 수 있을 경우에는 자신의 사생활 존중에 대한 권리 양도에 있어서의 논쟁의 소지가 발생되는 것은 당연하다. 그러나 오늘날 일부 정치가는 특히, 특수한 개성 또는 좋지 않은 행동적 특성에 대한 유전자가 확인될 수 있다면 그들의 DNA검체가 사후 분석되는 것에 대하여 지나치게 호의적이지 않을 수 있다. 말판증후군에 대한 링컨의 진단 가능성이 관련되는 한, 소량의 검체를 사용한 돌연변이 검사를 위한 신뢰할 수 있는 방법이 개발될 때까지는 이 문제는 여전히 미해결상태로 남아있을 것이다.

참고문헌

Reilly PR (2000) *Abraham Lincoln's DNA and other adventures in genetics.* Cold Spring Harbor Laboratory Press, New York.

은 것으로 결정할 수 있다. 이것은 완벽하게 허용될 수 있다. 그러나 그 사람이 사망한 후, 그의 자녀가 그 결과를 알고 싶어할 경우에는 어떤 일이 발생할 수 있을까? 법규에서는 사망한 사람의 소유권은 포기된 것으로 간주한다. 이 경우에서의 교훈은 만일 당신이 당신의 자녀가 당신의 유전적 비밀을 밝히는 것을 원하지 않을 경우에는 아브라함 링컨의 사례(BOX 14.3)에서와 같이 의도하지 않았을 때 조차도 미래에 분석될 수 있는 DNA 시료를 그들에게 남기지 않아야 한다는 것이다.

윤리적 문제와 산전 진단

의료계에서 산전 진단보다 더 분쟁을 일으키는 주제는 거의 없다. 임신 중단(낙태)의 문제는 항상 감정적이게 되며 비록 태아 이상으로 인한 낙태의 비율이 2% 미만(잉글랜드와 웨일즈에서의 1997년 170,145건의 낙태 중, 1,853 사례)일지라도 사회적인 측면에서 산전 진단이 장애가 있는 경우는 제거하려는 시도로 고려되기 때문에 특히 주목을 받는다.

실제로는 태아 기형으로 인한 대부분의 낙태는 심각한 이상이 확인되었을 때, 임신을 지속하지 않을 것을 자유의사로 결정한 부모의 요청에 의한다. 따라서 이 논쟁은 부모의 자율성에 의하여 해결되어야 하며 심각한 이상이 있는 태아의 낙태 여부에 대한 윤리의식은 선행 또는 악행의 행동을 하게 한다. 이 점에서 윤리적 관점은 매우 사적이다. 그러나 이 문제는 임상실무에서 어떤 것이 심각한 이상인가에 따라 모호하게 된다. 영국에서는 '심각한' 이상(한정되지는 않음)이 있는 24주 미만의 태아에 대한 낙태는 합법적이다.

그렇다면 어떤 것을 심각한 이상이라 할 수 있는가? 무뇌증이나 테이-삭스병 같은 영아 초기에 사망을 초래할 수 있는 사례와 마찬가지로 중증 요추천추분열증, 뒤시엔느 근이영양증 같은 일생 동안 지속되는 통증발생과 불구를 초래하는 경우는 일반적으로 심각한 것으로 용인된다. 그러나 겸상 적혈구성 빈혈이나 낭포성 섬유증과 같이 잘 치료할 경우에 성인기까지 무리 없이 양호한 삶의 질을 누릴 수 있는 사례에서의 분류는 매우 힘들다. 삶의 질이 중요한 기준일 경우에는 다운 증후군 환자의 삶의 질 점수는 건강인 만큼 높으며 때로는 건강한 동년배에 비하여 훨씬 행복한 것으로 나타난다. 유사하게 45,X, 47,XXX, 47,XXY, 47,XYY와 같은 성 염색체 이수성의 남녀 또한 우수한 삶의 질과 정상 기대수명을 누리고 있다. 미래의 부모가 다운 증후군에 대한 검사를 수행하기 위하여 수행한 양수천자에 의하여 우연하게 자신의 태아가 이들 진단 중의 하나라는 사실에 직면했을 때, 대부분은 어떻게 대처해야 할 지를 파악하기는 극히 어렵다.

이러한 상황에 대비하여 대부분의 의료전문가와 유전학 팀의 구성원들은 정보 제공자로서의 자신의 책임을 인지해야 하며 부모로 하여금 편안한 결정을 내릴 수 있도록 보조해야 한다. 충분한 상담이 이루어졌을 때, 다운 증후군의 태아를 임신한 미래의 부모의 약 10%, 성 염색체 이수성 태아를 임신한 부모의 약 50%는 임신을 지속할 것을 선택한다. 이러한 전통적인 비지시적이고 비심판적인 태도는 해당 아기가 이상형질 보다는 오히려 특성형질인 '틀린' 형이기 때문에 낙태율을 증가시키지 않는다. 유전학자는 모든 비정상적이거나 장애가 있는 개인을 제거하려 한다는 사회적인 압력을 지지하지 않는다. 보건의료전문가는 사회 또는 완벽이라는 잘못된 미래가 아닌 환자와 환자 가족에 대한 책임이 있다.

요약

임상유전학은 가계 내에서 유전되는 질환을 다루는 의학의 한 분과이다. 주 책임업무는 유전적 상담, 보인자 검색, 예측검사, 산전 검사이다.

유전적 상담은 비지시적이고 비심판적인 방법으로 정보를 제공함으로써 자율적인 의사 결정을 내리도록 보조하는 것을 목표로 한다. 주 역할은 충고하는 것 보다는 정보를 제공하는 것이며, 단기간과 장기간의 후원을 제공하는 것이다.

보인자 검색은 일부 염색체 재배열 또는 상염색체/X-연관 열성 질환을 보유할 위험도가 증가될 것으로 예측되는 개인에게 제공된다. 이상적으로는 이 방법은 보인자일 수 있는 모든 가임기의 관련된 인척에 대한 검사를 실시해야 한다.

예측 검사는 자신의 가족 내에 존재하는 것으로 알려진 유전성 후기-발생 질환이 발현될 수 있는 지의 여부를 알고 싶어 하는 개인에게 제공된다. 관련 질환은 치료 가능여부에 따라 세분된다. 예방이나 치료가 가능할 경우에는 처치와 선별검사에 대한 적극적인 프로그램을 시작할 수 있다. 효과적인 예방 또는 치료 방법이 없는 경우에는 관련인에게 그들의 결정에 따른 가능한 결과에 대한 충분한 설명이 되었는지 확신하기 위하여 각별한 주의를 기울여야 한다.

산전 검사는 출생 전, 선천적인 또는 구조적인 이상을 검지하는 방법이다. 산전 검사에는 모체의 혈청 검사, 초음파 검사, 융모막 융모채취법, 양수천자의 4가지 표준 접근방법이 사용된다. 모체의 혈청검사는 일반적으로 신경관 손상(혈청 AFP의 상승)과 다운 증후군(혈청 AFP의 감소)에 대하여 임신 16주에 수행된다. 태아의 이상 스캔의 방법인 초음파검사는 구조적 이상을 검지하기 위하여 임신 18~20 주에 실시한다. 융모막 융모채취법은 보통 염색체 이상과 단일-유전자 질환을 찾아내기 위하여 임신 11~12주에 수행된다. 양수천자는 염색체 이상과 단일-유전자 질환을 찾아내기 위하여 임신 16~18주에 수행된다. 융모막 융모채취법과 양수천자는 자연유산을 초래할 위험성이 다소 내재되어 있다.

윤리적 문제는 임상유전학의 모든 국면에서 발생되며 흔히 쉬운 해결방법은 없다. 수용 가능한 접근방법은 자율성, 선행, 정의와 사생활 존중의 기본적인 윤리적 원칙을 준수하기 위하여 노력하는 것이다. 모든 형태의 유전적 검사에의 참여는 자발적이어야 하며 명백한 의학적 유익성이 획득될 있는 경우에 한하여 소아에 대한 유전적 검사를 수행할 수 있다는 보편적인 합의가 도출되었다.

심층 학습문헌

Clarke A (ed.) (1998) *Genetic testing of children*. Bios Scientific Publishers, Oxford.

Hapers PS (1998) *Practical genetic counseling*. 5th edn. Butterworth Heinemann, Oxford.

Hapers PS, Clarke AJ (1997) *Genetics, society and clinical practice*. Bios Scientific Publishers, Oxford.

Simpson KL, Elias S. (2003) *Genetics in obstetrics and gynaecology*, 3rd edn. WB Saunders, Philadelphia.

선다형 문제

1. 상염색체 열성질환에 대한 보인자 검사는 보통 어떤 방법으로 수행되는가?
   (a) 임상 검사
   (b) 효소분석
   (c) 돌연변이 분석 또는 연관 분석
   (d) 핵형 분석
   (e) 단백질 산물 분석

2. 자신의 아버지가 헌팅턴 병 환자인 남자가 자신이 그 질환이 유전 되었는지 확인할 수 있는 검사를 요청했다. 다음 중, 그에게 설명해야 할 말 중 옳은 것은?
   (a) 헌팅턴 병은 X-연관 열성 유전성향을 나타내는 질환이기 때문에 당신이 이환되기는 상당히 어렵다.
   (b) 유전 클리닉에 방문한 첫 날에 검사를 실시할 수 있다.
   (c) 검사에는 3염기 반복 증대에 대한 분자적 분석방법이 포함될 것이다.
   (d) 만일 양성 결과가 나올 경우에는 자녀를 갖지 않도록 해야 한다.
   (e) 이미 자녀가 있을 경우에는 그들에 대한 검사를 실시해야 한다.

3. 척추 분열증에 대한 유력한 가족력이 있는 여성이 임신 초기 상태이다. 그녀는 아기의 이환 여부를 확인하고자 한다. 그녀에게 설명해야 할 말 중 옳은 것은?
   (a) 모체의 혈청검사를 실시하면 모든 사례를 확인할 수 있다.
   (b) 신경관 손상 결함은 융모막 융모샘플링에 의하여 검지할 수 있다.
   (c) 대부분의 심각한 신경관 손상 결함은 임신 중기에 초음파검사에 의하여 검지할 수 있다.
   (d) 산전 염색체 분석을 실시한다.
   (e) 앞으로의 모든 임신에, 임신 기간 중, 엽산을 복용하도록 지시한다.

4. 다운 증후군의 가족력이 있는 젊은 여성이 임신 초기 상태이다. 그녀에게 설명해야 할 말 중 옳은 것은?
   (a) 다운 증후군은 가계내에서 유전될 수 없으며 그녀가 이환된 아기를 가질 위험성은 상승되지 않는다.
   (b) 그녀가 유전형의 보인자가 될 확률이 다소 내재하기 때문에 그녀의 염색체 검사를 실시하여 확인할 수 있다.
   (c) 모체의 혈청검사를 실시하면 모든 사례를 확인할 수 있다.
   (d) 확정적인 산전 염색체 분석은 침습적인 검사가 수반된다.
   (e) 양수천자는 융모막 융모채취법에 비하여 유산을 일으킬 위험성이 높다.

5. 2명의 뒤시엔느 근이영양증 아들이 있는 여성이 임신 초기 상태이며 산전 진단검사의 가능성에 대하여 문의했다. 그녀에게 설명해야 할 말 중 옳은 것은?
   (a) 뒤시엔느 근이영양증은 임신 20주에 초음파 스캔을 통하여 산전검사할 수 있다.
   (b) 산전 진단검사는 분자적 분석에 근거한다.
   (c) 산전 진단검사는 융모막 융모채취법과 같은 침습적 방법이 수반된다.
   (d) 만일 태아가 이환된 것으로 나타나면 낙태해야 한다.
   (e) 출생 후, 조기 치료로 질병의 진행을 저지시킬 수 있다.

해답

1 (a) 오답 — 보인자(이형 접합자)는 임상적으로 정상이다.
(b) 오답 — 대부분의 대사의 선천적 오류에 의한 이상은 효소 수치가 정상범위로 나타난다.
(c) 정답 — 돌연변이 분석 또는 연관 분석은 대부분의 상염색체 열성 질환을 검지하는 유일한 방법이다.
(d) 오답 — 핵형분석은 적절한 방법이 아니다.
(e) 오답 — 많은 상염색체 열성 질환에서는 단백 생성물이 알려지지 않았거나 측정할 수 없다.

2 (a) 오답 — 헌틴텅 병은 상염색체 우성 유전성향을 나타낸다.
(b) 오답 — 헌팅턴 병에 대한 확인 검사는 대상자가 확실하게 검사지속을 원하는 지에 대한 숙고할 기회를 가질 때까지 수행하지 않아야 한다.
(c) 정답 — 헌팅턴병은 CAG 3염기 반복이 증대되어 발생된다.
(d) 오답 — 자녀를 가질 것인지에 대한 문제는 당사자와 그의 부인만이 결정해야 할 사항이다.
(e) 오답 — 헌팅턴 병에 대한 예측 검사는 소아에게 수행해서는 안 된다.

3 (a) 오답 — 모체의 혈청검사는 모든 신경관 손상의 약 70%까지만 검지할 수 있다.
(b) 오답 — 신경관 결손의 대부분의 사례에서 염색체상 또는 분자적 이상을 발견할 수 없다. 따라서 융모막 융모샘플링(CVS)으로는 검지할 수 없다.
(c) 정답 — 융모막 융모샘플링이 중증 신경관 손상을 검지할 수 있는 가장 신뢰성 있는 방법이다.
(d) 오답 — 염색체 분석은 비 증후군성 신경관 손상에서는 정상으로 나타난다.
(e) 정답 — 엽산 복용으로 비 증후군성 신경관 손상을 약 80% 정도 예방할 수 있다.

4 (a) 오답 — 보통 21번 삼염색체에 의한 다운 증후군은 가계에 유전되지 않는다. 그러나 소수의 불안정형 로버트슨 전좌에 의하여 발생된 경우는 인척에게 안정형을 전달할 수 있다.
(b) 정답 — 염색체 분석은 안정형 전좌를 확인할 수 있다.
(c) 오답 — 임신 16주에서의 모체 혈청 분석은 태아의 다운 증후군 여부에 대하여 60~75% 검지할 수 있다.
(d) 정답 — 융모막 융모샘플링(CVS) 또는 양수천자에 의하여 확인된다.
(e) 오답 — 융모막 융모샘플링(CVS)이 양수천자에 비하여 위험성이 약간 높다.

5 (a) 오답 — 뒤시엔느 근 이영양증 환아는 구조적 이상이 없다.
(b) 정답 — 특정 돌연변이 분석 또는 연계분석을 실시한다.
(c) 정답 — 융모막 융모 채취법(CVS)는 태아로부터 유래한 것으로 모체에서 획득할 수 있는 유일한 방법이다.
(d) 오답 — 이것은 태아의 부모만이 결정할 수 있는 문제이다.
(e) 오답 — 불행하게도 뒤시엔느 근 이영양증의 진행을 저지하는 데 효과적인 치료방법은 없다.

부록 1

유전학에서의 의학부 핵심 교육과정

인류유전학과 의학유전학의 교수협의회/
미국인류유전학회

서류날짜 2001년 12월 27일. 미국인류유전학회의 허가를 얻어 게재함.

부록의 소목차

서문

의학유전학은 가장 빠르게 발전하고 있는 의학 분야의 하나이며, 분자 유전학은 이제 생물의과학의 모든 분야에 통합되었다. 21세기에 진료를 하는 의사라면 누구라도 인류유전학 원리에 대한 심도 있는 지식과 임상문제에 대한 다양한 적용에 대해 알고 있어야 한다. 미국의 인류유전학회와 인류 유전학 및 의학유전학 교수 협의회는 다음 의학부 핵심 교육과정을 개발하여 학장들과 교육과정 위원회에 현재의 모든 의학생들이 의사로서 자신들의 이력 과정에 필요로하는 의학유전학 관련지식과 기술, 그리고 행동들에 대한 지침을 제공하고자 한다. 각 의과대학은 각자 자신들의 교육과정에 유전학 학습과정을 통합시킬 가장 좋은 방법을 찾아야 하지만 일부 다음과 같은 일반화가 가능할 것이다:

- 의학유전학은 건강과 질병에서 인간의 신체의 기능에 대한 독특한 시각을 제공한다; 즉 임상적 전문성과 기초 과학이다. 의학유전학 수업은 의학 학부생들 전체 교육과정에 걸쳐 있어야 하며 대학원까지 지속되어야 한다.
- 의학유전학은 교육과정에 분명히 포함되어야 한다. 비록 일부 의학유전학 분야가 다른 과목과 겹쳐지거나 다른 과목에서 가르쳐질 수 있지만, 의학유전학에서의 특수한 학습 목적들이 확립될 필요가 있다.
- 잘 훈련된 의학유전학 전문가(혹은 의학유전학자들의 소위원회)는 의과대학교의 유전학 교육과정 개설에 대한 권위와 책임을 맡아야 한다. 이러한 책임은 학부 의학 교육

과정 전반은 물론 유전학 원리나 질병을 다루는 모든 코스에 대한 관여를 포함하여야 한다.

- 의학유전학은 다양한 방법과 여러 형식으로 효율적으로 가르쳐질 수 있다. 문제에 기초한 학습은 특히 의학유전학에 잘 맞는데, 이것이 많은 분야에서 얻은 지식과 기술을 통합하는 과정을 포함하기 때문이다. 유전학은 각 학교의 특수한 환경에 따라 다양한 임상적 맥락과 다양한 임상적 훈련 지점에서 가르쳐질 수 있다. 특수한 임상적 사례들은 중요하지만 교육과정의 초점은 예를 통해 설명되는 의학유전학적 원리에 맞춰져야 한다.

의학유전학의 빠른 발전을 고려하여 이 핵심 교육과정은 계속 개정되고 있다(이전의 것은 *American Journal of Human Genetics* (1995), **56,** 535-537에 발표되었다.) 미국의 인류유전학회와, 인류유전학 및 의학유전학 교수 협의회는 이러한 목적에 대한 모든 비평을 환영하며, 유전학에 대한 우리의 이해와 의학에 대한 응용에서 발생하는 변화를 반영하기 위해 필요한대로 개정될 것이다.

의학유전학에 필수적인 일반적 의학 능력

훈련 중에, 의학생들은 의학유전학을 포함하여 임상 실제의 모든 분야에 중요한 많은 일반적 기술과 행동들을 습득하여야 한다. 이들 일반적 능력은 학생들의 다음과 같은 역량을 포함한다.

1.1 질병 예측과 예방의 중요성을 설명할 수 있다.

1.2 인간의 행동, 성숙, 그리고 지적 능력의 발단 단계를 이해한다.

1.3 어려운 의학 정보를 전달하는 데 적절한 기술을 적용할 수 있다.

1.4 환자의 방어 기제에 대해서 적절히 반응하는 방법에 대해 이해한다.

1.5 제시된 개념에 익숙하지 않거나 불안해하는 환자들에게 반복해서 정보를 주는 것의 중요성을 인지한다.

1.6 환자의 비밀에 대한 중요성을 인식한다.

1.7 유전학적 지원 그룹, 공동체 그룹, 혹은 환자와 가족들에 이익을 줄 수 있는 다른 자원들을 적절하게 참고할 수 있도록 한다.

1.8 환자의 자율권을 존중하지만 필요할 때는 의사 결정에 지침을 제공할 수 있어야 한다.

1.9 비록 의사 자신의 그것과 다르다고 할지라도, 환자의 종교적, 문화적, 사회적, 그리고 윤리적 신념을 존중한다.

1.10 그들 자신들의 윤리적, 사회적, 문화적, 종교적, 그리고 민족적 문제들에 대한 행동을 해석하고 환자 각자나 가족 성원들을 개별적으로 다루도록 하는 능력을 개발한다.

1.11 환자의 반응에 공감할 수 있어야 한다;

1.12 자신들의 기술의 한계를 인식하고 필요하면 상담이나 문의를 구하도록 한다.

1.13 의학 교재, 연구 논문들, 그리고 컴퓨터에 기초한 여러 시스템들 같은 자원들을 효과적으로 사용하여 환자를 잘 보살피는데 필요한 정보를 얻을 수 있도록 한다.

1.14 증거에 기초한 의학 원리를 임상 실제에 적용할 수 있다.

1.15 어떻게 임상적 관찰들이 인간의 생물학과 질병 발생에 대한 통찰을 제공하는지, 또 연구를 통해 건강증진에 기여하는지를 이해한다.

1.16 일생을 통한 학습 과정을 받아들인다.

특수 지식 요구사항들

현대 의학의 실제는 건강과 질병에서의 유전학적 요인들의 역할을 이해하는 것을 포함한다. 학생들은 다음을 알고 있어야 한다;

2.1 인간 유전체의 일반적 구성과 유전자 구성 및 기능

2.1.1 유전자란 무엇이고, 그들이 어떻게 구성되어 있으며 어떻게 조절되고, 그것이 무엇을 하며 어떻게 그들이 분리되는가;

2.1.2 암호화 영역과 비 암호화 영역의 차이, 전사인자의 영향, 그리고 염색질 구조에 의해 유전자 발현이 어떻게 영향을 받는가;

2.1.3 mRNA와 폴리펩티드의 공정과정 그리고 상호작용에 의한 단백질 기능이 어떻게 영향을 받는가;

2.1.4 발달과정 중의 유전자 활성이 어떻게 달라지며 정상

세포와 병원성 세포의 기능에서 어떻게 다른가;

2.1.5 한 유전자의 DNA 서열로부터 어떤 정보가 예상될 수 있으며 어떤 정보는 예상될 수 없는가;

2.1.6 DNA 서열 하나만으로는 얻을 수 없는 RNA나 단백질 수준을 측정함으로써 어떤 정보를 얻을 수 있는가;

2.1.7 유전자 중복이나 유전자 분기, 엑손 셔플링 그리고 전이인자들의 활성 등과 같은 과정들이 유전체의 다양성, 중복성, 그리고 유연성을 설명하는 데 어떻게 도움을 주는가;

2.2 유전자들과 질병

2.2.1 상염색체 우성, 상염색체 열성, X-연관 우성, 그리고 X-연관 열성 형질들에 특이한 유전 패턴;

2.2.2 변형 유전자(modifier gene), 다양한 발현도 및 불완전 유전도를 나타내도록 하는 통계적 효과와 다면 발현을 포함하여, 표현형 발달에 영향을 미치는 요인들;

2.2.3 일반 멘델 질병의 임상적 발현;

2.2.4 선천성 대사질환의 기본원리와, 약학유전학적 변이와 그 일반적 임상 발현에 대한 원리;

2.2.5 미토콘드리아 질병의 유전적 기초와 미토콘드리아 형질에 대한 예상 유전 양상;

2.2.6 돌연변이와 전돌연변이의 성질, 그리고 이들이 어떻게 인간의 변이와 질병에 기여하는가;

2.2.7 유전적 각인과 편부모성 이염색체성의 개념 및 임상적 중요성;

2.2.8 다형성, 인간 유전자 지도작성, 그리고 유전자 연관과 관련성 연구들이 어떻게 의학에 사용되는가;

2.2.9 대부분의 인간 형질들(정상적인 것과 비정상적인 것 모두)이 다유전자적 성질을 가진다는 것과 다유전자적 유전의 원리;

2.2.10 어떻게 유전자들이 다른 유전자들과, 또한 다양한 환경 인자들과 상호작용하여 질병을 만들며, 어떻게 비유전적 요소들이 유전적 소인을 가진 개인들에서의 질병발달을 개선하는가;

2.3 염색체들과 염색체 이상들

2.3.1 어떻게 유전자들이 염색체로 구성되는가, 어떻게 염색체들이 유사분열과 감수분열에서 복제되는가, 그리고 어떻게 이들이 부모에서 자식들로 전달되는가;

2.3.2 염색체 숫자와 구조 이상, 그리고 염색체 이상의 모자이크로 인한 임상적 특징들;

2.4 집단 유전학

2.4.1 집단 내에서의 특정 돌연변이의 빈도의 변화, 근친혼의 효과, 새로운 돌연변이의 지속적 발생, 그리고 의학적 개입에도 유전자 빈도기 변하지 않는 것에 대해 어떻게 집단 유전학적 원리들이 이들을 설명하는가;

2.4.2 인간 생물학과 질병을 이해하기 위해 어떻게 진화적 원리들이 사용될 수 있는가

2.5 의학 실제에서의 유전학

2.5.1 환자의 유전자형에 대한 지식이 어떻게 건강 유지, 질병 예방, 그리고 특정 개인을 위한 치료를 위한 좀 더 효과적인 접근법을 개발하는데 사용되는가:

2.5.2 일반적인 분자 세포유전학적 진단 기술과, 이들이 어떻게 유전적 질병에 적용되는가;

2.5.3 유전적 구성 변화와 후천적인 유전적 변화가 어떻게 악성 종양의 발달을 일으킬 수 있는가, 그리고 이러한 변화를 동정하는 것이 어떻게 악성 종양의 진단, 처방, 그리고 예방에 사용될 수 있는가;

2.5.4 유전적 질병에 대한 증상 전 검사가 가지는 이점, 제한점, 그리고 불이익;

2.5.5 유전적 질병에 대한 예측 검사가 가지는 이점, 제한점, 그리고 불이익;

2.5.6 유전 의학의 적절한 응용이 어떻게 대중 건강을 개선하는가, 그러한 개입이 특정 집단에도 확실하게 작용할 것인지를 어떻게 결정할 것인가;

2.5.7 신생아, 임산부, 그리고 다른 성인들에서의 유전적 질병을 검사하는 프로그림들의 목적과 대안적 접근법, 그리고 각 프로그램들을 정당화하는데 관여하는 윤리적 문제들;

2.5.8 유전적 질병을 추적하기 위한 검사 프로그램의 존재와 정당화, 그리고 검색(screening)과 좀 더 결정적인 검사(definitive testing) 사이의 차이;

2.5.9 유전적 질병을 치료하기 위한 전통적 접근법과 유전자에 기초한 치료법의 일반적 상태;

2.5.10 어떠한 것에의 노출이 인간에서 기형을 유발하기 쉬운가, 그리고 그러한 노출이 어떻게 예방될 수 있는가;

2.5.11 선천성 이상과 다중 선천성 질환 증후군을 어떻게 인식하고 분류할 것인가;

2.5.12 유전 상담의 목적;

2.5.13 유전질병이나 선천성 이상을 가진 사람을 의학유전학 전문가에게 언제 어떻게 상담 의뢰를 할 것인가, 그리고 왜 이러한 상담이 그 환자에게 이로운가;

2.5.14 임상적 맥락에서는 어떻게 새로운 과학적 발견이 평가되고 적절한 환자 관리를 위해서는 어떻게 적용되는가;

2.5.15 어떻게 유전학과 연관된 법적, 윤리적 문제들이 일반적인 의학 실제에 영향을 미치는가;

2.5.16 건강관리 시스템의 구조적 측면과 경제적 측면이 임상 유전학 서비스의 전달에 어떻게 영향을 미치는가;

2.5.17 현대의 의학유전학적 지식을 적절하게 응용하는 것에 대해, 인류 유전학의 올바른 이용과 오용의 역사가 어떠한 교훈을 주는가;

특수 기술들

학생들은 유전질병들과 관련된 사실적 재료들을 합성하여 이러한 정보를 진단적 평가나 환자 관리를 위한 적절한 계획을 구체화하는 데 사용하는 법을 배워야 한다. 그러기 위해서는 다음과 같은 능력들이 요구된다.

3.1 이해가 가능한 가족 의료사를 도출하고, 적절한 의학적 가계도를 구성하며 유전 양상을 인식한다. 그리고 이로부터 가족사에 존재하는 유전적 질병을 나타내는 신호들을 인식한다.

3.2 한 환자의 의료사에 나타나는 특징들을 인식하고, 유전적 질병의 존재를 드러내는 신체 검사나 실험실 조사를 수행한다.

3.3 흔한 질병들에 대한 강한 유전적 소인을 가진 환자를 규명하고, 위험성을 가진 가족 구성원들이 적절한 검사를 받도록 촉구한다.

3.4 흔한 선천성 기형과 기형의 양상을 인식하고 분류할 수 있다.

3.5 선천성 대사이상을 가진 환자를 인식하고 이들에 대한 검사를 시작한다.

3.6 일반적인 세포유전학적, 분자유전학적, 그리고 생화학적 유전자 진단 기법의 결과를 능숙하게 해석한다.

3.7 환자 가족들에서의 멘델식 질병과 다인자적 질병의 재발율을 추정한다.

3.8 질병이 발달하지 않은 경우, 그 질병이 발달할 위험성을 감소시키고 좀 더 효과적으로 질병을 다루기 위해, 어떤 환자가 특정 질병에 대한 유전적 소인을 가졌다는 정보를 이용할 수 있다.

3.9 흔히 접하는 유전적 질병들에 대해 유전 상담을 제공하기 위한 적절한 기술이나 접근법들을 기술할 수 있다.

3.10 서로 다른 교육적, 사회-경제학적, 민족적 배경을 가진 개인들에 맞춰 분명하고 완곡한 방식으로 유전적 정보에 대해 의사소통 할 수 있다.

3.11 피임, 임신 중절, 양육법, 그리고 성 역할과 같은 문제들과 관련한 다양한 문화적, 사회적, 그리고 종교적 행동양식 있음을 인식한다.

3.12 공동체 지원 서비스와 특정한 기관의 지원을 이용한다. 특히 적절한 유전 질환을 위한 지원 그룹을 이용한다;

3.13 환자들에게 자신들의 가족에 맞는 예상 검사 혹은 진단 검사를 받을 수 있도록 하며 그러한 검사의 이득, 한계점과 위험성에 대해 조언을 제공한다.

3.14 유전 질환을 가진 환자들의 평가와 관리를 위한 종합적 계획을 세우기 위해 의학유전학 전문가들과 협조한다.

3.15 유전질병을 가진 환자들에게 진단을 위한 건강 검진뿐 아니라 식이요법, 약물학적, 효소 대체, 이식, 그리고 유전자 치료 등을 포함한 적절한 처방이 가능하도록 한다.

3.16 생물의학적 연구의 중요성을 인식하고 중요한 과학적 분석을 가능하게 하는 기술들을 습득한다.

특수 행동들

학생들은 공감하고 개인적 판단을 피할 줄 알며 고압적이지 않은 상담자가 되는 방법을 배워야 한다. 상담자는 자신의 한계를 인식하고 필요할 때마다 다른 자문들을 찾아보도록 한다. 학생들은 다음과 같은 점들에 힘써야 한다.

4.1 모든 관련 선택들을 공정하고 정확하게 그리고 비 고압적으로 제시할 수 있어야 한다.

4.2 친척들이 심각한 질병의 위험성이 있음이 발견되었을 때 비밀유지 때문에 생기는 곤경에 대해 알고 있어야 한다.

4.3 유전적 이상과 관련된 정보가 개인의 자아상, 가족관계, 그리고 사회적 지위에 미치는 영향에 대해 인식하고 있어야 하며, 환자의 반응이 성이나 나이, 문화 그리고 교육정도에 따라 다를 수 있음도 인식하여야 한다.

4.4 환자 혹은 환자 가족이 완전히 알고 있는 상태이고 자신들의 질병과 처방 그리고 사회적 맥락이라는 측면에서 연구 참여의 위험성과 이점을 이해한다면 적절할 때, 환자가 의학 연구에 동참하도록 고무시킨다.

부록 2

의대생들에 대한 유전학 교육

의학유전학을 위한 UK연합위원회와
영국인류유전학회의 권고문

부록의 소목차

필수적 핵심지식과 기술들

I 기초 유전학

- 인간 유전체의 일반적 특징들(DNA의 양, 유전자의 수, 염색체의 조직화, 반복성 DNA, 개인간 변이의 정도)
- 유전의 염색체적 기초(유사분열과 감수분열)
- 유전의 양식(멘델식 유전과 비멘델식 유전): 미토콘드리아 질병과 복잡한 다요소 질환들이 관련되는 침투도와 발현도 포함
- 염색체 숫자 이상이 생기는 기작
- 주요 염색체 이상의 종류와 질병과의 기본적 연관성
- 유전물질로서의 DNA(복제, 전사, 번역의 개요)
- 유전적 표식자로 DNA 다형성 이용
- 어떻게 돌연변이가 부분적이거나 완전한 기능상실 혹은 기능획득을 일으키는가
- DNA검사의 유형(특정 돌연변이에 대한 검사 vs. 돌연변이를 찾기 위한 유전자 검색)
- 일반적인 열성 돌연변이들의 유전자 빈도
- 유전적 이질성(heterogeniety)
- 집단의 유전적 검색을 통제하는 요인들
- 발생유전학; 선택적 전사; 분화; 줄기세포
- 인간의 기형 증후군들에 대한 임상적 배발생학

- 각인을 포함한 후성적(epigenetic) 사건들
- 기형발생의 원리
- 진화, 자연선택과 선택적 잇점
- 우생학적 움직임의 역사

학습목표

- 임상유전학과 연관된 학습목표를 보강하는데 필요한 기초지식을 제공하는 것으로 새롭게 의사가 된 사람들이 안전하게 의료활동을 하는 데 필요한 것이다.
- 의사들이 자신들이 임상유전학과 연관된 학습목표를 달성할 수 있다고 확신하고 어떤 기초 과학 지식과 역사적 지식이 필요함을 인식할 수 있게 한다. 대부분의 학생들에게는 이러한 자료의 많은 부분들이 의학부에 입학하기 전에 다루어졌을 것이다. 그렇지 않다면 현대 의학 실제에서 유전학의 위치를 이해할 수 있도록 촉진하기 위해 의학부 초기에 이러한 것이 제공될 필요가 있다.

타당성 이유

이러한 자료들은 임상유전학의 현재 실제를 이해하는 데 필수적일 뿐 아니라 우리가 질병과 그 처방의 발달에 대한 분자적 기초를 이해함에 따라 의학적 발달을 지속시키는 데도 필수적이다.

II 임상유전학

임상유전학을 위한 특수 학습목적

학부를 마칠 때쯤이면 여러분들은 다음과 같은 일을 할 수 있을 것으로 기대된다.

- 가족의 역사를 얻는다.
- 가계도를 만들고 해석한다.
- 유전의 기본양식을 이해한다.
- 단순한 멘델식 질환을 겪는 개인들의 위험성을 평가한다.
- 몇 몇 멘델식 질병에 대한 임상적 지식을 갖는다.
- 전좌, 미세결실을 포함한 염색체 질병에 대한 임상적 지식과 그것들을 추적하는 데 사용되는 방법들에 대한 지식을 갖는다.
- 암 소인과 연관된 유전 요소들에 대한 임상적 지식을 갖는다.
- 암, 당뇨병과 정신질환 등 다요소적 조건들에 기여하는 유전적, 환경적 기여를 인식한다.
- 유전질병의 진단과 보인자 검사에 사용될 수 있는 접근법들을 이해한다.
- 여러 형태의 DNA 검사를 이해한다: 산전진단, 착상전 진단, 예측 검사: 그리고 언제 그러한 검사가 적절하지 않을지를 이해한다.
- 간단한 DNA보고서와 염색체 보고서를 해석할 수 있다.
- 비정상적 발달이나 기형적 특징을 나타내는 사례들을 인식할 수 있다.
- 현재의 집단유전학적 검색 프로그램들과 그러한 프로그램들에 대한 안내 지침에 대해 안다.
- 유전상담소의 관례와, 비-지시적이고 비-판단적인 원리를 포함한 상담의 목적과 방법, 그리고 방계 가족들에 대한 유전적 진단의 영향 등에 대해서도 숙지한다. 환자에 의해 이해될 수 있는 방식으로 위험성의 개념에 대해 의견을 교환할 수 있다.
- 언제, 어디서 유전적 조언과 정보를 얻을 수 있는지를 안다.
- 유전학에서의 주요 윤리적 문제들에 대해 인지한다.

학습목표

- 구두로 설명되는 가족사를 듣고 가계도를 작성할 수 있으며 해석할 수 있도록 한다.
- 병원에서 전형적으로 일어나는 일인 가족에 대한 구두 설명으로부터 표준 기호를 사용하여 정확하게 가계도를 작성할 수 있도록 한다. 가족 구조는 3 세대에 걸쳐 25명 정도까지의 구성원을 포함할 수 있으며 형제, 이복형제, 사촌, 쌍둥이들을 포함한다.

타당성 이유

이러한 기술을 수행하지 못하면 의사가 가족 구조를 오해하는 상황이 생기거나, 다른 전문가들과 부정확한 정보교환이 이루어질 수 있고, 연이어 부정확한 위험도 판별이 이루어질 가능성이 높다. 이것은 의료 피해(예, 암환자에 대한 잘못된 검사 충고)나 제대로 알지 못한채 출산을 결정하도록 하는 (예, X-연관 조건을 가진 가족에서 보인자일 가능성이 있는 여성에게) 위험성을 초래할 수 있다.

학습목표

- 유전 양식을 인식할 수 있다.
- 질병에 대한 가족사와 가계도를 바탕으로 모든 형태의 멘델 유전 양식, 근친혼, 창시자 효과 등을 찾아낼 수 있다.

타당성 이유

유전 질병을 진단할 수 있도록 하기 위해서는 유전 양식을 알 필요가 있으며 그러한 조건을 관리하기 위한 방편으로 위험성이 있는 다른 개인들을 찾아내고 가족들에게 연관된 임상 문제들에 대해 준비시킬 필요가 있다.

학습목표

- 여러 가지 멘델식 질병과 염색체 질환들에 대한 임상적 지식을 갖는다.
- 몇 가지 유전적 질병들에 대해 일반적 유전양식, 두 가지 주요 특징들, 한 가지 주요 합병증, 일반적 진단 검사, 더 자세한 정보를 얻기 위한 한 가지 출처 등을 말할 수 있다: 예, 마르판 증후군, HNPCC, 1형 신경섬유종, 낭포성 섬유증, 뒤쉔 근이영양증, 다운 증후군, 미세결실 증후군 등.
- 균형 염색체 전좌와 불균형 염색체 전좌가 뜻하는 것을 이해할 수 있고 미세결실과 그것을 추적하는 데 사용되는 방법들에 대해서도 이해한다.

타당성 이유

많은 의사들은 때때로 비교적 흔한 멘델 조건들을 접할 기회를 갖는다. 이러한 조건들의 특징이나 합병증에 대한 기초 지식이 없으면 의료 손해를 입힐 위험성이 크며, 유전양식에 대한 지식 부족은 출산 선택을 하는 데 있어 불충분한 정보를 줄 위험성이 높다. 더 자세한 정보를 얻을 수 있는 출처에 대한 지식 부족은 위 두 위험성을 모두 증가시킨다.

학습목표

- 암 소인과 연관된 유전적 요인들에 대한 임상 지식을 갖는다.
- 가족성 암 증후군의 존재를 제시하는 가족력의 특징들을 판별해 낼 수 있다.

타당성 이유

암은 흔한 조건 중 하나이므로 대부분의 가정에서 발생할 수 있다. 만일 의사가 어떤 가족이 가족성 암 증후군을 가질 가능성이 높아지도록 하는 유전적 요인들을 가지는지 아니면 단순히 일반 집단보다 암 위험성에 대한 더 높은 유전적 기여도를 가지고 있는지를 구별할 수 있다면 그것은 매우 유용할 것이다.

학습목표

- 선천성 심장 질환, 당뇨병, 그리고 정신질환 등과 같은 다요소적 조건들에 기여하는 유전적, 환경적 인자들을 인식할 수 있다.
- 몇 가지 흔한 조건들에 대해 그들의 원인이 되는 유전적 환경적 요인들을 말하고, 환자관리나 집단 건강 문제가 있는 경우 이에 대한 연관성에 대해서도 말할 수 있다.

타당성 이유

인간 유전체 사업이 진행되고 그 결과가 가지는 건강과 질병에 대한 연관성이 분명해지면서, 유전자 구성이 미치는 요인들과 환경적 요인들 사이의 상호작용에 대한 우리의 이해도도 증가하고 있다. 이것은 질병의 분류, 관리, 그리고 예방과 관련된다.

학습목표

- 유전 질병의 진단과 보인자 검색에 사용될 수 있는 접근법에 대해 이해할 수 있다.
- 질병의 진단과 누가 그 유전적 조건에 대한 보인자인지를 가려내는 데 대한 가족력, 민족적 배경, 임상적 표현형, 그리고 실험실 검사의 역할을 포함하여 유전병을 진단하는 데 사용되는 방법들에 대해서도 이해할 수 있다.

타당성 이유

유전 질병을 진단하는 데는 보통 여러 가지 방법들이 복합적으로 필요하다. 증상이나 신호를 보이는 환자들을 진단하도록 하는 것 외에도, 그러한 조건의 소인을 가진 보인자나 그러한 조건을 전달할 수 있는 사람들 역시 추적될 수 있다. 적당한 접근법을 효율적으로 사용하는 것은 진단을 촉진할 수 있고 종종 불필요하거나 심지어 부적절할 수도 있는 검사를 피하게 할 수 있다.

학습목표

- 부모 검사나 착상전 진단, 예측 검사, 그리고 진단 검사 등을 포함한 여러 가지 다른 형태의 DNA 검사들을 이해한다.
- DNA 검사가 유전 질병을 진단하고, 유전병을 발달시킬 위험성이 있는 사람들을 찾아내며(출산전 과 출산 후), 유전질병을 가진 아이를 가질 위험성이 있는 사람들을 찾는 데 사용될 수 있음을 이해한다. 현대의 분자적 기술을 이용한 DNA 진단은 발달 중인 배아에서 얻어질 수 있는 단

하나의 세포에 대해서도 수행이 가능함을 이해할 수 있다.

타당성 이유

환자의 동의를 얻어 수행되는 임상관련 검사들은 이미 증상이 나타난 유전병을 진단할 뿐 아니라, 유전병을 발전시킬 위험이 있는 개인들에서 얻어진 사료에서 돌연변이를 찾는 것도 가능하다. 그러한 검사를 이용하는 것은 그러한 검사를 요구한 사람들이 검사 결과의 중요성에 대해 완전히 이해할 수 있도록 하는 충분한 상담을 필요로 한다.

학습목표

- DNA 검사와 염색체 검사 보고서를 해석할 수 있다.
- 일반적 조건들에 대한 DNA 진단 및 세포유전학 진단 실험실에서 제출된 보고서로 제시되는 정보의 형태를 해석할 수 있다.

타당성 이유

한 개인의 염색체에 대한 분석이나 그들의 DNA에 대한 분석은 결정적인 진단을 가능하게 하고, 특정 진단의 가능성을 바꾸거나 혹은 밝혀지지 않았던 것이나 우연한 발견들의 중요성을 알려주는 정보들을 제공할 수 있다. 그러한 결과들을 적절하게 해석하고 환자에게 적용하는 능력은 증거에 기초한 의학에 필수적인 것이다.

학습목표

- 유전상담의 관례와 비-지시적이고 비-판단적인 원리를 포함한 상담 방법과 목적에 익숙해지고 방계 가족들에 미치는 유전적 진단의 영향에 대해서도 숙지한다.
- 지역 단위의 유전 상담소가 하는 일에 익숙해진다. 정보와 충고를 제공하는데 있어 비지시적 상담과 증거에 기초한 방법을 사용하는 이들 상담소의 목적과 방법을 이해한다. 유전조건의 진단이 상담을 의뢰한 방계 가족들에 미치는 영향에 대해서도 이해한다.

타당성 이유

유전상담은 협동하는 전문가 팀이 유전질병을 진단하고 상담자와 그 가족 모두에 대해 적절한 상담을 해주는 과정을 포함한다. 유전적 상담과정들은 위험 상황을 찾아낼 수도 있기 때문에, 교육과 비-지시적 상담은 이 과정에서 중요한 부분이 된다.

학습목표

- 언제 어디서 도움과 정보를 얻을 수 있는지를 안다.
- 임상적으로 관련된 어떤 상황 하에서 임상 유전학자의 조언이 필요한지를 알고, 지침이나 관련 문헌들과 같은 더 많은 정보를 어디서 찾을 수 있는지를 안다.

타당성 이유

수천 가지의 조건들이 멘델 방식으로 유전될 수 있고, 많은 것들이 유전적 방법으로 진단되기 때문에, 비전문가인 임상의가 이들 희귀한 질병들이나, 증거에 기초한 진단 및 관리와 연관된 지침에 대한 자세한 지식을 갖고 있으리라 기대될 수는 없다. 따라서, 이들 일반의사들은 자신들의 환자에 대해 언제 어디서 임상 유전학적 상담이나 조언을 얻을 수 있는지를 알고 있는 것이 타당할 것이다. 적당한 지침과 요약 문헌을 어디서 얻는지를 아는 것은 이러한 과정들을 관리하는데 도움을 준다.

학습목표

- 주요 윤리 문제를 인식한다.
- 어떤 것이 유전 정보와 과정들을 사용하는 것과 관련된 주요 윤리 문제들로 다루어질 것인가를 안다.

타당성 이유

특정 상황이나 혹은 좀 더 일반적인 상황에서 윤리적 딜레마를 만드는 유전정보나 기술을 사용하는 것과 관련한 많은 문제들이 존재한다. 이런 문제들에 대해 각 개인들이 자신들의 의견을 가질 수 있음을 깨닫는 것이 중요하고 어떤 사회는 일부 가능성들을 아주 부적절한 것으로 생각할 수도 있음을 인식하는 것도 매우 중요하다.

III 특수 학습 모듈

의대생들은 기초과학적 유전학과 의학유전학의 임상적 측면 모두에서 자신들이 선택한 일련의 학습들을 통해 자신들이 관심을 가지는 특정 분야를 깊게 공부할 수 있는 기회를 제공받아야 한다.

결론

이 기록은 의대생들에게 의학유전학을 가르치기 위해 추천을 받은 핵심 기초 과학과 임상 교육과정을 제공한다. 이것은 최고의 교육과정과 의대 졸업생들에게 요구되는 기술들을 찾아 Royal College of Physicians의 지원 아래 수행되었던 이전 작업들에 기초한 것이다. 더하여, 1994년과 2002년에 발간된 "미래의 의사들(Tomorrow's Doctors)"이라는 GMC(General Medical Council)의 문헌에 있는 추천 내용을 고려한 것이다.

용어해설

Acrocentric (단부 (동원체성) 염색체) 동원체가 끝에 있는 염색체 (예 13~15, 21, 22 및 Y).

Alele (adj. **allelic**) (대립유전자) 염색체의 유전자 좌위에 자리 잡고 있는 다른 유전자.

Allelic heterogeneity (대립유전자 이질성) 같은 표현형을 나타내는 동일 유전자에 생긴 다른 돌연변이.

Amniocentesis (양수천자) 산전 진단을 위하여 양수를 회수 하는 것.

Anaphase lag (후기지연) 1염색체성을 나타내기 위해 세포분열 후기에 염색체의 상실.

Aneuploid (n. **aneuploidy**) (이수체) 염색체 구성이 23개의 곱즉, 46이 되지 않는 개체, 즉 2n±1 혹은 2의 개체.

Anticipation (예고, 선행) 가혹함의 증가, 혹은 계속되는 세대에서 조기발병.

Anticodon (역코돈) mRNA의 유전암호에 결합하는 tRNA 상보적 염기 3개로 이루어진 코드.

Antiparallel (역평행) 두 가닥의 DNA 사슬이 서로 반대방향으로 나열된 것.

Apoptosis (세포자살) 계획된 세포의 죽음.

Association (연합) 우연히 기대되는 경우보다 다소 흔히 나타나는 질병의 특별한 대립유전자의 발생.

Assortative mating (동류교배) 비자연적 교배로서 특정한 형이 보다 높은 빈도로 하는 교배.

Autosome (adj. **autosomal**) (상염색체) 염색체 1번~22번까지의 한 벌.

Autozygous (동형접합자의) 가계에 의한 동질 대립유전자의 동형.

Bacterial artificial chromosome (BAC) (박테리아 인공염색체) 박테리아 세포에서 증식되는 재조합 플라스미드 백터.

Barr body (바소체) 정상 여자 세포의 핵에서 보여주는 불활성 X염색체가 소체 형태로 변화된 실체(성염색질로도 알려져 있음).

Base pair (염기쌍) 2개의 염기가 상보적으로 결합하여 이루어진 한 쌍.

Bivalent (2가 염색체) 감수분열에서 쌍을 이루고 있는 2개의 상동 염색체.

CentiMorgan (cM) (센티모르간) 유전적으로 연관된 유전자 거리의 단위. 1cM=1%는 2개 유전자 좌위 사이에서 재조합이 일어난 찬스이다.

Centromere (동원체) 체세포 분열과 감수분열에서 스핀들 섬유가 결합하는 염색체 상의 1차적 협착.

Chiasma (pl. chiasmata) (교차점) 감수분열에서 교차가 생기는 곳.

Chimaera (chimaerism) (키메라) 다른 접합자에서 유래한 2가지의 다른 세포계를 가진 개체 (cf. **mosaic**).

Chorionic villus sampling (융모막 융모 표본 추출) 산전 진단을 위해서 융모막 융모 검사용 표본을 채취하는 것.

Chromatid (염색분체) DNA 합성 후 염색체의 두 가닥 중 하나를 말하며 그것은 세포분열 후 새로운 딸세포를 형성한다.

Chromatin (염색질) 염색체를 이루는 물질. DNA와 히스톤 단백질로 구성된다.

Chromatin remodelling (염색질 리모델링) 유전자 발현을 허락하는 DNA 변형에 생기는 변화.

Chromosome (염색체) 세포 핵 내에 쌓여 있는 DNA 구조.

Clastogen (염색체 이상 유발원) 염색체 절단을 유도하는 물질.

Codominant (공동우성) 이형 접합체에서 두 대립유전자의 발현 현상.

Codon (코돈) 아미노산을 지정하는 DNA 혹은 RNA에 있는 3개의 염기가 이룬 한 벌.

Complementary (상보성) 염기쌍이 DNA/RNA에서 이루는 짝짓기(A는 T혹은 U와, C는 G와 짝을 이룸).

Compound heterozygote (복합이형접합자) 동형 유전자 좌에서 서로 다른 돌연변이 대립유전자를 가진 개체 (cf. **double heterozygote**).

Concordant (상동형질) 일반적으로 쌍생아에 있어서 두 혈족에 있어서 조건이 같이 존재하거나 혹은 부재한 상태 (cf. **discordant**).

Congenital (선천적) 출생 때부터 존재하는 특징.

Consanguineous (n. consanguinity) (근친교배의) 공통조상으로부터 물려받은 가계에 의한 혈연(교배).

Consultand (내담자) 유전상담을 받으려는 개인.

Contig (콘티그) 겹치는 DNA분절의 한 세트.

Contiguous (근접의, 접촉의) 가깝게 접합. 일반적으로 미세결실에 있어서 유전자 분실을 말함.

Continuous (연속적) 정규 분포를 갖거나 겹치는 표현형을 나타내는 것 (cf. **discontinuous**).

Cosmid (코스미드) cos부위를 가지고 있는 플라스미드 파지 DNA의 cos 부위를 가진 플라스미드 백터.

Coupling (결합, 짝지음) 연관 유전자가 동일한 염색체 위에서 같이 유전되는 경향 (cf. **repulsion**).

Crossing-over (교차) 감수분열I에서 상동염색체 사이의 물질(염색체) 교환.

Cytogenetics (세포유전학) (유전학에 있어서)염색체의 분석을 연구하는 유전학.

Deformation (변형) 외부의 물리적 힘에 의해서 유래되는 출생결함.

Deletion (결실) DNA의 염기서열 결여 혹은 염색체 일부의 결여.

Developmental biology (발생생물학) 분자적 발생과 발생학의 연구.

Diploid (2배체) 46개의 염색체를 가진 사람(대조; **반수체, 배수성, 3배수성**).

Discontinuous (불연속성) 겹치는 표현형보다는 별개의 표현형을 갖는 것 (cf. **continuous**).

Discordant (불일치성) 주로 쌍생아에서 두 혈연족에서 나타내는 다른 표현형(대조; **concordant**).

Disruption (파괴, 파멸) 정상적 발생과정과는 다르게 외적 손상으로 인하여 생기는 출생결함.

Dizygotic (2란성의) 별개의 두 접합체로 생긴 쌍생아(대조; **monozygotic**).

DNA (deoxyribonucleic acid) (데옥시리보핵산) 세포에서 세포로 유전정보를 전달한다던지 한 세대에서 다음세대로 전달하는 분자 mRNA에 정보를 지정하는 분자.

Dominant (우성) 이형 접합자에서 형질을 나타내는 것(비교; **recessive**).

Dominant negative (우성음성) 다른 비상동대립유전자.

Double heterozygote (2중 이형접합체) 다른 비상동대립유전자에서 두 돌연변이로 이형접합체인 개체(비교; **compound heterozygote**).

Double minute (미소쌍염색체) 유전자 증폭에 의하여 원인이 된 작은 여분의 염색체.

Dysmorphic (기형의) 비정상적 용모나 모형체를 가진 상태인 기형.

Dysmorphology (기형학) 기형을 가진 아이들을 연구하는 의학문.

Dysplasia (형성장애증) 조직 또는 기관에서 세포의 이상적 구성으로 생긴 선천성 결손.

Empiric risk (결험적 위험율) 학설보다는 오히려 관찰에 기초를 둔 위험율.

Epigenetic (후생적) 유전자 구조의 변화에 의해서 원인이 되지 않는 유전자 발현의 교체.

Epistasis (상위) 한 유전자의 발현이 다른 유전자에 의해서 생기는 교체.

Euchromatin (진정염색질) 전사적으로 활발하고, 밝게 염색되는 염색질(비교; **heterochromatin**).

Eugenics (우생학) 선택적 교배를 통한 종의 개량.

Exon (엑손, 발현부위) 유전자가 발현되고 성숙한 mRNA 존재하는 영역(비교; **intron**).

Expression (= expressivity) (발현) 유전자의 효과가 나타나는 정도.

FISH (fluorescence *in situ* hybridization) (피쉬) 표지된 탐침과 자외선 하에서 투시화의 혼성화 반응에 기초를 둔 염색체 분석법.

Founder effect (창시자 효과) 하나 또는 몇 개체가 이형 접합자에서 생긴 작은 무리로부터 유도된 집단 내에서 높은 유전자 빈도의 실재.

Fragile site (염색체 연약 부위) 염색체나 염색분체에서 염색이 안되는 틈.

Frame-shift (틀이동) 유전자의 염기가 결실 또는 삽입에 의한 암호읽기에 생기는 변화.

Functional cloning (기능적 클로닝) 유전자에 의한 단백질 산물의 분석을 통해 2유전자를 동정하는 것.

Gain-of-Function (기능획득) 정상 활성화에 있어서 증가나 산물의 새로운 활성의 증가를 일으키는 돌연변이 효과 (cf. **loss-of-function**).

Gene (유전자) 특이한 폴리펩티드 사슬을 합성하거나 구조를 만드는데 조절하는 DNA 염기 서열의 한 단위.

Gene conversion (유전자 전환) 한 유전자가 다른 유전자로 구조적 변화를 나타내는 변화.

Gene flow (유전자 확산) 이주의 결과로 한 집단에서 다른 집단으로 유전자의 이동.

Gene therapy (유전자 치료) 재조합 DNA의 도입으로 유전병의 치료.

Genetic counselling (유전상담) 유전적 결함에 관하여 결정적 정보를 쉽게 주기 위한 유전정보의 대비.

Genetic drift (유전적 부동) 자연적 발황변이에 의해서 유전자 빈도의 변화.

Genetic polymorphism (유전적 다형성) 동일 집단내에서 정상적인 개체간에 불연속 유전적 변이가 존재하는 현상.

Genotype (유전자형) 개체의 유전자 형성 (cf. **phenotype**).

Germline (생식세포 계열) 배우자(정자 또는 난자)를 생산하는 세포의 계열.

Germilne (= gonadal) mosaicism (생식세포계열 모자이시즘) 생식세포계열에서 둘 또는 그 이상의 다른 유전자형을 가진 세포계열의 실재.

Haploid (반수체) 23염색체의 단일 세트를 가진 개체 (cf. **diploid**).

Haploinsufficiency (반수체 기능 부전) 한 대립유전자에서 기능상실 돌연변이로 생긴 표현형적 영향.

Haplotype (단상형) 1배체의 유전자형. 일반적으로 HLA 좌위에서 대립유전자를 말할 때 사용.

Hardy-Weinberg equilibrium (하디-바인베르크 법칙) 임의교배하에서 각종 유전자의 상대 빈도는 대립 유전자 빈도의 곱과 같으며 일정한 비를 유지함.

Hemizygous (반접합체성) 염색체 혹은 유전자의 오직 단일 카피만을 갖는 것 (예 남성에서 X염색제).

Heritability (유전력) 생물이 갖는 유전적 변이 중에서 다음 세대에 전해지는 비율.

Heterochromatin (이질염색질) 검게 염색되며 전사적으로 비활성적인 염색질 (비교; **진정염색질**).

Heterogeneity (adj. **heterogeneous**) (이질성) 유전자형은 다르지만 표현형이 같거나 매우 유사한 현상.

Heteroplasmy (adj. **heteroplasmic**) (이종조직성) 개체의 미토콘드리아에 하나 이상의 DNA군이 존재하는 것 (cf. **homoplasmy**).

Heteroploidy (이수성) 정상적 2배체의 염색체수가 46개인데 이수보다 하나 또는 2개쯤 많거나 적은 경우.

Heterozygote (adj. **heterozygous**) (이형 접합체) 상동염색체 상에 서로 다른 대립 유전자를 가진 개체.

Heterozygote advantage (이형 접합체 우세) 동형접합자에 비해서 이형 접합자에서 생물학적 적합도가 증가 현상.

Histones (히스톤) DNA가 손상입은 주변의 단백질.

Holandric (전웅성, Y염색체 연관성) Y염색체 상에 있는 유전자에 의해서 수컷에만 나타나는 특징적 표현.

Homeosis (호메오시스) 한 생명체의 부분이 다른 위치에 적응된 구조로 변화하는 것.

Homogeneously staining region (균질염색부위) 한 유전자의 여러 카피가 존재함으로서 일정하게 염색된 염색체의 영역.

Homologous (n. **homologue**) (상동의, 동형의) 염색체의 동일한 한 쌍.

Homoplasmy (adj. **homoplasmic**) (단종 조직성) 개체의 미토콘드리아에 단일 DNA군이 존재하는 것 (cf. **heteroplasmy**).

Homozygote (adj. **homozygous**) (동형 접합체) 상동염색체 유전자 좌위에 동일한 대립유전자를 가진 개체 (cf. **heterozygote**).

Imprinting (인상찍히기) 양친의 기원에 의존하고 있는 유전자의 다른 발현.

Inducation (유도, 유발) 발생과정에서 세포의 한 그룹이 다른 세포의 그룹의 행동에 영향을 줌으로서 생기는 과정.

Insertion (삽입, 착점) DNA나 염색체에 다른 재료에서 첨가적인 재료가 존재해서(들어가서) 생기는 비정상.

Insertional mutagenesis (삽입 돌연변이 유발) 외부 재료의 삽입에 의하여 생기는 한 유전자에 돌연변이의 유발.

Intron (인트론, 비발현부위) 발현되지 않는 유전자의 일부. 엑손과 분리된다 (cf. **exon**).

Inversion (역위) 염색체의 일정한 부위가 정상인 경우와 비교할 때 도치된 상태.

Isochromosome (2중팔염색체) 2개의 염색체 긴 팔이나 짧은 팔로 구성된 구조적 비정상 염색체.

Juxtacrine (접근분비) 세포-세포 접근 유도로 내분비물 분비 (cf. **paracrine**).

Karyotype (핵형) 개인의 염색체 구성. 개인의 염색체 사진을 사용함.

Kilobase (kb) (천 염기) 1,000 염기쌍.

Liability (책임성) 환경적 및 유전적 감수성에 대한 공동성 용어.

Linkage (연관) 동일한 염색체 위에 여러 대립유전자들이 자리잡고 있는 현상. 연관된 유전자들은 일정한 거리를 유지하고 있다.

Linkage disequilibrium (연관 비평형) 기회적으로 기대되는 것보다 다소 흔한 연관 좌위에서 상인하는 특이 대립유전자의 존재.

Linkage phase (연관상) 같은 염색체 상에 존재하는 연관 좌위에서 대립유전자 상태.

Linked (연관된) 연관을 나타내는 대립유전자 좌위 둘 또는 그 이상이 논의되는 용어.

Locus (유전자 자리) 한 염색체 상에 유전자가 지정된 위치(자리).

Locus heterogeneity (좌위 이질성) 다른 좌위에서 발생한 돌연변이에 의해서 나타나는 유사하거나 동일한 표현형 (cf. **allelic heterogeneity**).

Loss-of-function (기능상실) 산물의 정상적인 활성이 감소되는 결과를 나타내는 돌연변이의 영향 (cf. **gain-of-function**).

Loss of heterozygosity (잡종성 상실, 이형 접합성 상실) 이형접합성인 개체에서 세포내에 있는 대립유전자의 상실. 일반적으로 종양에서 종양억제자의 상실로 불리운다.

Lyonization (리온화, X염색체 마구잡이 불활성화) 자성에서 X염색체의 불활성화 과정.

Malformation (기형) 비정상 발생과정으로 인해 생기는 선천성 결함(기형).

Megabase (Mb) (메가베이스) 1,000kb = 1,000,000 염기쌍.

Meiosis (감수분열) 배우자에서 세포분열의 과정. 이때 염색체 수는 반으로 준다 (cf. **mitosis**).

Metacentric (중부 동원체성 염색체) 동원체가 염색체의 중앙에 위치한 경우.

Microdeletion (미세결실) 광학현미경으로 볼 수 없는 5~10Mb 보다 적은 DNA 염기 결실.

Microsatellite (미세부수체) 짧은 직열 번복 배열이 2~4번 이어져 있으므로 생기는 DNA 다형성.

Microsatellite instability (미세부수체 불안정) DNA 짝짝이 수선계에서 착오로 인해(특히 종양에서) 세포내에서 미소부수체의 수적 증가.

Minisatellite (미소부수체) 10~100bp가 직열로 나열된 수가 다양해서 생긴 DNA 다형성. VNTR로 알려지기도 함.

Missense (과오) 다른 아미노산을 지정하는 코돈에서 나온 점 돌연변이.

Mitosis (유사분열, 체세포분열) 2배체 염색체 구성한 세포에서 2개의 딸세포로 만들어지는 세포분열의 정상적 과정 (cf. **meiosis**).

Mitotic recombination (체세포분열재조합) 체세포 분열에서 상동염색체 사이에서 일어난 유전물질의 교환.

Monogenic (1유전자적) 단일 유전자에 의해 결정되는 것.

Monosomy (1염색체성) 단일 염색체의 소실에 의해서 생긴 염색체 비정상.

Monozygotic (1란성의) 단일한 집합자에서 유래된(쌍생아) (cf. **dizygotic**).

Morphogen (형태형성물질) 배발생동안 발생과정을 결정하기 위해서 환산되는 단백질.

Morphogenesis (형태형성) 인간의 체형성과 부분적 모양의 발생과정.

Mosaic (mosaicism) (모자이크) 단일 접합자에서 기원된 2 또는 그 이상의 세포계열을 가진 개체 (cf. **chimaerism**).

Multifactorial (다유전자성) 환경 및 다유전자의 요인의 상호작용에 의해 생긴 것.

Mutation (돌연변이) 유전자의 염기순서와 정상구조의 변화.

Non-disjunction (비분리) 염색분체의 쌍이나 감수분열과 유사분열에서 상동염색체의 분리가 일어나지 않는 현상.

Non-Parametric (비파라메트릭) 연관분석에 있어서 특이적 유전 양성처럼 규정적 특징 없는 것 (cf. **parametric**).

Nonsense (정지(돌연변이) 정지코돈에서 보여주는 점돌연변이.

Northern blotting (노던흡입(법)) 혼성과반응에 의한 RNA 단편을 발견하기 위한 진단방법(비교; **Southern blotting; Western blotting**).

Nucleic acid (핵산) 뉴클레오티드 염기의 사슬.

Nucleosome (뉴클레오솜) 히스톤이 주변을 둘러싼 초나선 DNA로 이루어진 염색질의 기본구조.

Nucleotide (뉴클레오티드) 당, 인산, 질소를 포함한 염기(A, C, G, T 또는 U)로 이루어진 DNA 또는 RNA의 기초 단위.

Okazaki fragment (오카자키 단편) DNA 복제에서 지연가닥이 합성되는 작은 염기배열 뉴클레오티드 분절편.

Oligogenic (올리고제닉) 유전자 수소에 의해 결정되는 것.

Oligogenic inheritance (올리고제닉 유전) 소수의 유전자 상호작용으로부터 결과가 생기는 유전형태.

Oncogene (암 유전자) 세포성장을 조절하지 못해서 생길 수 있는 돌연변이된 원-암유전자 (cf. **tumour suppressor**).

Pachytene quadrivalent (태사기 4가 염색체) 감수분열I에서 태시기에 전좌를 포함한 염색체로 이루어진 염색체 모임.

Paracentric (동원체비포함) 염색체의 한쪽 팔에서만 일어난 (역위) (cf. **pericetric**).

Paracrine (근거리 분비, 측분비) 세포-세포 도입과 같이 측근 세포에서 내분비물을 분비하는 현상.

Paralogous (유사한) α- 및 β-globin 유전자처럼 공통 조상 유전자로부터 유래되고 유사한 구조를 가진 유전자를 말할 때 쓰임.

Parametric (파라메트릭) 연관 분석에 있어서 유전의 특이한 형처럼 특징이 알려진 것.

Penetrance (침투도) 표현형적 발현을 나타내는 돌연변이 개체의 출현율.

Pericentric (동원체포함역위) 역위가 두 염색체 팔을 포함하고 일어난 경우.

Phage (= **bacteriophage**) (파지) 박테리오 파지. 박테리아를 감염할 수 있는 바이러스.

Pharmacogenetics (약리유전학) 약물에 대한 신체적 반응에 개인차를 나타내는 유전적 변이에 관한 연구학문.

Pharmacodynamics (약물학) 약물치료효과에 관한 학문.

Pharmacogenomics (약리유전체학) 약물의 신체적 반응이나 그들의 부작용에 대한 반응에 어떻게 분자변이가 영향을 미치는지에 대한 여부.

Pharmacokinetics (약리역학) 생체 내에서 약제의 정량적 분포를 다루는 약리학의 한 분야.

Phenocopy (표현복사, 표현묘사) 어떤 유전자형의 세포가 환경의 영향에 의해 다른 유전자형에 의한 표현형과 유사한 형질을 발현하는 것.

Phenotype (표현형) 유전자의 발현에 의해서 나타나는 특징. 유전자와 환경의 상호작용으로 나타나는 특징.

Plasmid (플라스미드) Vector로 이용되는 DNA의 작은 고리형 분자. 박테리아에서 복제는 독립적으로 이루어 질 수 있다.

Plasticity (가소성) 몇 몇 체세포에 의하여 나타내는 조직 특이성에 있어서의 변화.

Pleiotropy (다면발현, 다형질발현) 단일 유전자에 의한 여러 가지 형질의 발현.

Polygene (다원유전자) 양적형질의 발현에 관여하는 1군의 유전자.

Polygenic (다유전자성) 다중 polygene에 의해서 지배되는 유전성.

Polygenic inheritance (다원유전) 다중다원유전자에 의하여 생긴 조건으로 나타내는 유전양상.

Polymerase chain reaction (PCR) (중합효소 연쇄반응) DNA나 RNA의 작은 염기서열을 증폭시키는 기술.

Polyploidy (adj. **polyploid**) (배수성) 반수체의 염색체수가 2카피 이상되는 현상(예 3n, 4n, …).

Population genetics (집단유전학) 진단 내에 유전자 분포에 관한 연구. 유전학의 한 분야.

Positional cloning (위치추적 클로닝) 의문 유전자의 돌연변이 분석과 지도작성에 의한 유전자의 분리.

Premutation (전돌연변이) 3자암호반복의 소확장과 같은 유전자 변화를 말하며, 이는 유전자 불안전을 만들고, 완전한 돌연변이를 이루는데, 민감하게 작용한다.

Proband (계보발단자) 가계도 작성에서 그 가계도 작성의 원인을 제공한 사람. 가계도에서 화살표(→)로 나타낸다.

Probe (탐침) 상보적 염기배열에 대한 혼성화를 알기 위해서 DNA 혹은 RNA의 표지 염기배열.

Proposita/propositus (계보발단자) **proband**와 같은 뜻.

Proto-oncogene (원발암유전자) 세포성장의 조절에 정상적으로 관여한 유전자가 돌연변이를 통해 발암을 이루게 하는 유전자.

Pseudoautosomal region (유사상염색체 부위) 남성의 감수분열I동안에 염색체가 쌍을 이룰때 X와 Y 염색체의 단완에서 일부 쌍을 이루는 부위.

Pseudogene (위유전자) 기능적 유전자의 불활성 돌연변이로 흔적적 기능을 나타내는 유전자.

Pseudohermaphroditism (가성반음양증) 개체의 염색체 상과는 반대성의 생식기관을 가진 증상.

Quantitative (양적) 연속 표현형 연구를 내포한 유전학 분야를 나타냄.

Quantitative trait loci (양적형질 유전자좌) 연속적 표현형을 지배하는 유전자 좌위.

Reading frame (해독틀, 해독구조) 뉴클레오티드의 나열에서 유전암호의 순서.

Recessive (열성) 동형 접합자일때 발현되는 형질 (cf. **dominant**).

Reciprocal translocation (상호전좌) 두 염색체 사이에서 염색체 일부의 상호교환.

Recombination (재조합) 감수분열I동안 새로운 염색체 재조합을 형성하기 위해서 일어나는 교차.

Recombination fraction (재조합율) 두 연관 유전자 좌위 사이에서 교차가 일어날 확률.

Replication error positive (복제 착오 양성) 종양에서 microsatellite 불안정 상태.

Repulsion (엇갈림) 반대되는 염색체상의 연관 유전자 좌위에서 두 대립유전자의 엇갈림(비교; **coupling**).

Restriction enzyme (제한효소) 특이 뉴클레오티드 염기 배열에서 DNA를 절단 할 수 있는 세균 endonuclease.

Restriction fragment length polymorphism (제한 효소 단편 길이 다형성) 제한된 자리에서 일어난 돌연변이를 Southern blotting으로 확인하는 DNA 단편 길이의 다양한 변이.

Ring (고리, 환) 염색체의 양단에서 절단되고 그 자리의 점성이 높아 서로 연결하여 염색체가 고리모양을 이루는 것.

RNA (ribonucleic acid) DNA에서 전사된 핵산의 1종이며 리보스, 인산, 염기(A, C, G 및 U)로 구성된다.

Robertsonian translocation (로버트손 전좌) 2개의 acrocentric 염색체의 동원체 위치에서 결합된 특수형태의 상호전좌이며 그들의 단완은 유실된다.

Semi-conservative (반보존적) DNA의 복제 방법에서 딸 분자의 구성을 한 가닥은 보존되어 있고, 한 가닥만 새로 합성된다는 뜻.

Semi-discontinuous (반불연속적) DNA 복제에서 선도가닥은 연속해서 합성되나 다른 가닥(지연가닥)은 절편으로 합성됨을 뜻함.

Sequence (순서, 나열) polymer 중에 직선상으로 나열돼 있는 monomer의 순서. DNA 또는 RNA 구조에 염기들의 일정한 나열 순서.

Sex chromosomes (성염색체) X 또는 Y 염색체. 성결정에 관여함.

Slippage (손실) 하나 또는 여러 반복단위의 소실 또는 획득으로 인한 DNA 복제의 착오.

Somatic (체, 몸) 생식세포계가 아닌 몸을 이룬 세포란 뜻.

Southern blotting (서던 흡입법) 혼합반응에 의한 DNA단편 발견을 위한 진단적 기술 (비교; **Northern blotting, Western blotting**).

Stem cell (줄기세포) 비분화된 세포로서 여러 가지 특성의 세포로 분화할 수 있는 능력을 가진 세포.

Submetacentric (차중부 동원체성 염색체) 염색체에 동원체의 위치가 한쪽으로 치우쳐있는 염색체.

Substitution (치환) 한 개의 뉴클레오티드가 다른 뉴클레오티드로 바뀐 점돌연변이.

Synapsis (접합, 시냅시스) 감수분열I의 전기에서 상동염색체의 쌍을 이룸.

Synaptonemal complex (시냅시스 복합체) 시냅스 동안에 상동염색체가 서로 잡는 단백질 구조.

Syndrome (증후군) 여러 가지 특징이 비정상적으로 나타나는 병적 증세.

Synergistic heterozygosity (상승잡종성, 상승이형 접합성) 질병의 표현형을 나타내는 다른 유전자 좌위에서 소수 유전자의 상호작용.

Telomere (말단부, 말단소체) 각 염색체 팔의 말단 부위.

Teratogen (기형 유발원) 선천성 비정상을 유도할 수 있는 환경적 요소.

Tetraploidy (4배체성) 반수체 염색체수가 4배로 존재하는 현상 (92개 염색체).

Tetrasomy (4염색체성) 염색체수가 4배라는 뜻.

Transcription (전사) DNA로부터 RNA의 합성.

Transdifferentiation (전환분화) 일부 체줄기세포에 의해서 보여주는 조직특이성 변화. 또한 plasticity로도 알려졌다.

Transduction (형질도입) 바이러스에 매개된 유전자 운반.

Transfection (형질주입) 바이러스가 아닌 매개체에 의한 유전자 운반.

Transformation (형질전환) 세포에서 악성 변화. 세균세포에 의한 DNA의 흡수.

Transition (전이) 퓨린의 염기가 퓨린의 다른 염기로 교환하는 것. 피리미딘 염기도 피리미딘의 다른 염기로 교환.

Translation (번역) mRNA로부터 polypeptid 합성의 과정.

Translocation (전좌) 한 염색체의 일부가 다른 염색체로 운반된 것.

Transposon (전이인자, 트랜스포존) 유전체의 다른 부위로 삽입될 수 있는 이동유전요소.

Transversion (교차형 염기 전이) 뉴클레오티드의 염기가 퓨린계에서 피리미딘계의 염기로 또는 피리미딘계 염기가 퓨린계 염기로 전이.

Tripolidy (adj. **triploid**) (3배체성) 1배체 염색체수의 3배를 지닌것(69염색체, 3n = 69).

Trisomy (3염색체성) 한 염색체를 3개 지닌 것(예, 2n = 47, tri-21).

Tumour Suppressor (종양억제) 세포분열의 음성조절을 나타내는 유전자. 동형기능상실돌연변이에서는 종양발생을 이끌어 낼 수 있다.

Uniparental disomy (단친2염색체성) 한 쪽 어버이로부터 유래한 두 상동 염색체의 유전.

Variable number of tandem repeats (VNTR) (직렬반복변수) 10~100bp 염기 서열이 직렬로 반복해서 나열된 DNA 다형성. 또한 minisatellites로서 알려져 있다.

Vector (매개자, 매개체) cosmid, phage, plasmid, BAC 혹은 YAC와 같은 물질. 재조합 DNA, RNA를 조절 할 수 있고, 특이 숙주에서 복제된다.

Western blotting (웨스턴 흡입법, 단백질 흡입법) Nitrocellulose membrane 위의 항체로 표지된 단백질인데 특별한 단백질을 발견하기 위한 기술 (cf. **Northern blotting; Western blotting**).

Wild-type (야생형) 대립유전자의 정상적인 기능을 나타낸 것

X-linked (X-연관) X염색체 상에 있는 유전자에 의해서 나타내는 유전형태.

Y-linked (Y-연관) Y염색체 상에 있는 유전자에 의해서 나타내는 유전형태.

Yeast artificial chromosome (YAC) (효모인공염색체) 다량의 재조합DNA를 만들 수 있는 제조된 효모이며, cloning vector로서 이용된다.

찾아보기